全国高等医药院校药学类专业第六轮规划教材

U0746355

人体解剖生理学

第4版

（供药学类专业用）

主　　编　卢　娜　崔　巍　邢德刚
副 主 编　赵　凯　陈　妍　徐静华
编　　者　（以姓氏笔画为序）
　　　　　于　杨（沈阳药科大学）
　　　　　卢　娜（中国药科大学）
　　　　　史婷婷（南京中医药大学）
　　　　　邢德刚（广东药科大学）
　　　　　刘羽丹（中国医科大学）
　　　　　汪　胜（广东药科大学）
　　　　　陈　妍（贵州医科大学）
　　　　　赵　凯（中国药科大学）
　　　　　徐静华（沈阳药科大学）
　　　　　郭永健（中国药科大学）
　　　　　崔　巍（沈阳药科大学）
　　　　　熊晓青（南京医科大学）
编写秘书　赵　越（中国药科大学）

中国健康传媒集团
中国医药科技出版社 · 北京

内 容 提 要

本教材为"全国高等医药院校药学类专业第六轮规划教材"之一，系根据本套教材的编写指导思想和原则要求，结合专业培养目标及本课程教学要求编写而成。全书分为十三章，包括绪论、人体的基本生理功能、循环系统的解剖和功能、呼吸系统的解剖和功能、能量代谢与体温以及生殖系统的解剖和功能等内容。本教材为书网融合教材，即纸质教材有机融合电子教材，包括 PPT、习题等，便教易学。

本教材主要供全国高等医药院校药学类专业师生教学使用，也可作为相关专业人员的参考用书。

图书在版编目（CIP）数据

人体解剖生理学 / 卢娜，崔巍，邢德刚主编.
4 版. -- 北京：中国医药科技出版社，2025.5（2025.9 重印）.
（全国高等医药院校药学类专业第六轮规划教材）.
ISBN 978-7-5214-4621-0

Ⅰ. R324

中国国家版本馆 CIP 数据核字第 2025UB6928 号

美术编辑 陈君杞
版式设计 友全图文

出版 **中国健康传媒集团** | 中国医药科技出版社
地址 北京市海淀区文慧园北路甲 22 号
邮编 100082
电话 发行：010 - 62227427 邮购：010 - 62236938
网址 www.cmstp.com
规格 889mm×1194mm $^1/_{16}$
印张 20
字数 583 千字
初版 2009 年 8 月第 1 版
版次 2025 年 5 月第 4 版
印次 2025 年 9 月第 2 次印刷
印刷 北京金康利印刷有限公司
经销 全国各地新华书店
书号 ISBN 978-7-5214-4621-0
定价 **69.00 元**

获取新书信息、投稿、为图书纠错，请扫码联系我们。

出版说明

"全国高等医药院校药学类规划教材"于20世纪90年代启动建设。教材坚持"紧密结合药学类专业培养目标以及行业对人才的需求，借鉴国内外药学教育、教学经验和成果"的编写思路，30余年来历经五轮修订编写，逐渐完善，形成一套行业特色鲜明、课程门类齐全、学科系统优化、内容衔接合理的高质量精品教材，深受广大师生的欢迎。其中多品种教材入选普通高等教育"十一五""十二五"国家级规划教材，为药学本科教育和药学人才培养作出了积极贡献。

为深入贯彻落实党的二十大精神和全国教育大会精神，进一步提升教材质量，紧跟学科发展，建设更好服务于院校教学的教材，在教育部、国家药品监督管理局的领导下，中国医药科技出版社组织中国药科大学、沈阳药科大学、北京大学药学院、复旦大学药学院、华中科技大学同济医学院、四川大学华西药学院等20余所院校和医疗单位的领导和权威专家共同规划，于2024年对第四轮和第五轮规划教材的品种进行整合修订，启动了"全国高等医药院校药学类专业第六轮规划教材"的修订编写工作。本套教材共72个品种，主要供全国高等院校药学类、中药学类专业教学使用。

本套教材定位清晰、特色鲜明，主要体现在以下方面。

1.融入课程思政，坚持立德树人　深度挖掘提炼专业知识体系中所蕴含的思想价值和精神内涵，把立德树人贯穿、落实到教材建设全过程的各方面、各环节。

2.契合人才需求，体现行业要求　契合新时代对创新型、应用型药学人才的需求，吸收行业发展的最新成果，及时体现新版《中国药典》等国家标准以及新版《国家执业药师职业资格考试考试大纲》等行业最新要求。

3.充实完善内容，打造精品教材　坚持"三基五性三特定"，进一步优化、精炼和充实教材内容，体现学科发展前沿，注重整套教材的系统科学性、学科的衔接性，强调理论与实际需求相结合，进一步提升教材质量。

4.优化编写模式，便于学生学习　设置"学习目标""知识拓展""重点小结""思考题"模块，以增强教材的可读性及学生学习的主动性，提升学习效率。

5.配套增值服务，丰富学习体验　本套教材为书网融合教材，即纸质教材有机融合数字教材，配套教学资源、题库系统、数字化教学服务等，使教学资源更加多样化、立体化，满足信息化教学需求，丰富学生学习体验。

"全国高等医药院校药学类专业第六轮规划教材"的修订出版得到了全国知名药学专家的精心指导，以及各有关院校领导和编者的大力支持，在此一并表示衷心感谢。希望本套教材的出版，能受到广大师生的欢迎，为促进我国药学类专业教育教学改革和人才培养作出积极贡献。希望广大师生在教学中积极使用本套教材，并提出宝贵意见，以便修订完善，共同打造精品教材。

数字化教材编委会

主　　编　卢　娜　崔　巍　邢德刚
副 主 编　赵　凯　陈　妍　徐静华
编　　者　（以姓氏笔画为序）
　　　　　于　杨（沈阳药科大学）
　　　　　卢　娜（中国药科大学）
　　　　　史婷婷（南京中医药大学）
　　　　　邢德刚（广东药科大学）
　　　　　刘羽丹（中国医科大学）
　　　　　汪　胜（广东药科大学）
　　　　　陈　妍（贵州医科大学）
　　　　　赵　凯（中国药科大学）
　　　　　徐静华（沈阳药科大学）
　　　　　郭永健（中国药科大学）
　　　　　崔　巍（沈阳药科大学）
　　　　　熊晓青（南京医科大学）
编写秘书　赵　越（中国药科大学）

前 言

为了深入贯彻党的二十大精神，落实全国教育大会精神，满足高等医药院校教育教学需求，特修订编写了第 4 版《人体解剖生理学》，该编写团队由药学类及医学类专业院校的 13 位多年工作在教学第一线的生理学和解剖学教师组成。

人体解剖生理学是药学类专业的重要基础课程之一，旨在帮助学生系统掌握人体结构与功能的基本知识，为后续学习药理学、药物化学、药剂学等专业课程奠定坚实的理论基础。作为药学教育的重要组成部分，本课程不仅要求学生理解人体的正常结构与功能，还要能够将这些知识与药物的作用机制、临床应用相结合，为未来的药学研究和实践提供科学依据。

本版教材在前几版的基础上，结合近年来解剖生理学领域的最新研究成果和教学实践经验，进行了全面的修订和更新。本版教材在内容上更加注重理论与实践的结合，突出学科前沿进展和临床应用，同时强化了课程思政元素的融入，力求做到知识传授与价值引领的有机统一。考虑到药学类专业的学时安排，在本教材中解剖学内容占 15%，生理学内容占 85%，更注重对生命活动的规律和机制的阐明。本书有以下主要特点。

1. 突出药学特色，注重学科交叉。在内容编排上，本书的生理学内容占比更大，因为生理学在药学研究中意义至关重要，它是连接基础医学与药学实践的桥梁，为药物的研发、作用机制研究、临床应用及安全性评价提供了科学依据。本版书中增加了药物对神经系统、内分泌系统、循环系统等的影响，有助于学生更好地理解药物与人体相互作用的机制。

2. 紧跟学科前沿，更新教学内容。根据解剖生理学和药学领域的最新研究进展，更新了部分章节的内容，特别是与药物作用密切相关的系统（如神经系统、内分泌系统、循环系统等），增加了最新的科研成果和案例分析，使教材内容更加贴近药学学科的发展需求。

3. 优化结构，强化教学逻辑。本版教材对章节结构进行了合理调整，使其更加符合药学类学生的学习特点。每章开篇设有"学习目标"，正文中穿插"知识链接"模块，有助于学生更好地理解和掌握知识点。

4. 图文并茂，增强直观性。本教材配备了大量的解剖图和生理示意图，力求通过直观的图示帮助学生理解复杂的人体结构和生理过程。所有插图均经过精心设计和绘制，力求准确、清晰、美观。

5. 融合数字资源，助力教学创新。为适应现代教育技术的发展，纸质教材有机融合了丰富的数字化资源，包括电子教材、PPT 和在线习题等，方便教师教学和学生自学，推动教育教学模式的创新。

本书编写过程中，各位编者付出了辛勤的劳动，并得到了所在单位领导的大力支持，在此一并表示衷心的感谢！尽管我们在编写过程中力求完美，但受学识水平所限，书中难免存在不足之处，恳请广大读者和同行批评指正，以便我们在今后的修订中不断完善。

编 者
2025 年 2 月

目　录

第一章 绪 论

📖 **学习目标**

1. 通过本章学习，掌握解剖学和生理学的研究方法和内容、解剖学姿势、基本方位术语、急性实验、慢性实验、在体实验和离体实验，熟悉人体解剖生理学的发展历史，了解人体解剖生理学的应用。

2. 具有将理论知识应用在药物研发中的能力。

3. 树立勇攀高峰和敢为人先的创新精神。

第一节 人体解剖生理学概述

PPT

一、人体解剖生理学发展史

人体解剖生理学的发展历史可以追溯到古代，但真正系统的研究和进展大多发生在近几个世纪。

古希腊时期，众多哲学家和医学家如希波克拉底（Hippocrates，公元前 460～公元前 370）和亚里士多德（Aristotle，公元前 384～公元前 322）对解剖和生理学有初步的认识，但受限于解剖研究方法，他们的理解主要基于外部观察和推理。罗马帝国时期，克劳迪亚斯·盖伦（Claudius Galenus，129—200）的工作尽管有时候仅基于动物的解剖，却对中世纪和文艺复兴时期的解剖学产生了深远影响。14～17 世纪，文艺复兴时期欧洲的解剖学开始恢复和发展，人体解剖的实际研究逐渐增多。安德烈·维萨里（Andreas Vesalius，1514—1564）的《人体结构》被认为是解剖学历史上的重要里程碑，他在书中描述了详细的人体解剖结构，通过解剖实验更正了盖伦的一些错误观点。生理学真正成为一门实验性科学是从 17 世纪开始的。1628 年，英国医生威廉·哈维（William Harvey，1578—1657）通过在几种动物身上的活体解剖实验，证实了动物体内的血液循环现象，并阐明了心脏在循环过程中的作用，研究并指出血液受心脏推动，沿着动脉血管流向全身各部，再沿着静脉血管返回心脏，环流不息。

18 世纪末至 19 世纪初，解剖学和生理学开始成为两门独立的学科。马尔切洛·马尔皮吉（Marcello Malpighi，1628—1694）和约翰·亨特（John Hunter，1728—1793）等人在细胞结构和器官功能方面的工作为现代人体解剖生理学奠定了基础。生理学的现代化起步于 19 世纪，如约翰尼斯·彼得·穆勒（Johannes Peter Müller，1801—1858）和西奥多·施旺（Theodor Schwann，1810—1882）等人对神经、肌肉、心血管等系统进行大量的研究。

20 世纪，电生理学、分子生物学、遗传学等新兴学科的兴起，为理解生理学提供了新的视角和工具。现代技术的发展，如成像技术（核磁共振、电子计算机断层扫描等）、分子生物学技术、基因组学等，使得人体解剖生理学的研究更加精细和深入。

我国现存最早、影响最大的医书《黄帝内经》中，即有对经络系统和脏腑功能的描述，标志着有关人体结构和功能的基础概念开始形成。尽管没有进行真正的人体解剖，汉代张仲景的《伤寒杂病论》等著作中有详细的解剖生理学观察和病理学描述。唐宋时期，医学理论有了显著发展，但解剖学研究仍相对较少。明代李时珍的《本草纲目》在中草药和医药应用方面，对器官结构和功能有更为系统的描述。清代之后，西方解剖学开始进入中国，对中国医学理论和实践产生了深远影响。我国人体解剖生理学的发展历史可以看作是从古代经验和整体观念逐步过渡到现代科学方法的过程，尽管起步较晚，但在当代已经成为世界医学研究和教育的重要组成部分。

总之，人体解剖生理学的发展历史是一个从早期哲学和外部观察到现代科学方法和技术的演变过程，每一个阶段都为我们理解人体结构和功能积累了宝贵的经验和理论。

二、人体解剖生理学研究的对象和任务

1. 人体解剖生理学（human anatomy and physiology）　是由人体解剖学和人体生理学两部分组成，两者都是生命科学的重要分支。

2. 人体解剖学（human anatomy）　是研究人体正常形态和结构的科学。人体的基本结构和功能单位是**细胞**（cell）；具有相似结构和功能的细胞组成**组织**（tissue）；多种不同组织组成**器官**（organ）；结构和功能密切相关的器官组成**系统**（system）。这些层次结构相互关联和依赖，构成了复杂的人体解剖学系统。人体解剖学的任务就是研究构成人体的各器官系统的正常形态结构、位置与毗邻关系、生长发育规律及其功能意义。

3. 人体生理学（human physiology）　是研究人体正常生命活动规律的科学。人体生命活动的正常运行需要组成人体的细胞、组织、器官和系统行使不同的生理功能以及各组成部分功能之间的相互协调。研究细胞如何执行其基本功能，如物质交换、能量转换等。探讨各个器官如何协同工作，以维持和调节人体的各种生命活动。研究人体如何通过神经、体液等方式调节内部环境，以适应外部环境的变化。分析内环境与外环境如何相互作用，影响人体的生理状态。探索和理解人体各种器官和系统的基本生理功能，如心血管系统的心脏泵血功能、呼吸系统的气体交换功能等。

三、解剖学的研究内容和方法

（一）研究内容

正常人体的解剖学分科，根据研究方法和叙述方式的不同，可分为以下几种：**系统解剖学**（systematic anatomy），是将人体器官划分为若干功能系统来进行描述和研究的学科；**局部解剖学**（regional anatomy），是在系统解剖学的基础上，按局部（头、颈、胸、腹、盆、会阴、上肢、下肢等）来研究人体各部分的结构、形态和相互关系的学科；**断层解剖学**（sectional anatomy），是为适应 X 线计算机断层成像，超声和磁共振成像等应用，研究人体在不同层面上各器官形态结构、毗邻关系的学科；**外科解剖学**（surgical anatomy），是结合临床需要，以临床各科应用为目的而进行人体解剖学研究的学科；**X 线解剖学**（X – ray anatomy），是应用 X 线研究人体形态结构的学科；**机能解剖学**（functional anatomy），是研究人体在生活过程中，各器官形态结构的变化规律，或在特定条件下，观察外因对人体器官形态结构变化影响的解剖学；**运动解剖学**（locomotive anatomy），是以研究体育运动或提高体育运动效果为目的的解剖学。随着医学与生物学的迅猛发展，解剖学的研究已经从形态学进入分子生物学水平，对人体的研究会更深入，将会有一些新的学科不断从解剖学中分化出去，但广义上仍属于解剖学范畴。

（二）研究方法

为了正确描述人体结构的形态、位置以及它们之间的相互关系，解剖学上常采用一些公认的统一标准和描述用语，即解剖学姿势和方位术语。

1. 解剖学姿势（anatomical position）　也称基本姿势，即身体直立，面部向前，两眼平视正前方，两足并立，足尖向前，上肢下垂于躯干两侧，掌心向前（拇指在外侧）。不管研究对象处于何种位置，

都要按此标准姿势进行描述。

2. 常用的方位术语

（1）上和下 是对部位高低关系的描述。按解剖学姿势，头在上，足在下。近头侧为上，远头侧为下。如眼位于鼻之上，而口位于鼻之下。对于动物和胚胎则可用颅侧代替上，用尾侧代替下。

（2）前和后 靠近身体腹面者为前，而靠近背面者为后。如乳房在胸壁的前面，脊柱在消化道的后面。

（3）内侧和外侧 是对各部位与正中面相对位置关系的描述。距正中面近者为内侧，离正中面相对远者为外侧。如眼位于鼻的外侧，位于耳的内侧。

（4）内和外 表示某些结构和空腔的相互关系，如胸腔内、外，腹腔内、外等。

（5）浅和深 是对与皮肤表面相对距离关系的描述。离皮肤表面近者为浅，远者为深。

3. 轴和面（图 1-1）

（1）轴 为了分析关节的运动，在解剖学姿势上，规定了三个相互垂直的轴，即垂直轴、矢状轴和冠状轴。

1）**垂直轴**（vertical axis） 也称纵轴（longitudinal axis），为上下方向，垂直于水平面（地平面）的轴。

2）**矢状轴**（sagittal axis） 也称前后轴（anteroposterior axis），为前后方向，与垂直轴呈直角相交的轴。

3）**冠状轴**（coronal axis） 也称横轴（transverse axis），是左右方向，分别与垂直轴和矢状轴相互垂直的轴。

（2）面 按照轴线可将人体或器官切成不同的切面，即水平面、矢状面和冠状面。

1）**水平面**（horizontal plane） 是沿水平线所做的横切面，它将人体分为上下两部。

2）**矢状面**（sagittal plane） 是指前后方向，将人体分为左、右两部分的纵切面，切面与水平面垂直。通过人体的正中的矢状面，叫作正中矢状面。

3）**冠状面**（coronal plane） 也称额状面，是指左右方向，将人体分为前、后两部的纵切面，并与矢状面和水平面互相垂直。

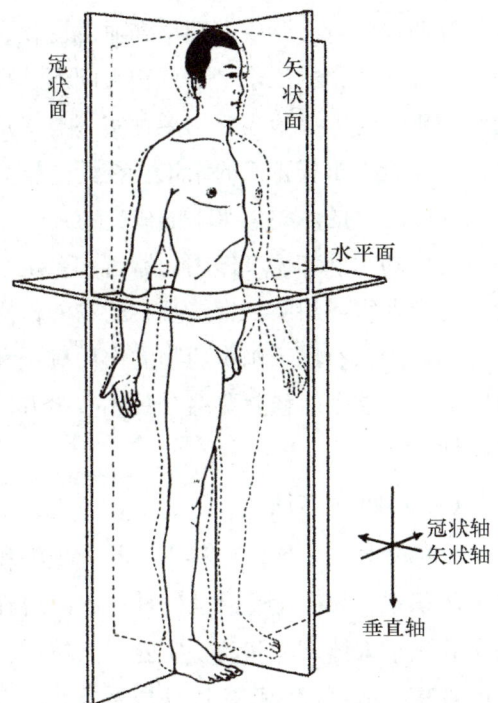

图 1-1 人体的轴和面

四、生理学的研究内容和方法

（一）研究内容

根据研究的层次不同，生理学的知识是通过在不同水平上进行研究获得的。目前生理学研究大致分为以下三个水平。

1. 细胞和分子水平 细胞是构成机体的最基本结构和功能单位，细胞的特性决定了其组成的各个器官的功能，从而决定了人体的各项生理活动。因此，研究一个器官的功能，就是要从细胞的水平上进行。同时，细胞的生理特性又是由构成细胞的各个分子，特别是细胞中各种生物大分子的物理和化学特性决定的。例如肌细胞发生收缩，是由于在某些离子浓度改变及酶的作用下肌细胞内若干种特殊蛋白质分子的排列方式发生变化的结果。所以，生理学研究必须深入分子水平。

2. 器官和系统水平　研究对象是器官系统，研究人体中各个器官、系统的功能及其调节机制，目的是阐明各个器官、系统的运动规律，以及它们在人体整体生理功能中所起的作用，同时还研究内外环境中各种因素对它们活动的影响。例如，研究心脏、血管和循环系统，可以了解循环系统中心脏如何射血、血液在心血管系统中流动的规律、神经体液因素对心脏和血管活动的影响等方面的知识。例如采用离体蛙心灌流的实验方法，在蛙心的灌流液内人为地加入一些物质，如 Na^+、K^+、Ca^{2+}、肾上腺素、乙酰胆碱等而改变心脏活动的内环境，观察心脏活动的变化，从而了解内环境的变化对心脏正常活动的影响以及维持适宜的生理内环境的重要性。

3. 整体水平　整体水平研究就是以完整的机体为研究对象，观察和分析在各种环境条件和生理情况下不同的器官、系统之间互相联系、互相协调以及完整机体对环境变化发生各种反应的规律。如以家兔为研究对象，观察神经、体液因素及药物对家兔心血管活动的作用与影响。通过切断、刺激支配心血管的减压神经、交感神经、迷走神经以及耳缘静脉注射肾上腺素、去甲肾上腺素、异丙肾上腺素、普萘洛尔等药物的方法，观察心率和血压变化，间接反映诸因素对心血管功能活动的调节或影响。

生理学研究的三个水平，相互间不是孤立的，而是相互联系和相互补充的。当我们要阐明某一生理功能的机制时，一般需要用多种实验技术从以上三个水平进行研究，并对不同水平的研究结果进行综合分析，才能得出较正确的结论。在药物研究中，对一种药物性质的了解，是建立在对这三个水平分别研究的基础之上的。整体水平的研究有助于了解药物的药效学，能够比较适当地反应生理或病理状况下药物对机体的干预和调节作用。器官和系统水平的研究是通过体外模拟某些生理病理过程，将药物直接作用于特定器官或组织，直接观察药物的作用。而细胞和分子水平的研究可观察药物对蛋白质、酶、基因水平的作用，有助于阐明药物的作用机制和作用靶点。值得注意的是，三个水平研究的结论往往不是完全对应的，这个时候就要结合具体实验方法和环境因素进行分析，反复论证，才能比较全面地阐明药物的特性。

（二）研究方法

生理学是一门实验性科学，其知识的积累主要是来自生活实践、实验研究和临床实践。要获得生理知识的积累，研究生命活动的规律必须要在活着的机体、器官或组织细胞中进行实验。生理学研究常用的实验包括人体试验和动物实验。人体试验通常指的是在科学研究或医学研究中，通过对人体进行系统性的观察、测试或治疗，以获取数据或验证假设的过程。人体试验涉及伦理、法律和科学上的诸多因素，必须遵循严格的道德标准和法律规定，确保参与者的权益和安全。生理学实验研究多以动物实验为主，只有在确证对人体健康无损害的前提下，才可以进行人体试验。常用的动物实验方法分为急性实验和慢性实验两大类。

1. 急性实验（acute experiment）　是以完整动物或动物材料为研究对象，在人工控制的实验环境条件下，短时间内对动物某些生理活动进行观察和记录的实验。急性动物实验可分为在体实验与离体实验。

（1）**在体实验**（experiment in vivo）　是在麻醉状态或破坏实验动物脑等高级部位的条件下对动物进行手术，暴露要观察的器官，然后进行观察或实验。例如，麻醉动物血压测定及其神经体液调节实验，在动物存活条件下，观察家兔迷走神经、减压神经及去甲肾上腺素和乙酰胆碱对动物血压的影响，研究心脏与血管的神经体液调节机制。优点是保存了被研究器官与其他器官的自然联系和相互作用，便于分析各个器官之间的相互影响。

（2）**离体实验**（experiment in vitro）　是从活着的或刚被处死的动物身上取出所要研究的细胞、组织或器官，将它们置于一个类似于体内的人工环境中，使它们在一定时间内保持其生理功能，以进行实验研究。例如，化学物质对动物离体平滑肌活动的影响实验。消化道平滑肌的活动除了自身的节律性活动外，也受到神经系统的支配。神经末梢释放递质以及一些药物作用于平滑肌膜上的不同受体，引起平滑肌出现不同的反应。优点是排除了无关因素的影响，实验条件易于控制、结果便于分析，但是由于体外环境的复杂因素限制，所获得的结果不能简单等同于或类推到体内的真实情况。

2. 慢性实验（chronic experiment） 是以完整、清醒的动物为研究对象，在机体保持内、外环境处于相对稳定的条件下，对机体某一生理功能进行研究。由于这种实验动物存活时间较长，故称为慢性实验。如给实验动物实施外科无菌手术制备各种器官的瘘管，以及摘除、破坏或移植某些器官，以研究该器官的生理功能等。优点是保存了各个器官的自然联系和相互作用，便于观察某一器官在正常情况下的生理功能及其与整体的关系。缺点是体内条件太复杂，结果不易分析。

拓展阅读

"3R"原则

国际上在使用动物方面，总的原则是"尊重生命，科学、合理、人道地使用动物"，遵循"3R"原则（1959 年提出），即替代（replacement）、减少（reduction）和优化（refinement）。替代：用其他可达到同样实验目的的方法代替动物实验，或使用无知觉的实验材料代替神志清醒的活脊椎动物进行实验。减少：在研究中，提倡采用尽量少的动物获得同样多的实验数据，或使用同样数目的动物能获得更多实验数据的实验方法。优化：通过改进、完善实验程序，使实验中动物所受的痛苦得到减轻或减少。其目的是"尊重生命，科学、合理、人道地使用动物"。

世界实验动物日（the world lab animal day），是在 1979 年由英国反活体解剖协会（national anti-vivisection society，NAVS）发起，定于每年的 4 月 24 日，其前后一周则被称为"实验动物周"。世界实验动物日是受联合国认可的、国际性的纪念日，其目的也是倡导科学、人道地开展动物实验。

第二节 人体解剖生理学与药物研究

PPT

人体解剖生理学是现代药学的专业基础课，其与药学专业的其他基础课程如生物化学、药理学、病理学关系非常密切，彼此相互促进。在寻找新药、研究药物的药效学及机制、研究药物的毒理作用时，人体解剖生理学是必不可少的专业基础理论之一。同时，在新药研发过程中又会不断对人体解剖生理学提出新的科学问题，从而促进人体解剖生理学的发展。

一、新药研发的基本过程

以传统的小分子化学药物为例，新药研发从无到有，要历经药物（候选化合物）发现、临床前研究和临床试验"三部曲"，最后才能进入市场用于治疗疾病。

（一）药物的发现

首先需要选择和确定药物的作用靶标。靶标确定之后，药物化学家们需要根据靶标的空间结构，设计或者合成有作用的先导化合物。经活性筛选得到先导化合物后，还需要以先导化合物为模板合成大量的新化合物，以进行构效关系研究，进一步筛选优化得到活性更好的化合物，获得可以进行临床前研究的候选化合物。

（二）临床前研究

临床前研究主要包括化学成分生产和控制（chemical manufacturing and control，CMC）和非临床研究（non‑clinical research）。化学成分生产和控制主要是对候选化合物的生产工艺、质量控制、稳定性等进行研究。非临床研究主要是对候选化合物的药物代谢动力学、药效学和安全性（急性毒性试验、长期毒性试验、生殖毒性试验、致畸试验、致突变试验等）进行研究，这部分研究需要在动物身上进行。

（三）临床研究

在完成了系统的临床前研究后，即进入临床阶段，临床阶段需要在人体上进行试验，药物进入临床研究前必须得到国家药品监督管理部门的审批。我国新药的研发机构需要向国家药品监督管理局提交新药临床申请（investigational new drug，IND），获得许可后才能进行人体临床试验。临床研究分为四个阶段：Ⅰ期临床试验，Ⅱ期临床试验，Ⅲ期临床试验和Ⅳ期临床研究（药物上市后监测）。一般在完成Ⅲ期临床试验后，对临床数据进行统计学分析，证明药物安全有效的同时，确保新药质量可控，也就是安全性、有效性、质量可控这三点都符合要求后，药品上市许可持有人（药企或者研发机构）向药监部门提交新药上市申请（new drug application，NDA）。获得药监部门批准后，新药可上市销售，供医生和患者选择。

二、生理学在新药研发中的应用

生理学在新药研发中的应用非常广泛，主要涉及以下几个方面。

（一）靶标发现和验证

1. 生理学基础　通过对生理学过程的深入理解，可以确定潜在的药物靶点。例如，了解特定疾病的生理机制和相关信号通路，有助于确定合适的药物靶点，进而设计新药分子或筛选已有化合物。

2. 生理学模型　利用动物模型或体外细胞模型进行生理学实验，验证潜在靶点的生物学效应，评估候选化合物的有效性和选择性。

（二）候选化合物筛选和优化

1. 药效学评估　生理学实验帮助评估候选化合物的生物活性和效果。通过动物模型或体外实验，测定候选化合物对生理指标的影响，确定药效学特性和最佳剂量范围。

2. 药物代谢动力学研究　研究候选化合物在生物体内的吸收、分布、代谢和排泄，评估候选化合物的生物利用度、体内半衰期和剂量效应曲线，指导候选化合物给药方案的设计和优化。

（三）药物作用机制研究

1. 作用机制研究　通过生理学实验揭示候选化合物对生理或病理过程的影响机制。例如，利用分子生物学、免疫学和电生理学方法，研究候选化合物对特定分子、细胞或组织的影响，深入理解候选化合物的作用机制。

2. 疾病模型　建立和利用动物模型模拟人类疾病状态，研究候选化合物在疾病模型中的疗效和作用机制，评估候选化合物的治疗潜力。

（四）安全性评估

通过体内和体外实验评估候选化合物的安全性，包括候选化合物对组织器官的毒性、不良反应和潜在风险。这些评估有助于确定候选化合物的安全剂量范围和最小毒性剂量，减少临床试验中的不良事件风险。

综上所述，生理学在新药研发中发挥着至关重要的作用，不仅帮助识别药物的靶点和机制，优化药物分子结构，还支持药效学、药动学和安全性评估，为新药的研发和临床应用提供科学依据和技术支持。

（卢　娜）

书网融合……

思维导图　　　　习题

第二章 细胞、组织及运动系统

📖 学习目标

1. 通过本章学习，掌握细胞膜的结构和功能、细胞膜物质转运方式、钠泵的概念，熟悉四大基本组织的分类、细胞跨膜信号转导和细胞的基本功能，了解运动系统的组成、结构与功能。
2. 具有理解细胞和组织的研究在医学和药学领域中应用的能力。
3. 养成追求真理和严谨治学的求实精神。

第一节 细 胞

PPT

细胞是组成有机体的基本结构和功能单位。人体细胞的大小、形态是与其功能及所处的环境相适应的。如血细胞在流动的血液中呈圆碟形，这样能减少流动中血液带来的阻力；具有收缩功能的肌细胞，呈梭形或长圆柱形，会使收缩功能加强；神经细胞有长的突起，能接受刺激并传导冲动。细胞各组成部分在结构和功能方面都有其特点，但它们又是密切联系、相互配合的统一整体，从而保证细胞生命活动的正常进行。

一、细胞的基本结构和生理功能

光镜下，可以观察到细胞的内部结构为细胞膜、细胞质和细胞核三部分。

（一）细胞膜的结构和生理功能

细胞膜（cell membrane）又称**质膜**（plasma membrane），厚度 7~8nm，它是从原始生命物质向细胞进化所获得的重要形态特征之一。细胞膜不但是细胞和环境之间的屏障，同时也是细胞和环境之间进行物质交换、信息传递的门户。细胞膜的这些功能是由其结构决定的，膜中的脂质分子层主要起到了屏障作用，膜中的各类蛋白质则参与物质的跨膜转运和信息的跨膜传递。

1. 细胞膜的化学组成和分子结构 在电子显微镜下观察发现，细胞膜可分为内、中、外三层结构。中层为厚约 2.5nm 的电子疏松带，内、外两层均为厚约 2.5nm 的电子致密带。这样三层结构的膜在细胞内的其他膜性结构，如内质网膜、高尔基复合体膜、线粒体膜、核膜等同样可见到（图 2-1）。因此，这种细胞中普遍存在的基本膜结构形式，称为**单位膜**（unit membrane），也被称作**生物膜**（biomembrane）。

化学分析表明，细胞的各种膜均主要由脂质、蛋白质和糖类等物质组成。一般情况下以脂质和蛋白质为主，少量为糖类，只是不同膜结构中这些物质的比例有所不同。关于这些物质分子在膜结构中分布的特点，从 20 世纪 30 年代以来学者提出了各种关于膜的分子结构假说，1972 年由 Singer 和 Nicholson 提出的**液态镶嵌模型**（fluid-mosaic model）假说是迄今被广泛接受的。这个假说的基本内容是：生物膜是以液态的脂质双分子层为基架，其中镶嵌着不同结构和功能的蛋白质，糖类分子与脂质、蛋白结合后分布在膜的外表面（图 2-1）。

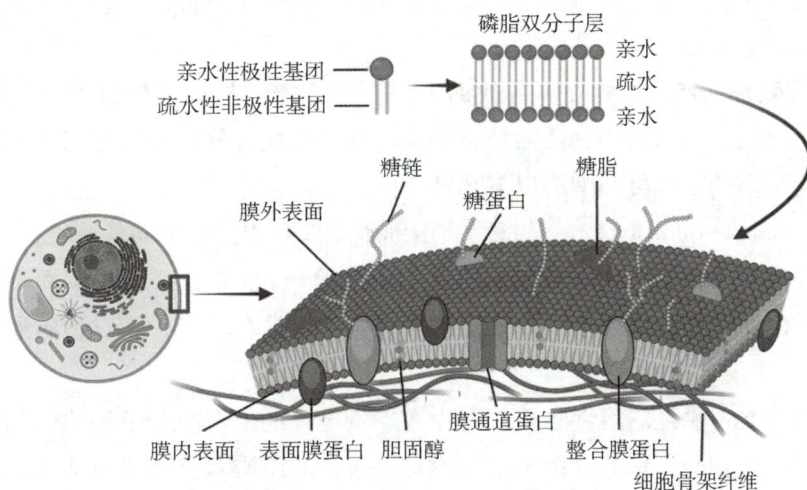

图 2-1　细胞膜的液态镶嵌模型

（1）细胞膜脂类　细胞膜上的脂类统称为**膜脂**（membrane lipid）。膜脂中，以磷脂类为主，占70%以上。其次是胆固醇，其含量一般低于30%，还有少量糖脂类物质。所有的膜脂都是双嗜性分子，它们的一端是疏水性非极性基团，而另一端是亲水性极性基团。例如，磷脂的磷酸和碱基是亲水性极性基团，另一端的长烃链则是疏水性非极性基团。由于疏水性基团与极性的水分子相互排斥，形成了脂类分子的亲水性极性基团朝向极性的水溶液，而它们的疏水基团则朝向膜内部，从而构成了脂质双分子层连续分布于细胞膜表面。细胞膜的疏水区是水及水溶性物质、带电荷离子的有效屏障，但脂溶性物质，如氧气、二氧化碳等则可通过细胞膜。

膜脂的熔点较低，在一般体温条件下呈现液态，具有一定流动性。细胞膜的流动性帮助细胞完成多项生理功能，一方面可以使细胞在承受较大张力和变形的条件下维持结构完整，如红细胞的可塑变形性；另一方面还可以使镶嵌在细胞膜上的蛋白质发生移动及相互作用。另外，膜脂的分布具有不对称性，如糖脂主要分布在膜的外层，而含有氨基酸的磷脂主要分布在膜的内层。

（2）细胞膜蛋白质　细胞膜的功能主要是通过膜蛋白（membrane protein）来实现的。根据膜蛋白与脂双层结合的方式不同，可分为内在膜蛋白、表面膜蛋白和脂锚定蛋白三类。

1）**内在膜蛋白**（intrinsic membrane protein）　又称整合蛋白（internal membrane protein），占膜蛋白的70%～80%，含有亲水性和疏水性氨基酸，可不同程度地嵌入脂双层中。有的贯穿整个脂双层，两端暴露于膜的内外表面，这种类型的膜蛋白又称跨膜蛋白。

2）**表面膜蛋白**（peripheral membrane protein）　占膜蛋白的20%～30%，又称外在蛋白（extrinsic protein），分布在细胞膜的表面，主要是内表面，以非共价键与脂类分子结合。红细胞膜内表面的骨架蛋白就属于表面膜蛋白。

3）**脂锚定蛋白**（lipid anchored prtein）　可位于膜的两侧，以共价键与脂双层内的脂类分子结合。GTPase 超家族的 Ras 和 Rab 蛋白就属于脂锚定蛋白。

（3）细胞膜糖类　细胞膜所含的糖类较少，主要包括一些寡糖和多糖，它们都以共价键的形式与膜上的脂类或蛋白质结合，形成糖脂或糖蛋白，其中大部分是糖蛋白，糖脂仅占约10%。糖脂和糖蛋白的糖链部分，几乎都存在于膜外表面。由于组成这些糖链的单糖在排列顺序上存在着差异，这就成为它们在细胞或它们所结合的蛋白质的特异性的"标志"。例如在人的 ABO 血型系统中，红细胞膜上是 A 抗原还是 B 抗原的差别就仅在于膜糖脂的糖链中一个糖基的不同。

综上所述，细胞膜不仅具有一定流动性的特点，而且还具有不对称性的特点，无论从结构还是从功能方面而言，膜的两面都具有不对称性。

2. 细胞膜的物质转运功能　细胞在新陈代谢的过程中，需要从细胞外摄取所需物质，同时也要将代谢产物及一些废物排出细胞。这些物质的种类繁多，理化性质各异，所以它们进出细胞的形式各不相同。常见的跨膜转运物质的方式可归纳为以下几种。

（1）**单纯扩散**（simple diffusion）　是指物质由细胞膜的高浓度一侧向低浓度一侧跨膜扩散的过程。扩散量的多少，既取决于膜两侧该物质的浓度梯度（浓度差），也取决于膜对该物质通过的阻力或难易程度，即膜对该物质的通透性。膜两侧物质浓度梯度大则扩散量相对多；膜对物质通透性大则扩散速度更快。

单纯扩散转运的物质主要是脂溶性物质或者少数不带电荷的极性小分子物质，如 O_2、CO_2、N_2、类固醇激素、乙醇、尿素、甘油、水等。由于细胞膜是以液态的脂质双分子层为基架，因而脂溶性强的物质依靠单纯扩散通过细胞膜的效率更高。

（2）**易化扩散**（facilitated diffusion）　是非脂溶性小分子物质或者带电离子在细胞膜上特殊蛋白质帮助下，顺浓度梯度和/或电位梯度进行跨膜转运的过程。根据膜蛋白在物质转运过程中所起的作用不同，易化扩散可分为载体介导的易化扩散和通道介导的易化扩散（图2-2）。

载体（carrier）又称转运体（transporter），是结构跨越细胞膜的脂质双层且具有与被转运物特异结合位点的膜蛋白。被转运物与载体上特异性位点结合后，可引起载体蛋白的分子构象变化，从而使被转运物从膜的一侧转移到另一侧；随后，被转运物与载体解离，转运也就完成，同时载体也恢复原来的构型，可进行下一次的转运。小分子的水溶性物质，如葡萄糖、氨基酸顺浓度差跨膜转运就是通过经载体介导的易化扩散来实现的。

以载体为中介的易化扩散有如下特性。①结构特异性：载体蛋白有较高的结构特异性，因此对转运物质有高度选择性；②饱和现象：载体蛋白的数目以及上面的结合位点的数目是有限的，膜两侧的物质浓度差增加到一定程度后，再增加物质浓度差，物质转运通量并不会再增加，这种情况称为饱和（saturation）现象；③竞争性抑制（competitive inhibition）：如果某一载体对结构类似的A、B两种物质都有转运能力，当A物质被转运的量增加时，B物质的转运量就会减少，这是由于量多的A物质会占据转运B的载体及其结合点。

通道（channel）是结构中具有贯穿整个脂质双层的水相孔道的膜蛋白。经通道转运的物质几乎都是离子，因此通道也称**离子通道**（ion channel）。离子通道最重要的特性是它们的结构和功能可以因细胞内外环境变化的影响而迅速改变。当它们处于开放状态时，有关的离子可以快速地由膜的高浓度一侧转运至低浓度一侧，大多数通道的开放时间都极为短暂，一般以数个或数十个毫秒计算，然后进入失活或关闭状态。因此，研究者推测在离子通道结构中可能存在着类似闸门一类的基因，由它决定通道的功能状态。许多因素可以引起闸门运动，导致通道的开放与关闭，这一过程称为**门控**（gating）。根据引起通道功能状态改变的条件不同，即门控特性的不同，可以把离子通道分为三类：①化学门控通道（chemically-gated channel），这类通道的开关决定于膜所在环境中存在的化学物质（如递质、激素或药物等）的情况；②电压门控通道（voltage-gated channel），这类通道的开关取决于通道蛋白所在的膜两侧的电位差；③机械门控通道（machine-gated channel），这类通道的开关取决于膜接受机械性刺激的情况。

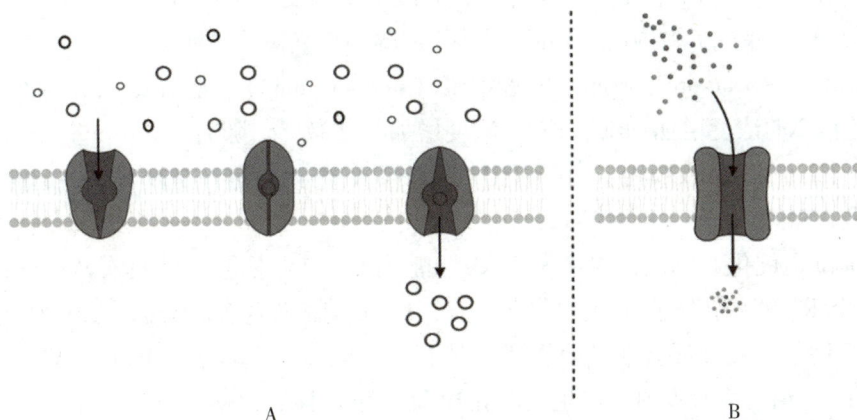

图 2 – 2 细胞经通道和经载体的易化扩散
A. 经载体；B. 经通道

单纯扩散和易化扩散的共同特点是:物质分子或离子都是顺浓度差和顺电位差移动,物质转移所需能量来自溶液浓度差所包含的势能,转运过程中无须耗能。这两种转运方式均属于被动转运。

拓展阅读

TRPV₁ 的发现

为了解释在食用辣椒时为什么会感受到强烈的热辣感,美国科学家戴维·朱利叶斯(David Julius)及其同事经过艰难探索,发现了一个能够使细胞对辣椒素敏感的基因,该基因可编码一种离子通道蛋白,即瞬时受体电位香草酸亚型 1 (Transient Receptor Potential Vanilloid 1, $TRPV_1$)。它能够被辣椒中的辣椒素激活,从而引起神经细胞的兴奋,传递疼痛和热的感觉信号。$TRPV_1$的发现是感知温度受体领域的一个重大的里程碑,为我们揭示了温度差异引起神经系统中诱发电信号的机制。戴维·朱利叶斯因为这项发现被授予 2021 年诺贝尔生理学或医学奖,同时获奖的还有阿登·帕塔普蒂安(Ardem Pataipoutian)(使用压敏细胞发现了一类新型传感器,可以对皮肤和内部器官中的机械刺激作出反应),以表彰他们在痛觉和触觉领域研究方面所作出的贡献。当 $TRPV_1$受到刺激(内源性脂质衍生分子、酸性溶液、刺激性化学物质或食品以及毒素)后就会被激活,其蛋白构象发生改变,离子通道开放,阳离子(Ca^{2+}或多价阳离子)进入细胞,导致细胞膜去极化,产生动作电位。基于上述结构,$TRPV_1$在多种生理病理活动中发挥重要作用。

(3)**主动转运**(active transport) 是指小分子物质或离子在细胞膜特异载体蛋白携带下,逆浓度梯度和/或电位梯度通过细胞代谢供能跨膜转运的过程。主动转运的特点是:必须借助于载体,并且逆浓度梯度和/或电位梯度转运需要消耗能量。通过细胞膜主动转运 Na^+、K^+、Ca^{2+}、H^+、I^- 等离子时,载体蛋白的转运底物为带电离子,因此这类膜蛋白也被称为**离子泵**(ion pump)。离子泵的化学本质是 ATP 酶,可将细胞内的 ATP 水解为 ADP,自身磷酸化后构象改变进而完成物质的逆浓度梯度和/或电位梯度的转运。转运物质过程中,根据膜载体蛋白是否直接消耗能量,主动转运可分为原发性主动转运和继发性主动转运。

细胞膜上具有 ATP 酶活性的特殊蛋白质直接水解 ATP 获得能量,将物质逆浓度梯度和/或电位梯度进行转运的过程,称为**原发性主动转运**(primary active transport)。通过离子泵直接进行的离子转运,都属于原发性主动转运。钠泵是哺乳动物细胞膜普遍存在的离子泵。哺乳动物的神经和骨骼肌细胞,正常时细胞内 K^+ 浓度为细胞外的 30 倍左右,细胞外 Na^+ 浓度为细胞内的 10 倍左右。这种明显的浓度差形成和维持就是依赖钠泵的活动。在消耗代谢能的情况下逆浓度梯度将细胞内的 Na^+ 移出膜外，同时把细胞外的 K^+ 移入膜内，从而保持了膜内高 K^+ 和膜外高 Na^+ 的不均衡离子分布。

钠 - 钾泵（sodium - potassium pump）简称**钠泵**（sodium pump），是由 α 和 β 两个亚单位组成的二聚体蛋白质，细胞内 Na^+ 浓度增加和细胞外 K^+ 浓度增加时被激活，随后，分解 1 分子 ATP，可以使 3 个 Na^+ 移出膜外，同时 2 个 K^+ 移入膜内，由于泵出 Na^+ 和泵入 K^+ 两个过程是耦联在一起的，因此钠泵又称为 **Na^+ - K^+ 依赖式 ATP 酶**（Na^+, K^+ - ATPase）。

钠泵的 α 亚单位是催化亚单位，需膜内的 Na^+ 和膜外的 K^+ 共同参与才具有 ATP 酶活性，α 亚单位上有 3 个 Na^+、2 个 K^+ 和 1 个分子 ATP 的结合位点，所以当细胞内 Na^+ 浓度增加和细胞外 K^+ 浓度增加时，它的 ATP 酶活性就会被激活。在一般生理情况下，钠泵每次活动分解 1 分子 ATP，可以使 3 个 Na^+ 移出膜外，同时有 2 个 K^+ 移入膜内，产生一个正电荷的净外移，故钠泵具有生电效应。低温刺激或缺氧导致的细胞内 ATP 浓度不足、细胞内酸化等都可抑制钠泵的活性；反之，细胞内 Na^+ 浓度升高或胞外高 K^+ 浓度升高则可激活钠泵。此外，药物、激素等因素也能调控钠泵活性。

钠泵广泛存在于各种细胞膜上。一般细胞将其代谢所获能量的 20% ~ 30% 用于钠泵的转运。钠泵活动重要生理意义在于：①它建立起一种势能贮备，为细胞的其他耗能过程提供能量支持。例如，Na^+、K^+ 在膜两侧的不均匀分布，是神经和肌肉等组织具有兴奋性的基础。②维持细胞容积和渗透压。在静息状态下，细胞对 Na^+、K^+ 都有一定通透性（主要是 K^+），钠泵可将转入胞内的 Na^+ 不断的转运出去，保持细胞正常的渗透压和容积。③钠泵活动造成的细胞内高 K^+ 状态是胞质内许多代谢反应所必需。如核糖体合成蛋白质就需要高 K^+ 环境。④钠泵活动的生电效应可使膜内电位的负值增大，直接参与了静息电位的形成。⑤钠泵活动建立的 Na^+ 跨膜浓度梯度可为继发性主动转运提供势能储备。

原发性主动转运是人体最重要的物质转运形式之一，除上述的钠泵以外，还有钙泵、氢泵（质子泵）、碘泵等。

某些物质主动转运所需的能量不直接来自 ATP 的分解，而是利用原发性主动转运机制建立起的 Na^+ 或 H^+ 的浓度梯度，在 Na^+ 或 H^+ 离子顺浓度梯度扩散的同时使其他物质逆浓度梯度和/或电位梯度跨膜转运，这种间接利用代谢能量的主动转运过程称为**继发性主动转运**（secondary active transport）。继发性主动转运的载体同时要结合两种或两种以上的分子或离子才能引起载体蛋白的构象改变。根据这些物质的转运方向，继发性主动转运又分为同向转运和反向转运两种形式。**同向转运**（symport）是指被转运的分子或离子都向同一方向运动的继发性主动转运。例如，葡萄糖在小肠黏膜上皮的吸收以及在近端肾小管上皮的重吸收是通过 Na^+ - 葡萄糖耦联转运体实现的。其中，Na^+ 在上皮细胞顶端膜两侧浓度梯度和/或电位梯度的作用下，被动转入胞内；葡萄糖分子则在 Na^+ 进入细胞的同时逆浓度梯度被带入胞内。**反向转运**（antiport）是指被转运的分子或离子向相反方向运动的继发性主动转运，也称为**交换**（exchange）。如肾小管近端小管上皮细胞的 Na^+ - H^+ 的转运就是交换，肾小管管腔内的 1 个 Na^+ 顺电化学梯度重吸收进细胞内，同时将胞内的 1 个 H^+ 逆浓度梯度分泌到管腔中。绝大多数情况下，溶质跨质膜转运的动力来自钠泵活动建立的 Na^+ 的跨膜浓度梯度。

（4）入胞和出胞　一些大分子物质或物质团块进出细胞，是通过细胞的入胞和出胞形式来实现的，这就必须使得细胞膜结构和功能发生较大的变化。

入胞（endocytosis）又称**内吞**（internalization），指细胞外某些大分子或物质团块，如细菌、细胞碎片、液体等通过细胞膜所形成的囊泡进入细胞的过程。入胞的基本过程如下：首先是细胞膜"辨认"细胞外的某物质团块，继而与该物质团块接近的细胞膜内陷，形成对该物质团块的包围，而后互相接触并发生膜融合和断裂，最后物质团块和包围它的膜一起进入细胞。如内吞的物质团块是固体，上述过程又称为**吞噬**（phagocytosis）；如内吞的物质是液体，上述过程又称为**吞饮**（pinocytosis）。吞噬作用仅发生在一些特殊的细胞，如组织中的巨噬细胞和血液中的中性粒细胞等。

吞饮又可分为液相入胞和受体介导入胞两种方式。**液相入胞**（fluid – phase endocytosis）是指溶质连同细胞外液连续不断地进入胞内的一种吞饮方式。液相入胞对底物的选择没有特异性，转运溶质的量与胞外溶质的浓度成正比。**受体介导入胞**（receptor – mediated endocytosis）是被转运物与细胞膜受体特异性结合后选择性进入细胞的方式。这种入胞方式非常有效，在溶质选择性进入细胞的同时，细胞外液很少进入；而且即使胞外溶质的浓度很低，也不影响有效入胞的过程。许多大分子物质，如转铁蛋白、低密度脂蛋白（low – density lipoprotein，LDL）、维生素 B_{12} 转运蛋白等，都是通过受体介导入胞方式进行的。

出胞（exocytosis）又称胞吐，是指细胞内合成的激素、酶类、神经递质等大分子物质排出细胞的过程。如各种细胞的分泌活动，其分泌物大都在内质网形成，经高尔基复合体加工，形成分泌颗粒或分泌囊泡，渐渐向细胞膜移动，贴靠以后膜融合并出现裂孔，于是将内容物一次性全部排空。如内分泌腺把激素分泌到细胞外液中，外分泌腺把酶原颗粒和黏液等分泌到腺管的管腔中，以及神经细胞的轴突末梢把递质分泌到突触间隙中。一些溶酶体未能消化的残渣也是以胞吐形式排出细胞。细胞还可以向胞外分泌外泌体（exosome）来发挥各种不同的生理功能（图 2 – 3）。

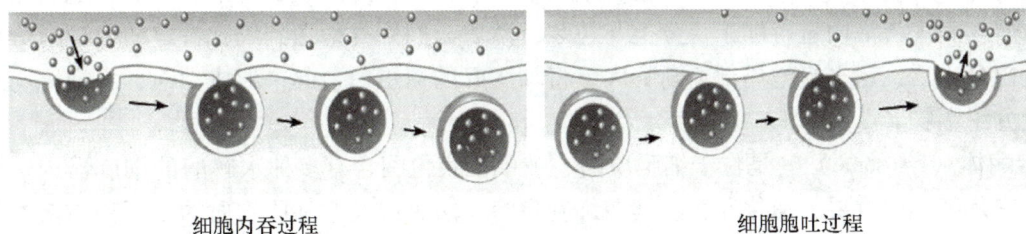

细胞内吞过程　　　　　　　　　　　　　　　细胞胞吐过程

图 2 – 3　细胞的内吞和胞吐过程

（二）细胞质的结构和生理功能

真核细胞不同于原核细胞的一个主要特点是细胞内容物被分隔成细胞核和细胞质。细胞质位于细胞膜和细胞核之间，其中有细胞质基质和各种细胞器。

1. 细胞质基质　基质（matrix）或胞质（endochylema）是将细胞膜和核膜之间的大小不等的结构去除后剩下的胶态物质，呈透明的均质状态，由核糖核酸、蛋白质、糖类、无机盐、水及其他一些可溶性物质组成。细胞质基质是活细胞进行新陈代谢的主要场所，其为新陈代谢的进行提供所需要的物质和一定的环境条件。

2. 细胞器（organelle）　是细胞质内有一定形态结构，又有相对独立功能的结构，包括膜性细胞器和非膜性细胞器。

（1）**核蛋白体**　又称核糖体（ribosome），是细胞质和线粒体中无膜包裹的颗粒状细胞器。主要由核蛋白体核糖核酸（rRNA）和蛋白质构成。氨基酸在核蛋白体上互相缩合成肽，因此核蛋白体是细胞内蛋白质合成的主要构造，被称为"装配蛋白质的机器"。散在于细胞质中的多聚核蛋白体，称为游离核蛋白体（free ribosome），它们主要合成结构蛋白，也称为内源性蛋白质，例如分布于细胞质基质或供细胞本身生长所需要的蛋白质分子等。附着在内质网壁外的核蛋白体，称为附着核蛋白体（attached ribosome），它们主要合成输送到细胞外面的分泌蛋白，也称为输出蛋白，如抗体、酶原、蛋白质类的激素等。

（2）**线粒体**（mitochondrion）　为线状或粒状的膜性细胞器，由内、外两层单位膜形成。细胞生命活动中所需能量约有 95% 来自线粒体，因此线粒体的主要功能是进行细胞的氧化供能，故有细胞内"动力工厂"之称。线粒体中存在着催化物质代谢和能量转换的各种酶和辅酶，供能物质（如糖酵解产物丙酮酸）在线粒体内彻底氧化分解，合成高能磷酸化合物 ATP，以备细胞其他生命活动过程能量的需要。

（3）**内质网**（endoplasmic reticulum）　是存在于细胞质中由内膜构成的小管、小泡或扁囊连接成的网状膜性管道系统。内质网膜可与核膜、高尔基复合体膜、细胞膜等相连，使整个细胞的膜性结构互相连接形成一个整体。**滑面内质网**（smooth endoplasmic reticulum，SER）表面无核蛋白体附着，形态上基本都是分支的小管及小囊，有时小管排列得非常紧密，以同心圆形式围绕在分泌颗粒和线粒体的周围。**粗面内质网**（rough endoplasmic reticulum，RER）大多数呈扁平囊板层排列，少数为球形或管状囊泡，常见于蛋白质合成旺盛的细胞，例如消化腺上皮细胞、肝细胞等。粗面内质网表面附着的核蛋白体合成的输出性蛋白质，会先进入粗面内质网囊腔中，然后被输送到其他结构中。

滑面内质网功能上复杂多样，与蛋白质的合成无明显关系。例如，肝细胞内的滑面内质网与糖原的合成和贮存有关；骨骼肌细胞内的滑面内质网又称"肌浆网"，与肌细胞内的兴奋－收缩耦联（excitation contraction coupling）机制有关；皮脂腺和产生类固醇物质的内分泌腺细胞中，滑面内质网有合成脂类物质的功能。粗面内质网则与蛋白质的合成是密切相关的，它既是核蛋白体附着的支架，同时又是运输蛋白质的通道。

（4）**高尔基体**（Golgi apparatus）　又称高尔基复合体（Golgi complex），是由数层重叠的扁平囊泡、若干大小泡构成的膜性结构。它是细胞各膜性结构间物质转运的重要的中间环节，能将粗面内质网合成的蛋白质在扁平囊泡内进行加工、分类与包装，然后分门别类地送到细胞特定的部位或分泌到细胞外。如糖蛋白合成后，扁平囊泡局部渐渐膨大，将加工好的糖蛋白包起来形成大泡，大泡则与扁平囊泡脱离，形成分泌颗粒。

（5）**溶酶体**（lysosome）　是位于细胞质内、被单位膜包围含有多种水解酶的细胞器，一种呈球形囊状小体。它是细胞内重要的消化器官，其在细胞自溶、防御以及对某些物质的利用均与溶酶体的消化作用有关。在酸性条件下，其对蛋白质、肽、糖、中性脂类、糖脂、糖蛋白、核酸等多种物质起水解作用。通常将溶酶体分为初级溶酶体和次级溶酶体。初级溶酶体是由附着核蛋白体合成，经高尔基体加工，然后分离出来的。当初级溶酶体与自噬体（细胞内衰老、破损的各种细胞器或过剩的分泌颗粒，由内质网包围形成）或吞噬体（外来的细菌、病毒等，经细胞膜以内吞方式吞入细胞形成）接触融合，内容物混合形成次级溶酶体。水解酶对自噬体和吞噬体中的物质进行分解消化，消化后的产物如氨基酸、单糖、脂肪酸等，通过溶酶体膜进入胞质中供细胞利用。未能分解的物质残留其中形成残余体，有的存留在细胞内，有的则以胞吐的方式排出细胞。

（三）细胞核的结构和生理功能

细胞核（nucleus）是细胞遗传、代谢、生长及繁殖的控制中心。它并没有具体的形态，其形状和数量随物种的细胞类型以及功能状态而异，是核物质的集中区域，一般靠近细胞中央部分。细胞通常只有 1 个核，也可有多个核。

1. 核膜（nuclear envelope）　由内外两层单位膜组成。两层膜之间的间隙称核周隙，最近发现核周隙中也含有酶。核膜的特殊作用就是把核物质集中在靠近细胞中央的一个区域内，核物质的区域化有利于实现其功能。核膜并不是完全连续的，有许多部位内外膜互相连接，形成穿过核膜的核孔。核孔是核与细胞质进行物质交换的孔道，核膜对物质有一定的通透性。但是，γ－球蛋白和清蛋白等大分子要经核孔进出细胞核。外层的外表面附有核糖体颗粒。核膜内侧有一层致密的纤维网络，称为核纤层，其作用是保持细胞核的形状和附着染色质纤维，在有丝分裂过程中，对核膜的破裂和重建有一定的作用。

2. 染色质和染色体　间期细胞核中，能被碱性染料着色的物质即**染色质**（chromatin）或称染色质纤维。在细胞有丝分裂时，若干核小体构成的染色质纤维反复螺旋、折叠，最后组装成中期染色体。间期的染色质有利于遗传信息的复制和表达；分裂期的染色体有利于遗传物质的平均分配，它是调节生物体新陈代谢、遗传和变异的物质基础。染色质和染色体都是遗传物质在细胞中的储存形式，主要成分均是脱氧核糖核酸（deoxyribonucleic acid，DNA）和组蛋白（histone），其基本结构是一样的。二者结合形成染色质结构的基本单位——核小体（nucleosome）。

间期核的染色质，根据其螺旋化和折叠程度不同，又可分为常染色质（euchromatin）和异染色质（heterochromatin）两类。常染色质是指间期核中染色较浅的区域，一般位于核的中央，少量分布于核仁内，电镜下呈浅亮区，螺旋化程度小，分散程度大，是间期核中处于伸展状态的 DNA 分子部分，代表有活性的 DNA 分子部分，能活跃地进行复制和转录；异染色质是指间期核中染色很深、染色质螺旋化程度高的部分，是凝集状态的高度重复 DNA 与组蛋白复合物，多分布于核周缘，紧靠核内膜，功能上处于静止状态。DNA 分子是一种高分子聚合物，即由重复单位构成的大分子。其功能主要有两方面：①储藏、复制和传递决定物种的所有蛋白质和核糖核酸（ribonucleic acid，RNA）结构的全部遗传信息；②策划和控制生物有次序地合成细胞和组织内蛋白质。合成的蛋白质中，有些直接参与细胞结构的组成；有些以酶的形式存在，能催化细胞内的各种生物化学反应，从而产生各种产物，执行各种功能，使机体表现出形态和功能的各种特征。

二、细胞的跨膜信号转导功能

细胞的信号转导（signal transduction）通常指跨膜信号转导（transmembrane signal transduction），即生物学信号通过受体或离子通道的作用而激活或抑制细胞功能的过程。生物学信号是带有生物学意义的信号，可以是物理信号，如电、声、光和机械牵张等，更多的是以化学物质为载体的化学信号，如激素、神经递质和细胞因子等。信号可以来自外环境的刺激，也可以来自体内细胞产生和释放。信号转导可以通过特定信号转导通路进行生物信息的细胞内转换与传递过程，产生生物效应，表现为对靶细胞功能，如细胞代谢、分化和生长的影响，也可以是对靶细胞形态结构的改变。

在信号转导通路中，**受体**（receptor）是指细胞中具有接受和转导信息功能的蛋白质。受体按部位可分为细胞膜受体、胞质受体和核受体。能与受体发生特异性结合的活性物质称为**配体**（ligand），如各种生物学信号。依据参与介导的配体和受体特性的不同，信号转导可分为两类方式。一类是脂溶性配体通过单纯扩散进入细胞内，直接与胞质受体或核受体结合而发挥作用，通常都通过影响基因表达而产生效应，称为核受体介导的信号转导。另一类是水溶性配体或物理信号先作用于膜受体，再经跨膜和细胞内信号转导机制产生效应。大部分膜受体介导的信号转导通路亦可改变转录因子活性而影响基因表达。依据膜受体的特性可分为多种转导通路，主要包括离子通道型受体、G 蛋白耦联受体、酶耦联型受体和核受体介导的信号转导（图 2-4）。

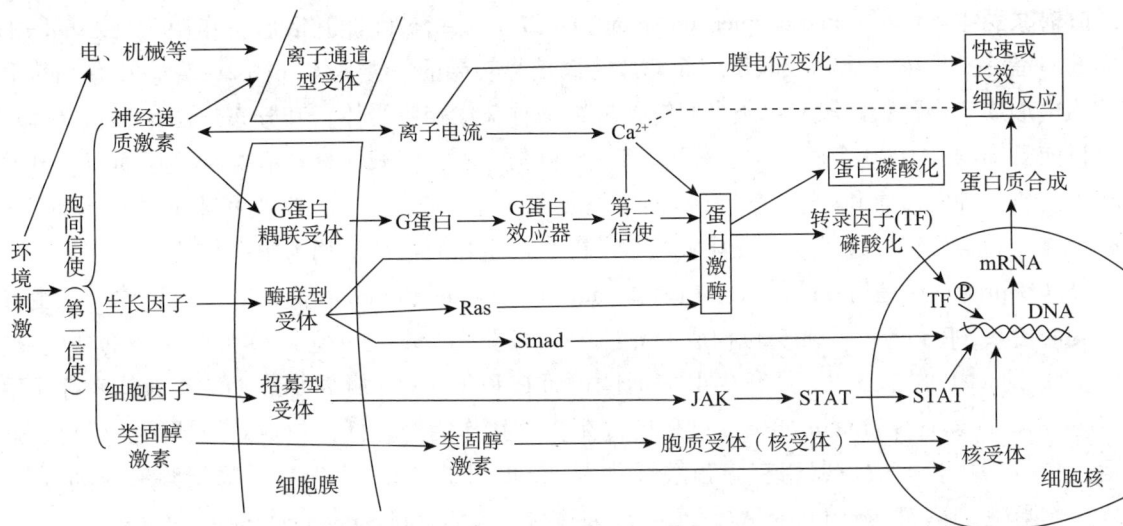

图 2-4　几种主要的细胞信号转导通路

（一）离子通道型受体介导的信号转导

离子通道型受体（ion channel receptor）是由配体结合部分和离子通道两部分组成的膜蛋白，其前一部分与化学信号分子结合，后一部分介导离子跨膜转运。化学门控通道兼具受体和通道功能，故又称为离子通道型受体；电压门控通道和机械门控通道虽不称为受体，但它们也能接收物理信号，产生膜电位改变，其信号转导功能与化学门控通道类似，故也归入离子通道型受体介导的信号转导之列。

1. 化学门控通道　这种跨膜信号转导方式的研究，最早是从神经－肌肉接头处兴奋传递过程开始的。骨骼肌终板膜上有 N_2 型胆碱能受体，它的分子结构是由 4 种亚单位组成的五聚体（$\alpha_2\beta\gamma\delta$）包绕成一个通道样结构，其中 2 个 α 亚单位是与乙酰胆碱（acetylcholine，ACh）结合的部位。这种结合引起通道结构的开放，使终板膜产生膜电位差完成乙酰胆碱化学信号的跨膜转导。由于这种蛋白质结构有与乙酰胆碱结合的能力，由此使通道开放，所以本质上它是一种化学门控通道。

2. 电压门控通道　电压门控通道的开放与关闭由膜电位控制。由于这类通道的分子结构中存在有对膜电位改变敏感的基团或亚单位，当膜电位发生改变时，可引起通道分子变构而使通道开放。电压门控通道广泛存在于多种细胞，如神经细胞和肌细胞，是可兴奋细胞动作电位的产生与传导的基础。

癫痫患者中约 1/3 无法以现有抗癫痫药物（anti－epileptic drugs，AEDs）有效控制发作，称为药物抗性癫痫（drug－resistance epilepsy，DRE）。药物抗性癫痫的主要形成机制之一是抗癫痫药物的作用靶点发生结构或功能改变，抗癫痫药物无法结合预定靶点抑制神经元过度放电，无法控制癫痫发作。电压门控性钠离子通道（voltage－gated sodium channel，VGSC）主要在可兴奋性细胞中表达，其结构和功能异常可引起神经元膜的兴奋性改变，参与癫痫的发病机制。电压门控性钠离子通道是常用的抗癫痫药物的靶点，如苯妥英钠、卡马西平、奥卡西平、拉莫三嗪等，其结构或功能的改变可能与药物抗性癫痫的形成有关。

3. 机械门控通道　存在于对机械刺激敏感的细胞。由于机械刺激引起膜的局部变形或牵引，如内耳毛细胞受外力作用发生弯曲，直接激活膜上的机械门控通道。心脏的负荷、心肌张力等力学因素的变化也会引发心肌的电生理变化，即心脏机械电反馈。已有研究证明，机械电反馈相关的心律失常与心肌细胞膜上的机械门控离子通道激活相关。Gd^{3+}（钆的游离型）是目前应用最为广泛的机械门控离子通道阻断剂，它经常作为工具药研究与机械门控离子通道有关的各种生物学过程。

（二）G 蛋白耦联受体介导的信号转导

G 蛋白耦联受体（G protein－coupled receptor，GPCR）是指被配体激活后，作用于与之耦联的细胞膜内侧面的 G 蛋白，引发一系列级联反应而完成跨膜信号转导的一类受体（图 2-5）。G 蛋白耦联受体在结构上均由形成 7 个跨膜区段的单条多肽链构成，又称 7 次跨膜受体，其分布广泛，是膜受体中最大的家族，目前已知的有 1000 多种。儿茶酚胺、5－羟色胺、乙酰胆碱、氨基酸类神经递质以及几乎所有的多肽和蛋白质类神经递质和/或激素（利尿钠肽家族除外），还有光子、嗅质和味觉物质等都是通过 G 蛋白耦联受体介导信号转导过程来实现其生物学功能，这些物质往往被称为第一信使。

G 蛋白（G protein）是鸟苷酸结合蛋白（guanine nucleotide－binding protein）的简称，是由存在于细胞膜内侧面由 α、β 和 γ 三个亚单位构成的异三聚体 G 蛋白。α 亚单位是 G 蛋白主要的功能亚单位，既有结合 GTP 或 GDP 的能力，又具有 GTP 酶活性；而 β 和 γ 亚单位通常形成功能复合体发挥作用（图 2-5）。G 蛋白效应器（G protein effector）是指 G 蛋白直接作用的靶标，包括效应器酶、膜离子通道以及膜转运蛋白等。主要的效应器酶有腺苷酸环化酶（adenylyl cyclase，AC）、磷脂酶 C（phospholipase C，PLC）、磷脂酶 A_2（phospholipase A_2，PLA_2）和磷酸二酯酶（phosphodiesterase，PDE）。

当 G 蛋白未被激活时，α 亚单位可与 GDP 结合，当受体受到外来信号激动时，则激活了受体与 G 蛋白结合，同时 GTP 取代 GDP。这时，α－GTP 会与其他两个亚单位分离，被激活的 α－GTP 对膜中效

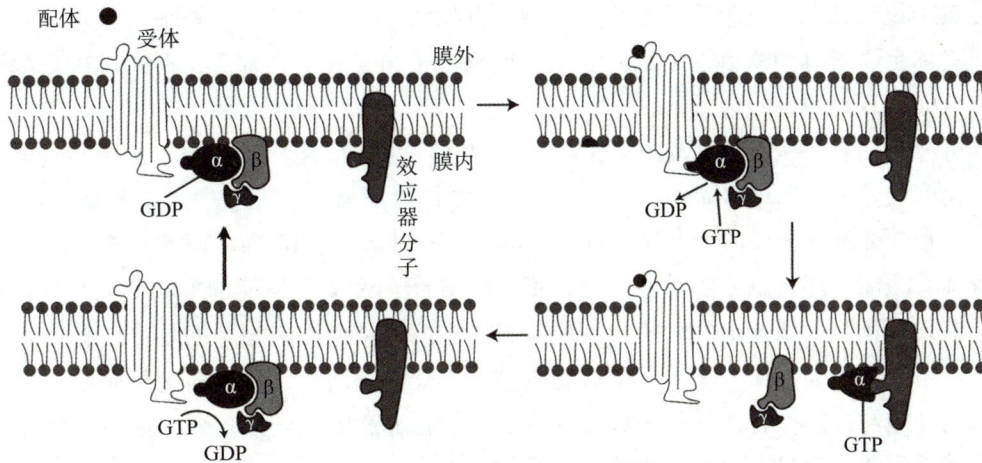

图2-5　G蛋白工作原理

应器酶产生作用，后者将会直接导致胞质中第二信使生成的增加或减少。第二信使（second messenger）指由G蛋白激活的效应器酶再分解细胞内底物所产生的小分子物质。最早知道的效应器酶是腺苷酸环化酶，它可以促使发挥第二信使作用的环磷酸腺苷（cyclic adenosine monophosphate，cAMP）合成。第二信使还有三磷酸肌醇（inositol triphosphate，IP_3）、二酰甘油（diacylglycerol，DG）、环磷酸鸟苷（cyclic guanosine monophosphate，cGMP）、Ca^{2+}、花生四烯酸（arachidonic acid，AA）及其代谢产物等。第二信使可进一步通过激活蛋白激酶，产生以靶蛋白磷酸化和构象变化为特征的级联反应或调控基因表达，导致细胞功能改变（图2-6）。

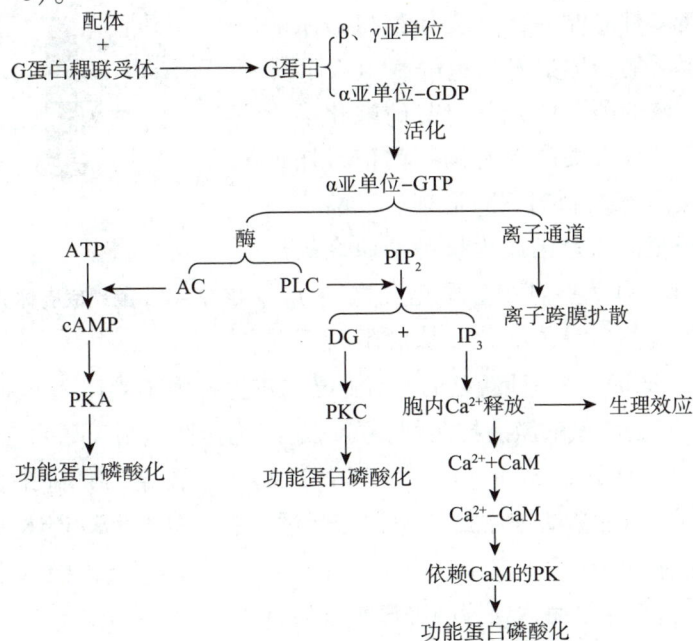

图2-6　G蛋白耦联受体介导的跨膜信号转导途径

　　综上所述，在这种跨膜信号传递过程中，外来刺激信号即第一信使，经过一系列复杂的膜内过程导致第二信使物质的增加或减少，而第二信使物质的变化可直接作用于离子通道及影响细胞代谢过程，最终完成信号的跨膜传导。

（三）酶耦联受体介导的信号转导

　　酶耦联型受体介导的信号转导是由细胞膜受体和酶共同完成的。有些受体分子本身同时也是酶，有些受体本身虽然不是酶，但一旦激活可与其他酶分子发生联系并使之激活。外来的化学信号首先与受体分子结合，使受体自身具有的酶活性被激活或与其他酶分子结合并使之激活，再通过这些酶引起胞内一系列生化反应从而实现跨膜信号转导。

这类受体可分为两类，一类是催化酶受体，如，受体酪氨酸激酶（receptor tyrosine kinase，RTK）、受体鸟苷酸环化酶（receptor guanylate cylase，RGC）、受体丝氨酸苏氨酸激酶（receptor serine/threonine kinase，RSTK）和受体酪氨酸磷酸酶（receptor tyrosine phosphatase，RTPase）等。这类受体的共同特点是，受体本身具有激酶、环化酶或磷酸酶活性，不需要 G 蛋白和第二信使的参与，而是配体与受体胞外肽段结合后可催化受体胞内肽段上的激酶、环化酶或磷酸酶，从而影响细胞的功能。另一类是招募型受体。这类受体也是单次跨膜受体，受体分子的胞内域没有任何酶活性，故不能进行生物信号的放大。但招募型受体的胞外域与配体结合，其胞内域即可在胞质侧招募激酶或转接蛋白，激活下游不涉及经典第二信使的信号转导通路。常见有结合酪氨酸激酶受体（tyrosine kinase associated receptor，TKAR）、整合素受体（integrin receptor）、Toll 样受体（Toll – like receptor，TLR）等。

受体酪氨酸激酶的胞外区是结合配体结构域，配体是可溶性或膜结合的多肽或蛋白类激素，包括胰岛素和多种生长因子。胞内段是酪氨酸蛋白激酶的催化部位，并具有自磷酸化位点。配体在胞外与受体结合并引起构象变化，导致受体二聚化形成同源或异源二聚体，在二聚体内彼此相互磷酸化胞内段酪氨酸残基，激活受体本身的酪氨酸蛋白激酶活性（图 2 – 7）。这类受体主要有表皮生长因子受体（epithelial growth factor receptor，EGFR）、血小板衍生生长因子受体（platelet – derived growth factor receptor，PDGFR）、成纤维细胞生长因子（fibroblast growth factor，FGF）等。

受体酪氨酸激酶为一种跨膜蛋白激酶，在细胞生长调节中起着重要作用，人类多种肿瘤中出现受体酪氨酸激酶突变和过度表达现象，激活的受体酪氨酸激酶利用 ATP 催化反应，使受体细胞内区域的酪氨酸残基自身磷酸化形成二聚体，启动与肿瘤进展过程有关的下游细胞内信号连锁反应。近年来各种酪氨酸激酶抑制剂不断涌现，以酪氨酸激酶抑制剂为代表的分子靶向治疗已成为抗肿瘤研究的热点。如舒尼替尼（sunitinib）作为一种小分子化合物，可以抑制受体胞内区的酪氨酸残基自身磷酸化，从而阻断下游

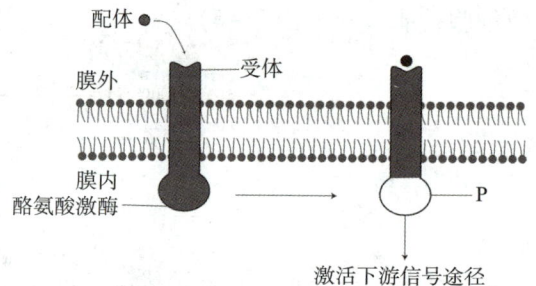

图 2 – 7   酶耦联受体介导的跨膜信号转导途径

信号转导。阿帕替尼（apatinib）是一种新型的针对血管内皮生长因子受体 2（vascular endothelial growth factor receptor 2，VEGFR$_2$）的酪氨酸激酶抑制剂，可通过高选择性抑制 VEGFR$_2$ 酪氨酸激酶，阻断血管内皮生长因子（vascular endothelial growth factor，VEGF）的信号转导，抑制肿瘤血管生成。索拉菲尼（sorafenib）是一种多靶点酪氨酸激酶抑制剂，一方面通过抑制 RAF/MEK/ERK 信号转导通路直接抑制肿瘤的生长，另一方面通过抑制血管内皮生长因子受体和血小板衍生生长因子受体而阻断肿瘤新生血管的生成，阻断肿瘤细胞的营养供给而达到抑制肿瘤生长的目的。

（四）核受体介导的信号转导

与水溶性配体不同，脂溶性配体可以直接进入细胞与胞质受体或核受体结合而发挥作用。由于胞质受体与配体结合后，也要转入核内发挥作用，因而将细胞内的受体统称为**核受体**（nuclear receptor）。核受体包括存在于胞质中的糖皮质激素受体、盐皮质激素受体，存在于细胞核中的维生素 D$_3$ 受体、甲状腺激素受体、性激素受体等。核受体常为单链多肽，含有激素结合域、DNA 结合域、转录激活结合域和铰链区等功能区。核受体的配体主要是能够直接进入细胞内的胞外物质，通常为小分子脂溶性物质，包括多种内源物（如胆固醇、胆汁酸、脂肪酸、多种激素等）和外源物（如药物、环境毒物等）。核受

体一般处于静止状态，经活化后才能发挥其生物学功能。

在细胞的胞质中有一类被称为分子伴侣（molecular chaperone）的蛋白质，如热休克蛋白（heat shock protein，HSP），包括 HSP 90、HSP 70 等。它们可以结合受体而导致受体不能发挥作用，即非 DNA 结合型受体。核受体由非 DNA 结合型转变为 DNA 结合型称为核受体的活化。胞质内受体可以与进入胞质内的配体结合，如类固醇激素，形成激素 - 受体复合物后，核受体便与热休克蛋白解离，转位至细胞核内，以二聚体形式（DNA 结合型受体）与核内靶基因上的激素反应元件（hormone response element，HRE）结合，调节靶基因转录并表达特定的蛋白质产物，引起细胞功能改变。另外，配体与核受体的结合，还能促使核受体磷酸化，进一步增强核受体与激素反应元件结合的能力。

位于核内的核受体，如甲状腺激素受体，则不需要与热激蛋白结合，在与配体结合前就与靶基因的激素反应元件处于结合状态，但没有转录激活作用，只有在与相应配体结合后，才能激活转录过程。

靶向核受体及核受体配体的拮抗剂或者激活剂是药物研发的重要靶标，类视黄醇 X 受体（retinoid X receptor，RXR）是核受体超家族非类固醇激素类受体中非常重要的一种转录因子，用于治疗皮肤癌的药物贝沙罗汀（bexarotene）就是靶向调控视黄醇 X 受体；以及他莫昔芬（tamoxifen）作为一种靶向雌激素受体的药物，在乳腺癌治疗中有广泛的应用。

三、细胞的增殖

细胞的生命开始于产生它的母细胞的分裂，结束于它的子细胞的形成或是细胞的自身死亡。这是机体新陈代谢的表现。

细胞增殖的方式是分裂，有三种形式：无丝分裂、有丝分裂和成熟分裂（减数分裂）。细胞分裂对于生物的遗传有重要意义。每次分裂后所产生的新细胞必须经过生长增大，才能再分裂。其过程是将亲代细胞的染色体经过复制（实质为 DNA 的复制）以后，精确地平均分配到两个子细胞中去。这样可以保持生物的亲代和子代之间遗传性状的稳定性。因此，机体不断生长发育、赖以生存和延续种族的基础是细胞的增殖。

细胞增殖周期（cell cycle）又称细胞周期，是指细胞从一次分裂结束开始生长，到下一次分裂结束所经历的过程。

细胞增殖周期可分为两个时期，即间期和分裂期。在一个细胞周期中，一般分裂间期占细胞周期的 90%~95%；分裂期占细胞周期的 5%~10%。整个细胞周期是一个动态连续的过程，其中每个分期互相联系，不可分割。如果细胞周期的某个阶段受到环境因素的干扰，细胞的增殖就会发生障碍。

四、细胞衰老

细胞衰老（senescence）也称为细胞老化，是指细胞在正常环境条件下发生的细胞生理功能和增殖能力减弱以及细胞形态发生改变，并趋向死亡的现象。衰老是生物界的普遍规律，细胞作为生物有机体的基本单位，也在不断地新生、衰老和死亡。衰老是一个过程，这一过程的长短即细胞的寿命，它随组织种类的不同而不同，同时也受环境条件的影响。高等动物体细胞都有最大分裂次数，细胞分裂一旦达到这一次数就要死亡。各种动物的细胞最大分裂数各不相同，人体细胞为 50~60 次。一般说来，细胞最大分裂数与动物的平均寿命成正比。细胞衰老时会出现水分减少、老年色素——脂褐色素累积、酶活性降低、代谢速率变慢等一系列变化。关于细胞衰老的学说，主要包括遗传因素学说、细胞损伤学说、生物大分子衰老学说等。

通过细胞衰老的研究可了解衰老的某些规律，对认识衰老和最终找到推迟衰老的方法都有重要意义。细胞衰老问题不仅是一个重大的生物学问题，而且是一个重大的社会问题。随着科学发展而不断阐明衰老过程，人类的平均寿命也将不断延长。但也会出现相应的社会老龄化问题以及心血管病、脑血管病、癌症、关节炎等老年性疾病发病率上升的问题。因此，细胞衰老的研究仍然是未来生命科学研究中的一个重要研究领域。

五、细胞凋亡

细胞凋亡（apoptosis）是指机体细胞在发育过程中或在某些因素的作用下，通过细胞内基因及其产物的调控而发生的一种程序性细胞死亡（programmed cell death）。哺乳动物细胞的凋亡可分为内源性凋亡和外源性凋亡，其不同之处在于细胞如何感受和整合凋亡触发物。外源性细胞凋亡是由细胞膜上的死亡受体介导，而内源性细胞凋亡是在没有死亡受体参与的情况下启动的。

细胞凋亡普遍存在于生物界，既发生于生理状态下，也发生于病理状态下。由于细胞凋亡对胚胎发育及形态发生（morphogenesis）、组织内正常细胞群的稳定、机体的防御和免疫反应、疾病或中毒时引起的细胞损伤、老化、肿瘤的发生发展起着重要作用，并具有潜在的治疗意义，至今仍是生物医学研究的热点。

细胞凋亡过少也可引起疾病发生：在肿瘤的发生过程中，诱导凋亡的基因如 p53 等失活、突变，而抑制凋亡的基因如 Bcl-2 等过度表达，都会引起细胞凋亡显著减少，在肿瘤发病学中具有重要意义；针对自身抗原的淋巴细胞的凋亡障碍可导致自身免疫性疾病；某些病毒能抑制其感染细胞的凋亡而使病毒存活。

六、细胞的其他死亡方式

细胞死亡的方式除了凋亡，还包括自噬、坏死性凋亡、焦亡、铁死亡、胀亡及铜死亡等。

1. 自噬（autophagy）　是一种"自食"的胞内机制。自噬通过降解细胞内的蛋白质和受损的细胞器，维持细胞稳态，为机体提供能量。过度自噬则会导致细胞死亡，因此自噬被认为是区别于凋亡的细胞死亡形式。自噬受基因调控，所以这种细胞死亡形式又被称为Ⅱ型程序性细胞死亡。细胞自噬通常分为 3 种类型：大自噬、小自噬和分子伴侣介导的自噬。其中，大自噬是目前被研究最多的一种自噬形式，如无特殊说明，自噬一般是指大自噬。自噬现象一般经历吞噬泡、自噬小体以及自噬溶酶体三个过程。其形态学特征表现为吞噬泡具有双层或者多层膜未完全包围胞质成分的结构，形状多为新月状或者杯状，自噬小体内部含有核糖体、线粒体、内质网等细胞器。在透射电镜下最易观察到，其直径一般为 300~900nm，平均约为 500nm，为双层或者多层膜的液泡状结构；自噬溶酶体中胞质成分已被降解，为单层膜结构。

2. 坏死性凋亡（necroptosis）　是一种介于坏死与凋亡间的细胞死亡形式，具有坏死形态学改变的同时又可被程序性调控。坏死性凋亡在形态学上与坏死类似，细胞膜破裂、细胞器肿胀、线粒体功能异常、膜的破裂导致细胞内大量成分外泄、周围组织的炎症反应，且不可被含半胱氨酸的天冬氨酸蛋白水解酶（cysteinyl aspartate specific proteinase，caspase）抑制剂抑制，但可被特异性抑制剂 Nec-1（necrostatin-1）抑制。其发生过程需要丝氨酸、苏氨酸受体互作蛋白激酶 1（recombinant receptor interacting serine threonine kinase 1，$RIPK_1$）和丝氨酸、苏氨酸受体互作蛋白激酶 3（recombinant receptor interacting serine threonine kinase 3，$RIPK_3$）以及混合系列蛋白激酶样结构域（mixed lineage kinase domain-like，MLKL）的参与。目前认为，坏死性凋亡是一种由受体互作蛋白（receptor interacting protein，RIP）激酶和混合系列蛋白激酶样结构域介导的 caspase 依赖性细胞死亡。研究发现，大多数的坏死性凋亡都是由于肿瘤坏死因子（tumor necrosis factor，TNF）的产生与肿瘤坏死因子受体 1（tumor necrosis factor receptor 1，$TNFR_1$）相关信号通路的激活而引起的。

3. 焦亡（pyroptosis）　　是由内源性和外源性刺激信号通过不同途径激活 caspase -1 和 caspase -4/5/11，介导细胞膜渗透性肿胀破裂形成小孔，细胞内容物释放，IL -1β、IL -18 前体裂解并诱导其他炎性因子等的合成和释放，诱发局部到全身炎症反应的一种程序性细胞死亡形式。细胞焦亡与凋亡相似，会有细胞核固缩、脱氧核糖核酸片段化降解；不同的是，凋亡是由基因调控的、自主有序的生理性死亡。而焦亡则是在病理状态下诱发产生。当细胞发生焦亡时，细胞膜上会形成许多直径为 1.1 ~ 2.4nm 的微小孔隙，其完整性丧失，随后，细胞内的离子平衡丧失、水分内流、细胞膜失去离子浓度梯度，渗透压激增，细胞发生肿胀，渗透性溶解，细胞内容物释放至胞外，最终导致细胞破裂死亡。

4. 铁死亡（ferroptosis）　　是一种铁依赖性的，以细胞内活性氧（reactive oxygenspecies，ROS）堆积为特征的程序性细胞死亡。能被铁螯合剂抑制，同时也能被一些小分子物质（如 ferrostatin-1 和 liproxstatin-1）拮抗。而凋亡抑制剂（z-VAD-FMK）和坏死性凋亡抑制剂（necrostatin-1）对其无效。铁死亡兼有凋亡和坏死的特点。在形态学方面，主要表现为细胞变小变圆且相互之间分离、细胞膜完整但发生聚缩、没有核固缩、质膜起泡、线粒体皱缩、线粒体嵴减少或消失、线粒体膜密度增加及线粒体外膜破裂等现象。在生化方面，谷胱甘肽（glutathione，GSH）耗竭，谷胱甘肽过氧化物酶 4（glutathione peroxidase 4，GPX4）活性下降，脂质氧化物不能经 GPX4 催化的谷胱甘肽还原反应代谢，继而二价铁离子以芬顿（fenton）反应的方式氧化脂质产生大量活性氧簇，促使细胞发生铁死亡。在遗传学方面，目前对于铁死亡的发生及调控机制尚处于起始研究阶段，发现铁死亡受多基因调控，主要涉及铁稳态、脂质过氧化和谷氨酸兴奋性毒性等方面的基因改变。

5. 胀亡（oncosis）　　是指机体在一定的生理或病理条件下会发生肿胀样细胞死亡。胀亡早期表现为细胞肿胀、线粒体圆胀、内质网膨胀、浆膜形成突起即起泡。起泡是 ATP 耗竭的后果，可能代表一种对细胞容积控制崩溃及细胞支架障碍的反应。浆膜渗透屏障衰竭常由膜上的泡破裂引起。浆膜通透性增加引起细胞内酶及其他内容物释放，在组织学上的变化就是发展为坏死，即所谓"肿胀性坏死（oncotic necrosis）"。细胞内容物的释放也启动了炎症反应。随后，巨噬细胞逐渐吸收坏死组织的残余物，由瘢痕组织取代。在发生机制上，胀亡属于 ATP 耗尽、离子泵衰竭（ATP 耗尽依赖性）所致的被动细胞坏死。

6. 铜死亡（cuproptosis）　　是指铜离子依赖性细胞发生线粒体结构、功能紊乱后触发的细胞死亡，是一种细胞死亡的新方式，于 2022 年研究发现。铜是参与体内多种生物代谢途径的辅助因子，在细胞呼吸、神经递质传递等生理过程中发挥重要作用。铜死亡可以由铜离子载体诱导，并被铜螯合剂抑制。铜死亡的细胞在形态学上表现出线粒体的收缩、细胞膜的破裂、内质网的损伤以及染色质的破裂等，这些特征与凋亡过程相似。在生化方面，线粒体内 Cu^{2+} 持续积累，与三羧酸循环（tricarboxylic acid cycle，TCA cycle）的脂酰化组分直接结合，影响铁氧还蛋白 1（ferredoxin1，FDX1）调节蛋白质硫辛酰化，脂酰化蛋白聚集，Fe -S 簇蛋白不稳定，造成急性蛋白毒性应激并导致细胞死亡的过程。铜死亡可发生类芬顿反应（fenton - like process），之后调控线粒体相关酶基因，触发氧化应激、抑制泛素 - 蛋白酶体系统、躲避免疫应答等过程导致细胞死亡。由于铜死亡的发现较晚，对于铜死亡的发生及调控机制尚处于起始研究阶段。

第二节　基本组织

组织（tissue）由细胞及其周围的细胞间质组成，是构成机体器官的基本成分。人体组织分为四类，分别是上皮组织、结缔组织、神经组织和肌组织。

一、上皮组织

上皮组织（epithelial tissue）简称上皮，细胞多而密集、形态较规则、排列整齐，细胞间质少。上皮组织的结构特点有：上皮细胞有极性，分为游离面和基底面。游离面朝向有腔器官的腔面或身体表面，往往分化出一些特殊结构，与不同器官的功能相适应，如气管上皮细胞的纤毛、小肠上皮细胞的微绒毛等；基底面与游离面相对，一般借一层很薄的基膜与深层的结缔组织相连。大部分上皮组织无血管，其所需营养由深层结缔组织内的毛细血管渗透供给。上皮组织内含有丰富的感觉神经末梢。上皮组织主要包括被覆上皮和腺上皮。

（一）被覆上皮

被覆上皮（covering epithelium）分布广泛，覆盖在身体表面或衬贴在有腔器官的腔面。根据上皮细胞的排列层数和浅层细胞的形状，可分为以下几种。

1. 单层扁平上皮（simple squamous epithelium）　又称单层鳞状上皮，仅由一层扁平细胞组成，细胞呈多边形，细胞核扁圆形，位于细胞的中央。有核处略厚，边缘很薄（图2-8A）。覆盖于心脏、血管和淋巴管腔面者称内皮（endothelium），分布于胸膜、腹膜和心包膜表面者称间皮（mesothelium），有利于物质交换，并能减少摩擦。

2. 单层立方上皮（simple cuboidal epithelium）　由一层立方状的上皮细胞组成，从表面看，细胞呈多边形，核圆，位于中央（图2-8B）。主要分布于甲状腺滤泡、肾小管等处。具有分泌和吸收功能。

3. 单层柱状上皮（simple columnar epithelium）　由一层柱状的上皮细胞组成，从表面看，细胞呈多角形，核椭圆形，位于细胞基底部（图2-8C）。分布于胃、肠、子宫、胆囊等具有分泌、吸收等功能的器官的腔面。小肠柱状上皮细胞的游离面有许多细小突起的微绒毛，具有增加细胞表面积的作用，有利于小肠吸收营养物质。肠黏膜的柱状细胞之间还散布有杯状细胞，可分泌黏液，以润滑并保护上皮。

4. 假复层纤毛柱状上皮（pseudostratified ciliated columnar epithelium）　由梭形、锥形、柱状和杯状细胞组成（图2-8D）。细胞高矮不等，细胞核的位置参差不齐，好似有多层，但每个细胞的基底部都附于基膜上，所以称假复层。主要分布在呼吸道的腔面，具有保护和分泌功能。其游离面有许多纤毛，纤毛比微绒毛粗而长，借助纤毛有节律地朝一个方向摆动，清除一些分泌物或附着在表面的灰尘、细菌等异物。

5. 复层扁平上皮（stratified squamous epithelium）　又称复层鳞状上皮，由多层细胞组成，表面几层细胞为扁平状（图2-8E）。它是最厚的一种上皮，分布于皮肤表面、口腔、食管、阴道等器官的腔面，有很强的机械性保护作用，能够耐摩擦和防止异物侵入。复层扁平上皮受损伤后，有很强的修复能力，因为基底细胞能够不断分裂增生，以补充表层衰老或损伤脱落的细胞，且其深层的结缔组织内有丰富的毛细血管，有利于复层扁平上皮的营养供给。

6. 变移上皮（transitional epithelium）　又名移行上皮，由多层细胞组成，主要分布于输尿管、膀胱、肾盂等黏膜。上皮细胞的形态和层数随器官的充盈程度发生改变。如膀胱空虚缩小时，上皮变厚，细胞层数较多；当膀胱充盈扩大时，上皮变薄，细胞层数减少（图2-8F）。

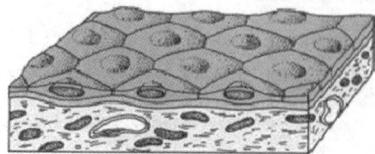

A　单层扁平上皮模式图　　　　　　B　单层立方上皮模式图

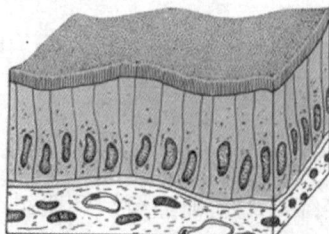

C 单层柱状上皮模式图

D 假复层纤毛柱状上皮模式图

E 复层扁平上皮模式图

F 变移上皮模式图
（上：膀胱空虚时；下：膀胱充盈时）

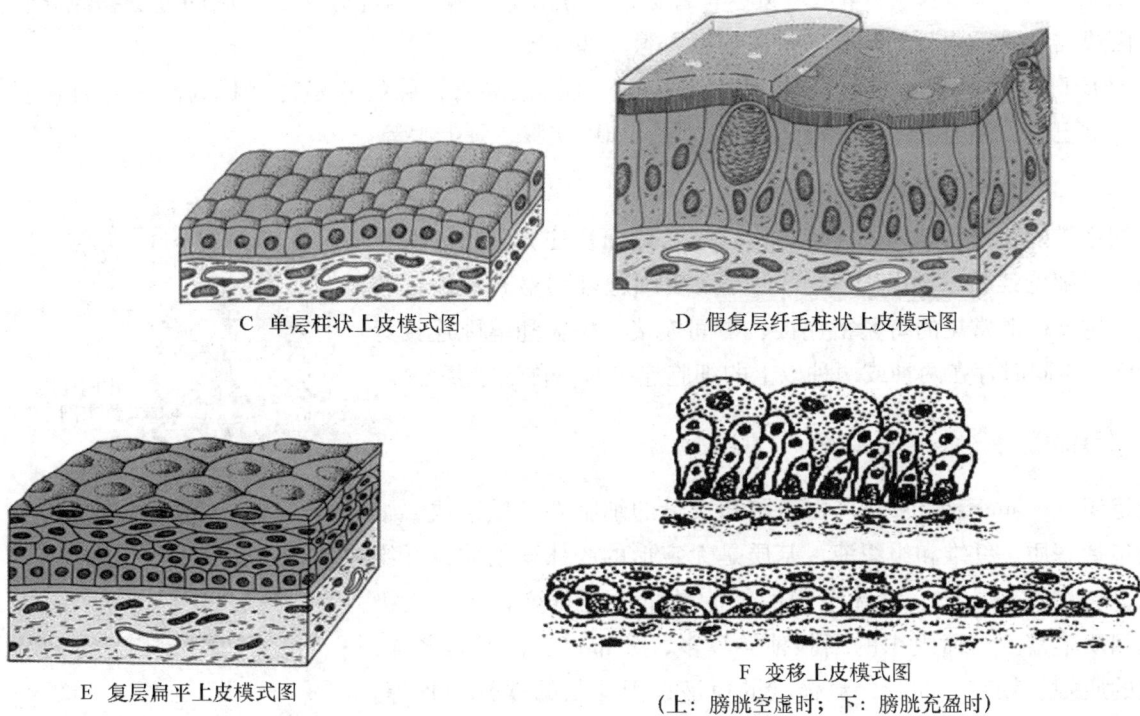

图 2-8 被覆上皮模式图

（二）腺上皮

腺上皮（glandular epithelium） 是由腺细胞组成并以分泌功能为主的一种上皮（图 2-9）。腺是以腺上皮为主要成分所组成的器官或结构。腺可分为外分泌腺和内分泌腺。

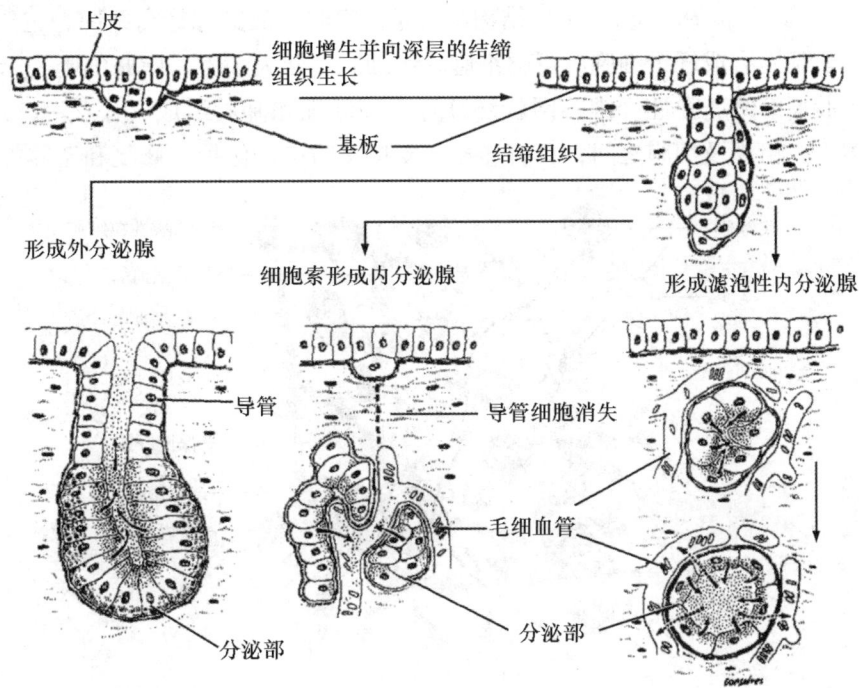

上皮
细胞增生并向深层的结缔组织生长
基板
结缔组织
形成外分泌腺
细胞索形成内分泌腺
形成滤泡性内分泌腺
导管
导管细胞消失
毛细血管
分泌部
分泌部

图 2-9 腺上皮模式图

1. 外分泌腺（exocrine gland）   又称有管腺，由分泌部和导管两部分组成，腺的分泌物经导管排到身体表面或器官管腔内，如汗腺、唾液腺、胃腺、胰腺等。

2. 内分泌腺（endocrine gland）   又称无管腺，不形成导管，腺的分泌物（称为激素）直接释放进入血管或淋巴管，随血液或淋巴液运送到全身，如甲状腺、肾上腺等。

（三）细胞间连接及其作用

上皮细胞排列紧密，其间的连接结构发达，侧面往往分化出一些特殊的结构，即**细胞连接**（cell junction），是上皮细胞排列整齐和内部相互作用的结构基础。常见的有紧密连接、中间连接、桥粒和缝隙连接等（图2-10）。当同时存在两种或两种以上的细胞连接时，称连接复合体。

二、结缔组织

结缔组织（connective tissue）由细胞和大量的细胞外基质组成。细胞外基质包括基质、纤维和组织液。基质是无定形的胶体样物质，纤维为细丝状，包埋在基质中。结缔组织的细胞数量少且排列稀疏、无极性，细胞间质丰富。结缔组织的细胞种类较多，分布广泛，形态多样，如纤维性的肌腱、韧带、筋膜；流体状的血液；固体状的软骨和骨等。结缔组织主要有支持、连接、营养、保护等多种功能。

广义的结缔组织包括：基质呈胶体状的固有结缔组织，基质呈液体状的血液和淋巴，以及基质呈固体状的软骨和骨。狭义的结缔组织一般指固有结缔组织，包括疏松结缔组织、致密结缔组织、脂肪组织和网状组织。

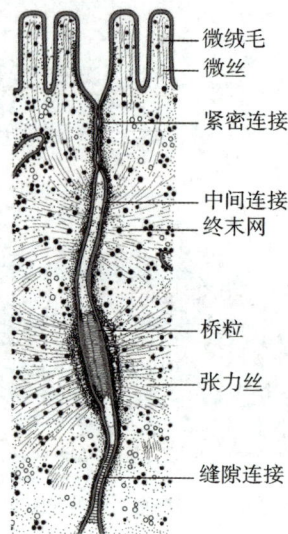

图2-10　单层柱状上皮几种连接的超微结构模式图

（一）疏松结缔组织

疏松结缔组织（loose connective tissue）结构疏松呈蜂窝状，故又称蜂窝组织，主要由多种细胞和细胞外基质成分构成。细胞有成纤维细胞、巨噬细胞、浆细胞、肥大细胞、脂肪细胞和未分化的间充质细胞等。间质主要由胶原纤维、弹性纤维、网状纤维等多种纤维和基质组成（图2-11）。疏松结缔组织广泛存在于各种器官、组织及细胞之间，具有连接、支持、防御、保护、修复和营养等功能。

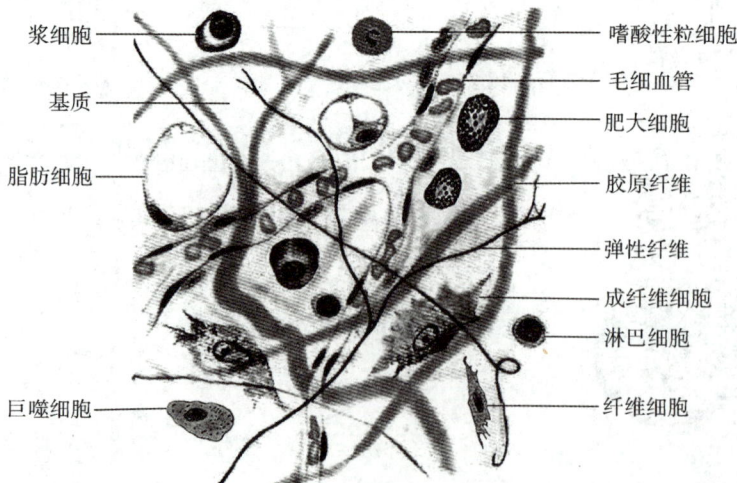

图2-11　疏松结缔组织

（二）致密结缔组织

致密结缔组织（dense connective tissue）细胞成分少，基质成分少，纤维成分多，纤维集聚成束，排列紧密，故其支持、连接和保护作用较强。依照纤维的性质和排列方式，分为规则致密结缔组织、不规则致密结缔组织和弹性组织。规则致密结缔组织主要构成肌腱、韧带和腱膜，不规则致密结缔组织主要见于真皮、巩膜和内脏器官的被膜。弹性组织是以弹性纤维为主的致密结缔组织，见于项韧带、黄韧带和大动脉的中膜等处。

（三）脂肪组织

脂肪组织（adipose tissue）由大量脂肪细胞聚集而成，被疏松结缔组织分隔成许多脂肪小叶。脂肪细胞很大，呈球形或多边形，胞质内脂肪聚成大滴，占据细胞绝大部分，其余胞质成分和核被挤到一侧（图2-12）。脂肪组织主要分布在皮下和肠系膜等部位。脂肪组织可以贮存脂肪能量，具有支持和保护功能，参与能量代谢，维持体温，固定器官的位置，在手掌、足底形成脂肪垫起减震作用。

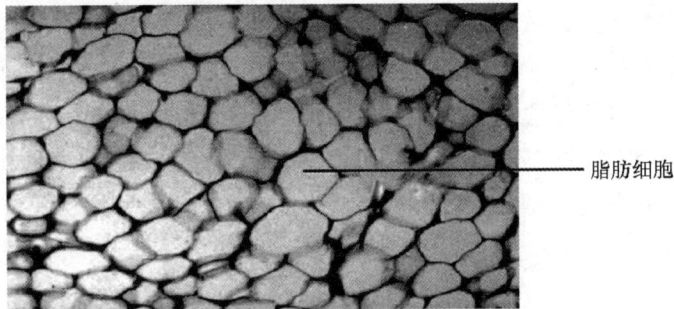

图 2-12 脂肪组织

（四）网状组织

网状组织（reticular tissue）主要由网状细胞、网状纤维和基质组成（图2-13）。网状细胞为多突星形细胞，细胞核大，着色浅，核仁明显，胞质较丰富。网状细胞互相借助于突起相连，依附在网状纤维上，并由其胞突包裹网状纤维，构成网状支架。网状组织主要分布于骨髓、脾、淋巴结等处，形成血细胞和淋巴细胞发育的微环境。

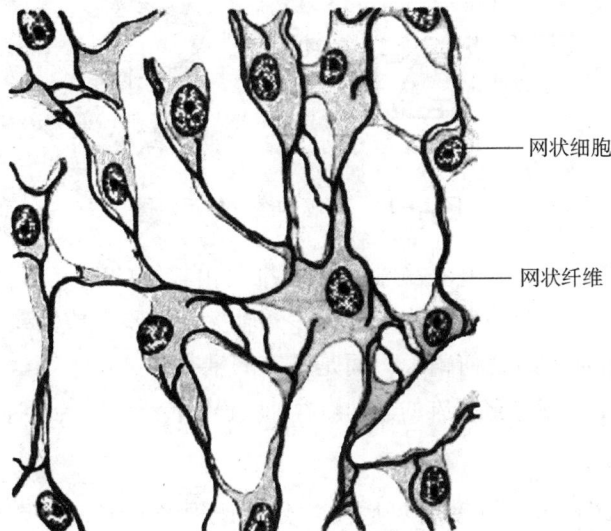

图 2-13 网状组织模式图

三、神经组织

神经组织（nerve tissue）由神经细胞（nerve cell）和神经胶质细胞（neuroglial cell）组成。神经细胞又称神经元（neuron），具有接受刺激、整合信息和传导冲动的功能。神经胶质细胞不具有接受刺激、传导冲动的能力，对神经元起支持、营养、保护和隔离等作用。

（一）神经元

神经元是神经系统的结构和功能的基本单位，是高度分化的细胞。形态多样、大小不一，包括胞体和突起两部分。

（二）神经纤维

神经纤维（nerve fiber）由轴突和包在其外面的神经胶质细胞组成。根据包裹轴突的神经胶质细胞是否形成髓鞘，可将神经纤维分为有髓神经纤维和无髓神经纤维。

1. 有髓神经纤维 周围神经系统中，大多是有髓神经纤维，由施万细胞包绕神经元的轴突构成，外包有髓鞘和神经膜。髓鞘和神经膜呈节段性，相邻的施万细胞之间轴膜裸露的狭窄处，称**郎飞结**（node of Ranvier）。相邻两个郎飞结之间的一段神经纤维称**结间体**（internode）。中枢神经系统中，有髓神经纤维的髓鞘由少突胶质细胞的突起包绕轴突而成，髓鞘外面没有基膜（图 2 – 14）。

由于髓鞘具有绝缘作用，有髓神经纤维的冲动在郎飞结处的轴膜呈跳跃式传导，传导速度较快。

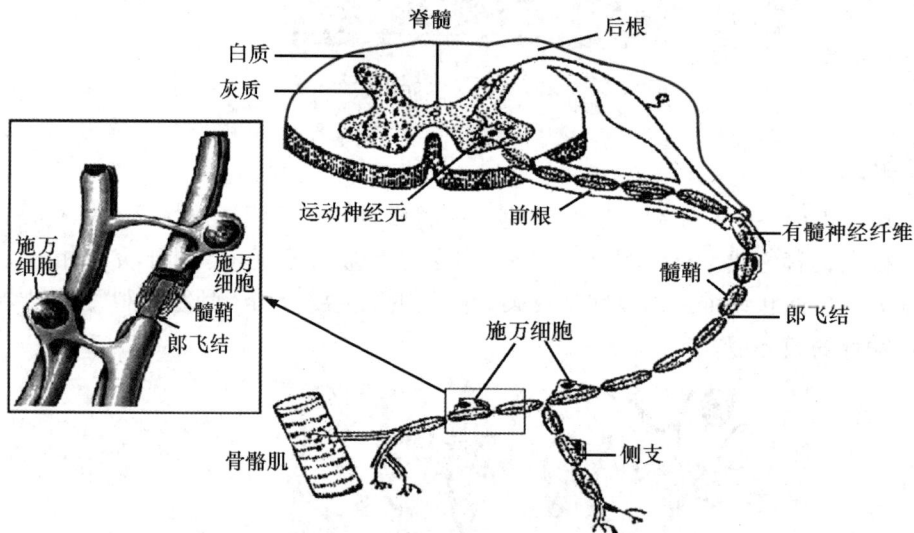

图 2 – 14　有髓神经纤维示意图

2. 无髓神经纤维 周围神经系统中，无髓神经纤维是由较细的轴突和包在它外面的施万细胞组成。施万细胞沿着轴突连续排列，一个施万细胞可包裹多条轴突，但不形成髓鞘，无郎飞结。中枢神经系统中，无髓神经纤维的轴突外面没有任何鞘膜，而是裸露的轴突。

由于没有髓鞘和郎飞结，无髓神经纤维的冲动沿着轴膜连续传导，其传导速度比有髓神经纤维慢得多。

（三）神经胶质细胞

神经胶质细胞（neuroglia cell）又称神经胶质，数量比神经元多，也具有突起，但不分树突和轴突（图 2 – 15）。

1. 中枢神经系统的神经胶质细胞

（1）**星形胶质细胞**（astrocyte） 是胶质细胞中体积最大的一种，呈星形，胞体发出许多突起。有些突起末端膨大形成脚板，贴附在毛细血管壁上，主要起支持和隔离作用。当中枢神经系统损伤时，常由星形胶质细胞增生形成胶质瘢痕修复。

（2）**少突胶质细胞**（oligodendrocyte）数量较多，分布于神经元胞体附近和神经纤维周围。结构特点为：胞体比星形胶质细胞的小，突起较少，大多呈串珠状。少突胶质细胞在中枢神经系统中形成神经纤维的髓鞘。

（3）**小胶质细胞**（microglia）　数量较少，是神经胶质细胞中胞体最小的，胞体细长成椭圆形，突起细长有分支，其上分布有许多小棘突。小胶质细胞在病理情况下被激活后具有较强的吞噬作用，即中枢神经系统损伤时，小胶质细胞可转变为巨噬细胞，吞噬细胞碎片及退化变性的髓鞘。

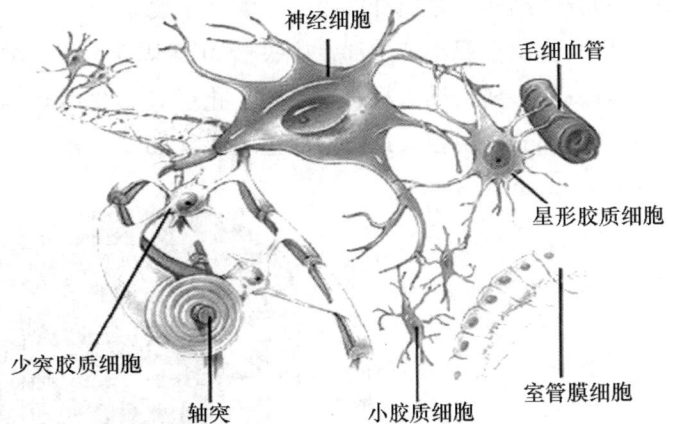

图 2 – 15　中枢神经系统神经胶质细胞示意图

2. 周围神经系统的神经胶质细胞

（1）**施万细胞**（Schwann cell）　又称神经膜细胞，形成有髓神经纤维的髓鞘。有保护和绝缘功能，还可分泌神经营养因子。

（2）**卫星细胞**（satellite cell）　又称被囊细胞，是神经节内围绕神经元胞体的一层扁平或立方形细胞，对神经节细胞有营养和保护作用。

四、肌组织

肌组织（muscle tissue）由肌细胞构成。肌细胞呈细长纤维状，又称肌纤维（muscle fiber）。肌纤维间有少量结缔组织、血管、淋巴管和神经。肌纤维的细胞膜称肌膜（sarcolemma），细胞质称肌浆（sarcoplasm），肌浆中有许多与细胞长轴相平行排列的肌丝（myofilament），它们是肌纤维舒缩功能的物质基础。

根据肌细胞的存在部位、结构和功能特点，肌组织分为骨骼肌、心肌和平滑肌。骨骼肌和心肌上有明暗相间的横纹，属于横纹肌；平滑肌的肌纤维没有明暗相间的横纹，称非横纹肌。骨骼肌受躯体神经支配，为随意肌；心肌和平滑肌受自主神经支配，为不随意肌。

（一）骨骼肌

骨骼肌（skeletal muscle）分布于头、颈、躯干和四肢，借肌腱附着在骨骼上。收缩迅速有力、易疲劳。致密结缔组织包裹在整块骨骼肌外面形成肌外膜；肌外膜的结缔组织伸入肌肉内，包裹肌束形成肌束膜；疏松结缔组织分布在每条肌纤维周围称肌内膜。

1. 骨骼肌纤维的光镜结构　骨骼肌纤维呈长圆柱形，有多个扁椭圆形细胞核位于周边靠近肌膜处。肌浆中含有丰富的与细胞长轴平行排列的肌原纤维（myofibrils），肌原纤维之间还有大量的线粒体、糖原颗粒以及少量脂滴。

肌原纤维呈细丝状，直径 $1 \sim 2 \mu m$，贯穿肌纤维的全长。每条肌原纤维上都有明暗相间的带，由于平行的各条肌原纤维上的明带和暗带都分别在同一平面上，使整个肌纤维呈现明暗相间、重复排列的横纹。明带（light band）又称 I 带，暗带（dark band）又称 A 带。暗带中部有浅色窄带，称 H 带，H 带中央有一条深色的线，称 M 线。明带中央有一条深色的线，称 Z 线（图 2 – 16）。

肌小节（sarcomere）是相邻两条 Z 线之间的一段肌原纤维，由 1/2 I 带 + A 带 + 1/2 I 带组成，是骨骼肌纤维结构和功能的基本单位。

2. 骨骼肌纤维的超微结构

（1）肌原纤维　由许多条粗、细两种肌丝有规律地平行排列组成（图2-16）。这种规则排列以及它们的分子结构，是肌纤维收缩功能的主要基础。

粗肌丝位于肌小节中部，中央借M线固定，两端游离。细肌丝位于肌小节两端，一端固定于Z线上，另一端游离，插入粗肌丝之间，止于H带外缘。因此，明带由细肌丝组成，H带由粗肌丝组成，而暗带其余部分则由粗、细两种肌丝组成（图2-16）。

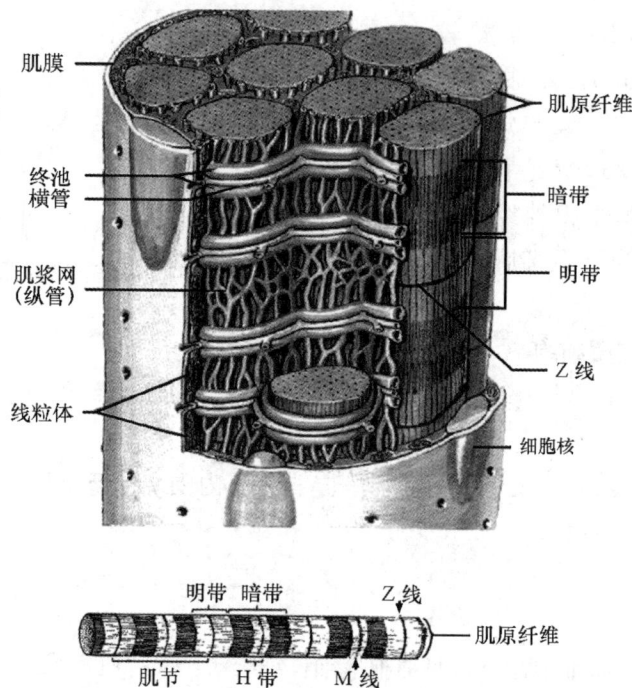

图2-16　骨骼肌细胞的肌原纤维

（2）横小管（transverse tubule）　又称T小管，是指在明、暗带交界处，由肌膜陷入肌纤维所形成的小管，穿行于肌原纤维之间，其走行方向和肌原纤维长轴相垂直。低等动物如蛙骨骼肌的横小管位于Z线水平，而哺乳动物骨骼肌的横小管位于明带和暗带交界处，同一水平的横小管在细胞内分支吻合，环绕每条肌原纤维。横小管与细胞外液相通，是肌膜的兴奋传入肌纤维的通道。

（3）肌浆网（sarcoplasmic reticulum）　是肌纤维中特化的滑面内质网，位于相邻横小管之间。其中部纵行环绕在肌原纤维周围，和肌原纤维平行，称纵小管，又称L小管。纵小管互相沟通，并在靠近横小管处管腔膨大并互相连接形成终池，它使纵小管以较大的面积和横小管相靠近。每条横小管与其两侧的终池组成三联体。横小管和纵小管的膜在三联体处距离很近，有利于细胞内外信息的传递。

（二）心肌

心肌（cardiac muscle）分布于心壁与大血管的近心端，具有自动节律性、收缩缓慢持久、不易疲劳等特点。心肌有横纹，其收缩受自主神经调节，属于不随意肌。

光镜下，心肌纤维呈短圆柱状，有分支并互相吻合成网。细胞核呈卵圆形，一般有1~2个，位于细胞中央。核周围肌浆丰富，线粒体尤其多。心肌纤维也有明暗相间的周期性横纹，但横纹不如骨骼肌明显。相邻心肌纤维分支的连接处称闰盘（intercalated disk）。

电镜下，闰盘是中间连接、缝隙连接等细胞连接结构，染色较深呈带状，起着牢固连接的作用，也有利于心肌细胞间兴奋的迅速传导，能使相邻心肌纤维在功能上成为一个整体。

（三）平滑肌

平滑肌（smooth muscle）主要分布于内脏和血管的壁，具有缓慢持久、不易疲劳的特点。平滑肌没有横纹，其收缩不受意识支配，属于不随意肌。

光镜下，平滑肌纤维呈长梭形，一般长为 20~200μm，细胞中央有一个杆状或椭圆形的核，收缩时可扭曲呈螺旋形。平滑肌横切面呈大小不等的圆形或多边形。

电镜下，平滑肌纤维内无肌原纤维，肌膜向肌浆内凹陷形成数量众多的小凹，相当于横纹肌的横小管。

第三节　运动系统

运动系统由骨、骨连结和骨骼肌组成。骨通过骨连结构成骨骼，支持体重、保护内脏。骨骼肌是运动的动力装置，跨关节附着于骨，在神经系统支配下，收缩时牵动骨骼、产生运动。

一、骨和骨连结

（一）骨的形态

骨（bone）按照形态，可分为四类：长骨、短骨、扁骨和不规则骨。

长骨分布于四肢，有一体两端。体又称骨干，内有空腔，称骨髓腔，容纳骨髓。长骨两端膨大称骺，有光滑的关节面，覆盖有关节软骨。

短骨呈立方形，多成群分布于腕部和踝部。

扁骨呈板状，分布于颅腔、胸腔和盆腔的壁，起保护作用。

不规则骨形态不规则，如上颌骨、椎骨。

（二）骨的构造

骨主要由骨质、骨膜和骨髓构成（图 2-17）。

1. 骨质（bone substance）　是骨的重要成分，分为骨密质（compact bone）和骨松质（spongy bone）两种形式。骨密质坚硬，抗压、抗扭曲力强，构成骨的外层；骨松质由许多片状的骨小梁交织排列而成，呈蜂窝状，主要位于骨的内部。骨小梁按承受力的作用方向有规律地排列，也具有抗压、抗扭曲作用。扁骨的内、外两面由骨密质构成骨板，其排列十分致密而规则，肉眼不见腔隙，两板之间充填以骨松质。

2. 骨膜（periosteum）　由致密结缔组织构成，被覆于除关节面以外的新鲜骨的表面。骨膜分内、外两层，外层致密，内层疏松。骨髓腔和骨松质间隙内也衬有一层菲薄的结缔组织膜，称骨内膜。骨膜内含有丰富的血管和神经，具有对骨的营养、生长作用，而且感觉敏锐。如果剥离骨膜，可能导致骨坏死。

3. 骨髓（bone marrow）　充填于骨髓腔和骨松质间隙内，质柔软，有血管，分红骨髓和黄骨髓。红骨髓具有造血功能，其中含有大量处于不同发育阶段的红细胞和某些白细胞。在胎儿和幼儿时期，骨髓腔内全部是红骨髓；6岁后，随着年龄的增长，骨髓腔内的红骨髓逐渐被脂肪取代，呈黄色，称黄骨髓，但仍具有造血潜能，在需要时，可转变为红骨髓进行造血。骨松质内，则终身都保持着具有造血功能的红骨髓。因此，临床上常在髂骨、胸骨等处做骨髓穿刺检查。

（三）骨的生长

以长骨的发育为例。幼年时，骨干与骨骺之间借透明软骨相连，称骺软骨。骺软骨不断增生、骨

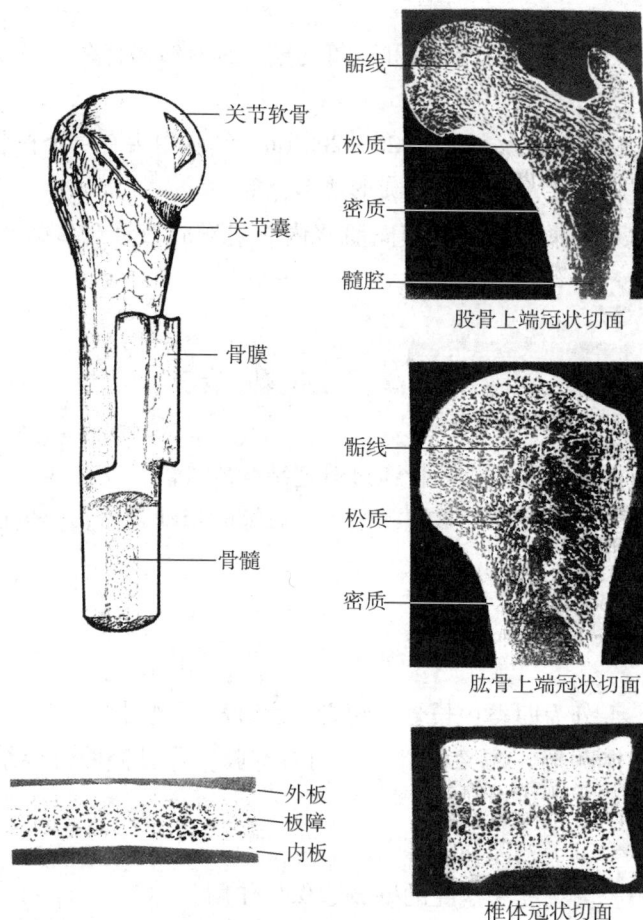

图 2 – 17　骨的构造

化，使骨增长。成年后，骺软骨才完全骨化、消失，遗留一条骺线。

幼年时，骨膜内层的成骨细胞直接参与骨的生长，使骨增粗。成年后，骨细胞为静止状态，但有生骨潜能，骨折时会重新分化为活跃的成骨细胞，参与修复过程。

（四）骨的化学成分和物理特性

成年人的骨中有机成分占 1/3，主要是胶原纤维和黏多糖蛋白；无机成分占 2/3，主要是碱性磷酸钙等。有机成分使骨具有弹性和韧性，无机成分使骨具有硬度和脆性。幼儿的骨有机成分相对较多，故较柔软容易变形，遇到暴力时可发生不完全性骨折，称青枝骨折。老年人的骨无机成分相对较多，所以骨的脆性较大，受暴力时极易骨折。

当机体内外环境发生变化时，骨的形态、结构可产生相应的改变，例如，从事体力劳动的人和经常进行体育锻炼的人，骨会比较粗壮；而长期卧床或者瘫痪的患者，骨质会变得疏松；生长发育期间，不正确的坐立、行走姿势，均可引起脊柱和胸廓的畸形。

（五）骨连结

骨与骨之间的连结装置称骨连结。按照骨连结的方式不同，可分为直接连结和间接连结。

1. 直接连结　是骨与骨之间借纤维结缔组织、骨组织或软骨相连，如颅顶骨之间的缝、椎体之间的椎间盘、骶椎之间的骨性融合等。直接连结比较牢固，活动度小或不能活动。

2. 间接连结　又称**关节**（joint），构成关节的骨之间借结缔组织膜相连，其间有腔隙及滑液，活动度较大。

（1）关节的结构　关节的基本结构包括关节面、关节囊和关节腔（图2-18）。

关节面是相邻两骨互相接触的面，一般为一凸一凹，凸者为关节头，凹者为关节窝，表面覆有关节软骨，可减少运动时的摩擦、震动和冲击。

关节囊是由结缔组织构成的膜性囊，其两端附于关节面以外的骨面，可分内、外两层：内层为滑膜层，薄而柔润；外层为纤维层，厚而坚韧。滑膜层能分泌滑液，可减少运动时关节软骨之间的摩擦，保护关节面。

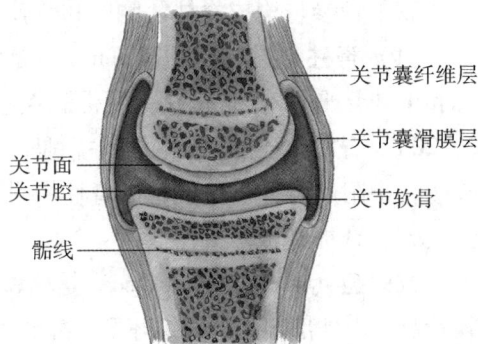

图2-18　关节的基本结构

关节腔是由关节囊的滑膜层和关节软骨共同围成的密闭腔隙，内含少量滑液，腔内为负压，有利于维持关节的稳固性。

除上述基本结构之外，为适应关节的特殊功能，关节还具有一些辅助结构（图2-19），如：关节盘位于两骨关节面之间，使两骨关节面接触更为适合，并能缓冲外力冲击和震荡；韧带分布在关节囊内或囊外，具有加强连接、限制运动、增加稳固性的作用；关节唇是附着于关节窝周围的纤维软骨环，具有加深关节窝、增强关节稳固性的作用。

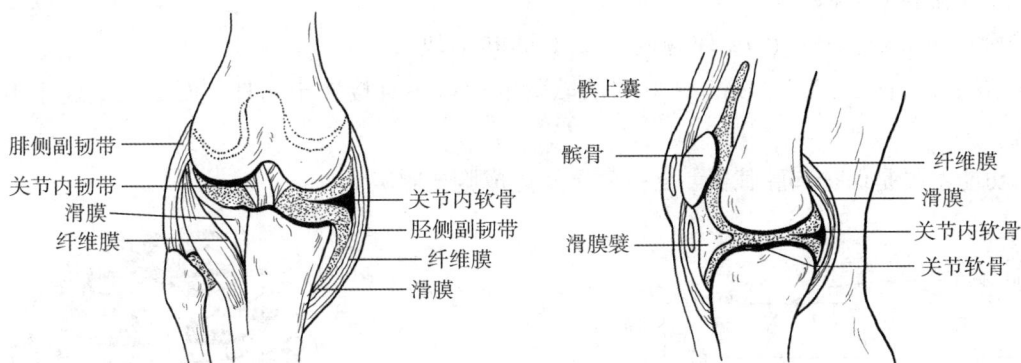

图2-19　关节的辅助结构

（2）关节的运动形式　关节围绕一定的轴运动，主要有下面几种运动形式。

1）屈和伸　是关节沿冠状轴进行的运动。运动时两骨之间的角度变小称屈；角度增大为伸。

2）内收和外展　是关节沿矢状轴进行的运动。运动时骨向躯干正中线靠拢为内收，离开为外展。

3）旋转　是关节沿垂直轴进行的运动。运动时骨的前面转向内侧称旋内，转向外侧称旋外。

4）环转　是屈、展、伸、收的依次连续运动。运动时骨的近端在原地转动，远端则可做圆周动作。

（六）骨骼的分布与组成

成人共有206块骨，骨与骨之间借骨连结构成骨骼。按位置不同，可分为躯干骨（51块）、四肢骨（上肢骨64块，下肢骨62块）和颅骨（29块）。

1. 躯干骨及其连结　躯干骨由24块椎骨（颈椎7块、胸椎12块、腰椎5块）、12对肋（包括肋骨和肋软骨）、1块骶骨、1块尾骨和1块胸骨组成。幼儿时，有5块骶椎，4~5块尾椎，成年后，骶椎和尾椎分别愈合成1块骶骨和1块尾骨。

椎骨由椎体和椎弓构成，二者之间为椎孔，全部椎骨的椎孔相连，形成椎管，容纳脊髓和脊神经根等。椎体和椎弓相接处较细称为椎弓根，两个相邻椎骨的椎弓根之间围成椎间孔，其间有脊神经和血管通过。

躯干骨参与构成脊柱、胸廓和骨盆。

（1）**脊柱**（vertebral column） 是由 24 块椎骨、1 块骶骨和 1 块尾骨，借椎间盘、韧带和关节紧密连结而成（图 2-20）。脊柱位于躯干背面正中，是人体躯干的支架，上承头颅，中附肋骨，下连髋骨。脊柱中央有椎管，容纳脊髓及其被膜和脊神经根。

椎间盘（intervertebral disc）是相邻两个椎体之间的纤维软骨盘，由外部环形的纤维环及内部的髓核组成（图 2-21）。纤维环能够牢固地连接椎体，并与富有弹性的髓核共同承受压力，缓冲震荡，能允许脊柱做各种方向的运动，腰部因运动范围较大所以最厚。如纤维环后部破裂，髓核易从后外侧突入椎管或椎间孔，压迫脊髓或脊神经，产生相应的症状。

脊柱从侧面观，可见颈、胸、腰、骶 4 个生理性弯曲，颈曲和腰曲凸向前，胸曲和骶曲凸向后。脊柱的弯曲增加了脊柱的弹性，对维持人体的重心和减轻震荡有重要意义，并且扩大了胸腔和盆腔的容积。

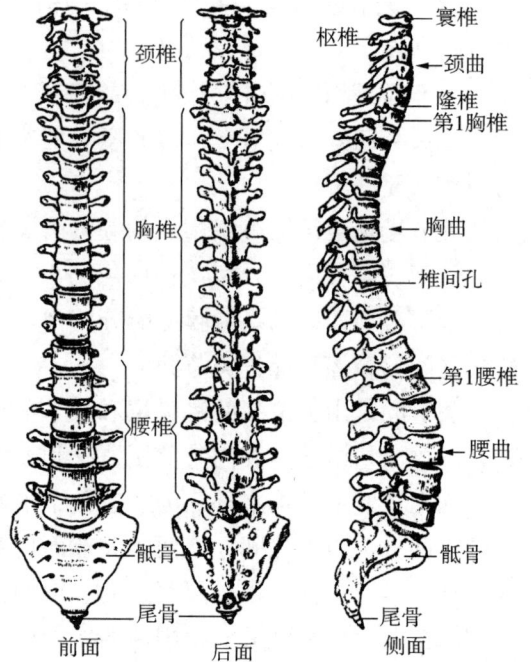

图 2-20 脊柱全貌

（2）**胸廓**（thorax） 是由 12 块胸椎、12 对肋和 1 块胸骨借骨连结构成（图 2-22）。第 8～10 对肋软骨的前端不直接连于胸骨，而是依次连于上一个肋软骨，形成肋弓。

胸廓的功能主要是保护胸腔脏器、支持躯干及完成胸式呼吸。

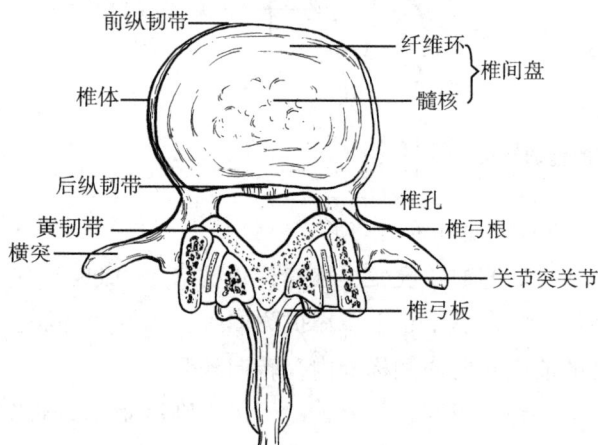

图 2-21 椎间盘的组成

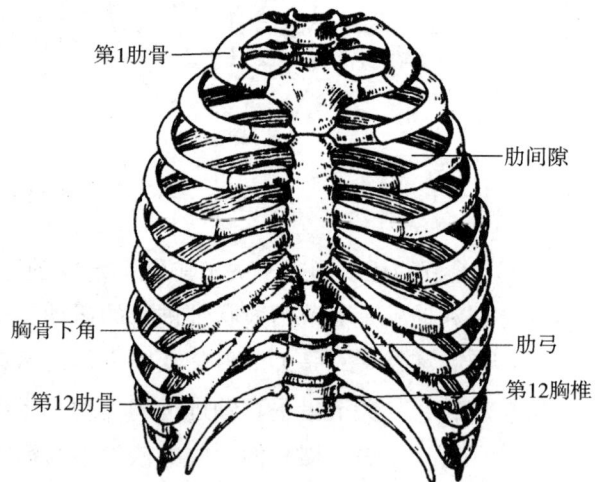

图 2-22 胸廓（前面观）

（3）**骨盆**（pelvis） 是由左、右两块髋骨、骶骨和尾骨借骨连结构成。以界线为界，分为上方的大骨盆和下方的小骨盆，小骨盆即盆腔，容纳盆腔脏器。由于女性骨盆要孕育胎儿和分娩，故男性和女性骨盆有明显的差异。

骨盆的功能主要是保护盆腔脏器、支持体重，对于女性还是胎儿娩出的产道。

2. 四肢骨的组成及其连结 四肢骨包括上肢骨和下肢骨，其中，上肢骨 64 块，下肢骨 62 块。

（1）**上肢骨及其连结** 每侧上肢骨包括锁骨、肩胛骨、肱骨、尺骨、桡骨各 1 块和手骨 27 块（腕骨 8 块、掌骨 5 块和指骨 14 块）。上肢骨构成肩关节、肘关节和腕关节等关节。

肩关节由肱骨的肱骨头与肩胛骨的关节盂构成。头大、盂浅，关节囊薄而松弛，关节腔大。肩关节是全身最灵活的关节，可做屈伸、收展、旋转及环转运动。

肘关节由肱骨下端和尺骨、桡骨上端构成。包括肱尺关节、肱桡关节和桡尺近侧关节 3 个关节。肘关节可做屈伸运动。

（2）下肢骨及其连结　每侧下肢骨包括髋骨、股骨、髌骨、胫骨、腓骨各 1 块和足骨 26 块（跗骨 7 块、跖骨 5 块和趾骨 14 块）。下肢骨构成髋关节、膝关节、踝关节等关节。

髋关节由髋骨的髋臼与股骨的股骨头构成。头大、窝深，囊紧、腔窄，关节囊周围有韧带加强，故髋关节注重稳固。可做屈伸、收展、旋转及环转运动，但运动范围较肩关节小。

膝关节由股骨下端与胫骨上端及髌骨组成。是人体内最大、最复杂的关节。主要做屈伸运动，半屈膝时，还可做小幅度的旋转运动。

3. 颅骨及其连结　颅骨包括脑颅骨和面颅骨，其中，脑颅骨 8 块，面颅骨 15 块，另有 3 对听小骨位于中耳内（图 2 - 23）。

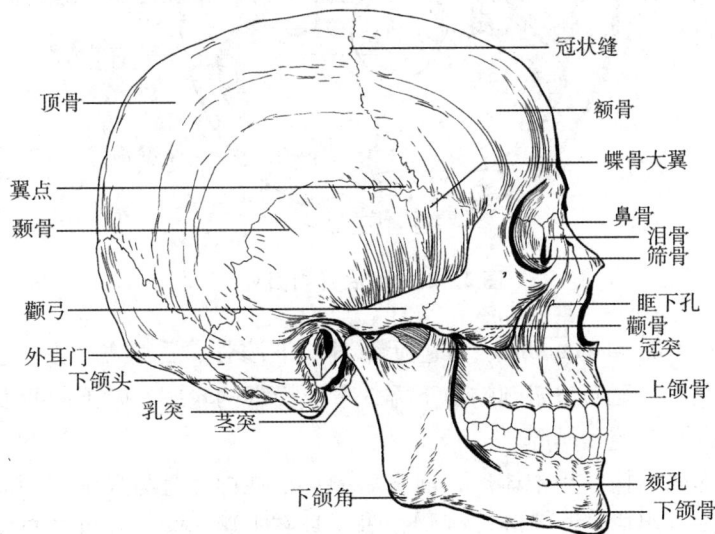

图 2 - 23　颅骨侧面观

（1）脑颅骨（bones of cerebral cranium）　包括额骨、蝶骨、筛骨和枕骨各 1 块，顶骨和颞骨各 1 对。脑颅位于颅的后上方，围成颅腔容纳脑，可分为颅盖骨和颅底骨两部分。

颅盖骨均为扁骨，骨与骨之间以结缔组织相连称为缝。初生婴儿颅骨没有发育完全，颅顶各骨之间有间隙，被结缔组织膜封闭，称颅囟。额骨与顶骨之间呈菱形的额囟（前囟），最大，1 ~ 2 岁时闭合。顶骨与枕骨之间呈三角形的枕囟（后囟），出生后 3 个月左右闭合（图 2 - 24）。

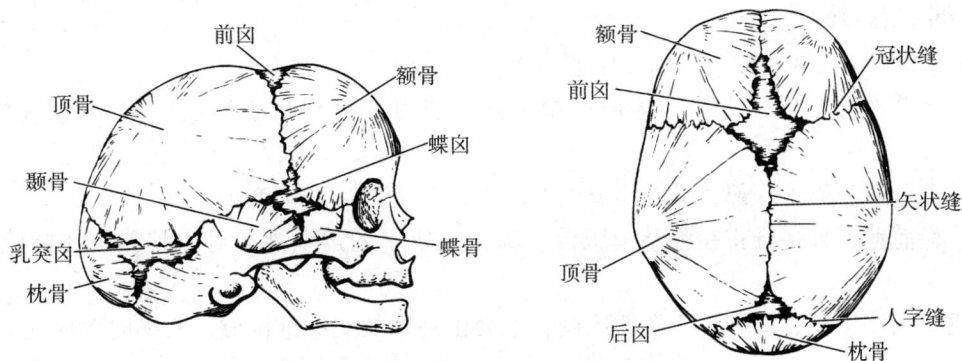

图 2 - 24　新生儿的颅骨构成

颅底内面有 3 个呈阶梯状的窝，分别是颅前窝、颅中窝和颅后窝，有承托脑的作用，与脑底面形状相适应。颅底内、外面有很多孔和裂，其间有脑神经、脑血管出入，例如脊髓通过颅后窝的枕骨大孔与脑相连（图 2 - 25）。

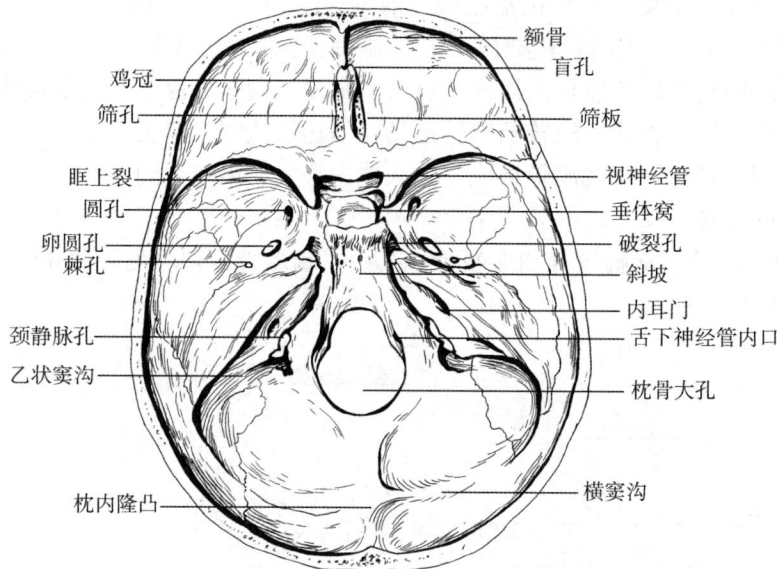

图 2 - 25　颅底（内面观）

（2）面颅骨（bones of facial cranium）　包括犁骨、下颌骨、舌骨各 1 块，上颌骨、鼻骨、泪骨、颧骨、腭骨和下鼻甲各 1 对。面颅位于颅的前下方，形成面部的轮廓，除下颌骨及舌骨外，各骨借缝或软骨牢固相连，构成眼眶、口腔和鼻腔。

眶腔容纳眼球及其附属结构，呈锥体形，前宽后尖，经视神经管与颅中窝相通。

骨性口腔由上、下颌骨组成，与鼻腔以硬腭相隔。具有咀嚼功能，并可参与发音。下颌骨的关节头与颞骨的下颌窝构成颞下颌关节，能做开口、闭口动作，还能使下颌骨做前进、后退、左右移动。

骨性鼻腔位于面部中央，由鼻中隔分为左、右两部分。鼻腔周围的颅骨内，有大小不同的含气空腔，称鼻旁窦，共 4 对，包括额窦、上颌窦、筛窦和蝶窦。它们开口于鼻腔外侧壁上，具有减轻颅骨重量、调节气体的温度和湿度和对发音共鸣的作用。

二、肌

运动系统中的肌均属横纹肌，又称骨骼肌，是运动系统的动力部分。

（一）肌的形态与构造

肌的形态各异，可分为长肌、短肌、阔肌和轮匝肌 4 种。

1. 长肌　多分布在四肢，主要为梭形或扁带状，肌束的排列与肌的长轴相一致，收缩时运动幅度大。

2. 短肌　多分布于躯干深部，具有明显的节段性，收缩时运动幅度小。

3. 阔肌　扁而薄，大多分布在胸壁、腹壁。除完成躯干的运动外，对内脏器官还能起到保护和支持作用。

4. 轮匝肌　围绕于眼、口等孔、裂的周围，主要由环形的肌纤维构成，收缩时关闭孔裂。

每块骨骼肌都由肌腹（muscle belly）和肌腱（muscle tendon）两部分构成。肌腹借肌腱附着于骨骼。

肌腹是肌的主体部分，主要由肌纤维构成，色红，柔软有收缩能力。长肌肌腹呈梭形，阔肌肌腹呈薄片状。

肌腱主要由胶原纤维构成，色白，有光泽，无收缩能力。长肌肌腱呈条索状，阔肌的腱性部分呈膜状，称腱膜（aponeurosis）（图2-26）。

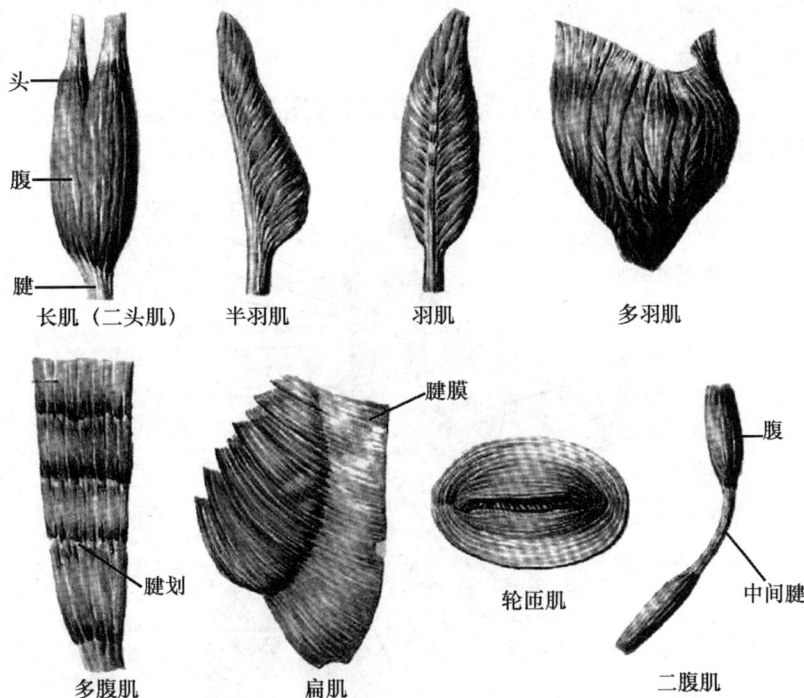

图 2-26　肌的形态

（二）肌的起止和配布

骨骼肌通常以两端的肌腱附着于骨上，中间跨一个或几个关节。肌收缩时，相对固定骨上的附着点称起点或定点，而相对移动骨上的附着点称止点或动点。实际生活中，随着运动情况的变化，肌的定点和动点往往可以相互转换。

骨骼肌在关节周围的配布方式与关节的运动轴相一致。在一个运动轴的同一侧，作用相同的肌，称协同肌。在一个运动轴的相对侧，至少配布两组作用相反的肌，称拮抗肌。

肌的配布特点与人体直立姿势、行走、劳动及身体重心位置密切相关。如：为适应人体直立姿势，项部、背部、臀部和小腿后面的肌较发达；人类上肢为适应劳动的特点，屈肌比伸肌更发达，运动手指的肌也较其他动物分化的程度要高。

（三）肌的辅助结构

肌的辅助结构包括筋膜、腱鞘和滑膜囊等，具有保护和辅助肌活动的作用。

1. 筋膜（fascia）　位于肌表面，分为浅筋膜和深筋膜。浅筋膜又称皮下筋膜，位于真皮之下，由疏松结缔组织构成，内含脂肪、浅动脉、浅静脉、皮神经、浅淋巴结和淋巴管等。具有维持体温和保护深部结构的作用。临床采用的皮下注射，即将药物注入浅筋膜内。

深筋膜又称固有筋膜，位于浅筋膜深面，由致密结缔组织构成，包裹体壁、肌、血管和神经等。四肢的深筋膜深入到各肌群之间，并附着于骨，形成肌间隔。深筋膜还可包绕血管和神经形成血管神经鞘。

2. 腱鞘（tendinous sheath）　是套在长肌腱表面的鞘管，多位于手腕、脚踝、手指和足趾等活动度较大的部位。腱鞘分两层，外层是纤维层，内层是滑膜层。这种双层结构使肌腱既被固定在一定位置上，又可滑动并减少与骨面的摩擦，有保护作用。临床上，若手指长期不当的过度而快速活动，可导致腱鞘损伤，产生疼痛和肌腱活动受限，称腱鞘炎。

3. 滑膜囊（synovial bursa） 是密闭的结缔组织扁囊，内有少量滑液。多位于肌腱和骨面之间，可减少运动时两者之间的摩擦。

（四）人体肌的分布

根据肌的分布部位，可分为头颈肌、躯干肌和四肢肌（图2-27，图2-28）。

1. 头颈肌 包括头肌和颈肌。

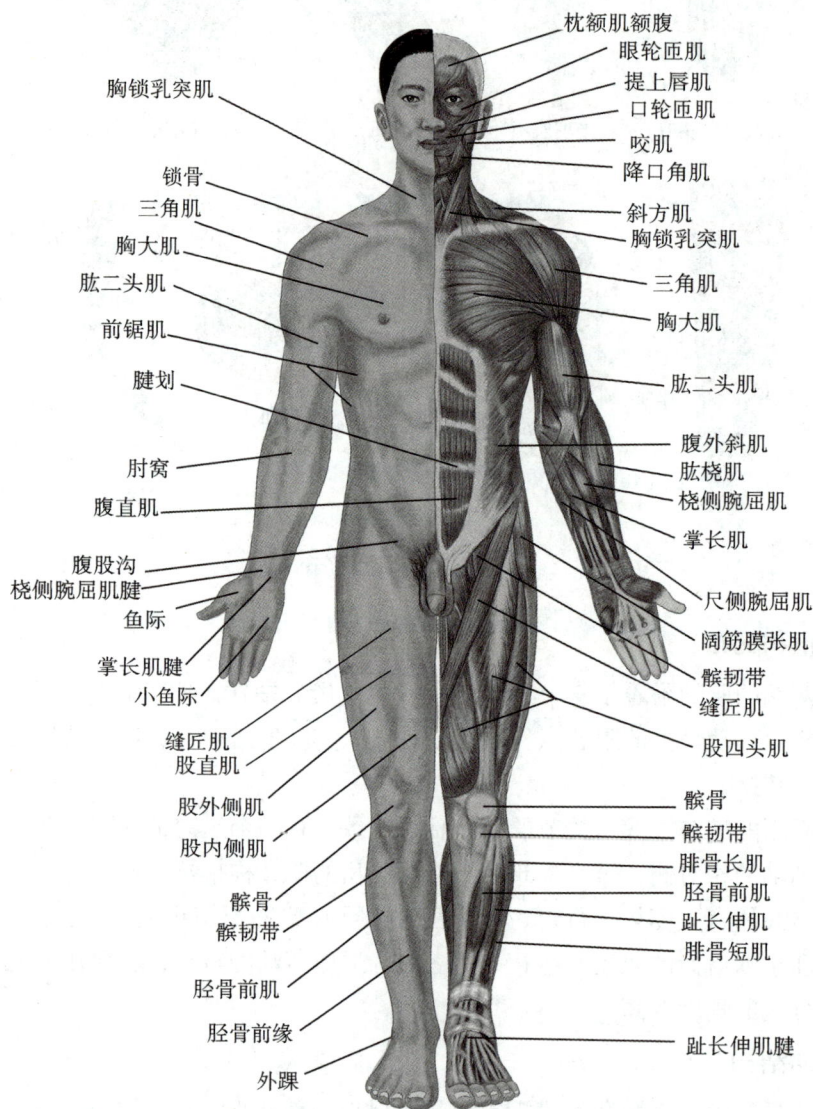

图2-27 全身肌（前面）

（1）头肌 分为面肌和咀嚼肌。

1）面肌 分布于头面部皮下，位于眼裂、口裂周围，起自颅骨，止于面部皮肤，收缩时使面部皮肤拉紧，出现皱褶，改变口裂和眼裂的形状，做出喜、怒、哀、乐等各种表情，也称表情肌。

2）咀嚼肌 包括咬肌、颞肌、翼内肌和翼外肌，都止于下颌骨，运动颞下颌关节，产生咀嚼运动，并协助说话。

（2）颈肌 分为颈浅肌群、颈中肌群和颈深肌群。

1）颈浅肌群 包括颈阔肌和胸锁乳突肌。胸锁乳突肌是颈部重要体表标志，位于颈部两侧，一侧收缩时使头向同侧倾斜，面转向对侧；两侧收缩可使头后仰。

2）颈中肌群 位于颈前部，包括舌骨上肌群和舌骨下肌群。

3）颈深肌群 位于颈椎的两侧，主要有前斜角肌、中斜角肌和后斜角肌等。前、中斜角肌与第1肋围成三角形间隙，称斜角肌间隙，内有锁骨下动脉和臂丛通过。

2. 躯干肌 分为背肌、胸肌、膈和腹肌。

（1）背肌 位于躯干背面，分为浅、深两层。浅层多为阔肌，主要有斜方肌和背阔肌。深层纵列于脊柱两侧，主要有竖脊肌，此肌是强有力的伸肌，对维持人体的直立姿势有重要作用，一侧收缩可使脊柱侧屈，两侧收缩可使脊柱后伸，并可仰头。

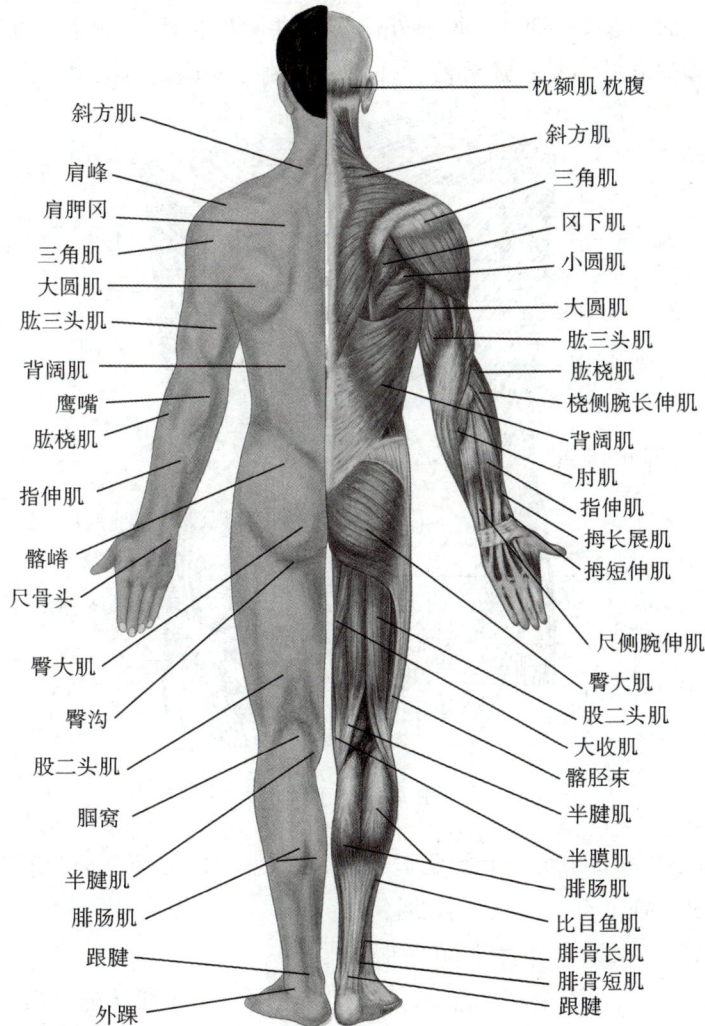

图 2-28 全身肌（后面）

（2）胸肌 位于躯干前外侧面的上部，主要有胸大肌、胸小肌、前锯肌、肋间内肌和肋间外肌。胸大肌位置表浅，呈扇形，覆盖于胸廓前上部，主要作用是使肩关节内收、旋内；若上肢固定，可向上提肋，扩大胸廓，以助吸气。胸小肌位于胸大肌的深面，可将肩胛骨向前下方牵拉；若固定肩胛骨，可上提第3~5肋助吸气。前锯肌位于胸廓侧壁，收缩时拉肩胛骨向前并紧贴胸廓；肩胛骨固定时，可提肋助深吸气。肋间外肌和肋间内肌位于肋间隙内，肋间外肌的作用是提肋、助吸气；肋间内肌的作用是降肋、助呼气。

（3）膈 位于胸腔、腹腔之间，是向上膨隆呈穹隆形的扁肌（图 2-29）。膈的周围是肌性部，中央为腱膜，称中心腱。

　　膈上有 3 个裂孔：主动脉裂孔，在第 12 胸椎前方，有主动脉和胸导管通过；食管裂孔，约在第 10 胸椎水平，有食管和迷走神经通过；腔静脉孔，约在第 8 胸椎水平，有下腔静脉通过。

　　膈是重要的呼吸肌，收缩时拉中心腱向下，扩大胸腔容积，助吸气；舒张时恢复原位，胸腔容积缩小，助呼气。膈与腹肌同时收缩，则可增加腹压，协助排便、分娩及呕吐等活动。

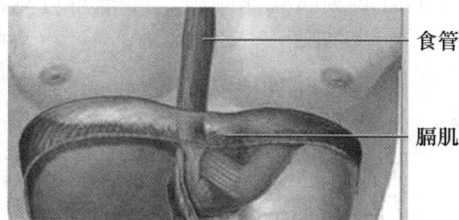

图 2-29　膈肌

　　（4）腹肌　位于胸廓下部与骨盆之间，构成腹壁，分为前外侧群和后群。前外侧群形成腹腔的前外侧壁，包括腹外斜肌、腹内斜肌、腹横肌和腹直肌（图 2-30）。腹前外侧群肌共同保护腹腔脏器；收缩时增加腹压，协助呼气、排便、分娩、咳嗽和呕吐等活动；还可使脊柱前屈、侧屈和旋转等运动。

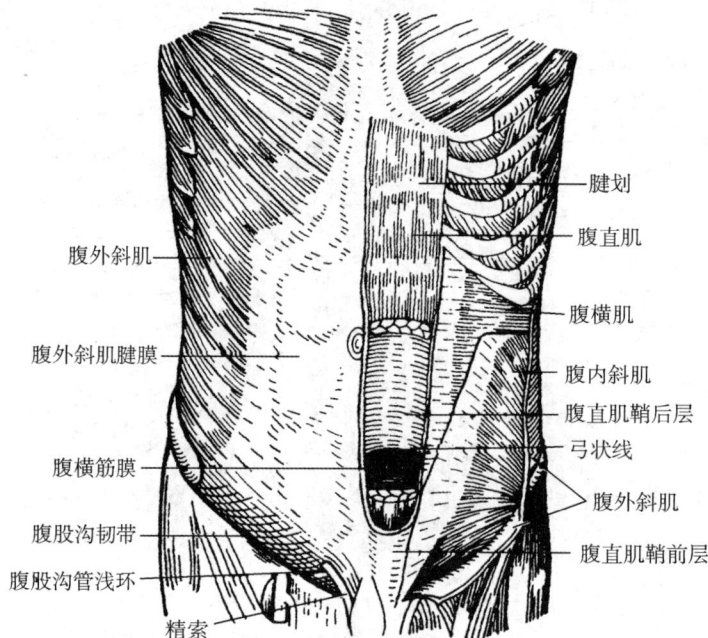

图 2-30　腹肌

　　3. 四肢肌　分为上肢肌和下肢肌。上肢肌适应灵活的运动，细巧，数目较多；下肢肌适应维持直立姿势、支持体重和行走，强大有力，数目较少。

　　（1）上肢肌　分为肩肌、臂肌、前臂肌和手肌。

　　1）肩肌　又称上肢带肌，具有稳定和运动肩关节的作用。三角肌从前、后、外三方面包绕肩关节，使肩关节呈圆隆形。收缩时使肩关节外展；前部肌纤维收缩，使肩关节前屈和旋内；后部肌纤维收缩，使肩关节后伸和旋外。

　　2）臂肌　分前、后两群。前群为屈肌，包括肱二头肌、喙肱肌和肱肌。肱二头肌是强有力的屈肌，收缩时主要屈肘关节；长头协助屈肩关节；并使前臂旋后。后群为伸肌，包括肱三头肌，收缩时主要伸肘关节；长头还可伸肩关节。

　　3）前臂肌　位于尺骨、桡骨周围，分前、后两群。前群位于尺骨、桡骨前面，收缩时屈腕、屈指和使前臂旋前。后群位于尺骨、桡骨后面，收缩时伸腕、伸指和使前臂旋后。

　　4）手肌　集中分布在手的掌侧面，主要作用为运动手指，可分外侧群、中间群和内侧群。外侧群在拇指根部形成的隆起称鱼际，能使拇指做屈、收、展和对掌等动作。中间群位于掌心，主要有骨间肌，收缩时使各指向中指靠拢或分开。内侧群形成称小鱼际，能使小指做屈、外展和对掌等动作。人类手指的运动灵巧多样，除一般屈伸和展收外，还有对掌运动。

（2）下肢肌　分为髋肌、大腿肌、小腿肌和足肌。

1）髋肌　又称下肢带肌，主要起始于骨盆的内面和外面，跨髋关节，止于股骨上部，运动髋关节。分为前、后两群，前群为屈肌，主要有髂腰肌；后群为伸肌，主要有臀大肌、臀中肌和臀小肌。臀大肌维持身体直立；收缩时使髋关节后伸和旋外。

2）大腿肌　位于股骨周围，可分为前群、后群和内侧群。前群有2块，缝匠肌和股四头肌。缝匠肌是全身最长的肌，收缩时可屈髋关节和屈膝关节。股四头肌是全身体积最大的肌，有四个头：股直肌、股内侧肌、股外侧肌和股中间肌。收缩时可伸膝关节，屈髋关节。后群有3块，股二头肌、半腱肌和半膜肌，位于大腿后面，收缩时可屈膝关节和伸髋关节。内侧群有5块，耻骨肌、长收肌、股薄肌、短收肌和大收肌，位于大腿内侧，收缩时可内收髋关节，又称内收肌群。

3）小腿肌　位于胫骨和腓骨的周围，可分为前群、后群和外侧群。前群位于小腿的前面，收缩时伸踝关节（足背屈）和伸趾。后群主要有小腿三头肌，位于小腿上部形成"小腿肚"，向下延续为粗大的跟腱，收缩时屈踝关节（足跖屈）和屈膝关节；在小腿三头肌深面还有3块肌，可屈踝关节。外侧群附于腓骨的外侧，有腓骨长肌、腓骨短肌，收缩时屈踝关节和使足外翻。

4）足肌　可分为足背肌和足底肌。足背肌不发达，为伸踇、伸趾肌。足底肌的配布和作用与手肌近似，但没有对掌肌，主要功能是运动足趾和维持足弓。

（崔　巍　史婷婷）

书网融合……

思维导图　　习题

第三章　人体的基本生理功能

📖 学习目标

　　1. 通过本章学习，掌握兴奋与兴奋性、细胞静息电位和动作电位的概念、特征及其产生机制、动作电位的引起和传导、神经－肌肉接头的兴奋传递、机体调节方式和控制系统，熟悉兴奋－收缩耦联和骨骼肌的收缩机制，了解骨骼肌收缩的外部表现和力学分析。
　　2. 具有获取生命活动领域研究进展与发展趋势的能力。
　　3. 养成独立钻研的科学精神、创新意识和批判性思维。

　　在生命活动过程中，细胞的兴奋性至关重要，要理解人体各器官、系统的生理功能，必须首先了解细胞兴奋的基本过程。生物电活动普遍存在于生物体内，与肌肉收缩、腺体分泌、神经冲动产生及传导等机体功能活动都有着密切关系。了解生物电活动产生和调控机制，有助于全面理解人体活动的生理功能，以及阐明机体生理功能的调节机制。

第一节　生命活动的基本特征

PPT

　　从简单的单细胞生物到复杂的高等生物，其形态、功能各异，生命现象的表现也复杂多样，组成奇妙的生物世界。然而，生物体生命活动的基本特征究竟是什么？这是人们一直在探索的课题。通过对各种生物体基本生命活动的研究发现，生命活动的基本特征主要包括新陈代谢、兴奋性、适应性和生殖等。

一、新陈代谢

　　新陈代谢（metabolism）是生命的基本特征之一，是生物体与环境之间不断进行物质交换和能量交换，以实现自我更新的过程。新陈代谢包括合成代谢和分解代谢两个方面。**合成代谢**（anabolism）是指机体从外界环境中摄取营养物质，合成机体自身的结构或更新衰老的组织结构并贮存能量的过程（也称同化作用）；**分解代谢**（catabolism）是指机体分解体内物质，同时释放能量的过程（也称异化作用）。在分解代谢中释放的能量，约50%以上迅速转化为热能，用于维持体温。其余不足50%的能量，以高能磷酸键的形式贮存，为合成代谢、循环、呼吸等基本生命活动以及机体的对外做功提供能量。新陈代谢一旦停止，生命也就随之终结。

二、兴奋性

　　人体及其组织细胞所处环境常因各种因素的作用而不断变化，这种变化统称为**刺激**（stimulus）。刺激的种类很多，按性质不同可分为物理性刺激，如电、机械、温度、声波、光和放射线等；化学性刺激，如酸、碱、药物等；生物性刺激，如细菌、病毒等；社会心理性刺激，如情绪波动、社会变革等。

　　刺激既可以作用于整个机体，也可以作用于器官组织，甚至作用在细胞上。刺激若要引起反应，必须具有一定的强度。以电刺激作用于骨骼肌为例，微弱的刺激强度不会引起骨骼肌收缩，但随着刺激强度增加到某一数值，骨骼肌会发生收缩反应。这种能刚好引起组织或者细胞产生反应的最小刺激强度，称为**阈强度**（threshold intensity）或阈值。随着刺激强度的进一步增大，骨骼肌的收缩反应也相应增大，直到达到某一数值时再增加刺激强度，骨骼肌的收缩反应不再继续增大，这种引起组织发生最大反应的最小强度的刺激称为最适刺激。此外，刺激还得有足够的作用时间，如果作用时间过短，刺激强度再大也是无效的。

在刺激的作用下，机体或组织细胞所发生的变化称为反应。如果反应由相对静止变为活动状态，或功能活动由弱变强的，称为**兴奋**（excitation）；反之，由活动状态变为相对静止，或功能活动由强变弱称为**抑制**（inhibition）。兴奋和抑制是人体功能状态的两种基本表现形式。二者互为前提，对立统一，且可随条件改变互相转化。

不同组织兴奋时的外在表现不尽相同，如肌肉表现为收缩，腺体表现为分泌。细胞在受到刺激发生反应时，其基本表现形式是生物电发生变化。一般把受刺激后能产生反应的细胞或组织，称为可兴奋细胞或组织。神经细胞、肌细胞和腺细胞都属于可兴奋细胞。

可兴奋组织或细胞接受刺激后产生兴奋的能力，称为**兴奋性**（excitability）。兴奋性的高低可反映组织或细胞产生兴奋的难易程度，兴奋性高的组织或细胞在接受刺激后较易产生兴奋，兴奋性低的组织或细胞则需较强的刺激才能产生兴奋。组织或者细胞的兴奋性与阈强度成反比关系，即阈强度越大，组织或细胞的兴奋性越低；阈强度越小，组织或细胞的兴奋性越高。这是因为阈强度代表了引起组织产生兴奋所需的最小刺激强度，而兴奋性则反映了组织对刺激的响应能力。

三、适应性

当人体长期生活在某一特定环境中，人体可以慢慢形成一种特殊的、适合自身生存的反应方式。这种机体根据环境变化调整自身行为和生理功能的过程称为适应。机体根据环境变化而调整体内各部分活动使之相协调的功能称为**适应性**（adaptability）。

适应分为行为性适应和生理性适应两种。行为性适应是指躯体活动的改变，例如，在低温环境中机体会出现趋热活动；遇到伤害性刺激时会出现躲避。行为性适应在生物界普遍存在，属于本能行为。生理性适应是指机体内部的协调性反应，例如，长期居住在高原地区的人，其红细胞数远远超过平原地区的人，这样就增加了血液运氧的能力，从而克服高原低氧给人体带来的困难；又如人体反复暴露于热辐射环境下，发汗反射增强，以通过增加汗液的蒸发，加强机体的散热来防止体温过高。

人文环境、生活方式、甚至思维方式的变化也会对机体功能产生影响，人体也将通过一系列调整来适应。比如地震留下的孤儿，需要很长时间的心理和生理调整，才能适应新的生活。适应性使机体在复杂多变的外界环境中具有了持续生存的能力。

四、生殖

个体的生命是有限的，为了延续种系，必须繁殖后代。人体生长发育到一定阶段时，男性和女性两种个体中发育成熟的生殖细胞相结合，便可形成与自己相似的子代个体，这种功能称为**生殖**（reproduction）。如果生殖功能丧失，人类则不能延续，所以生殖也是生命活动的重要基本特征之一。

第二节 神经和骨骼肌细胞的一般生理特性

PPT

针刺手指时，手会立即缩回。针刺的刺激导致神经细胞发生了怎样的变化？神经的信号如何传至中枢，又如何传至骨骼肌并使骨骼肌发生协调性收缩？要回答这一系列问题，需从细胞的生物电现象谈起。

一、细胞的生物电现象及其产生机制

1936 年，生物学家约翰·扎卡里·杨（John Zachary Young，1907—1997）发现了头足类软体动物

枪乌贼的巨大神经轴突，其直径可达1mm，为研究细胞生物电提供了绝好的材料。1939年，英国生理学家霍奇金（Alan Lloyd Hodgkin, 1914—1998）和赫胥黎（Andrew Fielding Huxley, 1917—2012）将直径0.1mm、内部充满海水的毛细玻璃管纵向刺入枪乌贼大神经的轴突，作为细胞内记录电极，另一电极置于浸泡细胞的海水中，于是在两个电极间记录到了膜两侧的电位差，这证实了细胞生物电现象的存在。后来，用玻璃微电极在哺乳动物细胞也记录到相似的生物电活动。

（一）静息电位

1. 静息电位　如图3-1所示，将记录电极插入神经细胞的轴突内，将参考电极置于细胞外，两电极连于示波器。在细胞没有外来刺激的情况下，所记录到的电位值相对于膜外是负值。细胞在安静状态下，存在于细胞膜内、外两侧的电位差就是**静息电位**（resting potential，RP），其特点为"内负外正"。习惯上以膜外作为零电位参考，以膜内的电位值来代表膜电位。静息电位负值越大，表明膜内外电位差越大，反之亦然。不同细胞的静息电位值不同，例如神经细胞为-70mV，骨骼肌细胞为-90mV，红细胞为-10mV。

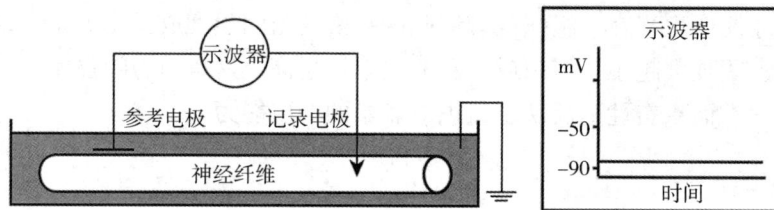

图3-1　神经纤维静息电位测定示意图

2. 静息电位产生的机制　静息电位的产生是由于细胞膜内外两侧离子的不均衡分布和在安静条件下细胞膜对各种离子的通透性不同，从而引起离子跨膜扩散。细胞膜内外离子分布是不同的（表3-1）。膜外有较多的Na^+和Cl^-，膜内有较多的K^+和大分子有机负离子（A^-）。细胞膜内外各种离子的不均衡分布为离子被动扩散移动提供了势能储备。在不同的生理条件下，细胞膜对不同离子的通透性是不一样的。安静状态下，细胞膜对K^+的通透性大，对Cl^-次之，对Na^+的通透性很小，对大分子有机负离子A^-则几乎不通透。因此，静息时，K^+通道开放，同时细胞内液的K^+浓度远高于细胞外液，K^+顺浓度差向膜外扩散，导致膜内正电荷减少，膜外正电荷增多，膜的两侧就形成了电位差，即膜外带正电，膜内带负电，形成的"内负外正"的电场力成为K^+继续外流的阻力。当促使K^+外流的浓度差和阻止K^+外流的电场力这两种力量达到平衡时，K^+跨膜净通量为零。此时，K^+外流所造成的膜两侧的电位差也稳定于某个数值不变，这种内负外正的电位差称为K^+平衡电位E_K。

表3-1　枪乌贼大神经和哺乳动物骨骼肌细胞内、外主要离子的浓度

		细胞内液离子浓度（mmol/L）	细胞外液离子浓度（mmol/L）
枪乌贼大神经	Na^+	50	440
	K^+	400	20
	Cl^-	52	560
	A^-	385	
哺乳动物骨骼肌	Na^+	12	145
	K^+	155	4
	Cl^-	4	120
	A^-	155	

注：A^-代表大分子有机离子。

K^+平衡电位 E_K 可以根据 Nernst 方程进行计算：

$$E_k = \frac{RT}{ZF}\ln\frac{[K^+]_o}{[K^+]_i}(mV) \qquad (3-1)$$

式中，E_k 即 K^+ 平衡电位，R 是气体常数，T 是绝对温度，Z 是离子价，F 是法拉第常数；实验条件固定后，式中只有 $[K^+]_o$（细胞外钾离子浓度）和 $[K^+]_i$（细胞内钾离子浓度）是变量，分别代表膜外和膜内的 K^+ 浓度。如室温为 27℃，再把自然对数转换为常用对数，则上式可转化为：

$$E_k = 60\lg\frac{[K^+]_o}{[K^+]_i}mV \qquad (3-2)$$

实际上，静息电位实测值（绝对值）一般较 K^+ 平衡电位的理论值（绝对值）略小。这是因为在安静状态下细胞膜除对 K^+ 具有较大通透性外，对 Na^+ 也有一定通透性，少量 Na^+ 内流对静息膜电位也有一定影响。同时，钠泵活动在一定程度上也参与静息电位形成。

（二）动作电位

在静息电位基础上，当神经细胞受到一个适当的刺激后，膜电位迅速从 -70mV 上升至 +30mV 左右，原来的内负外正转变成内正外负的状态，随即膜内电位又很快恢复到原来静息电位水平。可兴奋细胞受到有效刺激时膜电位所经历的快速、可逆和可传播的膜电位的波动称为**动作电位**（action potential, AP）。动作电位是细胞兴奋的标志。

1. 动作电位的图形 通常把静息状态下膜电位所保持的内负外正的稳定状态称为**极化**（polarization）；以此为基础，膜电位负值增大的过程称为**超极化**（hyperpolarization）；膜电位负值减小的过程称为**去极化**（depolarization），其中去极化超过 0mV 的部分称为**超射**（overshoot），发生超射时，膜电位两侧电位极性反转称为**反极化**（reverse polarization）；细胞先发生去极化后又向原来的极化状态恢复的过程称为**复极化**（repolarization）。

哺乳动物神经细胞的动作电位包括快速去极化的上升支和一个快速复极化的下降支，两者形成的尖峰状快速电位波动，称为**锋电位**（spike potential），历时 0.5 ~ 2ms，这是动作电位的主要部分。此后，膜电位在恢复到静息电位以前，还要经历一些微小而相对缓慢的波动，称为**后电位**（after potential），包括负后电位和正后电位（图 3 - 2）。

2. 动作电位的引起 要引起动作电位，首先要有一个适当的刺激使细胞膜发生一定程度的初始去极化，当去极化达到某一临界膜电位时，才能引发动作电位。能引发动作电位的临界膜电位值称为**阈电位**（threshold potential）。

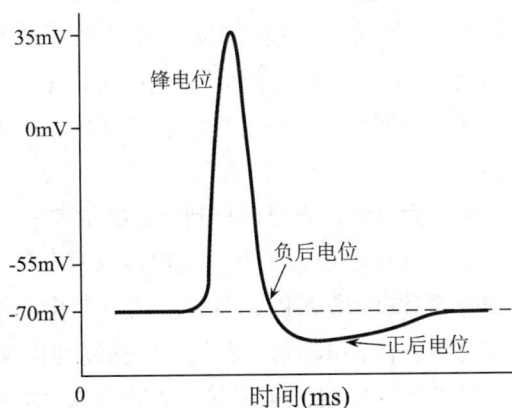

图 3 - 2 神经细胞动作电位示意图

阈电位的数值一般比静息电位绝对值小 10 ~ 20mV，神经细胞的静息电位为 -70mV，阈电位约 -55mV。对于电刺激来说，能否使膜电位达到阈电位，取决于所施加电刺激的性质和强度。如图 3 - 3 所示，如用正、负两个电极从神经细胞膜外侧施加电刺激时，负电极下方细胞膜产生去极化电紧张电位（相当于经插入胞内的电极注入正电荷）；而正电极下方细胞膜产生超极化电紧张电位（相当于经插入胞内的电极注入负电荷）。随着引发去极化改变的电刺激强度在一定范围内增大时，负极下方的去极化电位成比例增大；当去极化刺激进一步增强时（依然是阈下刺激），去极化电紧张电位和少量 Na^+ 内流产生的去极化电位叠加形成更大的去极化波动；一旦刺激达到阈强度，膜去极化电位就能达到阈电位水平，进而引发动作电位（图 3-3A）。而引发超极化改变的电刺激，无论强度多大，都不能引起动作电位（图 3-3B）。

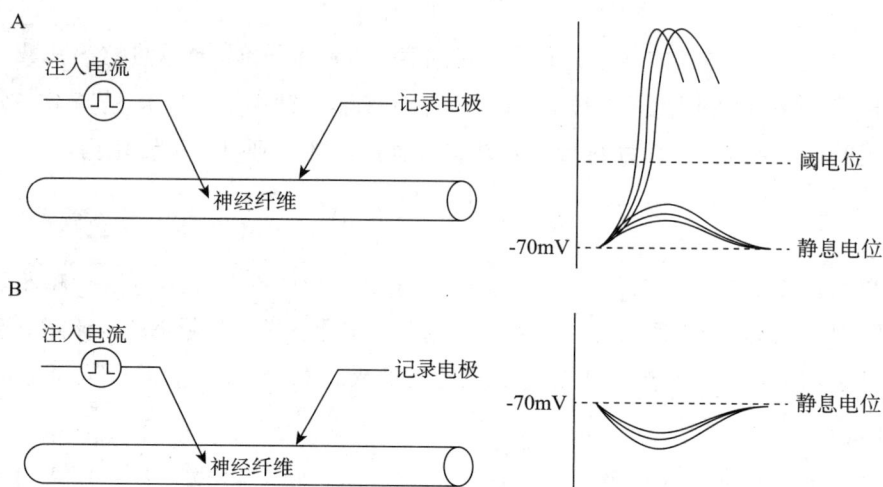

图 3-3 动作电位的引起

3. 动作电位产生的机制 静息状态下 Na$^+$ 在细胞外的浓度远高于细胞内，但细胞膜对 Na$^+$ 通透性很低，这意味着转运 Na$^+$ 的通道处于关闭状态。当刺激强度达到阈电位水平时，细胞膜的 Na$^+$ 通道被大量激活，通道蛋白质分子结构中出现了允许 Na$^+$ 顺浓度移动的孔道，称之为 Na$^+$ 通道的开放。

较多 Na$^+$ 通道开放使细胞膜对 Na$^+$ 的通透性迅速增大，此时膜两侧 Na$^+$ 的浓度差和电位差都是 Na$^+$ 内流的动力，因此，在浓度差和电位差的推动下，Na$^+$ 大量流入膜内，使得膜内电位迅速升高，发生去极化。而去极化又进一步增加膜 Na$^+$ 通道的开放，造成 Na$^+$ 内流的正反馈或自生性增加。Na$^+$ 大量内流，使膜内由负电位迅速变成正电位，形成了动作电位的去极化过程。随后，Na$^+$ 内流所造成的膜内正电位，成了 Na$^+$ 进一步内流的阻力。当膜内正电位增大到足以阻止由浓度差推动的 Na$^+$ 内流时，经膜的 Na$^+$ 净内流变为零（这时膜两侧电位差就是 Na$^+$ 平衡电位，按 Nernst 方程计算出的 Na$^+$ 平衡电位数值与实际测得的动作电位超射值基本一致）。当去极化接近 Na$^+$ 平衡电位时，Na$^+$ 通道失活关闭。与此同时，膜内电位的升高促使膜上一种 K$^+$ 通道（电压门控通道）开放，于是 K$^+$ 在浓度差和电位差的推动下由膜内向膜外扩散，使膜内电位由正值变为负值，直至恢复到静息电位水平，形成动作电位的复极化过程。

每次动作电位发生后，膜电位恢复至静息水平，但膜内、外离子浓度尚未恢复，细胞内 Na$^+$ 浓度和细胞外 K$^+$ 浓度均有微量增加，这一变化能激活膜上的钠泵，钠泵启动后，将进入细胞内的 Na$^+$ 泵出，并同时将外流的 K$^+$ 泵入细胞，以恢复到接受刺激前细胞内、外的离子分布状态。同时，Na$^+$ 通道的失活状态被解除，恢复到备用状态，膜对 K$^+$ 的通透性也恢复正常，此时细胞又能接受新的刺激，为下一次的动作电位的发生做好准备。

近年电压钳技术的出现，可以对跨膜离子流直接测定。结果表明，当使膜内电位由静息水平突然固定到某一值，持续数毫秒时所记录到的膜电流，其特点为先是向下的内向电流，然后是向上的外向电流；采用 Na$^+$ 通道特异性阻滞剂河鲀毒素（tetrodotoxin，TTX）作用于神经轴突后，内向电流消失；而当采用 K$^+$ 通道特异性阻滞剂四乙胺（tetraethylammonium，TEA）后，外向电流消失，说明内向电流是 Na$^+$ 电流，外向电流为 K$^+$ 电流。根据离子电流可以计算出相应的细胞膜 Na$^+$、K$^+$ 电导变化（图 3-4）。首先引起快速而短暂的 Na$^+$ 电导增加，很快 Na$^+$ 电导减小，但出现延时 K$^+$ 电导增加，Na$^+$、K$^+$ 电导变化时程正好与所产生动作电位去极化与复极化时程相对应（图 3-5）。

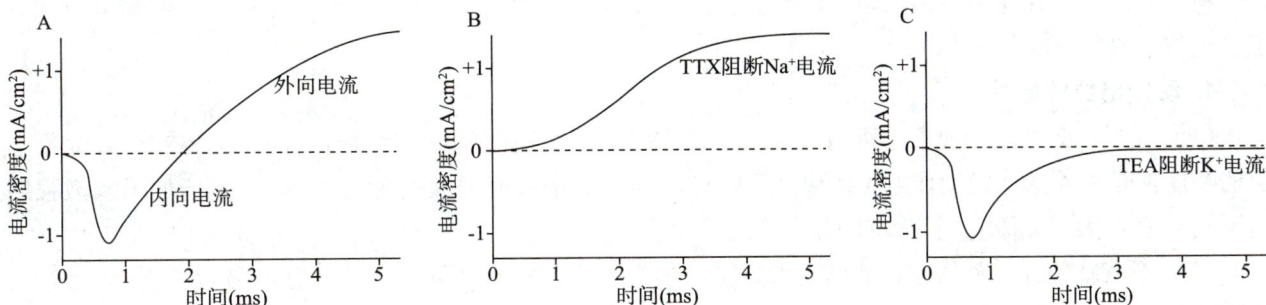

图 3-4　电压钳实验所记录到的跨膜离子电流

细胞膜 Na^+、K^+ 电导的上述特点是由相应的 Na^+、K^+ 通道结构和功能特点决定的。根据霍奇金和赫胥黎提出的 Na^+ 通道结构的 H-H 模式，Na^+ 通道结构中具有激活门 m 和失活门 h，两个闸门的开放和关闭决定 Na^+ 通道具有三种不同的功能状态（图 3-6），通道的激活必须以膜去极化为条件。

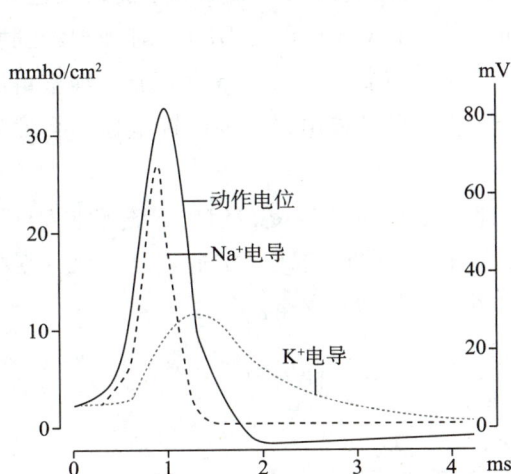

图 3-5　动作电位进程中细胞膜 Na^+ 和 K^+ 电导变化

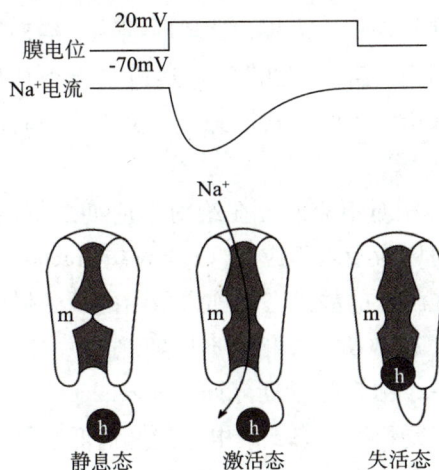

图 3-6　钠通道的三种功能状态

Na^+ 通道有以下 3 种功能状态。

（1）静息态　即细胞没有受到外来刺激时，激活门关闭的备用状态。虽然此时失活门处于开放状态，Na^+ 仍然不能通过。如果细胞膜上的 Na^+ 通道都处于这个状态，则 Na^+ 电导几乎为零。

（2）激活态　是刺激后通道开放的状态。当适宜刺激使膜电位一定程度去极化时，Na^+ 通道激活门迅速打开，而失活门由于对膜电位变化的反应较激活门慢，因而仍然处于开放状态。这时，由于两个门在短时间内都同时开放，Na^+ 可以经通道内流。对整个细胞膜而言，一旦膜电位去极化达阈电位，大量 Na^+ 通道激活，Na^+ 电导迅速增加，内向 Na^+ 电流也随之增强，引起膜电位迅速去极化到顶点。

（3）失活态　是继激活状态之后通道对刺激的无反应状态。Na^+ 通道处于激活态的时间很短，稍后失活门对膜电位的变化发生反应而逐渐关闭，Na^+ 通道失活。当动作电位去极化到顶点后，细胞膜上 Na^+ 通道已关闭，内向 Na^+ 电流终止，随后复极化开始。在复极化过程最初阶段，处于失活态的 Na^+ 通道不能直接被再次激活，以后随着复极化进程，处于失活态的 Na^+ 通道逐渐重新恢复到静息态，通道才具备被重新激活的可能。Na^+ 通道从失活态回到静息态的过程称为复活。复极化越接近静息电位水平，复活的 Na^+ 通道越多。

K^+ 通道只有一个激活门，根据激活门开放或关闭，K^+ 通道有激活和去激活两种状态。相对于 Na^+ 通道而言，K^+ 通道激活缓慢，当给予一个去极化水平刺激时，需要延迟一段时间 K^+ 通道才得以激活，并且将长时间维持在这种激活状态，此时激活门重复开、关的过程，使 K^+ 得以外流，直到膜电位回到静息电位水平。

4. 动作电位的特性

（1）"全"或"无"现象　所谓"全"，是指当给予阈刺激或阈上刺激时，同一细胞产生的动作电位的幅度都是相同的，即动作电位的幅度不随刺激强度的增强而增大；所谓"无"，是指如果刺激强度达不到阈值（阈下刺激），就没有动作电位的发生。

（2）不衰减传播　动作电位能够沿细胞膜向整个细胞传播，如果膜的各部分的极化状态是一致的，则膜各处的动作电位幅度也是相同的，即动作电位在传导过程中其幅度是不会衰减的。

（3）锋电位不能总和　由于绝对不应期的存在，连续刺激产生的多个动作电位总有一定间隔而不会发生融合，呈现为一个个分离的脉冲式发放。

5. 细胞一次兴奋后兴奋性的周期性变化　神经细胞和骨骼肌细胞在接受一次刺激发生兴奋时（即发生动作电位时），其兴奋性会发生一系列的变化。

（1）绝对不应期　在兴奋的最初阶段，即使再给予刺激，无论强度多大，细胞都不能再发生兴奋，此时细胞的兴奋性为零，这段时期称为**绝对不应期**（absolute refractory period，ARP）。对于神经细胞或骨骼肌细胞而言，在此期 Na^+ 通道完全处于失活状态，因此无论再施加多强的刺激也不能使细胞再次产生新的兴奋，此时兴奋性为零。由于这一时期几乎覆盖整个动作电位的锋电位，因而锋电位不会发生叠加总和。

（2）相对不应期　在绝对不应期之后的一段时期，细胞兴奋性有所恢复，但是兴奋性低于正常，这段时间称为**相对不应期**（relative refractory period，RRP）。在这一时期，部分 Na^+ 通道已经部分恢复到可以再次激活的静息态，如果所给的刺激强度足够大，可以再次引起细胞兴奋。

（3）超常期　在相对不应期之后，细胞的兴奋性略高于正常水平，称为**超常期**（supernormal period）。此期 Na^+ 通道都已经恢复到静息态，膜电位绝对值低于静息电位的绝对值，更接近 Na^+ 通道开放的阈电位，因而细胞受到刺激时更容易发生兴奋。

（4）低常期　超常期后，细胞的兴奋性又转入低于正常的时期，称为**低常期**（subnormal period）。虽然此时 Na^+ 通道都已恢复到静息态，但由于膜电位的绝对值大于静息电位的绝对值，更远离 Na^+ 通道开放的阈电位，因而细胞不容易发生兴奋。

经过上述周期性变化后，细胞的兴奋性才完全恢复正常。兴奋性的变化过程可用阈强度的数值来表示，在绝对不应期，阈强度无限大；相对不应期，阈强度由大于正常水平逐渐恢复到正常水平；超常期，阈强度比正常水平低；低常期，阈强度又高于正常水平（图 3-7）。

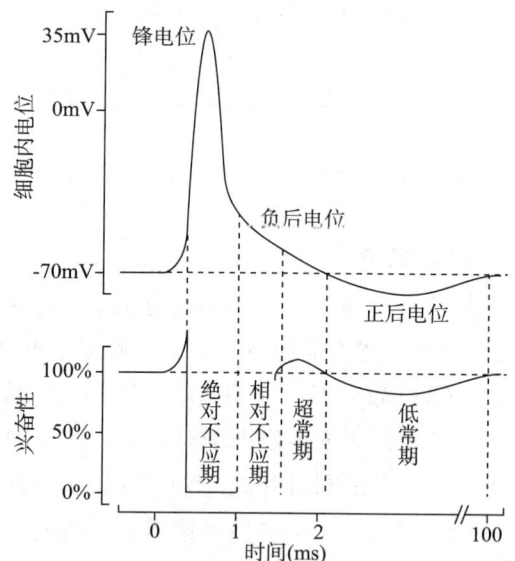

图 3-7　动作电位与兴奋性变化

（三）细胞的局部电位

如果所施加刺激的强度不足以使膜去极化达到阈电位而引发动作电位，但仍然可以使受刺激局部的细胞膜产生一定程度的去极化电位，这就是**局部电位**（local potential）。局部电位是由于外加电刺激直接对细胞膜电位的影响所产生的电紧张电位，再加上受刺激局部的细胞膜 Na^+ 的通透性轻微增加所导致的少量 Na^+ 内流。局部电位有以下特征。

（1）不表现"全"或"无"现象　局部电位的幅度可随刺激强度增加而增大。

（2）衰减性传播　局部电位的幅度随着传播距离的增加而减小，直至最后消失。

（3）可以总和　如在细胞膜的相邻部位同时给予刺激，引起的局部电位在彼此的电紧张传播范围内可以发生叠加或总和，称为空间总和（spatial summation）。如在细胞膜的同一部位给予一定频率的连续刺激，则在同一部位先后产生的局部电位也能够发生叠加或总和，称为时间总和（temporal summation）。如果局部电位经过总和使膜去极化程度达到阈电位水平，就可以产生动作电位。所以，细胞的兴奋可由一次阈刺激或阈上刺激引起，也可由阈下刺激经局部电位的总和而引起。

二、兴奋在同一细胞上的传导

（一）动作电位在神经纤维上传导的机制

动作电位一旦产生，可以沿着细胞膜不衰减地传播至整个细胞膜，这是动作电位的重要特征。兴奋在细胞的某一点产生后，可以不衰减地在同一细胞膜上传导，关键原因是在已经兴奋的部位和邻近未兴奋部位之间形成了局部电流（local current）。

以无髓神经纤维上动作电位的传导为例进行说明（图3-8）。在首先产生动作电位的部位，由于膜去极化使细胞膜内、外两侧电位的极性发生倒转，由原来的"内负外正"变为"内正外负"，这就与邻近未兴奋部分之间形成电位差，因而产生局部电流。局部电流以电紧张形式传播，其方向是细胞内正电荷从兴奋部位流向未兴奋部位，穿出细胞膜，再从未兴奋部位流向兴奋部位。局部电流使得一定距离内的细胞膜去极化达到阈电位，引起 Na^+ 通道大量开放，进而产生新的动作电位。如此反复，动作电位便通过局部电流沿细胞膜向远处传导。由于动作电位的传播其实是沿着细胞膜不断产生新的动作电位，因此能保持其原有的波形和幅度，而不会发生衰减。沿着神经纤维传导的兴奋（或动作电位）称为**神经冲动**（nerve impulse）。上述传导机制是可兴奋细胞兴奋传导的共同原理，包括骨骼肌和心肌等。

有髓鞘神经纤维的兴奋传导同样是通过局部电流来实现的，但它的传导是跳跃式的，因为有髓鞘纤维的轴突外面包裹着比较厚的不导电的不允许离子通过的髓鞘，只有在郎飞结处的轴突膜与细胞外液接触，而且郎飞结处的轴突膜含有丰富的 Na^+ 通道，因此，局部电流只能在郎飞结处出膜，动作电位也只能在郎飞结处发生，然后再与下一个郎飞结间形成局部电流，使下一个结处的膜兴奋，如此形成了兴奋从一个郎飞结传导到下一个郎飞结的跳跃式传导（saltatory conduction）（图3-8）。跳跃式传导的方式使有髓神经纤维的传导速度比无髓神经纤维快得多，而且在有髓神经纤维，动作电位传导相同的距离所需要转运的离子更少，所消耗的能量也就更少。

由于动作电位传导是局部电流的形式使一定距离内的细胞膜去极化到阈电位水平，因而局部电流的强度、传播速度直接影响到动作电位传导。局部电流的传播完全遵循物理学上电流沿导体传导的被动电学特性，其影响因素如下。①细胞直径的大小：直径越大，电阻越小，动作电位传导越快。②动作电位去极化的幅度：不同细胞动作电位去极化的幅度不同，去极化幅度越大，形成的局部电流就越强，动作电位传导越快。③有髓神经纤维比无髓神经纤维传导快。

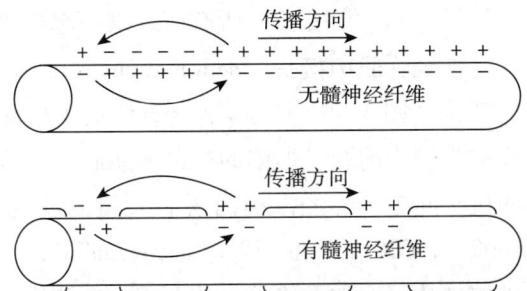

图3-8　神经纤维上动作电位的传导机制

（二）神经纤维传导兴奋的特征

（1）完整性　细胞在结构和生理功能上的完整性，是保证兴奋在同一细胞上传导的前提。如果神经纤维被切断，兴奋就不可能通过其断口，如果神经纤维受到麻醉药或低温的作用而破坏其生理功能的完整性，也会导致兴奋传导的阻滞。如临床上使用的一些局麻药，就是通过作用于细胞膜上相应的离子通道，阻断神经纤维上的兴奋传导而起麻醉效应的。

（2）双向性　人为刺激神经纤维上任何一点，产生的动作电位可同时向神经纤维的两端传导。但是在整体情况下，神经冲动总是从胞体传向神经末梢。感觉传入神经纤维的冲动则是由外周端传向中枢端。

（3）绝缘性　一条神经干包含着许多条神经纤维，但各条神经纤维能各自传导各自的兴奋而基本上互不干扰，其主要原因是细胞外液对电流的短路作用，使局部电流主要在一条神经纤维上形成。传导的绝缘性能使神经调节更为精确。

（4）相对不疲劳　在实验条件下，连续电刺激神经纤维十几小时，神经纤维始终保持着传导兴奋的能力，不容易发生疲劳。

三、动作电位在不同细胞间的传递

细胞与细胞之间联系的方式不同，故而动作电位在不同细胞间的传递机制也不同，主要有两种形式：动作电位通过缝隙连接的传导，以及动作电位通过神经突触（见第十章）或神经－肌肉接头的传递。

（一）动作电位通过缝隙连接的传导

在某些组织，如心肌和平滑肌细胞间存在着缝隙连接（gap junction），在缝隙连接部位相邻细胞的细胞膜靠得很近。每侧细胞膜上都规则的排列着一些称为连接体的蛋白颗粒。每个连接体都是由 6 个称为连接子的单体蛋白形成的同源六聚体，中央形成一个亲水性孔道。两侧膜上的连接体端相互连接，使两个连接体的亲水性孔道对接，形成了允许离子通过的通道。这些通道通常是开放的，便于相邻的细胞间进行离子交流。当一个细胞兴奋时，局部电流可经缝隙连接在相邻的两个细胞间形成，从而迅速引起另一个细胞产生动作电位。由于动作电位通过缝隙连接的传导也是以局部电流的形式实现的，因此传导速度极快，这有利于这些组织细胞的同步活动。如心肌细胞几乎是同时收缩的，以保证心脏的正常泵血功能。

（二）动作电位在神经－肌肉接头的传导

1. 神经－肌肉接头的结构　支配骨骼肌的运动神经是来自脑和脊髓的运动神经元。运动神经元的轴突在接近肌肉时，失去髓鞘同时分出若干末梢分支，一般情况下每一分支支配一根肌纤维。一个运动神经元连同它所支配的所有肌纤维一起构成一个运动单位。

神经－肌肉接头（neuromuscular junction，NMJ）是指运动神经末梢膜和与之对应的肌细胞膜相接触的部位（图 3－9）。运动神经纤维的末梢部分膨大，嵌入肌膜的凹陷中。神经纤维末梢（神经末梢）的膜称为接头前膜，凹陷的这部分肌膜称为接头后膜或终板膜（endplate membrane），二者之间有约 50nm 的接头间隙。神经末梢内含有大量的囊泡，称为突触囊泡。囊泡的直径为 50～60nm，一个囊泡含有 6000～10000 个乙酰胆碱（acetylcholine，ACh）。终板膜由肌膜特化而成，它又向细胞内凹陷形成许多皱褶，从而增加了终板膜的面积。在皱褶处密集分布着 N_2 型乙酰胆碱受体，此外，还含有可水解乙酰胆碱的胆碱酯酶。

2. 动作电位在神经－肌肉接头的传导机制　神经－肌肉接头处的兴奋传递是借助乙酰胆碱这种化学递质来完成的。乙酰胆碱在胞质中合成，贮存在囊泡内。当神经末梢处于安静状态时，只有少数囊泡随机释放，进入间隙的乙酰胆碱很少，使接头后膜只产生微弱的去极化，无法引起肌细胞兴奋。当动作电位传递到神经－肌肉接头处，兴奋传递的具体过程如下。

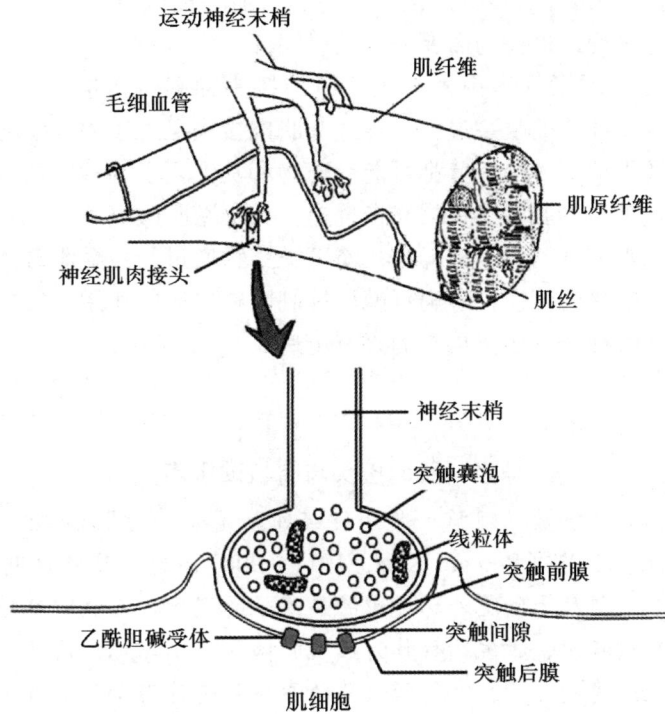

图 3-9 神经-肌肉接头结构示意图

（1）动作电位到达运动神经末梢时，接头前膜发生去极化，进而使接头前膜的电压门控 Ca^{2+} 通道开放。

（2）Ca^{2+} 通道开放，使接头前膜对 Ca^{2+} 的通透性增加，大量 Ca^{2+} 顺浓度差由胞外进入神经末梢内。

（3）进入神经末梢的 Ca^{2+} 触发囊泡向接头前膜方向移动，并与之融合，以出胞方式将囊泡中储存的乙酰胆碱释放到接头间隙。一次神经冲动到达所引起的 Ca^{2+} 内流，可导致 100~200 个囊泡同时释放。每个囊泡释放时总是将其中所含的所有乙酰胆碱分子全部释放出来，这种以囊泡为单位的倾囊释放称为**量子式释放**（quantal release）。

（4）足量的乙酰胆碱在接头间隙扩散至终板，与终板膜上的 N_2 型乙酰胆碱受体结合，这种受体本质上就是一种化学门控通道，允许乙酰胆碱与之结合后会引起通道蛋白质的构型改变，导致离子通道开放，终板膜对 K^+ 和 Na^+ 的通透性增加，其中以 Na^+ 内流为主。其结果是使终板膜发生去极化。这个去极化电位称为**终板电位**（end-plate potential，EPP）。一次动作电位到达所引起的每个囊泡释放的乙酰胆碱会导致终板膜约 0.4mV 的微小去极化电位，即微终板电位。终板电位实际上是由神经细胞一次动作电位所引起的囊泡释放产生的所有微终板电位的总和。

（5）终板电位属于局部电位，可以电紧张扩布的方式使邻近正常肌细胞膜去极化到阈电位水平，从而引发动作电位。然而终板处没有动作电位产生必需的电压门控钠通道，因此不可能产生动作电位。

（6）乙酰胆碱发挥作用后很快被终板膜上的胆碱酯酶水解而失活，终板电位随即消失。乙酰胆碱水解产物胆碱约 50% 被主动摄取回到轴突末梢，作为原料再用于乙酰胆碱合成。

3. 兴奋在神经-肌肉接头的传导的特征

（1）**化学性兴奋传递** 神经-肌肉接头处的兴奋传递要依赖化学物质（乙酰胆碱）来实现，从乙酰胆碱的释放到终板电位的形成，存在一系列化学过程，故称为化学性兴奋传递。

（2）**单向传递** 因为只有接头前膜能释放乙酰胆碱，终板膜上具有接受乙酰胆碱作用的受体。所以神经-肌肉接头处的兴奋传递只能从接头前膜传向终板膜，不能反向传递。

（3）**时间延搁** 虽然接头前、后膜相距仅 50nm，但神经-肌肉接头处的兴奋传递要历时 0.5~

1.0ms，比兴奋在同一细胞上的传导要慢。这是因为传递时需要前膜释放乙酰胆碱，乙酰胆碱扩散到终板膜，并与受体相互作用等过程，这些均需要一定的时间。

（4）易受药物和其他环境因素的影响   神经-肌肉接头的兴奋传递是一个涉及神经递质的合成、释放、与受体作用及灭活等多环节的复杂过程，神经-肌肉接头又处于内环境之中。因此，乙酰胆碱的合成、释放、与受体作用及灭活等多个环节都可能受药物和其他环境因素的影响。至少有几十种药物通过作用于不同的环节，影响神经-肌肉接头的兴奋传递，如：密胆碱竞争胆碱乙酰基转移酶，从而抑制乙酰胆碱合成；肉毒杆菌毒素抑制乙酰胆碱释放；箭毒类药物通过与乙酰胆碱竞争终板膜上的乙酰胆碱受体而阻断神经-肌肉接头的兴奋传递；毒扁豆碱可抑制胆碱酯酶的作用，抑制乙酰胆碱的水解，致使乙酰胆碱在接头处积聚，增强神经-肌肉接头的兴奋传递。

知识拓展

神经-肌肉接头与有机磷中毒

在神经-肌肉接头的传导机制被发现前，关于神经冲动是"跳过"神经-肌肉接头还是化学递质介导被激烈的争论。伯纳德·卡茨（Bernard Katz，1911—2003）通过试验证明乙酰胆碱是完成神经肌接头处传递的化学递质，它的释放受细胞外环境中的钙离子的调控。乙酰胆碱释放的多少决定了肌肉收缩的幅度和频率。而在这个过程中，胆碱酯酶作为乙酰胆碱的控制单元，清理多余的乙酰胆碱。如果胆碱酯酶异常，肌肉的运动就会受到影响，有机磷农药的毒性就是作用于此。有机磷农药通过抑制胆碱酯酶的活性，使乙酰胆碱的大量堆积，导致神经-肌肉接头功能紊乱。值得庆幸的是，由于卡茨和其他科学家的研究，有机磷中毒有着特效的解毒剂，能够极大程度地提高中毒患者的抢救成功率。

四、骨骼肌的收缩

（一）骨骼肌细胞的超微结构

骨骼肌细胞是由肌原纤维构成的（具体结构详见第二章第二节）。肌原纤维（myofibrils）由粗肌丝和细肌丝沿肌细胞的长轴按照一定规律排列而成（图3-10）。粗、细肌丝之间特有的对应关系形成显微镜下所见明、暗交替的横纹，分别称为明带（light band）和暗带（dark band），因此骨骼肌又称横纹肌。明带中只有细肌丝重叠，中央有一条Z线是细肌丝附着的结构。暗带是粗肌丝所在的节段，两端分别重叠有自明带插入的细肌丝，暗带的中央有一段相对较亮只有粗肌丝的区域，称为H带。H带的中央，即暗带的中央，有一条M线，是粗肌丝附着的结构。两个相邻Z线之间的区域称为肌小节（sarcomere），是肌原纤维结构和收缩功能的基本单位。在一个肌小节中，两组细肌丝的一端分别锚定在两条Z线的骨架结构中，另一端分别从两端插入暗带的粗肌丝之间，并均匀地分布在粗肌丝周围。每条粗肌丝周围由均匀分布的6条细肌丝包围，而每条细肌丝周围有3条粗肌丝，这样的排列关系有利于粗、细肌丝间的相互作用。肌原纤维收缩功能与粗、细肌丝的分子组成有着密切关系。

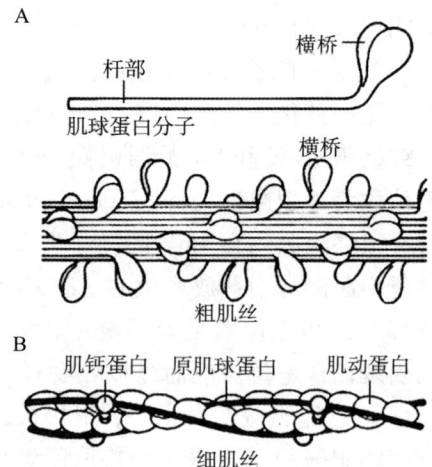

图3-10   粗肌丝、细肌丝的构成示意图

1. 粗肌丝（thick filament）   是肌球蛋白（myosin）分子的多聚体，肌球蛋白也称肌凝蛋白。如图3-10所示，每个肌球蛋白分子包含一对重链和两对轻链。两条重链的大部分相互缠绕构成肌球蛋白分子杆状的尾部；两条重链的氨基末端部分分开，分别与一对轻链共同构成肌球蛋白分子两个球形的头部。众多肌球蛋白分子杆状的尾部分别从两个方向朝M线平行排列，聚集形成粗肌丝的主干，球形的

头部则按照特定排列方式分布在粗肌丝的两端，其排列规律为球形的头部两两相对，每对之间相隔一定距离并变换60°的角度。粗肌丝的球形头部与一小段杆状桥臂一起作为粗、细肌丝之间相互连接的横桥（cross - bridge）。横桥可与细肌丝中的肌动蛋白结合，且具有ATP酶的活性，能结合并水解ATP，供给横桥周期所需的能量。

2. 细肌丝（thin filament）　由三种蛋白构成，如图3 - 10所示：①肌动蛋白（actin），也称肌纤蛋白，是球形分子，聚合形成两条相互缠绕的螺旋状结构，构成细肌丝的主干，其上有与粗肌丝横桥结合的位点。②原肌球蛋白（tropomyosin），也称原肌凝蛋白，是由两条肽链相互缠绕而成的双螺旋长杆状结构，与肌动蛋白双螺旋结构伴行。安静时，原肌球蛋白遮盖肌动蛋白分子上与横桥结合的位点；当肌肉收缩时，发生扭动，使肌动蛋白分子上与肌球蛋白头部结合的位点得以暴露，便于两者间的相互作用。③肌钙蛋白（troponin），由C、T、I三个亚单位构成的球形分子，间隔一定的距离定位于原肌球蛋白上。C亚单位上有Ca^{2+}的结合位点，能与肌浆中的Ca^{2+}结合并启动肌纤维的收缩活动。静息状态下，T亚单位和I亚单位分别将肌钙蛋白分子与原肌球蛋白和肌动蛋白紧密相连，以确保原肌球蛋白将肌动蛋白的结合位点遮盖。当C亚单位与Ca^{2+}结合时，肌钙蛋白发生构象改变，导致I亚单位与肌动蛋白的结合减弱，原肌球蛋白分子随即构象改变而发生扭动，从而暴露出肌动蛋白上的结合位点，此位点一暴露便立即与肌球蛋白的横桥结合。

在上述分子中，肌动蛋白与肌球蛋白分子的相互作用与肌纤维的收缩活动有着直接关系，因而这两种蛋白又称收缩蛋白（contractile protein）。原肌球蛋白和肌钙蛋白控制着肌动蛋白与肌球蛋白分子间的相互作用，因而又称调节蛋白（regulatory protein）。

肌原纤维的肌管系统有横小管系统、纵小管系统。肌管系统是骨骼肌兴奋引起收缩耦联的形态学基础。

（二）兴奋 - 收缩耦联

神经冲动经神经 - 肌肉接头传递至骨骼肌细胞的标志是动作电位的产生，而此后，肌细胞机械收缩活动的发动需要肌细胞内Ca^{2+}浓度增加。将肌细胞电兴奋和机械收缩活动联系起来的一系列过程，称为**兴奋 - 收缩耦联**（excitation - contraction coupling）。实现骨骼肌兴奋 - 收缩耦联的结构基础是肌管系统，Ca^{2+}是实现这一过程的耦联因子。

兴奋 - 收缩耦联包括三个基本过程：①肌膜上的动作电位通过局部电流沿肌膜传导到横小管膜；②动作电位传至横小管膜，导致膜上L型钙通道分子构象改变，进一步激活与之相近的终池膜上雷诺丁受体。该通道开放使终池内储存的Ca^{2+}大量释放入胞质中，使胞质内Ca^{2+}浓度升高。在心肌细胞，由于其动作电位时程较骨骼肌细胞长得多，使得L型钙通道可真正作为通道被激活开放，促使胞外Ca^{2+}流入胞内，再由内流Ca^{2+}触发胞内Ca^{2+}释放，这就是钙致钙释放（calcium - induced calcium release，CICR）（图3 - 11）。③胞质内Ca^{2+}浓度升高进一步引发骨骼肌细胞机械收缩活动。

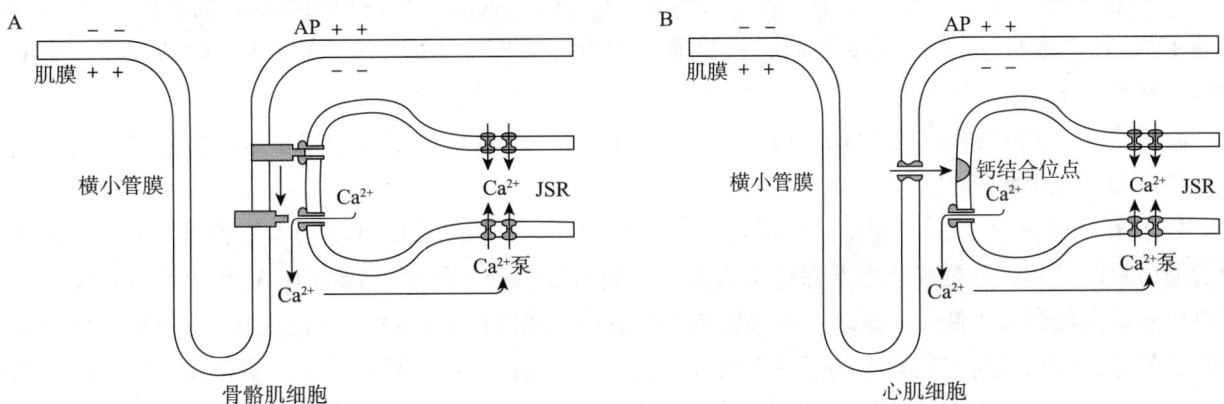

图3 - 11　兴奋 - 收缩耦联机制

（三）骨骼肌细胞的收缩机制

肌肉收缩的实质是将 ATP 分解释放的化学能转变为机械能，这种能量转换主要发生在肌球蛋白上的横桥与肌动蛋白反复作用的过程中。横桥与肌动蛋白结合、扭动、解离、复位、再结合的过程，称为**横桥周期**（cross-bridge cycling）。横桥周期具体包括以下几个主要过程（图 3-12）。

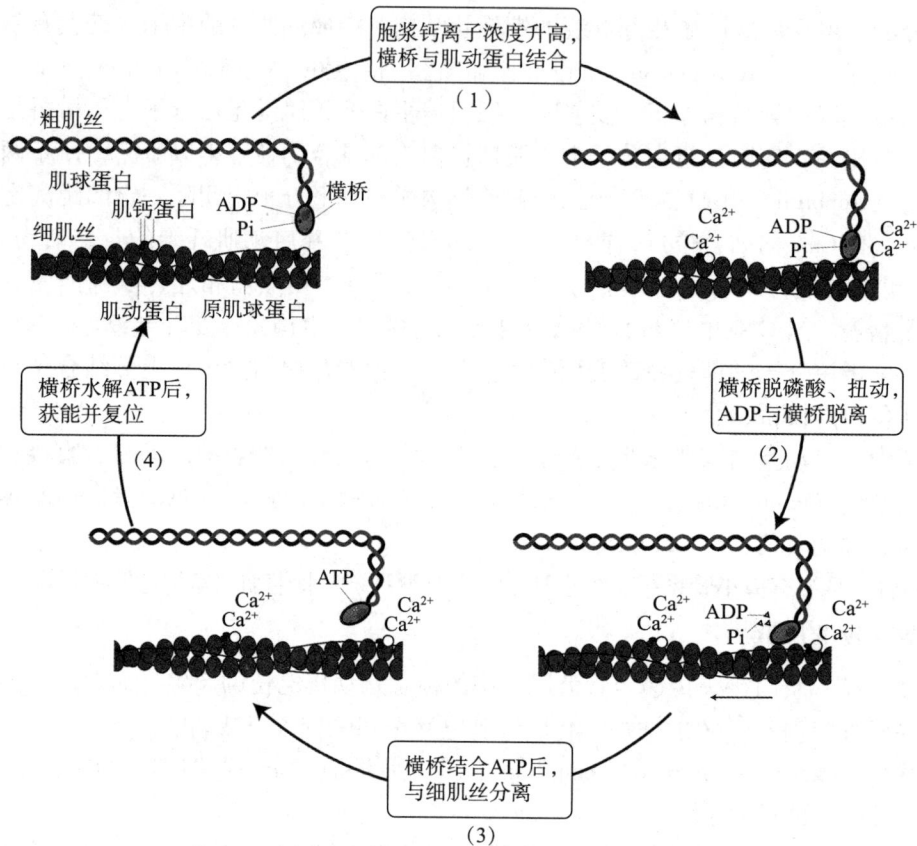

图 3-12 横桥周期示意图

1. 横桥与细肌丝肌动蛋白结合 胞质中 Ca^{2+} 浓度升高后，Ca^{2+} 与细肌丝上的肌钙蛋白 C 亚单位结合；肌钙蛋白构象变化使肌钙蛋白 I 亚单位与肌动蛋白结合减弱，原肌球蛋白向肌动蛋白双螺旋沟内移动；肌动蛋白上的横桥结合位点暴露，处于高势能垂直状态的横桥与细肌丝肌动蛋白结合。

2. 横桥扭动 横桥与肌动蛋白结合后，磷酸分子与横桥脱离；横桥构象改变，向粗肌丝 M 线方向扭动 45°，拖动细肌丝向肌节中央滑行，将势能转变为肌节长度的缩短和/或克服负荷的张力，ADP 从横桥上解离下来。

3. 横桥与细肌丝解离 在 ADP 解离的位点，ATP 分子与横桥的结合使横桥对肌动蛋白的亲和力降低，横桥与细肌丝解离。

4. 横桥水解 ATP 获能并复位 横桥具有 ATP 酶活性，可将结合的 ATP 分解，利用其化学能使扭动后的横桥重新竖起，与粗肌丝主干保持垂直而处于高势能状态。同时，结合有 ADP 和无机磷酸分子的横桥对肌动蛋白亲和力恢复。这时，如果胞质中仍然保持较高的 Ca^{2+} 浓度，肌动蛋白上的横桥结合位点就仍然暴露，横桥就与细肌丝上的下一个结合位点结合，进入下一个横桥周期。横桥每次扭动的距离约 11nm，随着横桥周期反复进行，细肌丝不断地被拖入粗肌丝内，使肌小节缩短、肌肉收缩。当肌细胞动作电位消失、Ca^{2+} 被钙泵逆浓度梯度转运回终池内贮存，导致肌浆中 Ca^{2+} 浓度大大降低，这时 Ca^{2+} 与肌钙蛋白解离，肌钙蛋白和原肌球蛋白都回到安静时的状态，重新阻断肌球蛋白的横桥与肌动蛋白结合，横桥周期停止，肌肉便进入舒张过程，细肌丝退回收缩前的位置。

（四）骨骼肌收缩的形式和影响收缩的因素

1. 骨骼肌的收缩形式　从力学角度分析，肌肉收缩做功可表现为长度缩短，使机体能产生一定的运动，或产生一定的张力，以克服某种阻力。根据肌肉收缩时缩短及产生张力的情形不同，可将肌肉收缩分为等张收缩和等长收缩两种形式。**等长收缩**（isometric contraction）又称静力性收缩，表现为肌肉收缩时长度不变而张力升高。**等张收缩**（isotonic contraction）又称动力性收缩，是指肌肉收缩时仅表现为长度的缩短而张力不变。人体运动时，这两种收缩形式都有，而且经常是两种收缩形式的复合，既有长度的缩短，又有张力的升高。但在人体肢体自由屈曲时，主要是有关肌肉的等张收缩；而伸直臂提重物，在克服重物重力的过程中，主要是等长收缩。

根据刺激形式不同，骨骼肌收缩可表现为单收缩和收缩的总和。由单一刺激所引起的骨骼肌一次快速的收缩活动为**单收缩**（single twitch），包括潜伏期、收缩期和舒张期。单收缩的强度与刺激强度有关。由于构成一块肌肉的肌纤维的兴奋性不一致，刺激强度越大，兴奋的肌纤维数越多，收缩强度越大；如果刺激足以使所有的肌纤维都兴奋时，肌肉的收缩强度不再继续增加。正常情况下，心肌的收缩表现为单收缩。生理条件下，骨骼肌收缩活动是由运动神经元所控制的。由运动神经元所控制的骨骼肌的收缩往往以总和的形式出现。当骨骼肌受到一定频率的连续刺激时，刺激频率的高低可以引起肌肉收缩出现不同形式的总和（图3-13）。如果刺激频率较低，前后两次刺激的间隔大于一次单收缩的收缩期，但小于收缩和舒张期之和，则总和发生在前一次肌肉收缩的舒张期内，即前一次肌肉收缩后的舒张还没有结束，下一次刺激引起的收缩就已经开始，这就是**不完全强直收缩**（incomplete tetanus）；如果刺激频率较高时，前后两次刺激的间隔小于一次单收缩的收缩期，则总和发生于前一次肌肉收缩的收缩期内，这就引起**完全强直收缩**（complete tetanus）。实际上，生理条件下运动神经元所引起的骨骼肌的收缩都是完全强直收缩，可以产生更大的收缩效能，从而实现其生理功能。心肌与骨骼肌不同，正常情况下不会产生强直收缩，这与心脏的泵血活动相适应。

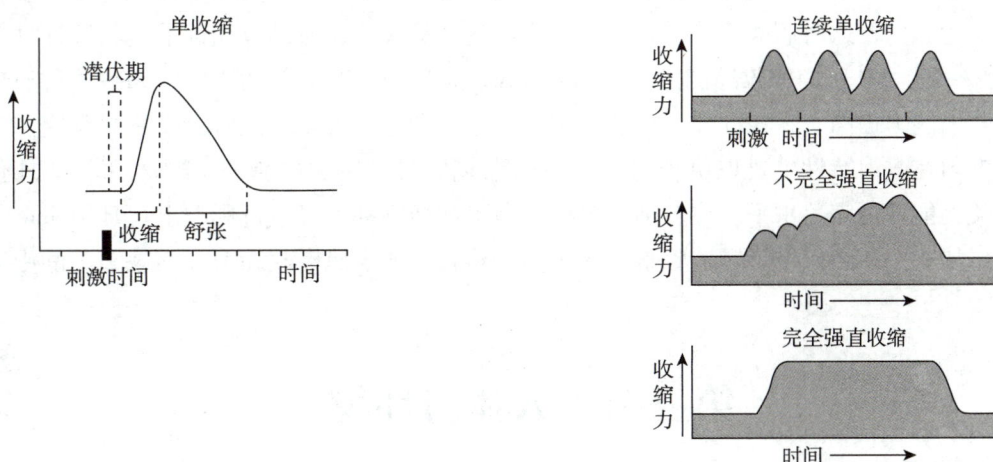

图3-13　骨骼肌单收缩与复合收缩曲线

2. 影响骨骼肌收缩的因素　主要包括前负荷、后负荷和肌肉收缩能力三个方面。

（1）前负荷　肌肉在收缩前所承受的负荷，称为**前负荷**（preload）。由于肌肉具有一定的弹性，在前负荷作用下，肌肉可被牵拉至一定长度，即为肌肉的初长度（initial length）。通过测定在不同的初长度情况下肌肉收缩产生的主动张力（总张力减去被动张力）反映其做功的大小，这就得到肌肉收缩的长度-张力关系曲线（图3-14）。根据该曲线可以知道在一定范围内随着前负荷增加，肌肉初长度增加，肌肉收缩产生的主动张力随之增加；当初长度达到某一范围，即处于最适初长度（optimal initial length）时，肌肉收缩可以产生最大的张力；如继续增加初长度，肌肉收缩时产生的张力反而下降。

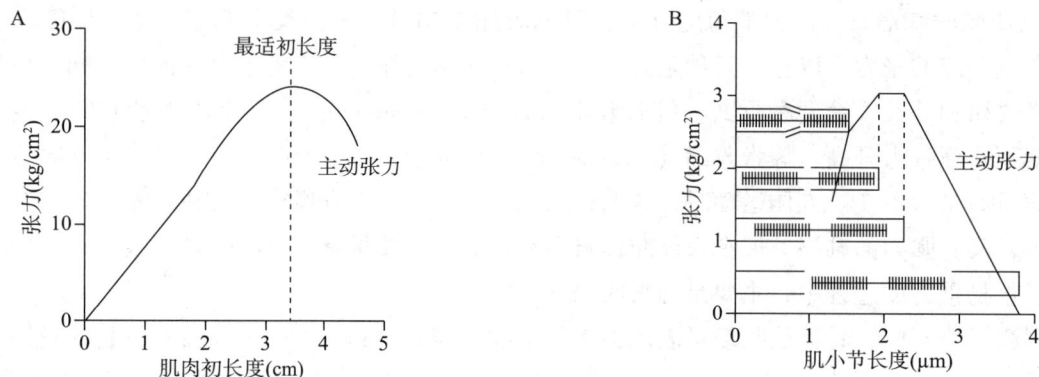

图 3-14　肌肉收缩产生的张力与初长度的关系

究其原因，肌肉收缩产生张力的大小是由肌小节中能与细肌丝接触的横桥数目决定。当肌肉处于最适初长度时，粗、细肌丝处于最佳重叠状态，所有横桥都能与细肌丝重叠而发挥作用；长于最适初长度，部分横桥不能与细肌丝相互作用；而短于最适初长度，两侧细肌丝在暗带中央相互重叠并发生卷曲，也会影响部分横桥与细肌丝接触，使收缩所产生的张力相应减小（图 3-14）。简言之，肌肉初长度在一定范围内增加有利于做功，初长度过长，做功能力反而下降。

实际上，在整体情况下，骨骼肌的初长度已经由肌肉的起止点固定于最适初长度，因而骨骼肌收缩做功主要受到后负荷的影响。而心肌的初长度与心腔的充盈程度有关，因而会影响其收缩做功。

（2）后负荷　肌肉在收缩开始后所遇到的阻力称为**后负荷**（afterload）。在特定条件下，肌肉做功的总量是一定的，当肌肉收缩时，必须先产生张力以克服阻力，然后才能缩短。因此，当后负荷增加时，肌肉收缩产生的张力会相应增加，缩短的速度和程度也会减小；当后负荷增加到一定程度时，肌肉做功全部用于产生张力，这时肌肉不能缩短，而张力则达到最大，这时的收缩即前述的等长收缩。

（3）肌肉收缩能力　肌肉的**收缩能力**（contractility）是指与负荷无关的决定收缩效能的肌肉内在特性。如果肌肉收缩能力提高，在相同前、后负荷的情况下，收缩产生的张力和/或缩短程度、速度都会提高。这种肌肉内在收缩特性主要取决于与兴奋-收缩耦联过程有关的胞质 Ca^{2+} 水平，肌球蛋白 ATP 酶活性以及相关功能蛋白表达水平。许多神经递质、激素和药物都可以通过影响上述环节来调节和影响肌肉收缩能力，如交感神经兴奋、肾上腺素、咖啡因等药物可增强肌肉收缩力，而缺氧、酸中毒时肌肉收缩力减弱。

第三节　人体与环境

PPT

人体作为一个独立的生命体，生活在自然界这个复杂多变的外环境中。而作为人体生命活动基本单位的细胞，则生活在人体内细胞外液这个相对稳定的内环境中。外环境中各种理化因素的改变，会以刺激的形式作用于人体，影响并改变人体内环境的稳定。而生命活动的本质就是机体通过协调各器官系统的功能活动，一方面对来自外环境的刺激做出反应，以适应外环境的变化得以生存；另一方面，恢复并维持内环境的稳定状态，以保证组织细胞正常的生命活动。因此，人体与外环境之间的相互作用和人体内环境稳态的维持，是生理学研究的核心问题。

一、人体与外环境

由于人生活在自然界中，所以把自然界称为人体的**外环境**（external environment）。外环境又分为自然环境和社会环境。自然环境的影响因素包括物理因素、化学因素和生物因素，例如气温、气压、光照、温度、环境中的化学成分、微生物种类等。众多不断变化的理化因素，刺激着人体，引起人体通过相应生理功能的调节产生适应性反应，如在自然界光照的影响下，人体自身的日周期节律与光照变化发生了同步。当然，人体对自然环境变化的适应能力是有一定限度的，例如气温极度升高或降低，人体是无法适应的。但是人类具有主观能动性，可通过对环境的改造，使之适合自己的需要。社会环境的影响包括社会因素和心理因素，是影响人体生理功能的另一个重要方面。由于心理因素与社会环境联系密切，故常称之为社会心理因素，它主要通过神经系统特别是大脑皮质的高级智能活动，影响着人体的功能活动。

人与外环境之间存在两个方面的关系，一方面是外环境的变化对人的作用；另一方面是人的活动对外环境的影响。只有这两方面的关系达到良性平衡时，人才能保持正常的生理状态。

二、内环境与稳态

（一）体液

人体内的液体总量称为**体液**（body fluid），包括水分和溶解于其中的物质。体液总量约占身体重量的60%，按其分布可分为细胞内液和细胞外液两大类。细胞内的液体称为**细胞内液**（intracellular fluid），约占体液的2/3（约占体重的40%），是细胞内各种生物化学反应进行的场所；其余的液体分布在细胞外，称为**细胞外液**（extracellular fluid），约占体液的1/3（约占体重的20%），是细胞直接生活的液体环境。细胞外液的1/4（约占体重的5%）分布在心血管系统的管腔内，形成血浆；其余3/4（约占体重的15%）分布在全身的组织间隙中，称为组织液（interstitial fluid）。

（二）内环境

人体内绝大多数细胞与外界环境是没有直接接触的，它们的直接生活环境是细胞外液。19世纪，法国生理学家贝尔纳（Claude Bernard，1813—1878）提出了一个重要的概念，即细胞外液是细胞在体内直接所处的环境，称之为**内环境**（internal environment），并指出内环境相对稳定是机体在不断变化的外环境中仍能很好生存的首要条件。

内环境是细胞直接进行新陈代谢的场所，细胞代谢所需要的O_2和各种营养物质只能从内环境中摄取，而细胞代谢产生的CO_2和代谢终末产物也直接排到细胞外液中，然后通过血液循环运输，由呼吸和排泄器官排出体外。同时，内环境还是细胞生存与活动的地方。它给细胞创造了一个适宜的生活环境，为细胞的各种化学生理反应提供合适的理化条件。所以，内环境对于细胞的生存以及正常生理功能的维持非常重要。

（三）稳态

内环境的各项理化性质，如温度、pH、渗透压和各种液体成分等保持相对稳定的状态，称为**稳态**（homeostasis）。内环境稳态不是指内环境中的各种理化因素保持固定不变，而是在不断的变化中达到动态平衡，是机体自我调节的结果。其包括两方面的含义，一方面是指细胞外液的化学成分、pH、温度、渗透压等理化特性保持相对稳定，不随外环境的变动而明显改变。例如，自然环境的温度有春夏秋冬的变化，但人的体温总是稳定在37℃左右，变动范围不超过1℃。另一方面是指稳定状态并不是固定不变的，而是在一定范围内不断变化，处于动态平衡之中。

内环境稳态的维持是一个复杂的生理过程，是在神经体液调节下进行的，其对于维持整个人体和体内所有细胞的正常功能都是非常必要的，人体的生命活动就是在内环境稳态不断被破坏和不断恢复的过程中，得以进行和保持的。如果内、外环境的变化过于剧烈，超过机体器官系统的适应能力，或者组织器官的功能活动出现异常而失去对环境的适应能力，内环境理化条件就会发生较大变化，从而偏离正常水平而破坏稳态，使生活于其中的细胞功能发生严重紊乱，导致疾病的发生甚至机体的死亡。例如，临床上的酸中毒，就是内环境的 H^+ 浓度超过正常界限，破坏了内环境的正常酸碱环境，从而引起人体细胞的功能紊乱。可见，稳态的维持是极其重要的。

第四节　机体生理功能的调节

PPT

机体所处的环境时刻在变化，机体的各项功能活动必须及时做出适应性反应才能维持内环境稳态。机体功能活动的这种适应性反应过程称为**调节**（regulation）。人体生理功能调节的方式主要有神经调节、体液调节和自身调节，这些调节方式相互配合、密切联系，但又各有其特点。

一、机体生理功能的调节方式

（一）神经调节

神经调节（nervous regulation）是体内最普遍的一种调节方式，是指由神经系统对机体各组织、器官和系统的生理功能所进行的调节。神经调节的基本方式是反射（reflex）。反射是指在中枢神经系统参与下，机体对内、外环境的刺激做出的规律性应答。反射活动的结构基础是反射弧（reflex arc），典型的反射弧由感受器、传入神经、神经中枢、传出神经和效应器五个部分组成。感受器能够感受机体内、外的环境变化，并将这种变化转换成神经信号（动作电位），通过传入神经纤维传到相应的神经中枢，中枢对传入信号进行分析综合后做出反应，再经传出神经纤维传至效应器，改变后者的活动状态。反射是机体重要的调节方式。人类和高等动物的反射又可分为非条件反射和条件反射。

神经调节的特点是：反应迅速，定位准确和作用时间短暂。

（二）体液调节

体液调节（humoral regulation）是指机体的内分泌腺或内分泌细胞分泌的一些特殊的化学物质，经体液运输到达特定的组织、细胞并对其活动进行调节的过程。这些特殊化学物质可以是内分泌细胞分泌的激素，也可以是某些组织细胞产生的特殊化学物质，如白介素和趋化因子等。

此外，体内的内分泌腺或内分泌细胞也可直接或间接地受到神经系统的调节，在这种情况下，体液调节便成为神经调节反射弧传出途径的延伸或补充，称为**神经－体液调节**（neuro－humoral regulation）。例如，当交感神经兴奋时，它所支配的肾上腺髓质分泌肾上腺素，经血液运输，调节相应器官的功能活动。

体液调节的特点：作用缓慢，时间持久和调节范围广泛。

（三）自身调节

自身调节（autoregulation）是指机体的一些细胞、组织或器官在不依赖于神经和体液调节的前提下，由其自身的特性对内、外环境变化产生适应性反应的过程。该调节方式只存在于少数组织和器官中。例如，在一定范围内，心肌纤维被伸展得愈长，其收缩力随之增加；又如，在一定范围内，动脉血压降低，脑血管舒张，使脑血流量不致过少；反之亦然。这些反应在去除神经支配和体液因素的影响后仍然存在。

自身调节的特点：调节幅度和范围小，仍然具有一定的意义。

二、机体调节的控制系统

人体功能的各种调节机制都属于控制系统，从控制论的观点分析，控制系统可分为：非自动控制系统、反馈控制系统和前馈控制系统。

（一）非自动控制系统

非自动控制系统是一种"开环"系统。在这样的系统内，控制部分发出的信息影响受控部分，而受控部分的活动不会反过来影响控制部分的活动。因此，这种控制方式是单向的，如在应激反应中，下丘脑对垂体促肾上腺皮质激素分泌的调节属于此种情况。在人体正常生理功能的调节中，这种方式的控制极为少见。

（二）反馈控制系统

反馈控制系统（feedback control system）是一种"闭环"系统，即控制部分发出信号，指示受控部分活动，而受控部分的活动可被一定的感受装置感受，感受装置再将受控部分的活动情况作为反馈信号送回控制部分，控制部分可以根据反馈信号来改变自己的活动，调整对受控部分的指令，因而能对受控部分的活动进行调节。可见，在这样的控制系统中，控制部分和受控部分之间形成一个闭环联系，这种由受控部分发出的能影响控制部分的信息称为反馈信息。受控部分发出的反馈信息影响控制部分活动的过程称为**反馈**（feedback）。

根据反馈信息对控制部分作用的结果不同，可将反馈分为两种：负反馈和正反馈。

1. 负反馈　如果反馈信息对控制部分作用的结果是使受控部分的活动向原先活动相反的方向变化，称为**负反馈**（negative feedback）。换一种方式说，当某种生理活动过强时，通过该种反馈调控可使该生理活动减弱；而当某种生理活动过弱时，又可反过来引起该生理活动增强。例如，脑内的心血管活动中枢通过交感神经和副交感神经控制心脏和血管的活动，使动脉血压维持在一定的水平。当由于某种原因使心脏活动增强，血管收缩而导致动脉血压高于正常时，动脉压力感受器就立即将这一信息通过传入神经反馈到心血管中枢，心血管中枢的活动就会发生相应的改变，使心脏活动减弱，血管舒张，于是动脉血压向正常水平恢复；反之，当由于某种原因使心脏活动减弱，血管舒张而使动脉血压低于正常时，动脉压力感受器的传入信息会使心血管中枢的活动发生相反的改变，其结果是心脏活动加强，血管收缩，动脉血压回升至原先的水平。负反馈调节在机体各种生理功能调节中最为常见，它对于维持机体各种生理功能活动的相对稳定具有重要意义。

2. 正反馈　如果反馈信息对控制部分作用的结果最终是使受控部分的活动在原有活动的同一方向上进一步加强，称为**正反馈**（positive feedback）。很明显，正反馈的结果不是维持系统的稳态或平衡，而是破坏原先的平衡状态。如分娩、排尿、排便、射精和血液凝固等都属于正反馈调节。正反馈调节的生理作用是使某一生理活动不断加强，并尽快完成，它对某些生理过程的发生是必需的。

正反馈调节在正常体内的生理调节过程中比较少见，但是在病理情况下，则会有许多正反馈的情况发生。

（三）前馈控制系统

机体功能的反馈自动控制，反映了人体功能调节的自动化，但尚不完善。例如，负反馈调节是维持内环境稳态的重要机制，但它只有在干扰信息使受控变量出现偏差之后才能发挥作用，存在偏差纠正滞后和易于矫枉过正的缺点。事实上，体内还有另外一种控制方式。当控制部分发出信号，指令受控部分进行某一活动时，在受控部分发出反馈信息之前，由某一监控装置在受到刺激后预先发出前馈信息，作用于控制部分，使其及早做出适应性反应，及时调控受控部分的活动，这种控制形式称为**前馈**（feedforward）。前馈控制克服了反馈滞后和矫枉过正的缺点，使人体的各种功能活动都能在内外多种因素不断干扰下仍然保持较好的稳态。例如，要求将手伸至某一目标物，脑发出神经冲动指令一定的肌群收缩，同时又通过前馈机制，使这些肌肉的收缩活动能适时地受到一定的制约，因而手不会达不到目标物，也不致伸得过远，整个动作能完成得很准确。条件反射也是一种前馈调节，例如冬泳时，在体温尚未降低前，通过视觉和环境等刺激已提前发动了体温调节机制，使产热增加和散热减少，这样机体为随后与寒冷环境的接触提前做好准备。可见，前馈控制系统可以使机体的反应具有一定的超前性和预见性，弥补负反馈调节的滞后，尽可能避免干扰因素引起的某一生理功能的波动。

（卢　娜）

书网融合……

思维导图　　　　习题

第四章 血液的组成与生理功能

血液是充满于心血管系统中的流动的结缔组织。血液在心脏的推动下，在血管中不断循环流动，成为沟通体内各部分组织液以及机体和外环境进行物质交换的中间环节。

血液是内环境中最为活跃的部分，其循环流动于体内各器官之间。一方面，因其运输、缓冲和传递信息等功能，在维持内环境稳态方面发挥重要作用；另一方面，内环境理化性质的微小变化，也常常反映在血液成分和理化性质的改变上。

PPT

第一节 血液的组成和理化性质

一、血液的组成

血液为红色黏稠液体，由血浆和悬浮于其中的血细胞组成。将一定量的血液与抗凝剂混匀，离心后，可见血液分为三层，上层淡黄色透明液体就是**血浆**（plasma），占全血的 55%；中层白色的为白细胞和血小板，约占全血的 1%；下层深红色的是红细胞，约占全血的 44%（图 4-1）。通常将血细胞在血液中所占的容积百分比称为**血细胞比容**（hematocrit）。由于血液中白细胞和血小板仅占总容积的 0.15%~1%，因此，血细胞比容接近于红细胞比容。从手臂等处浅静脉抽血测定血细胞比容，正常成年男性为 40%~50%，女性为 37%~48%。

如将血液放入不加抗凝剂的试管中，血液迅速凝固，血块收缩，周围析出淡黄色透明液体，即**血清**（serum）。血清与血浆的成分基本相同，与血浆相比血清中缺乏纤维蛋白原和一些凝血因子并且多了一些血小板释放的物质。血液成分的检测是监测机体内环境稳态最方便的方法，在疾病的诊断和治疗药物的研发方面广泛应用。

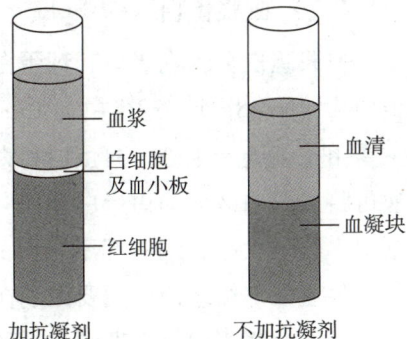

加抗凝剂：血浆／白细胞及血小板／红细胞
不加抗凝剂：血清／血凝块

图 4-1 血液组成示意图

二、血浆的成分

在血浆中，水占 90%~92%，溶质占 8%~10%。血浆中的溶质主要有血浆蛋白、无机盐、非蛋白有机物和一些微量的其他物质，如激素、CO_2、O_2和维生素等。

（一）水

血浆和红细胞均含水，血浆含水量比红细胞多。血浆中水的生理功能主要包括：运输血液中溶质；维持血浆渗透压和血液酸碱平衡；确保细胞正常的物质交换和生化反应；调节体温和调节体液平衡等。

（二）无机盐

无机盐约占血浆总量的0.9%。血浆中的无机盐，绝大部分以离子状态存在。其中比较重要的正离子有Na^+、K^+、Ca^{2+}和Mg^{2+}等；负离子有Cl^-和HCO_3^-等（表4-1）。这些离子的生理功能主要包括：调节细胞外液电解质成分；维持血浆晶体渗透压和酸碱平衡；保持神经、肌肉的正常兴奋性；参与新陈代谢等。

表4-1　人体各部分体液中电解质含量

		血浆		组织液	细胞内液
		mmol/L（血浆）	mmol/L（水）	mmol/L（水）	mmol/L（水）
正离子	Na^+	142.0	153.0	147.0	10.0
	K^+	5.0	5.4	4.0	140.0
	Ca^{2+}	5.0	5.4	2.5	5.0
	Mg^{2+}	3.0	3.2	2.0	27.0
	总计	155.0	167.0	155.5	182.0
负离子	HCO_3^-	27.0	29.0	30.0	10.0
	Cl^-	103.0	111.0	114.0	25.0
	HPO_4^{2-}	2.0	2.2	2.0	80.0
	SO_4^{2-}	1.0	1.1	1.0	20.0
	有机酸	6.0	6.5	7.5	—
	蛋白质	16.0	17.2	1.0	47.0
	总计	155.0	167.0	155.5	182.0

（三）血浆蛋白

血浆蛋白分为白蛋白、球蛋白和纤维蛋白原三类。正常成年人血浆蛋白总量为65~85g/L，其中白蛋白为40~48g/L，球蛋白为15~30g/L，白蛋白和球蛋白含量之比为（1.5~2.5）：1。除了γ球蛋白主要由浆细胞产生外，白蛋白和大多数球蛋白均由肝合成。肝病时，白蛋白/球蛋白比值降低。用电泳法可将白蛋白区分为白蛋白和前白蛋白，将球蛋白区分为α_1、α_2、β、γ球蛋白等。这说明血浆蛋白包括很多分子大小和结构都不相同的蛋白质。血浆蛋白的分子很大，很难透过毛细血管壁进入组织间隙中，故血浆与组织液的主要区别在于血浆蛋白的浓度。

各种血浆蛋白具有不同的生理功能，主要包括以下六个方面。

1. 营养功能　成年人大约含有200g血浆蛋白质，是机体的营养贮备。体内的单核细胞可将血浆蛋白吞饮入细胞内，在酶类作用下将其分解为氨基酸。后者扩散入血液，随时供其他细胞合成新的蛋白质。

2. 运输功能　血浆蛋白表面有众多亲脂性结合位点可以与血液中的某些脂溶性物质（如药物等）结合，还可以与血液中分子较小的物质（如激素等）结合，在便于运输的同时，既可防止这些物质过快的降解和排泄，又使这些物质在游离态和结合态之间处于动态平衡，从而维持血液中这些物质浓度的相对稳定。具有运输功能的血浆蛋白主要是白蛋白和 α_1 球蛋白。

3. 维持 pH 血浆蛋白可以与其钠盐组成缓冲对，缓冲进入血浆的酸性和碱性物质，以保持血液 pH 的稳定。

4. 维持血浆胶体渗透压 血浆蛋白形成胶体渗透压，对于维持血管内、外的水平衡起着重要作用。白蛋白含量多，分子量小，是构成血浆胶体渗透压的主要成分。

5. 免疫功能 在实现免疫应答过程中，起重要作用的免疫抗体、补体系统等，都是由血浆免疫球蛋白（immunoglobulin，Ig）构成的。其可形成抗体 IgG、IgA、IgD、IgE、IgM，其中 IgG 数量最多，IgM 分子量最大。

6. 凝血和抗凝血功能 绝大多数的血浆凝血因子，促进纤维蛋白溶解的物质以及生理性抗凝物质都是血浆蛋白。

（四）非蛋白有机物

非蛋白有机物包括含氮与不含氮两种。不含氮的有机物包括葡萄糖（含量为 4.4 ~ 6.6mmol/L）、多种脂类、酮体和乳酸等。

非蛋白含氮有机物主要有氨基酸、尿素、尿酸、肌酸和肌酐等。临床上把这些非蛋白含氮有机物中所含的氮称为**非蛋白氮**（non – protein nitrogen，NPN）。正常人血液中，非蛋白氮含量为 0.2 ~ 0.4g/L，其中 1/3 ~ 1/2 为尿素氮。非蛋白含氮有机物绝大多数分解代谢的产物，主要通过肾排出体外，因此，测定血清尿素氮含量有助于了解肾功能。

三、血量

人体全身血液的总量称为**血量**（blood volume），它是循环血量和储备血量的总和。全身血液的大部分在心血管系统中快速循环流动，称为循环血量；小部分滞留于肝、肺、腹腔静脉及皮下静脉丛中，流动很缓慢，称为储存血量。在运动或大出血等情况下，储存血量可释放出来，补充循环血量的不足。幼儿体内的含水量较多，血量占体重的 9%。正常成年人的血量相当于体重的 7% ~ 8%，或相当于每千克体重 70 ~ 80ml 血量，其中血浆量为 40 ~ 50ml。相对稳定的血量供应对组织器官正常生理活动的进行是必需的。流经体内任何器官的血流量不足，均可能造成严重的组织损伤，如人体损失血量超过全身血量的 30% 时，如不及时进行抢救，将危及生命。

体内血量可根据稀释原理进行测定。例如静脉注射一定量的染料 T1824 或放射性核素 ^{131}I，待它们在血浆内达到平衡后，再抽血测定 T1824 或 ^{131}I 被稀释的倍数，即可计算出血浆量。同样，可由静脉注射一定量用 ^{51}Cr 或 ^{32}P 标记的红细胞，待与体内的红细胞混匀后，抽血测定标记的红细胞稀释的倍数，即可计算出红细胞总量。由于白细胞和血小板数量极少，故可将血浆量和红细胞总量之和作为血量。但由于标记的血浆白蛋白可逸出血管，从血流中"消失"较快，会影响测定结果，因此，一般先测出红细胞总量后，再按红细胞在血液中所占容积的百分比来推算血液总量。

四、血液的理化特性

（一）血液的相对密度

正常人全血的相对密度为 1.050 ~ 1.060，血液中红细胞数愈多则全血的相对密度愈大。血浆的相对密度为 1.025 ~ 1.030，血浆中蛋白质含量愈多则血浆相对密度愈大。红细胞的相对密度为 1.090 ~ 1.092，利用红细胞和血浆相对密度的差异，可进行红细胞沉降率的测定。由于血液中血浆、红细胞、白细胞和血小板成分的相对密度不同，故可采用离心法进行血液不同成分的分离制备。

（二）血液的黏滞性

液体在流动时，由于内部颗粒之间的摩擦力，表现出**黏滞性**（viscosity）。通常以纯水的黏滞性作为参照，如果水的黏度为1，那么血浆的相对黏度为1.6～2.4，全血的相对黏度为4～5。全血所含的红细胞数决定其黏度，而血浆的黏度主要取决于其中血浆蛋白和脂类物质的含量。血液在血流速度非常快时（如在动脉内），其黏度不随流速而变化；但当血流速度小于一定限度时，其黏度与流速成反比。这主要是由于血流缓慢时，红细胞可叠连或聚集成团，使血液的黏度增大。当某种疾病使微循环血流速度显著减慢时，红细胞叠连和聚集，增加了血流阻力，影响微循环功能；这时可以通过使用低分子右旋糖酐使红细胞分散而降低血液黏度，改善微循环。

（三）血浆渗透压

当不同浓度的溶液被只允许水分子通过而不允许溶质分子通过的半透膜隔开时，水分子在渗透压差的作用下，由渗透压低的一侧跨膜向渗透压高的一侧移动的现象，称为**渗透**（osmosis）。可见，渗透现象发生的动力来自半透膜两侧溶液的渗透压差，水分子则是由低渗透压的一侧向高渗透压的一侧移动。溶液渗透压的高低取决于溶液中溶质颗粒（分子或离子）数目的多少，而与溶质的种类和颗粒的大小无关。

正常人的血浆渗透压约为300mOsm/kg H_2O（相当于770kPa或5790mmHg），包括血浆晶体渗透压和血浆胶体渗透压。血浆中的电解质、尿素及葡萄糖等小分子晶体物质形成的渗透压，称为**血浆晶体渗透压**（crystal osmotic pressure）。血浆中晶体物质的分子量虽然小，但是颗粒数目多，因此，血浆晶体渗透压大，占全部血浆渗透压的99.5%。血浆中小分子晶体物质可自由通过毛细血管壁，故血浆与组织液中晶体物质的浓度和它们形成的晶体渗透压基本相等。但细胞膜对晶体物质具有选择性，大部分晶体物质不易通过细胞膜，故血浆晶体渗透压对于保持细胞内外水平衡和维持细胞的正常形态和体积十分重要。当血浆晶体渗透压的渗透压升高时，水由血细胞内移出而使细胞皱缩；反之，水则移入细胞内而使细胞膨胀，甚至破裂。

血浆中的蛋白质，主要是白蛋白等大分子物质形成的渗透压，称为**血浆胶体渗透压**（colloidal osmotic pressure）。虽然血浆中含有大量蛋白质，但颗粒数目少，因此，形成的胶体渗透压甚小，一般不超过1.3mOsm/kg H_2O（约相当于3.3kPa或25mmHg）。由于血浆蛋白不易通过毛细血管壁，血浆胶体渗透压对于维持血管内、外水的平衡和正常的血浆容量有重要作用。当血浆蛋白减少，导致胶体渗透压显著下降时，进入毛细血管的液体量减少而留在组织液中的量增多，导致组织液含量上升，形成水肿。

临床或生理实验中使用的各种溶液，如果其渗透压与血浆渗透压相等，称为等渗溶液，如0.9% NaCl溶液（又称生理盐水）或5%葡萄糖溶液即为人体或哺乳动物的等渗溶液；高于或低于血浆渗透压的溶液，则称为高渗或低渗溶液。溶液的渗透压既可通过实验测定，也可通过与0.9% NaCl溶液或5%葡萄糖溶液所含的质点数进行比较计算出来。

将正常红细胞放置于不同浓度的NaCl溶液中，在等渗溶液中的红细胞保持正常大小和双凹圆碟的形状；高渗溶液中的红细胞体积缩小而发生皱缩；而在低渗溶液中的红细胞则逐步胀大，直至破裂，血红蛋白释放。通常将能使悬浮于其中的红细胞保持正常体积和形状的盐溶液，称为等张溶液。等渗溶液不一定是等张溶液，主要是因为有的分子能够通过细胞膜，如1.9%的尿素溶液，按质点数计算与血浆等渗，但因为它能自由通过细胞膜，将红细胞置入其中会立即溶血，所以1.9%的尿素是等渗溶液，但不是等张溶液，不能将其输入血液中。而NaCl不能自由透过细胞膜，所以0.9% NaCl既是等渗溶液，也是等张溶液。

（四）血浆pH

正常人的血浆pH为7.35～7.45。血浆pH的高低取决于血浆中主要缓冲对的作用：如$NaHCO_3/H_2CO_3$缓冲对，是血浆中最重要的缓冲系统，通常 $NaHCO_3/H_2CO_3$ 比值为 20：1。此外，血浆中的缓冲系统还有蛋白质钠盐/蛋白质缓冲对、Na_2HPO_4/NaH_2PO_4 缓冲对，红细胞中的缓冲系统还有血红蛋白钾盐/血红蛋白、氧合血红蛋白钾盐/氧合血红蛋白、Na_2HPO_4/NaH_2PO_4、K_2HPO_4/KH_2PO_4、$KHCO_3/H_2CO_3$ 等缓冲对。由于有这些缓冲系统的存在，一般酸性或碱性物质进入血液时，对血浆 pH 的影响不大；特别是在肺和肾不断排出体内过多的酸性或碱性的物质情况下，血浆 pH 的波动始终保持在一个很小的范围。

血浆 pH 的相对稳定是内环境稳态的前提和保证，因此，对机体生命活动有重要意义。当血浆 pH 低于 7.35 时，称为酸中毒；高于 7.45 时，称为碱中毒。在这些情况下，组织细胞的各种酶活性均会受影响而导致代谢紊乱，使细胞的生理功能和兴奋性出现异常。

第二节　血细胞形态及生理功能

血细胞在外周血中的存活期相对较短，因此需要造血干细胞不断生成新的血细胞来补充更新。造血干细胞既能通过自我更新以保持本身数量的稳定，又能分化形成各种成熟的血细胞，维持血液系统的生理稳定。

一、红细胞

（一）红细胞的形态和数量

正常红细胞（erythrocyte）呈双凹圆碟形，平均直径约 $8\mu m$，中心较薄，周边稍厚。这种形状使红细胞的表面积与体积之比较大，既增加了气体交换的扩散面积，又缩短了气体的扩散距离，从而有利于红细胞的运输功能。这种形状也有利于红细胞保持可塑变形性。

正常成熟的红细胞没有细胞核，胞质中也无高尔基复合体和线粒体等细胞器，所以不能进行有丝分裂，不能合成新的蛋白质，也不能通过氧化磷酸化供能。其主要利用葡萄糖通过糖酵解和磷酸戊糖旁路产生能量，用于供应细胞膜上钠泵的活动，维持红细胞膜的完整性和细胞的双凹圆碟形等。红细胞内的主要成分是血红蛋白，占细胞成分的 30%～35%，是血液呈红色的主要原因。

红细胞是血液中数量最多的血细胞，正常成年男性平均为 5.0×10^{12} 个/L，女性平均为 4.2×10^{12} 个/L。正常男性血液中血红蛋白含量为 120～160g/L，女性为 110～150g/L。

（二）红细胞的生理特性

1. 红细胞的悬浮稳定性（suspension stability）　是指红细胞在血浆中保持悬浮状态而不易下沉的特性。常用红细胞沉降率来评价细胞的悬浮稳定性。将与抗凝剂混匀的血液置于血沉管中，垂直静置，红细胞由于相对密度较大将逐渐下沉；单位时间内红细胞沉降的距离称为**红细胞沉降率**（erythrocyte sedimentation rate，ESR），简称血沉。正常男性为 0～15mm/h，女性为 0～20mm/h。血沉越大，表示红细胞的悬浮稳定性越小。

当红细胞受重力作用在血浆中下沉时，红细胞与血浆之间的摩擦成为其下沉的阻力，特别是双凹圆碟形的红细胞，其表面积与容积之比较大，因而所产生的摩擦也较大，使红细胞下沉缓慢。在人体患某些疾病时（如活动性肺结核等），红细胞沉降率会加快，这是由于许多红细胞能较快地以凹面相贴，形成一叠红细胞，称为红细胞**叠连**（rouleaux formation）。红细胞叠连后，形成的细胞团块的总表面积与容积之比减小，因而摩擦力减小，下沉加快。红细胞叠连的快慢与红细胞自身无关，主要与血浆成分有关。通常血浆中白蛋白增多可使红细胞沉降率减慢；而球蛋白与纤维蛋白原增多时，红细胞沉降率加快。此外，红细胞表面吸附有负电荷，同性电荷的排斥也使红细胞彼此不易叠连。如果血浆中进入大量正电基团，就会中和红细胞表面的负电荷，从而使红细胞沉降率加快。

2. 红细胞的渗透脆性　正常状态下红细胞内渗透压与血浆渗透压大致相等，这使红细胞保持正常的形态和大小。若将红细胞置于一系列渗透压递减的低渗盐溶液（如 NaCl 溶液）中，由于细胞内外渗透压的不同，水将进入红细胞，使细胞膨胀，甚至破裂，血红蛋白释放入溶液中，称为**溶血**（hemolysis）。红细胞在低渗溶液中发生膨胀破裂的特性，称为红细胞的**渗透脆性**（osmotic fragility）。正常红细胞对低渗（或低张）溶液有一定的抵抗能力，如人的红细胞一般于 0.42% 氯化钠溶液中才开始出现溶血，在 0.35% 或更低的氯化钠溶液中完全溶血，临床上以 0.30% ~ 0.45% 的氯化钠溶液代表正常红细胞的渗透脆性范围。如果红细胞在高于 0.45% 的氯化钠溶液中即出现破裂溶血，表明红细胞对低渗溶液的抵抗力减弱，脆性增大；反之，在低于 0.45% 的氯化钠溶液中破裂，表明抵抗力增强，脆性减小。

3. 红细胞的可塑变形性　血液中的红细胞在通过口径比它小的毛细血管和血窦孔隙时，可改变其形状，通过后又恢复原状，这种特性称为**可塑变形性**（plastic deformation）。红细胞的可塑变形能力取决于其表面积与体积之比，此比值越大，红细胞的变形能力愈强。如双凹圆碟形细胞比球形细胞有较大的表面积与体积之比，故双凹圆碟形红细胞的变形能力远大于球形红细胞，球形红细胞只在异常情况下才会出现。此外，衰老和受损的红细胞变形能力下降。

（三）红细胞的功能

红细胞的主要功能是运输氧气和二氧化碳，此功能的实现与血红蛋白密切相关。血红蛋白由珠蛋白和血红素组成。每个血红素分子由 4 个吡咯基连成 1 个环，环的中心是 Fe^{2+}。血红蛋白携带氧的过程中，Fe^{2+} 不能被氧化，若 Fe^{2+} 被氧化成 Fe^{3+}，成为高铁血红蛋白，则失去携氧能力。如果红细胞破裂溶血，释放到血浆中的血红蛋白也失去运输氧的功能。此外，血红蛋白还可以与二氧化碳结合形成结合氨基甲酸血红蛋白来参与二氧化碳在血液中的运输。

（四）红细胞的生成与破坏

1. 红细胞的生成和调节　每个成年人体内约有 2.5×10^{13} 个红细胞，每 24 小时便有 0.8% 的红细胞进行更新，即每分钟约有 1.6×10^8 个红细胞生成；当机体需要时，如失血或某些疾病使红细胞寿命缩短时，红细胞的生成率还能在正常基础上增加数倍。铁、叶酸和维生素 B_{12} 是红细胞生成过程中必需的物质。此外，红细胞生成还需要足够的蛋白质、氨基酸、维生素 B_6、维生素 B_2、维生素 C、维生素 E 和铜、锰、钴和锌等微量元素。缺乏这些物质会影响红细胞的生成。

目前已经证明有两种调节因子分别调节着两个不同发育阶段红系祖细胞的生长。一种称为爆式促进因子（burst promoting activator，BPA），是一类分子量为 25 ~ 40kDa 的糖蛋白，可促进早期红系祖细胞从细胞周期中的静息状态（G_0 期）进入 DNA 合成期（S 期），使早期祖细胞的增殖活动加强。另一种称为促红细胞生成素（erythropoietin，EPO），是红细胞生成的主要调节物，主要促进晚期红系祖细胞向前体细胞分化和增殖，加速幼红细胞的增殖和血红蛋白的合成，促进网织红细胞成熟并从骨髓释放入血液循环。

促红细胞生成素是一种热稳定（80℃）的糖蛋白，分子量为 34kDa。促红细胞生成素主要由肾产生，切除双肾后，血浆中的促红细胞生成素浓度急剧降低。除肾外，肝也可少量生成促红细胞生成素。晚期肾衰竭患者，肾不能产生促红细胞生成素，需要使用重组的人促红细胞生成素用于肾衰竭相关性贫血的治疗。组织缺氧是促进促红细胞生成素分泌的生理性刺激因素，可迅速引起肾增加其合成和释放，促进骨髓红系细胞的生成，从而使外周血中红细胞的数量和血红蛋白的含量增加。其他一些激素，如雄激素、甲状腺激素和生长激素，都有促进红细胞生成的作用；而雌激素则有抑制红细胞生成的作用。这也可能是男性的红细胞数和血红蛋白量高于女性的原因之一。

2. 红细胞的破坏　红细胞的平均寿命约为 120 天。在这期间，平均每个红细胞在血管内循环流动约

27km。当红细胞逐渐衰老时，细胞的变形能力减退而脆性增加，致使红细胞很难通过微小的孔隙而容易停滞在脾和骨髓中，被巨噬细胞所吞噬。肝脏则主要对明显畸变的红细胞具有清除作用。大约90%的衰老红细胞由肝、脾和骨髓中的单核 - 巨噬细胞所吞噬，称为红细胞的血管外破坏。

巨噬细胞吞噬红细胞后，首先将血红蛋白消化形成珠蛋白和血红素，前者将进一步被降解成氨基酸，后者释放出铁后，在血红素氧化酶的作用下生成胆绿素，并进一步经还原酶作用形成胆红素。其中铁和氨基酸可被重新利用，而胆红素则被排入血液中，成为游离胆红素。游离胆红素与血浆白蛋白结合形成复合体，称为非结合胆红素，其不能自由通过各种生物膜，故不能从肾小球滤过，尿液中不会出现非结合胆红素。非结合胆红素随血液被运输至肝内，随后与白蛋白分离并被肝细胞所摄取，在细胞内葡萄糖醛酸转移酶的催化作用下，与葡萄糖醛酸结合生成胆红素葡萄糖醛酸酯，又称结合胆红素。结合胆红素为水溶性，可通过肾小球滤过从尿中排出。但正常情况下，结合胆红素由肝细胞分泌至小胆管中，并最终随胆汁排入肠道。

约10%的衰老红细胞还可在血流湍急处因机械冲击而破损，称为红细胞的血管内破坏。所释放出的血红蛋白立即与血浆中的触珠蛋白结合，进而被送至肝内代谢。当血管内红细胞发生大量破坏，溶血严重达到每100ml血浆含100mg血红蛋白时，血浆中的触珠蛋白不足以与血红蛋白结合，未结合的血红蛋白将经肾从尿中排出，出现血红蛋白尿。

二、白细胞

（一）白细胞的形态、数量和分类

白细胞（leukocyte）是一类无色、球形、有核的血细胞。正常成人白细胞总数为 $(4.0 \sim 10.0) \times 10^9$/L，白细胞总数可因每日不同时间和机体不同的功能状态而在一定范围内变化。白细胞不是一个均一的细胞群，根据其形态、功能和来源部位可以分为三大类：粒细胞、单核细胞和淋巴细胞，其中粒细胞又可根据胞质中颗粒的染色性质不同，分为中性粒细胞、嗜酸性粒细胞和嗜碱性粒细胞。各类白细胞的形态特征和计数见表 4-2。

表 4-2　正常人血液中各类白细胞计数和形态特征

白细胞名称	百分比（%）	范围（细胞/μl）	形态特点
中性粒细胞	50 ~ 70	1712 ~ 7588	直径 10 ~ 12μm，细胞核为杆状或分叶状；细胞质内颗粒微细，染成粉紫色
嗜酸性粒细胞	0.5 ~ 5	0 ~ 397	直径 10 ~ 15μm，细胞核分为两叶，呈八字形，细胞质内颗粒粗大，分布均匀，染成红色
嗜碱性粒细胞	0 ~ 1	0 ~ 112	直径 8 ~ 10μm，细胞核不规则，可分为 2 ~ 3 叶，细胞质内颗粒大小不等，分布不均，染成深蓝色
单核细胞	3 ~ 8	66 ~ 846	直径 14 ~ 20μm，核为肾形或马蹄形，细胞质稍多于淋巴细胞，染成均匀的灰蓝色
淋巴细胞	0 ~ 40	1029 ~ 3341	直径 7 ~ 12μm，核较大，呈圆形或椭圆形，染成深蓝色，细胞质很少，染成天蓝色
白细胞总数	—	2800 ~ 11200	

白细胞总数及分类计数对很多疾病的诊断具有一定的意义。当血液中白细胞总数超过 10.0×10^9/L 时，称为白细胞增多，常见于病原体感染性疾病。在新药研发过程中，白细胞计数可作为评价药物毒性的常用指标。

（二）白细胞的生理特性

多数白细胞仅在血液中稍作停留，随后进入组织中发挥作用。因此，白细胞都能伸出伪足做变形运动，凭借这种运动，白细胞可以从毛细血管内皮细胞的间隙挤出，进入血管周围组织内，这一过程称为**白细胞渗出**（diapedesis）。渗出后的白细胞也可借助变形运动在组织内游走，并且具有朝向某些化学物质发生运动的特性，称为**趋化性**（chemotaxis）。能吸引白细胞发生定向运动的化学物质称为趋化因子。一些白细胞还具有吞噬（phagocytosis）特性，可识别和黏附、吞入并降解病原体及组织碎片。具有吞噬能力的白细胞称为吞噬细胞，主要包括中性粒细胞和巨噬细胞。某些白细胞还有分泌特性，可分泌白细胞介素、干扰素和肿瘤坏死因子等多种细胞因子，参与对炎症和免疫反应的调控。

（三）白细胞的功能

白细胞是机体防御功能的重要组成部分。白细胞的变形、趋化、吞噬和分泌等特性，是执行防御功能的生理基础。

1. 中性粒细胞　在血管内停留的时间平均只有 6~8 小时，它们很快穿过血管壁进入组织发挥作用，而且进入组织后就不再返回血液。在血管内的中性粒细胞，约有一半随血流循环，通常白细胞计数只反映这部分中性粒细胞的情况；另一半则附着在小血管壁上。同时，在骨髓中尚贮备了约 2.5×10^{12} 个成熟中性粒细胞，在机体需要时可立即动员这部分粒细胞进入循环血流。中性粒细胞具有很强的吞噬活性，可吞噬细菌、衰老的红细胞、抗原 - 抗体复合物和坏死的细胞等。中性粒细胞内含有大量溶酶体酶，因此能将吞噬入细胞内的细菌和组织碎片彻底分解。当中性粒细胞吞噬数十个细菌后，其自身发生解体。

2. 嗜碱性粒细胞　胞质颗粒内含有肝素、组胺、嗜酸性粒细胞趋化因子 A 和过敏性慢反应物质等多种生物活性物质。肝素具有抗凝血作用，有利于保持血管通畅，使吞噬细胞能够顺利到达抗原入侵部位发挥作用。此外，肝素还可作为脂酶的辅基而增强脂酶的作用，加快脂肪分解为游离脂肪酸的过程。嗜碱性粒细胞释放的组胺和过敏性慢反应物质参与某些异物（如花粉）引起的过敏反应。而同时释放的嗜酸性粒细胞趋化因子 A 可把嗜酸性粒细胞吸引过来，聚集于局部以限制嗜碱性粒细胞在过敏反应中的作用。

3. 嗜酸性粒细胞　血液中嗜酸性粒细胞的数目具有明显的昼夜周期性波动，清晨细胞数减少，午夜时细胞数增多。这种细胞数的周期性变化是与肾上腺皮质释放糖皮质激素的昼夜波动密切相关的。当血液中糖皮质激素浓度增高时，嗜酸性粒细胞数减少；而当糖皮质激素浓度降低时，嗜酸性粒细胞数增加。嗜酸性粒细胞具有较弱的吞噬功能，一般认为，其在抗细菌感染防御中不起主要作用。嗜酸性粒细胞在体内的主要作用是：①限制嗜碱性粒细胞和肥大细胞在超敏反应中的作用；②参与对蠕虫的免疫反应。在寄生虫感染、过敏反应等情况下，常伴有嗜酸性粒细胞增多。

4. 单核细胞　单核细胞从骨髓进入外周血液时仍然是尚未成熟的细胞，在血液中停留 2~3 天后迁移到周围组织中，细胞体积继续增大，直径可达 60~80μm，细胞内所含的溶酶体和线粒体也增多，成为成熟的巨噬细胞。与其他血细胞比较，单核细胞内含有更多的非特异性脂酶，可以消化某些细菌（如结核杆菌）的脂膜，具有比中性粒细胞更强的吞噬能力，可吞噬更多、更大的细菌和颗粒。激活的单核 - 巨噬细胞能生成并释放多种细胞毒因子，如干扰素、肿瘤坏死因子和白细胞介素等，参与对其他细胞生长的调控。单核 - 巨噬细胞还在特异性免疫应答的诱导和调控中起关键作用。

5. 淋巴细胞　是免疫细胞中的一大类，主要参与机体的特异性免疫应答反应。根据细胞成长发育的过程和功能的不同，淋巴细胞分成 T 细胞和 B 细胞两类。在功能上，T 细胞主要与细胞免疫有关，B 细胞则主要与体液免疫有关。

此外，血液中还有一类淋巴细胞，它们的细胞表面标志显示它们既不归属于 B 细胞，也不归属于 T 细胞，因此称之为裸细胞（null cell），占血液中淋巴细胞总数的 5%~10%。

目前受关注的裸细胞有杀伤细胞（killer cell，K 细胞）和自然杀伤细胞（natural killer cell，NK 细胞）。K 细胞对靶细胞的杀伤作用是非特异的，识别靶细胞依赖于抗体。而 NK 细胞的杀伤作用不依赖于抗原和抗体的存在，其对杀伤肿瘤细胞有重要作用。

（四）白细胞的生成与破坏

1. 白细胞的生成　白细胞与红细胞和血小板一样，都起源于骨髓中的造血干细胞，在细胞发育时都经历定向祖细胞和前体细胞，而后成为具有各种细胞功能的成熟白细胞的过程。白细胞的增殖和分化受到一组称为集落刺激因子（colony stimulating factor，CSF）的体液调节因子的调节。这些因子是由淋巴细胞、单核细胞和成纤维细胞等生成并分泌的一类糖蛋白，因在体外可刺激造血细胞生成集落而得名。目前认为，至少三种集落刺激因子与白细胞的生成有关，包括粒 - 巨噬细胞集落刺激因子（granulo-cyte - macrophage colony - stimulating factor，GM - CSF）、粒细胞集落刺激因子（granulocyte colony - stimu-lating factor，G - CSF）、巨噬细胞集落刺激因子（macrophage colony - stimulating factor，M - CSF）等。这些因子既能促进早期造血干细胞和祖细胞的增殖与分化，也能影响成熟白细胞的功能。此外，还有一类抑制性因子，如粒细胞抑素、乳铁蛋白和转化生长因子 - β（transforming growth factor - β，TGF - β）等，它们通过抑制白细胞的增殖和生长，与促白细胞生成的刺激因子共同调节正常的白细胞生成过程。

淋巴细胞的生成过程与其他白细胞有所不同。在干细胞分化的早期，淋巴干细胞首先从多能干细胞分化出来，并随血流进入初级（或中枢）淋巴器官，即骨髓和胸腺，在那里它们发育成定向淋巴细胞（committed lymphocyte）。在骨髓中发育的称为 B 细胞；在胸腺中发育的称为 T 细胞。随后，B 细胞和 T 细胞均随血流转移到二级（或外周）淋巴器官，即淋巴结和脾，在那里它们与某种抗原接触后即分化和增殖成为真正具有免疫功能的细胞，如浆细胞和效应 T 细胞（T effector cell）。淋巴细胞在生长成熟过程中接受一组称为白细胞介素（interleukins，ILs）的细胞因子的调节，T 细胞在胸腺中还受到胸腺激素的调节。

2. 白细胞的破坏　白细胞的寿命较难准确测定，因为白细胞在血液中停留的时间较短，其主要在组织中发挥作用。一般来说，单核细胞在血液中停留 2 ~ 3 天，然后进入组织内转变为巨噬细胞后，其寿命可达数月。粒细胞一般在骨髓内需 8 ~ 12 天发育成熟，进入血液仅停留 6 ~ 12 小时，就穿过毛细血管进入组织，进入组织的粒细胞生存 1 ~ 5 天，在组织中衰老死亡；若有细菌入侵，中性粒细胞在吞噬活动中可因释出过多的溶酶体酶而发生"自我溶解"，与破坏的细菌和组织片段共同形成脓液。B 淋巴细胞寿命较短，生存数日至数月。T 淋巴细胞寿命较长，生存数月至数年。

三、血小板

（一）血小板的形态与数量

血小板（platelets，thrombocyte）是从骨髓成熟的巨核细胞胞质脱落下来的小块胞质。血小板是最小的血细胞，直径为 2 ~ 3μm，正常时呈双面微凸圆盘状，受刺激激活时可伸出伪足。血小板无细胞核，但有完整的细胞膜。血小板细胞质内含有多种细胞器：线粒体、致密体、溶酶体和各种分泌小泡。正常成年人的血小板数目为（100 ~ 300）×10⁹/L。血小板数目可随机体机能状态的改变而发生变化。当血小板减少到 50×10^9/L 以下时，机体某些组织可发生出血倾向。

（二）血小板的生理特性

血小板具有黏附、聚集、释放、收缩和吸附等多种生理特性。这些生理特性是血小板参与血液凝固和生理性止血的基础。

1. 黏附　血小板黏着于非血小板的表面称为**血小板黏附**（thrombocyte adhesion）。正常血管内层为内皮细胞，表面光滑，血小板无法黏附。当血管损伤后，流经此处的血小板被血管内皮下组织激活，立即黏附于损伤处暴露的胶原纤维上。参与血小板黏附过程的主要因素包括：血小板膜上的糖蛋白 Ib（glycoprotein Ib，GPIb）、血浆中的血管性血友病因子（von willebrand factor，vWF））和内皮下组织中的胶原。当血小板缺乏 GPIb、vWF 缺陷或胶原纤维变性时，血小板黏附功能便受损，机体出现出血倾向。抗 GPIb 单克隆抗体可以抑制 GPIb－Ⅸ－Ⅴ 与 vWF 的相互作用，阻止血小板黏附的发生。

2. 聚集　黏附一旦发生，血小板的聚集过程也随即发生。**血小板聚集**（thrombocyte aggregation）是指血小板相互粘连在一起的过程。此过程需要纤维蛋白原、Ca^{2+} 及血小板膜上糖蛋白Ⅱb/Ⅲa（glycoprotein Ⅱb/Ⅲa，GPⅡb/Ⅲa）的参与。聚集开始时，血小板由圆盘形变成球形，并伸出伪足；同时血小板脱颗粒，即原来贮存于致密体内的 ADP、5-羟色胺（5-hydroxytryptamine，5-HT）等活性物质被释放。血小板的聚集通常出现两个时相：第一聚集时相发生迅速，解聚也迅速，为可逆性聚集；第二聚集时相发生缓慢，但不能解聚，为不可逆性聚集。血小板聚集受激活剂和抑制剂的调节。其中，ADP 的释放和某些前列腺素的生成，对聚集的调节十分重要。

（1）ADP 的作用　ADP 是引起血小板聚集最重要的物质，尤其是血小板活化后释放的内源性 ADP，是介导第二聚集时相发生的主要因素。体外实验显示，在血小板悬液中加入少量 ADP（浓度在 $0.9\mu mol/L$ 以下）只能引起第一聚集时相；若加入中等剂量的 ADP（$1.0\mu mol/L$ 左右），则在第一聚集时相结束和解聚后不久，又出现不可逆的第二聚集时相，其由血小板释放的内源性 ADP 所引起；若加入大量 ADP（$5.0\mu mol/L$ 左右），则第一和第二聚集时相相继发生，因此，只表现为单一的不可逆性聚集。不同浓度的凝血酶也能引起与 ADP 的加入过程相似的血小板聚集现象，即呈浓度依赖性的单相或双相血小板聚集；而且用腺苷阻断内源性 ADP 的释放或用三磷酸腺苷双磷酸酶（apyrase）破坏 ADP，均可抑制凝血酶引起的聚集，表明凝血酶是通过引起内源性 ADP 的释放致使血小板聚集的。胶原本身没有引起血小板聚集的作用，但可以通过使内源性的 ADP 大量释放而引起血小板第二时相的不可逆聚集。

（2）前列腺素类物质的作用　血小板膜的磷脂中含有花生四烯酸，血小板细胞内有磷脂酶 A_2（phospholipase，PLA_2）。当血小板激活时，磷脂酶 A_2 也被激活，进而裂解膜磷脂，游离出花生四烯酸。花生四烯酸在血小板环加氧酶的作用下，产生前列腺素 G_2 和 H_2（PGG_2、PGH_2）。前列腺素 G_2 和前列腺素 H_2 都是环内过氧化物，有很强的引起血小板聚集的作用。但是它们都很不稳定，可以直接生成少量的前列腺素 E_2 和前列腺素 F_2。而前列腺素 H_2 在血栓素合成酶的作用下，可形成大量血栓素 A_2（thromboxane A_2，TXA_2）。血栓素 A_2 具有很强的聚集血小板的作用，也有很强的收缩血管的作用。血栓素 A_2 也不稳定，可迅速转变成无活性的血栓素 B_2（thromboxane B_2，TXB_2）。小剂量阿司匹林可抑制血小板内的环加氧酶，咪唑可抑制血栓素合成酶，二者都可减少血栓素 A_2 的合成而具有防止血小板聚集的作用。

3. 释放　血小板内有致密体和 α-颗粒。血小板受刺激后将贮存在致密体、α-颗粒或溶酶体内的物质排出的现象称**血小板释放**（thrombocyte release），也称**血小板分泌**（thrombocyte secretion）。从致密体释放的物质主要有 ADP、ATP、5-羟色胺和 Ca^{2+}；从 α-颗粒释放的物质主要有 β-血小板巨球蛋白、血小板因子、vWF、纤维蛋白原、凝血酶敏感蛋白和血小板源生长因子等。此外，血小板被激活后还可迅速合成并释放血栓素 A_2 等物质。能引起血小板聚集的因素多数也能引起血小板的释放反应，而且血小板的黏附、聚集与释放几乎同时发生。许多血小板释放的物质可以进一步促进血小板的活化和聚集，加速止血过程。

4. 收缩　当血液凝固时，血块会回缩并析出大部分血清，说明血小板具有收缩能力。血小板的收缩机制与肌肉收缩机制相似，内部存在收缩蛋白系统，包括肌动蛋白、肌球蛋白、微管和各种相关蛋白。在 Ca^{2+} 的作用下，血小板发生收缩，并导致血块回缩。这种特性有利于生理性止血，若血小板的收缩性能降低，血块的回缩延缓，不利于止血。

5. 吸附　血小板表面可吸附血浆中多种凝血因子（如凝血因子 I、V、XI、XIII 等）。当血管内皮破损时，随着血小板黏附和聚集于破损的局部，凝血因子在破损部位的浓度也升高，有利于血液凝固和生理性止血。

（三）血小板的功能

1. 维持血管内皮的完整性　通过同位素示踪实验和电子显微镜观察，发现血小板能沉着于血管内壁上，与内皮细胞相互粘连与融合，以填充内皮细胞脱落留下的空隙，从而维持血管内皮的完整性。此外，血小板还通过释放血小板源性生长因子，促进血管内皮细胞、血管平滑肌细胞和成纤维细胞的增殖，有利于受损血管的修复。当血小板数减少到 $50 \times 10^9/L$ 以下时，微小创伤或仅血压增高即可使毛细血管破裂，皮肤和黏膜下出现血瘀点，甚至出现大块紫癜。

2. 促进生理性止血，参与凝血　在生理止血过程中，血小板迅速黏附于创伤处并聚集成团，形成较松软的止血栓；随后止血栓可堵塞受损血管，达到初步止血。血小板在止血后的血液凝固过程中也具有重要的作用。血小板表面吸附多种凝血因子，可通过增高局部凝血因子的浓度而促进血液凝固。此外，血小板内含有多种与凝血有关的因子，如血小板因子 2（platelet factor，PF2）、血小板因子 3（platelet factor，PF3）和血小板因子 4（platelet factor，PF4）等。其中血小板因子 3（即血小板膜磷脂）提供了凝血反应的场所，参与凝血过程的多个环节。

（四）血小板的生成与破坏

1. 血小板生成和调节　生成血小板的巨核细胞也是由骨髓中的造血干细胞分化而来。造血干细胞首先分化生成巨核系祖细胞，进而经原始巨核细胞、幼巨核细胞而发育为成熟巨核细胞。在巨核细胞发育过程中，核内 DNA 合成而细胞并不分裂，因此，核内 DNA 的含量可增加十几倍，成为多倍体细胞。发育中的巨核细胞膜逐渐折入胞质内，并将整个胞质分隔成许多小区。当每个小区被完全隔开时即成为血小板，一个个血小板通过骨髓窦窦壁内皮间的空隙从巨核细胞脱落，进入血液。每个巨核细胞可产生 200 ~ 700 个血小板，从原始巨核细胞到释放血小板入血需 8 ~ 10 天。

血小板的生成受多种刺激因子和抑制因子的调节。巨核细胞集落刺激因子（megakaryocyte colony - stimulating factor，MK - CSF）和血小板生成素（thrombopoietin，TPO）是两种主要的刺激因子。巨核细胞集落刺激因子可以促进巨核系细胞向晚期巨核细胞增殖和分化，促进血小板生成。血小板生成素由肝和肾生成，它能刺激造血干细胞向巨核系祖细胞分化，特异地促进巨核系祖细胞增殖和分化，并诱导巨核细胞的成熟与释放血小板。因此，重组人血小板生成素可用于治疗血小板减少症，如放化疗后血小板减少症。此外，血小板自身可以分泌血小板生成的抑制因子，包括血小板因子 4、转化生长因子 - β 等，它们主要通过抑制巨核系祖细胞的增殖与成熟，抑制血小板产生。

2. 血小板的破坏　血小板进入血液后，仅最初两天具有生理功能，其平均寿命为 7 ~ 14 天。用 ^{51}Cr 或 ^{32}P 标记血小板观察其破坏情况，发现血小板的破坏随血小板"日龄"的增高而增强，表明血小板主要是因衰老而被破坏。衰老的血小板主要在脾、肝和骨髓等组织中被吞噬破坏。此外，在生理性止血过程中，血小板聚集后本身将解体并释放出全部活性物质；它也可能融入血管内皮细胞。因此，除衰老破坏外，血小板还可能在发挥其生理功能时被消耗。

第三节　生理性止血与血液凝固

PPT

一、生理性止血

正常情况下，小血管破损后血液将从血管中流出，数分钟后出血将自行停止，此现象称为**生理性止**

血（hemostasis），是机体重要的保护机制之一。临床上用小针刺破指尖或耳垂，使血液自然流出，然后测定出血的延续时间，这段时间称为**出血时间**（bleeding time），正常为 1 ~ 3 分钟。出血时间长短可以反映生理止血的功能状态。血小板减少，出血时间即相应延长，这说明在生理止血过程中，血小板有极其重要的作用；血浆中一些蛋白质因子所导致的血液凝固过程，也十分重要。凝血系统有缺陷时，常导致出血不止。生理性止血过程主要包括血管收缩、血小板血栓形成和血液凝固三个过程（图 4 - 2）。

（一）血管收缩

小血管受损后首先表现为受损局部及附近血管收缩，使局部血流减缓，在破损不大的情况下可使血管破口封闭。引起血管收缩的原因包括：①损伤性刺激通过神经反射使局部血管收缩；②血管壁的损伤引起局部血管平滑肌收缩；③损伤处黏附的血小板通过释放 5 - 羟色胺、血栓素 A_2 等缩血管物质引起血管收缩。

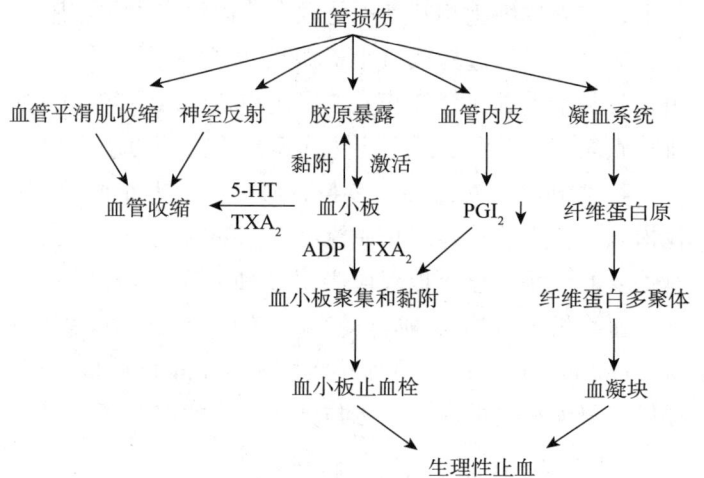

图 4 - 2 生理性止血过程

（二）血小板血栓的形成

血管内膜受损后，内皮下胶原暴露，有利于血小板的激活并黏附于内皮下的胶原上，完成止血栓形成的第一步。血小板的黏附使受损部位被正确识别，释放内源性 ADP 及血栓素 A_2，促进血小板发生不可逆聚集。而局部受损内皮生成的前列腺素 I_2 减少，也有利于血小板的聚集。血流中的血小板不断聚集黏附在已黏附固定于内皮下胶原上的血小板上，从而形成血小板止血栓，将伤口堵塞，达到初步止血。

（三）血液凝固

血管受损也同时启动凝血系统，在受损局部随即发生血液凝固，即血浆中可溶的纤维蛋白原转变成不溶的纤维蛋白分子多聚体，并形成由血凝块与血小板共同构成牢固的止血栓，有效地制止出血。

上述三个过程是相继发生但彼此重叠并相互促进的，以保证生理性止血及时而快速地进行（图 4 - 2）。

二、血液凝固

血液由流动的液体状态变成不能流动的凝胶状态的过程称为**血液凝固**（blood coagulation）或血凝。其实质是血浆中可溶性纤维蛋白原转变为不溶性的纤维蛋白的过程。纤维蛋白交织成网，将很多血细胞网罗在内，形成血凝块。血液凝固是一系列复杂的酶促反应，需要多种凝血因子的参与。

（一）凝血因子

组织与血浆中直接参与凝血的物质，统称为**凝血因子**（clotting factors）。其中已按国际命名法用罗马数字编号的有 12 种（表 4 - 3），其中因子Ⅵ是由因子Ⅴ转变而来，不再视为独立的凝血因子。此外，还有前激肽释放酶、高分子激肽原等。除因子Ⅳ外，其余已知的凝血因子都是蛋白质，而且因子Ⅱ、Ⅶ、Ⅸ、Ⅹ、Ⅺ、Ⅻ以及前激肽释放酶都是丝氨酸蛋白酶原，活化后能水解两种特定氨基酸所形成的肽键，因而只能是对特定肽链进行有限的水解，而不能将某一肽链降解成很多氨基酸。通常情况下，这些蛋白酶除因子Ⅶ有 0.5% ~ 1.0% 为活性酶外，其余都是无活性的酶原，必须通过有限水解，在其肽链上一定部位切下一个片段以形成或暴露活性中心后，才具有酶的活性，这就是激活的过程。被激活的酶称为这些因子的"活化型",习惯上于该因子代号的右下角加一"a"来表示。如凝血酶原被激活为凝血酶,即由因子Ⅱ变成因子Ⅱa。此外,除因子Ⅲ来自组织细胞故又称为组织因子外,其他凝血因子均存在于血浆中,且多数在肝合成,其中因子Ⅱ、Ⅶ、Ⅸ、Ⅹ的生成需要维生素 K 的参与,被称为依赖维生素 K 的凝血因子。当肝病变或维生素 K 缺乏时,可因凝血因子合成障碍引起凝血功能异常。

表4-3　按国际命名法编号的凝血因子

编号	同义名
因子Ⅰ	纤维蛋白原（fibrinogen）
因子Ⅱ	凝血酶原（prothrombin）
因子Ⅲ	组织因子（tissue factor）
因子Ⅳ	Ca^{2+}
因子Ⅴ	前加速素（proaccelerin）
因子Ⅶ	前转变素（proconvertin）
因子Ⅷ	抗血友病因子（antihemophilic factor，AHF）
因子Ⅸ	血浆凝血激酶（plasma thromboplastin component，PTC）
因子Ⅹ	Stuart – Prower 因子
因子Ⅺ	血浆凝血激酶前质（plasma thromboplastin antecedent，PTA）
因子Ⅻ	接触因子（contact factor）
因子ⅩⅢ	纤维蛋白稳定因子（fibrin – stabilizing factor）

（二）血液凝固过程

凝血过程是一系列蛋白质有限水解的过程。凝血过程一旦开始,各凝血因子便层层激活,形成一个"瀑布"样的反应链直至血液凝固。凝血过程可分为三个基本步骤（图4-3）:凝血酶原酶复合物的形成,凝血酶原转变为凝血酶和纤维蛋白原生成纤维蛋白。

1. 凝血酶原酶复合物的形成　凝血酶原酶复合物即因子Ⅹ酶复合物,是由因子Ⅹa、Ⅴa、Ca^{2+} 和血小板磷脂共同组成的一种复合物,该复合物的关键因子是因子Ⅹ,具有激活凝血酶原成为凝血酶的功能。根据因子Ⅹ的激活途径和参与的凝血因子的不同,可分为内源性凝血途径和外源性凝血途径。**内源性凝血途径**（intrinsic coagulation pathway）是指由全部来自血液中的凝血因子参与的凝血过程。**外源性凝血途径**（extrinsic coagulation pathway）是指由血管外组织产生的组织因子与血液接触而启动的凝血过程。

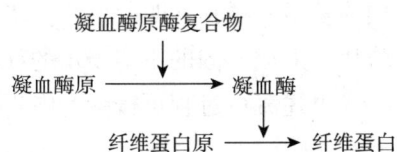

图4-3　凝血过程的三个基本步骤

（1）内源性凝血途径　内源性凝血途径的启动是由于血液与带负电的异物表面（玻璃、胶原等）发生接触。因子Ⅻ结合到异物表面,被激活成Ⅻa。Ⅻa 可激活前激肽释放酶使之成为激肽释放酶;后者反过来又能激活因子Ⅻ,这是一种正反馈,可使因子Ⅻa 大量生成。Ⅻa 又激活因子Ⅺ成为Ⅺa。Ⅺa 再激活因子Ⅸ生成Ⅸa,这一步需要有 Ca^{2+}（即因子Ⅳ）存在。Ⅸa 在 Ca^{2+} 作用下与因子Ⅷa 在活化的血小板磷脂（platelet phospholipid，PL）表面结合成复合物,即因子Ⅹ酶复合物,可进一步激活因子Ⅹ,生成Ⅹa。但这一激活过程进行很缓慢,除非有因子Ⅷ参与。因子Ⅷ是一种辅助因子,能使Ⅸa 激活因子Ⅹ的速度加快 20 万倍。遗传性缺乏因子Ⅷ、因子Ⅸ和因子Ⅺ的患者,凝血过程缓慢,轻微外伤即可引起出血不止,分别称为甲型、乙型和丙型血友病（hemophilia A,B,C）。

（2）外源性凝血途径　又称为组织因子（因子Ⅲ,TF）途径。组织因子是一种跨膜糖蛋白,广泛存在于大多数非血管细胞表面及血管外膜层,在生理情况下,直接与循环血液接触的血细胞和内皮细胞不表达组织因子。当血管损伤时，组织因子与血液接触，与血浆中的 Ca^{2+} 和因子Ⅶa共同组成"组织因子 – Ⅶa复合物"，在血小板磷脂和 Ca^{2+} 存在下迅速激活因子Ⅹ为Ⅹa。此过程中，组织因子既是因子Ⅶa的辅因子，使因子Ⅶa催化因子Ⅹ的激活效力增加1000倍，又是因子Ⅶ和Ⅶa的膜受体，将组织因子 – 因子Ⅶa复合物"锚定"于细胞膜上，使凝血过程只发生在受损血管局部区域。生成的因子Ⅹa又能反过来激活因子Ⅶ，进而可促使更多因子Ⅹa生成，形成外源性凝血途径的正反馈放大效应。此外，"组织因子 – 因子Ⅶa复合物"还能激活因子Ⅸ为Ⅸa，使内源性凝血途径和外源性凝血途径相互联系，相互促进，共同完成凝血过程。

由于外源性凝血途径所涉及的因子及反应步骤都较少，因此，外源性途径的凝血过程较内源性途径快。目前认为，外源性凝血途径是体内生理性凝血反应启动的关键，但其形成的凝血酶很少，不足以凝血；而由外源性凝血途径生成的组织因子 – 因子Ⅶa复合物可有效激活因子Ⅸ为Ⅸa；少量凝血酶又可对内源性凝血途径的因子Ⅴ、因子Ⅷ、因子Ⅺ和血小板的激活产生放大效应，进而形成大量的凝血酶原酶复合物，从而激活足量的凝血酶。所以，内源性凝血途径对凝血反应开始后的放大和维持起非常重要的作用。

2. 凝血酶原转变为凝血酶　因子Ⅹa与因子Ⅴa、血小板磷脂表面和 Ca^{2+} 形成的凝血酶原酶复合物可以激活凝血酶原（因子Ⅱ）生成凝血酶（Ⅱa）。凝血酶原酶复合物中的因子Ⅹa和凝血酶原通过 Ca^{2+} 同时连接于磷脂表面，Ⅹa催化凝血酶原进行有限水解，成为凝血酶。因子Ⅴ是辅助因子，它可使Ⅹa的激活作用增快10000倍。

凝血酶具有多种功能：①使纤维蛋白原转变为纤维蛋白单体；②激活因子Ⅻ生成Ⅻa，在 Ca^{2+} 作用下，因子Ⅻa使纤维蛋白单体相互聚合形成不溶于水的交联纤维蛋白多聚体凝块；③激活因子Ⅴ、因子Ⅷ、因子Ⅺ，对凝血过程起正反馈促进作用；④使血小板活化，从而为凝血酶原酶复合物的形成提供有效的磷脂表面，也可加速凝血。

3. 纤维蛋白原转变为纤维蛋白　在凝血酶的作用下，纤维蛋白原分解（因子Ⅰ），每一分子纤维蛋白原从N – 端脱下四段小肽，转变成为纤维蛋白单体（fibrin monomer），然后互相连接，在 Ca^{2+} 和Ⅻa作用下形成牢固的不溶于水的纤维蛋白多聚体（fibrin polymers）。

上述凝血过程可概括为图4 – 4。

🔗 知识拓展

血友病的发生机制及治疗

血友病是一种遗传性凝血功能障碍的出血性疾病，主要由于血液中某些凝血因子的缺乏或功能异常，导致凝血功能障碍。患者常在轻微受伤后出血不止，或出现自发性出血，尤其是外伤、手术、磕碰后，常出血不止，但有很多情况下会表现为无任何诱因、自发性出血，如牙龈渗血、关节红肿等。

甲型血友病是由于因子Ⅷ的缺乏或功能异常引起的。因子Ⅷ在凝血过程中作为辅助因子，在 Ca^{2+} 作用下与因子Ⅸa在血小板膜磷脂表面共同形成复合物，高效地激活因子Ⅹ。因子Ⅷ基因位于X染色体长臂（Xq28），因此甲型血友病是一种X染色体连锁隐性遗传病。由于男性只有一个X染色体，如果该染色体上的因子Ⅷ基因发生突变，就会导致因子Ⅷ缺乏或功能异常，从而引发甲型血友病。女性有两个X染色体，通常需要两个X染色体都携带突变基因才会发病。乙型血友病是由于因子Ⅸ的缺乏或功能异常引起的。因子Ⅸ同样能与上述因子Ⅷ在血小板膜磷脂表面共同形成复合物，激活因子Ⅹ。因子Ⅸ基因也位于X染色体上，因此乙型血友病也是一种X染色体连锁隐性遗传病。丙型血友病在我国极为少见，有明显的种族倾向，它是由于因子Ⅺ的缺乏引起的，属于常染色体隐性遗传疾病，出血症状比甲、乙型血友病较轻。

目前，以血源性凝血因子和重组凝血因子为主的替代治疗仍是血友病最主要的治疗方式。然而，持续使用凝血因子治疗也会增加其抑制物的产生风险，从而提高了出血的程度和频率。因此，开展针对凝血因子抑制物的药物研发也是目前药物研发的热点之一。

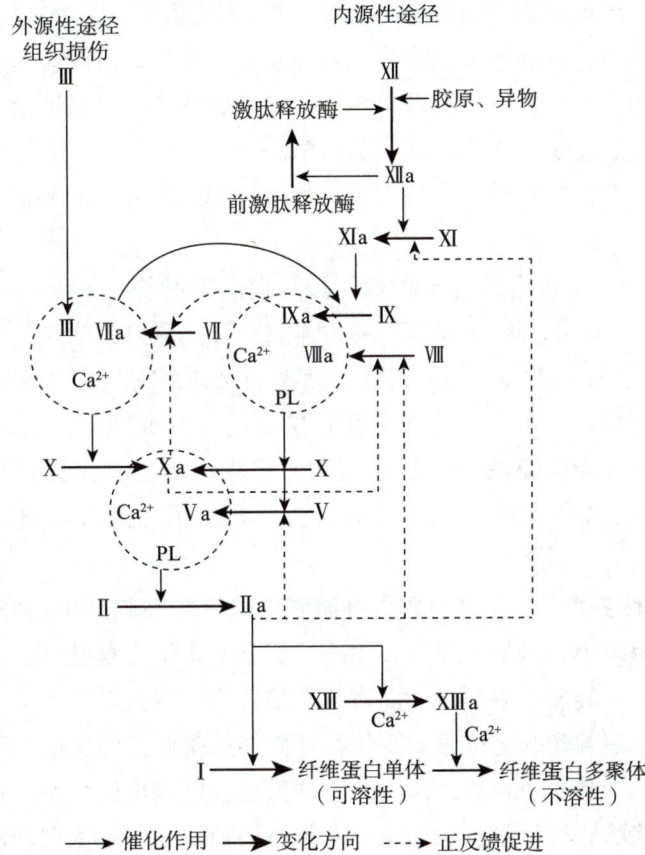

图 4 - 4 血液凝固过程示意图

（三）影响血液凝固的因素

1. 温度 凝血过程为一系列的酶促反应，因而适当加温可使反应加速。反之，降低温度，如反应部位的温度降低至10℃以下时，很多参与凝血过程的酶的活性下降。因此，降低温度可延缓血液凝固，但不能完全阻止凝血过程的发生。

2. 异物表面的光滑度 光滑的表面，也称不湿表面，可减少血小板的聚集和解体，减弱凝血过程的触发，因而延缓了凝血酶的形成。如将血液盛放在内表面涂有硅胶或石蜡的容器内，即可延缓凝血。

3. Ca^{2+} 血液凝固的多个环节中都需要 Ca^{2+} 的参加，因此，减少血浆中的 Ca^{2+} 可有效地防止血液凝固。如少量枸橼酸钠能与 Ca^{2+} 结合形成不易解离但可溶解的络合物，且进入血液循环不产生毒性，常用作抗凝剂来处理输血用的血液。此外，实验室中可使用草酸铵、草酸钾和螯合剂乙二胺四乙酸（EDTA）作抗凝剂，它们能与 Ca^{2+} 结合成不易溶解的复合物，但由于对机体有害而不能用于体内。

4. 维生素 K 浓度 许多凝血因子的合成需要维生素 K。加强维生素 K 的供应，这些凝血因子合成增加。

三、抗凝系统

正常人1ml血浆中含凝血酶原约300单位，若全部被激活，10ml血浆在凝血时生成的凝血酶就足以使全身血液凝固。但实际情况下，循环血液并不凝固，即使在发生生理性止血时，血液凝固也只限于损伤局部，且 1ml 血浆中出现的凝血酶活性很少超出 8~10 单位，这说明体内的凝血过程是被严格调控的。

首先，正常情况下完整的血管内皮可作为一个屏障，避免凝血系统的激活和血小板的活化；且血管内皮细胞可以合成、释放一些抑制血小板聚集的物质，如前列腺素 I_2 和一氧化氮，以及多种抗凝物质，如硫酸乙酰肝素、凝血酶调节蛋白和组织因子途径抑制物等。此外，纤维蛋白可吸附 85%~90% 的凝血酶；进入循环的活化凝血因子可被血流稀释及单核 – 巨噬细胞吞噬。这些既有助于将凝血反应限制于局部并使之加速进行，也避免了凝血过程在血液中的扩散。

人体内还含有多种生理性抗凝物质，它们大多在凝血过程中由激活的凝血因子所活化，并反过来对凝血的一些环节加以控制。

1. 丝氨酸蛋白酶抑制物　血浆中含有多种丝氨酸蛋白酶抑制物（serine protease inhibitor），其中最主要的是抗凝血酶Ⅲ（antithrombin Ⅲ），其作用约占血浆全部抗凝血酶活性的 75%，主要由肝和血管内皮细胞产生。凝血因子Ⅱa、Ⅸa、Ⅹa、Ⅺa、Ⅻa 的活性中心均含有丝氨酸残基，属于丝氨酸蛋白酶。抗凝血酶Ⅲ分子上的精氨酸残基，可以与这些酶活性中心的丝氨酸残基结合，这样就"封闭"了这些酶的活性中心而使之失活。属于丝氨酸蛋白酶抑制物的抗凝物质还有能抑制补体第 1 成分和因子Ⅻa、Ⅺa、激肽释放酶及纤溶酶的 C_1 抑制物（C_1 inhibitor），广谱的蛋白酶抑制物 α_2-巨球蛋白（α_2-macro-globulin）等。

2. 肝素　是一种酸性黏多糖，主要是由肥大细胞和嗜碱性粒细胞产生。肝素存在于大多数组织中，尤其是在肝、肺、心和肌组织中含量最为丰富，生理情况下血浆中含量甚微。肝素在体内和体外都具有抗凝作用，其主要通过增强抗凝血酶Ⅲ的活性而发挥间接抗凝作用。肝素可与抗凝血酶Ⅲ的赖氨酸残基结合，使抗凝血酶Ⅲ与凝血酶的亲和力增强 100 倍，从而加速凝血酶的失活。肝素还能抑制血小板发生黏附、聚集和释放反应以及抑制血小板表面凝血酶原的激活。肝素可以作用于血管内皮细胞，使之释放组织因子途径抑制物和纤溶酶原激活物，从而增强对凝血的抑制和纤维蛋白的溶解。此外，肝素能激活血浆中的脂酶，加速血浆中乳糜微粒的清除，因而减轻脂蛋白对血管内皮的损伤，有助于防止与血脂有关的血栓形成。与天然肝素相比，低分子肝素具有半衰期较长，抗凝效果好和较少引起出血倾向等优点，因而更适于作为外源性抗凝剂；而分子量较大的肝素抗凝作用的环节较多，作用较为复杂，易引起出血倾向，所以不宜用。

3. 蛋白质 C 系统　主要包括蛋白质 C（protein C，PC）、凝血酶调节蛋白、蛋白质 S 和蛋白质 C 抑制物。蛋白质 C 由肝合成，且需要维生素 K 的参与。蛋白质 C 以酶原形式存在于血浆中。当凝血酶与血管内皮细胞上的凝血酶调节蛋白结合后，可以激活蛋白质 C，激活蛋白质 C 水解灭活因子Ⅷa 和因子Ⅴa，抑制因子Ⅹ及凝血酶原的激活。此外，活化的蛋白质 C 通过刺激纤溶酶原激活物释放而促进纤维蛋白溶解。血浆中的蛋白质 S 是蛋白质 C 的辅因子，可使激活的蛋白质 C 作用大大增强。

4. 组织因子途径抑制物（tissue factor pathway inhibitor，TFPI）　是一种二价糖蛋白，主要由血管内皮细胞产生，目前被认为是体内血液中主要的生理性抗凝物质。组织因子途径抑制物是外源性凝血途径的特异性抑制剂，其首先与因子Ⅹa 结合并抑制因子Ⅹa 的催化活性，同时组织因子途径抑制物变构，在 Ca^{2+} 作用下与因子Ⅶa-组织因子复合物结合，形成组织因子-因子Ⅶa-TFPI-因子Ⅹa 四聚体，从而灭活因子Ⅶa-组织因子复合物，最终抑制外源性凝血途径。

四、纤维蛋白溶解系统

生理止血过程中小血管内形成的血凝块在完成止血使命后，必须被逐步清除，才能保证血管内血流的通畅，并有利于受损部位的组织再生和修复。因此，血液中还需存在一套系统，能将已形成的血凝块逐渐重新溶解，该系统称为纤维蛋白溶解系统。通过使不溶性纤维蛋白分解、液化，达到清除血凝块、畅通血管的目的，此过程称为纤维蛋白溶解（简称纤溶），这同样是机体的一种保护性生理机制。

纤维蛋白溶解系统包括：纤维蛋白溶解酶原（plasminogen）（纤溶酶原，血浆素原）、纤维蛋白溶解酶（plasmin）（纤溶酶，血浆素）、纤溶酶原激活物与纤溶抑制物。纤溶的基本过程可分为纤溶酶原的激活与纤维蛋白（或纤维蛋白原）的降解两个阶段（图4-5）。

（一）纤溶酶原的激活

纤溶酶原是一单链β球蛋白，分子量为80～90kDa，主要在肝、骨髓、嗜酸性粒细胞与肾中合成后进入血液。正常成年人每100ml血浆中含10～20mg纤溶酶原，婴儿较少，妇女晚期妊娠时增多。正常情况下，血浆中纤溶酶原无活性，只在纤溶酶原激活物的作用下发生有限水解，脱下一段肽链转变为纤溶酶后才具有催化活性。纤溶酶原很容易被它的作用底物——纤维蛋白所吸附，这既有利于纤溶酶原聚集在纤维蛋白的附近来发挥其降解活性，又可使纤溶过程局限于纤维蛋白生成的部位。

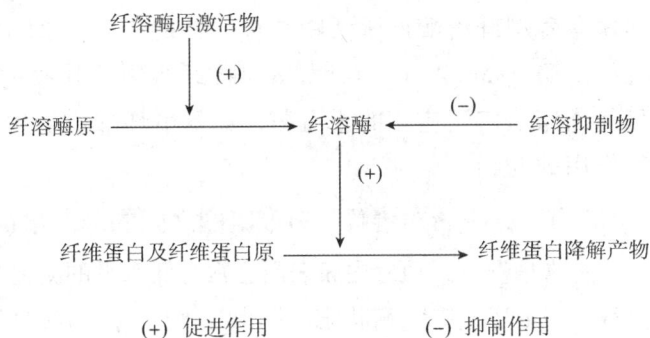

图4-5 纤维蛋白溶解系统

体内纤溶酶原激活物的分布广泛而且种类繁多，主要有三类：第一类称为组织型纤溶酶原激活物（tissue plasminogen activator，t-PA），是血液中主要的内源性纤溶酶原激活物，主要由血管内皮细胞合成。凝血酶可使内皮细胞大量释放组织型纤溶酶原激活物，此外，一些原因如肌肉运动、静脉阻断、内皮素、组胺与儿茶酚胺的分泌等也可使血管内皮细胞合成和释放组织型纤溶酶原激活物增多。组织型纤溶酶原激活物多以低活性的单链形式分泌，在纤维蛋白存在的情况下，组织型纤溶酶原激活物可与吸附在纤维蛋白上的纤溶酶原形成三联体，此时组织型纤溶酶原激活物对纤溶酶原的亲和力和催化活性均显著增加。第二类称为尿激酶型纤溶酶原激活物（urinary-type plasminogen activator，u-PA），是血液中仅次于组织型纤溶酶原激活物的生理性纤溶酶原激活物，主要由肾小管、集合管上皮细胞产生。一般认为，尿激酶型纤溶酶原激活物的主要功能是溶解血管外的蛋白，如促进细胞迁移（排卵及着床、肿瘤转移等）和溶解尿液中的血凝块，其次才是清除血浆中的纤维蛋白。第三类为依赖于因子Ⅻ的激活物，例如前激肽释放酶被Ⅻa激活后，所生成的激肽释放酶即可激活纤溶酶原。这一类激活物可能使血凝与纤溶互相配合并保持平衡。此外，从动物的毒素中也分离出很多对纤溶酶原具有激活作用的物质，如水蛭素、蛇毒成分等。一些微生物也可以合成某些激活物，如来自链球菌的链激酶。它们都具有很强的促进纤溶的作用，临床上已将它们用于治疗血栓性疾病。

（二）纤维蛋白与纤维蛋白原的降解

纤溶酶和凝血酶一样，是丝氨酸蛋白酶，但是两者作用原理却不同。凝血酶是使纤维蛋白原从其中两对肽链的N端各脱下一个小肽，使纤维蛋白原转变成纤维蛋白。纤溶酶却是水解肽链上各单位的赖氨酸和精氨酸之间的肽键，从而将整个纤维蛋白或纤维蛋白原逐步分割成很多可溶的小肽，总称为纤维蛋白降解产物。纤维蛋白降解产物通常不能再出现凝固，而且其中部分小肽还有抗凝血的作用。

纤溶酶是血浆中活性最强的蛋白酶，但特异性较小，其主要作用是水解纤维蛋白原和纤维蛋白。此外，还可以水解凝血酶、因子Ⅴ、因子Ⅷ、激活因子Ⅻa；促使血小板聚集和释放5-羟色胺、ADP等；还能激活血浆中的补体系统。

（三）纤溶抑制物及其作用

与凝血过程类似，纤溶过程同样在空间和时间上受到严格调控。血管内纤维蛋白的出现是纤溶的启动因素，且纤溶主要局限于纤维蛋白的形成部位，一方面与纤维蛋白对纤溶酶原及其激活物的吸附有关，另一方面则由于血浆中存在大量的抗纤溶物质（即抑制物），它们有效地阻止了纤溶过程的过快过强进行，从而避免血块的过早溶解和全身性的纤溶激活。

体内的纤溶抑制物主要包括两类，一类是抑制纤溶酶原激活的抗活化素，如纤溶酶原激活物抑制剂-1（plasminogen – activator – inhibitor type-1，PAI-1），其可通过与组织型纤溶酶原激活物和尿激酶型纤溶酶原激活物结合并使之灭活，抑制纤溶酶原的活化。另一类是抑制纤溶酶活性的抗纤溶酶（antiplasmin），如 α_2-抗纤溶酶，其通过与纤溶酶结合成复合物而抑制后者活性。另外，目前临床上广泛应用的止血药，如氨甲环酸、氨甲苯酸和 6-氨基己酸等，都是抑制纤溶酶生成及其作用的药物。

（四）纤维蛋白溶解与血液凝固之间的动态平衡

正常情况下，血管内膜表面经常有低水平的凝血过程，而血管内也经常有低水平的纤溶活动，两个过程一般处于动态平衡状态，既保证血管内血流的畅通，又防止血管内血栓的形成。一旦平衡遭到破坏，就可能导致病理现象的发生。如纤溶系统功能不足时，就可能因纤维蛋白过多沉积而出现广泛的微血栓。而纤溶系统活动亢进时，则可因纤维蛋白（原）及其他凝血因子的过度过早降解而发生出血的倾向。临床上应用提高纤溶作用的药物可以预防和治疗血栓形成和梗死，而应用抗纤溶的止血药物可预防和治疗出血性疾病。

第四节　血　型

PPT

血型（blood group）通常是指红细胞膜上特异性抗原的类型。迄今为止已发现 ABO、Rh、MNSs、Lutheran、Kell、Lewis、Duff 及 Kidd 等 30 种不同的红细胞血型系统。其中 ABO 血型系统是意义最大的血型系统，其次是 Rh 血型系统。由于血型是由遗传决定的，血型鉴定对法医学和人类学的研究也具有重要价值。

一、ABO 血型系统

1. ABO 血型的分型及其物质基础　ABO 血型系统是人类发现的第一个血型系统。决定 ABO 血型的特异性抗原主要有两种：A 抗原（凝集原）和 B 抗原（凝集原）。根据红细胞膜上存在抗原 A 与 B 的情况，ABO 血型系统将血液分为四型：红细胞膜上只有 A 抗原的，称为 A 型；只有 B 抗原的，称为 B 型；若 A 与 B 两种抗原都有的，称为 AB 型；若这两种抗原都没有的，则称为 O 型。人类血清中含有与抗原相对应的两种抗体，即抗 A 抗体（凝集素）和抗 B 抗体（凝集素）。不同血型的人，其血清中含有的抗体也不同，但不能含有与其自身红细胞抗原相对应的抗体，因此 A 型血的血清中只含有抗 B 抗体；B 型血的血清中只含有抗 A 抗体；AB 型血的血清中没有抗体；而 O 型血的血清中既含有抗 A 抗体又含有抗 B 抗体（表 4-5）。若将血型不相容的两个人的血液混合，当红细胞膜上的 A 抗原和抗 A 抗体或 B 抗原和抗 B 抗体结合时，会出现红细胞彼此凝集成簇，这种现象称为**红细胞凝集**（agglutination）。此外，进一步的研究发现，包括 O 型在内的四种血型的红细胞膜上都含有 H 抗原，H 抗原是形成 A、B 抗原的结构基础，其抗原性很弱，血清中一般没有抗 H 抗体。利用抗血清进行更细致的检测发现，A 型血还可再分为 A_1 和 A_2 亚型。因此，在进行血型测定和输血时还应注意 A 亚型的存在。

表 4 – 5　ABO 血型系统中的主要抗原和抗体

血型	红细胞上的抗原	血清中的抗体
A 型	A	抗 B
B 型	B	抗 A
AB 型	A + B	无
O 型	无	抗 A + 抗 B

上述 ABO 血型系统中，各种血型抗原的特异性取决于红细胞膜上糖蛋白所含的糖链。这些糖链暴露在红细胞的表面，都是由少数糖基所组成的寡糖链（oligosaccharide）。ABO 系统中 H、A 和 B 抗原的寡糖链结构差异见图 4 – 6。

ABO 血型系统中的抗体有天然抗体和免疫性抗体两类。新生儿的血液中不具有 ABO 系统的抗体，在其出生后 2~8 个月开始产生 ABO 血型系统的天然抗体，8~10 岁时达高峰。天然抗体多属 IgM，相对分子量大，不能通过胎盘，所以人群中因为母婴 ABO 血型不合而发生新生儿溶血病的情况并不多见。但如果母体曾接受过外源性 A 或 B 抗原的刺激，使其体内产生免疫性抗体。由于免疫性抗体属于 IgG，分子量小，故有可能通过胎盘进入胎儿体内，引起胎儿红细胞的破坏而致新生儿溶血病。

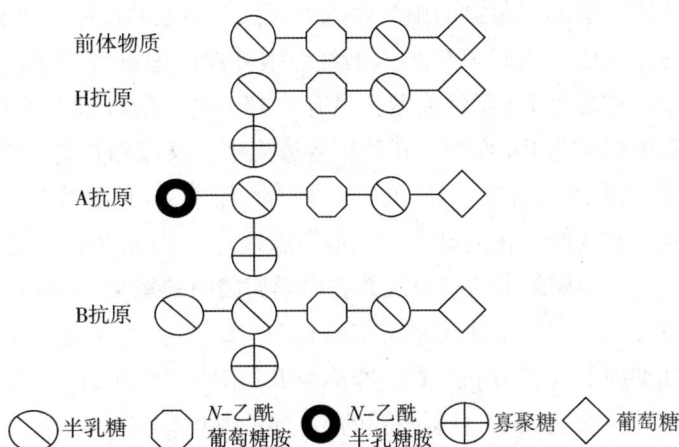

图 4 – 6　ABH 抗原物质化学结构

2. ABO 血型的遗传学特征　血型是先天遗传的。在遗传学中，出现在某一染色体同一位置上的不同基因，称为等位基因（allele）。ABO 系统中控制 A、B 抗原生成的基因即为等位基因。在染色体二倍体上只可能出现上述三个等位基因中的两个，其中一个来自父体，另一个来自母体，这两个等位基因就决定了子代血型的基因型（genotype）。子代的基因型首先决定了子代体内转糖酶的种类，后者进而决定了代表血型抗原特异性的寡糖链的组成，即称为子代的血型表型（phenotype）。表 4 – 6 显示了 ABO 系统中决定血型表型的可能基因型。从表中可以看出，A 基因和 B 基因是显性基因，O 基因则为隐性基因。了解血型的遗传规律，就可以通过父母和子女的血型表型来推断他们的亲子关系。例如，表现型为 A 或 B 的父母完全有可能生下表现型为 O 的子女；而表现型为 AB 的父母不可能生下表现型为 O 的子女。值得注意的是，在利用血型表型判断亲子关系时，血型表型只能作为否定的参考依据，而不能据此做出完全肯定的判断。当判断时所利用的血细胞血型种类愈多，做出否定性判断的可靠性也愈高。

表 4 – 6　ABO 血型系统的表现型、基因型及对应的抗原和抗体

表现型	基因型	红细胞上的抗原	血清中抗体
A	AA AO	A	抗 B
B	BB BO	B	抗 A
AB	AB	A + B	—
O	OO	—	抗 A 及抗 B

3. ABO 血型的检测   正确测定血型是保证输血安全的基础。正常情况下，只有 ABO 系统的血型相合才能考虑输血。ABO 血型的测定就是利用血细胞的凝集反应来进行的，具体方法是：在两个玻片上分别滴上一滴抗 A 抗体和一滴抗 B 抗体，分别将一滴待测红细胞悬液滴加到每一滴血清上，轻轻摇动，使红细胞和血清混匀，观察有无凝集现象，据此判断血型。也可以同时用已知血型的红细胞血清中有无抗 A 或抗 B 抗体来进一步确定血型。

二、Rh 血型系统

1. Rh 血型系统的发现和在人群中的分布   在发现 ABO 血型和其他血型系统后，临床上仍出现一些输血事故不能解释。1940 年 Landsteiner 和 Wiener 将恒河猴（Rhesus monkey）的红细胞重复注射入家兔体内，引起家兔血清中产生抗恒河猴红细胞的抗体；再将含这种抗体的血清与人的红细胞混合，发现在白种人中，约有 85% 的人的红细胞可被这种血清凝集，表明这些人的红细胞上具有与恒河猴同样的抗原，称之为 Rh 阳性血型；另有约 15% 的人的红细胞不被这种血清凝集，称为 Rh 阴性血型，这一血型系统即称为 Rh 血型。在我国各族人中，汉族和其他大部分民族的人，属 Rh 阳性者约占 99%，Rh 阴性者只占 1% 左右。但是在一些少数民族中，Rh 阴性的人较多，如苗族为 12.3%、塔塔尔族为 15.8%。在这些民族居住的地区，输血时除鉴定 ABO 血型外，还需注意 Rh 血型的鉴定。

2. Rh 血型的特点及其在医学实践中的意义   目前在人类红细胞膜上已发现 40 多种 Rh 抗原（也称 Rh 因子），与临床关系密切的是 D、E、C、c、e 这 5 种。其中，D 抗原的抗原性最强。因此，通常将红细胞上含有 D 抗原的，即称为 Rh 阳性；而红细胞上缺乏 D 抗原的，为 Rh 阴性。

与前述 ABO 血型不同的是，Rh 血型系统无天然抗体，即在人血清中不存在抗 Rh 的天然抗体。只有当 Rh 阴性的人输入 Rh 阳性血液后，通过免疫反应才产生抗 Rh 的抗体。故血清中的抗 Rh 的抗体均为免疫性抗体 IgG。当 Rh 阴性的人第一次输入 Rh 阳性血液后，一般只产生抗体而无明显的反应，但若再次或多次输入 Rh 阳性血液时，则立即发生抗原 – 抗体反应，引起输入的 Rh 阳性红细胞的凝集。

此外，当 Rh 阴性的母亲怀有 Rh 阳性的胎儿时，分娩时胎儿的红细胞或 D 抗原可以进入母体，使母体的血液中产生抗 Rh 的抗体。但由于母体血液中的抗体浓度是缓慢增加的，一般需要数月的时间，因此，第一次妊娠常不产生严重反应。但如果 Rh 阴性母亲再次怀有 Rh 阳性胎儿时，此时母体血液中高浓度的抗 Rh 抗体将会透过胎盘，使胎儿的红细胞产生凝集和溶血。

三、输血的原则

目前，输血已经成为治疗某些疾病、抢救伤员生命和保证一些手术得以顺利进行的重要手段。但是，因输血发生差错，造成患者受伤甚至死亡的事故时有发生。美国的统计资料报道，1976—1985 年间，美国共发生输血死亡事故 159 例，其中由于 ABO 系统错误导致的事故为 137 例，占 86%。为了保证输血的安全性和提高输血的效果，必须严格遵守输血的原则。

在准备输血时，首先必须确定供血者和受血者的 ABO 血型定型和 Rh 血型定型，以保证两者血型相吻合，否则会引起严重的反应。

此外，即使是 ABO 系统血型相同的人之间进行输血，在输血前必须进行**交叉配血试验**（cross match test），即不仅把供血者的红细胞与受血者的血清进行配合试验（称为试验的主侧），而且要把受血者的红细胞与供血者的血清做配合试验（称为试验的次侧）（图 4 – 7）。这样，既可检验血型测定是否正确，同时能发现他们的红细胞或血清中，是否还存在一些其他的足以引起红细胞凝集反应的抗原或抗体。在进行交叉配血试验时，应在 37℃ 下进行，以保证可能有的凝集反应得以充分显示。如果交叉配血试验的两侧都没有凝集反应，即为配血相合，可以进行输血；如果主侧有凝集反应，则为配血不合，不能输血；如果主侧不起凝集反应，而次侧有凝集反应，只能在应急情况下输血，输血时不宜太快太多，并密切观察，如发生输血反应，应立即停止输注。

人们曾经把 O 型血的人称为"万能供血者（universal donor）"，认为他们的血液可以输给其他血型的人。但目前认为这种观点并不完全准确，因为 O 型血的红细胞上虽然没有 A 和 B 抗原，不会被受血者的血清凝集，但 O 型血的血清中的抗 A 抗体和抗 B 抗体能与其他血型受血者的红细胞发生凝集反应。当输入的血量较大，供血者血浆中的抗体未被受血者的血浆足够稀释时，受血者的红细胞会被广泛凝集。

随着医学和科学技术的进步，输血疗法已经从原来的单纯输全血，发展为输全血和成分输血（transfusion blood components）。成分输血，就是将人血中的各种有效成分，如红细胞、粒细胞、血小板和血浆进行分离，制备成高纯度或高浓度的制品，根据不同患者对输血的不同要求，再输注给患者。这样既能提高疗效，减少不良反应，又能节约血源。

总之，输血是一个多环节的过程，每个环节都是决定输血成功的关键，每一个小的失误都可能造成严重事故，危及人体的生命安全。因此，在进行输血操作时，必须严格遵守输血原则，密切观察；而且只在确实需要时才进行输血，决不可盲目滥用。

（陈　妍）

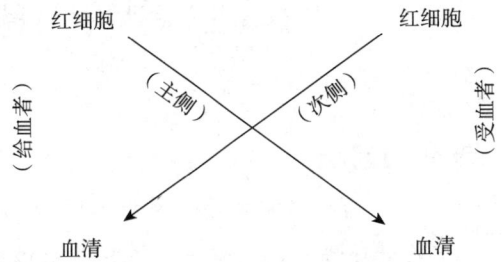

图 4-7　交叉配血试验示意图

书网融合……

思维导图　　习题

第五章 循环系统的解剖和生理

📖 **学习目标**

1. 通过本章学习，掌握不同心肌细胞的动作电位的机制和特点、心室肌细胞一次兴奋过程中的兴奋性变化、心泵血过程及泵血功能调节机制、动脉血压的形成机制与影响因素、微循环通路的组成与功能和心血管功能的神经调节机制，熟悉心肌细胞的其他生理特征、心泵血功能的评价和心血管活动的体液调节，了解心和血管的基本结构、心电图的应用与意义、各类血管的功能特点和血量调节的主要方式。
2. 具有分析和解决循环系统相关的生理和病理问题的能力。
3. 养成逻辑性思维意识和分析推理的能力，以及善于发现疾病靶标的科学素养。

循环系统（circulatory system）又称脉管系统，是人体内相互连续的、封闭的管道系统，包括心血管系统和淋巴系统。心血管系统中循环的是血液，淋巴系统中循环的是淋巴液，由于淋巴液会沿着淋巴管道最终汇入静脉，因此也可认为淋巴系统是心血管系统的辅助部分。在循环系统中，心脏通过其泵血功能驱动血液在心血管系统中不断流动，实现新陈代谢，维持内环境的稳定。

PPT

第一节 循环系统的解剖

心血管系统（cardiovascular system）包括心、动脉、静脉和毛细血管。心是中空的肌性器官，连接动、静脉，通过有节律地收缩和舒张，成为血液流动的动力泵。动脉是输血离心的管道，由心室发出，在行程中不断发出分支，愈分愈细，最后移行为毛细血管。毛细血管是连于小动脉和小静脉之间的微细管道，管壁薄且有通透性，是血液与组织液进行物质和气体交换的场所。静脉是导血回心的管道，起自毛细血管，在向心回流过程中不断接纳属支，逐级汇合，愈来愈粗，最后注入心房。

淋巴系统包括淋巴管道、淋巴器官和淋巴组织，淋巴液沿淋巴管道向心流动，最后注入静脉。因此，淋巴系统协助静脉引流组织液，是心血管系统的辅助系统。此外，淋巴系统还具有免疫和防御功能。

血液循环（blood circulation）是指血液经心→动脉→毛细血管→静脉→心，周而复始的循环流动。通过血液的流动，运送消化器官吸收的营养物质和呼吸器官吸入的 O_2 到全身，又运送各器官的代谢产物和 CO_2 等到肺、肾和皮肤等排泄器官排出体外，从而保证机体新陈代谢的不断进行和内环境理化特性的相对稳定；同时运送内分泌系统的激素、各种生物活性物质到全身和相应的靶细胞，实现体液调节和血液的免疫、防御功能。

根据血液在心血管系统中的循环途径和功能不同，可将血液循环分为体循环与肺循环两部分（图 5-1）。

体循环（systemic circulation）又称大循环，血液由左心室泵出，经主动脉及其各级分支流向全身的毛细血管，在毛细血管与周围的组织、细胞进行物质和气体交换，再经各级静脉，汇集成上、下腔静脉及冠状窦，最后回流到右心房。这个过程把血液中的营养物质和 O_2 运送到身体各部组织，同时又把各部组织在新陈代谢中所产生的代谢产物和CO_2运送到肺和排泄器官。故在体循环的过程中，血液由主动脉中的动脉血（含O_2量较高、含CO_2量较低）转变成上、下腔静脉及冠状窦中的静脉血（含O_2量较低、含CO_2量较高）。

　　肺循环（pulmonary circulation）又称小循环，血液由右心室泵出，经肺动脉及其各级分支，再经肺泡壁毛细血管网，在此进行气体交换，最后经肺静脉回流到左心房。这个过程把血液中的CO_2经肺泡排出体外，而O_2则经肺泡进入血液。故血液由肺动脉中的静脉血转变为肺静脉中的动脉血。

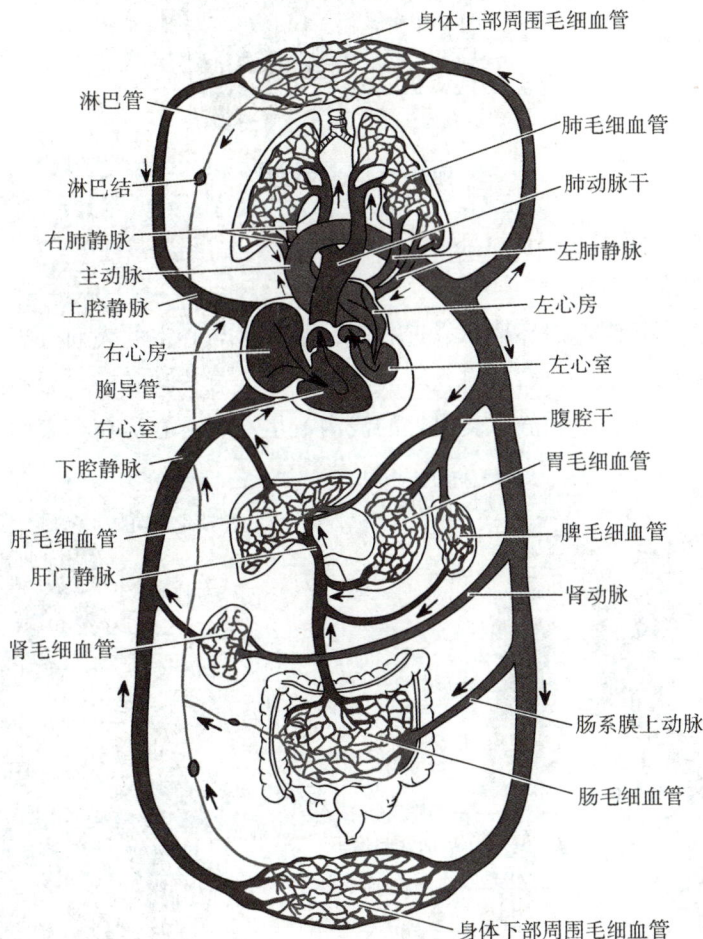

图 5-1　全身血液循环模式图

一、心的解剖及特殊传导系统

（一）心的位置及形态

　　心（heart）位于胸腔内，膈的上方，两肺之间，约 2/3 居身体正中线的左侧，1/3 居右侧（图 5-2）。

　　心的大小似本人拳头，外形近似于倒置的、前后略扁的圆锥体，可分为一尖、一底、两面、三缘，表面有 4 条沟（图 5-3）。

　　心尖朝向左前下方，由左心室构成，圆钝、游离，其体表投影位于左侧第 5 肋间隙、左锁骨中线内侧 1~2cm 处，故在此处可摸到心尖搏动。

　　心底朝向右后上方，较宽，与出入心的大血管（主动脉，肺动脉，上、下腔静脉，左、右肺静脉）相连，将心固定在胸腔中。

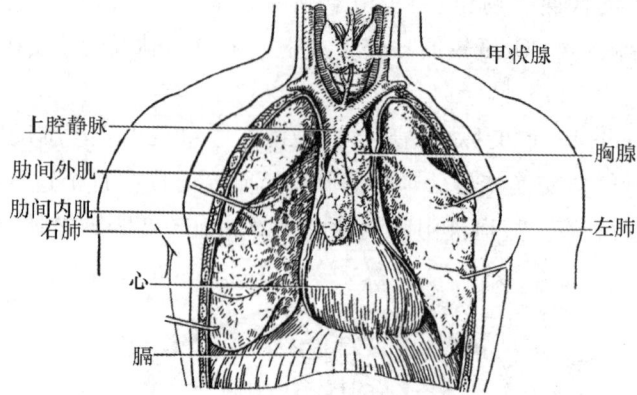

图 5 - 2　心的位置

两面分别是胸肋面（前面）和膈面（下面）。

三缘分别是右缘、左缘和下缘。

心的表面有 4 条沟：冠状沟近似环形，靠近心底，是心房与心室的表面分界；前室间沟和后室间沟分别在心室的胸肋面和膈面，是左、右心室在心表面的分界。冠状沟和前、后室间沟内均有血管和脂肪填充。房间沟是右心房与右上、下肺静脉交界处的浅沟，是左、右心房在心表面的分界。

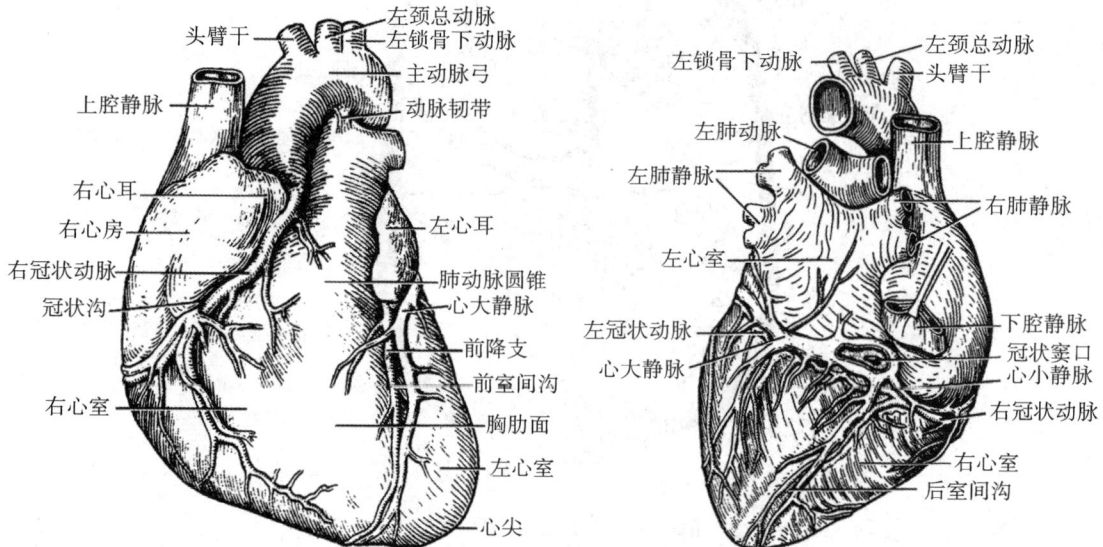

图 5 - 3　心的外形

（二）心的结构

心由心腔、心壁、心瓣膜、血管和神经等组成，外裹心包。

1. 心腔　心是一中空的肌性器官，内有四腔：右心房、右心室、左心房和左心室。左右心房之间有房间隔，左右心室之间有室间隔。正常情况下，左半心与右半心不直接相通。同侧的心房和心室借房室口相通（图 5 - 4）。

根据血流方向，右心房（right atrium）有 3 个入口和 1 个出口。3 个入口分别是上、下腔静脉口和冠状窦口。它们分别引流上、下半身和心壁的血液至右心房。出口是右房室口，右心房借助其通向右心室。房间隔后下部的卵圆形浅窝称卵圆窝，为胚胎时期卵圆孔闭锁后的遗迹。右心房上部向左前突出的部分称右心耳。

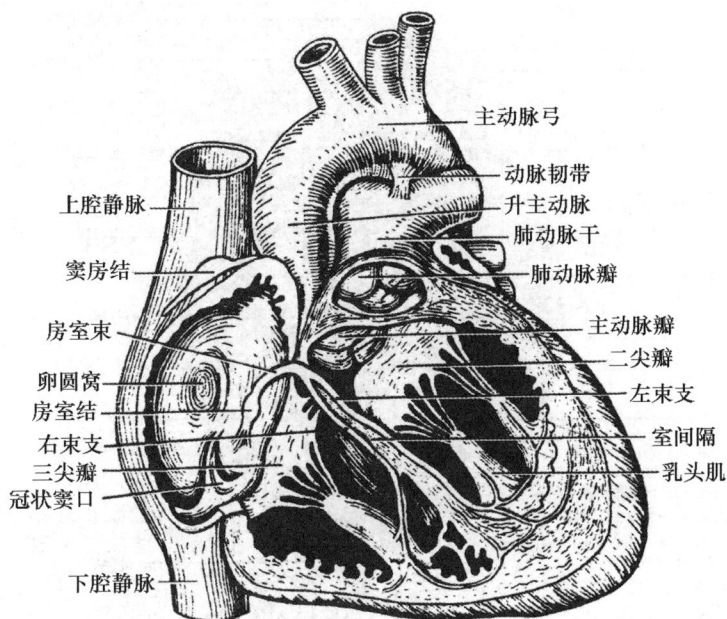

图 5 – 4 心的内部结构

右心室（right ventricle）有 1 个入口和 1 个出口。入口是右房室口，房室口周围的纤维环上有 3 片三角形的瓣膜附着，称右房室瓣，又称**三尖瓣**（tricuspid valve）。出口是肺动脉口，有肺动脉瓣附着。

左心房（left atrium）构成心底的大部分，有 4 个入口和 1 个出口。4 个入口均为肺静脉口，包括左上、左下、右上和右下肺静脉口。出口是左房室口，通向左心室。左心房前部向右前突出的部分，称左心耳。研究表明，左心耳具有调节心脏前负荷、分泌心钠素等功能。

左心室（left ventricle）有 1 个入口和 1 个出口。入口是左房室口，房室口周围的纤维环上有 2 片近似三角形的瓣膜附着，称左房室瓣，又称**二尖瓣**（bicuspid valve）。出口是主动脉口，有主动脉瓣附着。

二尖瓣、三尖瓣、主动脉瓣和肺动脉瓣共同维持血液在心内的单向流动。当心室收缩时，二尖瓣和三尖瓣关闭，主动脉瓣和肺动脉瓣开放，血液由心室射入动脉。当心室舒张时，二尖瓣和三尖瓣开放，主动脉瓣和肺动脉瓣关闭，血液由心房流入心室。

2. 心壁 由心内膜、心肌层和心外膜组成（图 5－5）。心肌构成心壁的主要部分，是一种特别的横纹肌，有较强的收缩能力。

（1）心内膜 由内皮和内皮下层构成。内皮与大血管的内皮相延续，其表面极为光滑，有利于血液流动。内皮下层可分内、外两层，外层称心内膜下层，为疏松结缔组织，内含有小血管和神经。在心室的心内膜下层分布有心传导系统的分支，即浦肯野纤维。心内膜在房室口和动脉口处突入心腔折叠成房室瓣和半月瓣。当瓣膜发炎时，其中结缔组织常增生致使瓣膜变形，造成瓣膜病变。

（2）心肌层 是心壁最厚的部分，主要由心肌纤维构成，心肌纤维以内纵、中环、外斜式排列成数层包绕心。这种排列加上每层心肌纤维的走行是螺旋状弧线，使得心收缩时产生的心室内压力很高，有利于心完成泵血功能。心肌纤维包括普通心肌细胞和特殊分化的心肌细胞。普通心肌细胞构成心房肌和心室肌，心房肌、心室肌彼此不连续，分别附于结缔组织构成的支架上，因此心房肌、心室肌可以分别收缩。心室肌明显比心房肌发达，尤其左心室肌特别发达。因此，左心室收缩时能产生更大的压力，使主动脉内的血压明显高于肺动脉压。特殊分化的心肌细胞构成心的传导系统，走行于靠近心内膜一侧。

（3）心外膜 是包在心肌外面的一层光滑的浆膜，即浆膜心包的脏层。其外表面被覆间皮，间皮

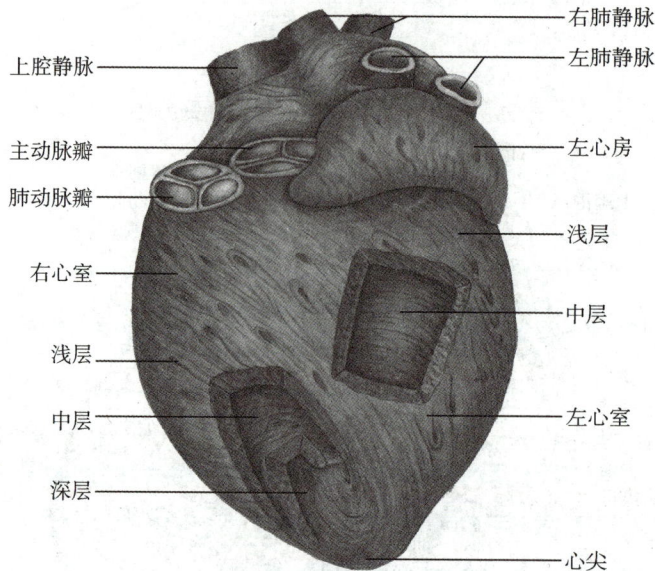

图 5-5 心壁结构

深部为疏松结缔组织，内含血管、神经，并常有脂肪组织。冠状血管行于心外膜内。

3. 心瓣膜 是心内膜向心腔内凸起形成的薄片状结构，其基部与心骨骼肌的纤维环相连。心瓣膜位于心脏的房室口和动脉口处，包括房室瓣（二尖瓣和三尖瓣）、主动脉瓣和肺动脉瓣。心瓣膜的功能是阻止血液逆流。

左房室口周缘附有两块叶片状瓣膜，称左房室瓣，也称二尖瓣，按位置称前瓣、后瓣。瓣膜垂向左心室腔内，它们由腱索分别与前、后乳头肌相连；右房室口周缘附有三块叶片状瓣膜，称右房室瓣，也称三尖瓣，按位置分别称前瓣、后瓣、隔瓣。三尖瓣也借腱索与心室壁上的乳头肌相连。房室瓣开口朝向心室，当心房射血时腱索松弛，瓣膜开放；当心室收缩时腱索拉紧，防止瓣膜外翻和血液由心室逆流入心房，从而保证了血液的定向流动。因此，任何一个瓣膜发生病变（瓣膜口狭窄或闭锁不全）都会给血液循环带来极大的障碍。临床上，生物瓣和机械瓣在病变心脏瓣膜置换手术中的应用已获得令人满意的治疗效果。

主动脉口的主动脉一侧周缘附有主动脉瓣，肺动脉口的肺动脉一侧周缘附有肺动脉瓣。每个动脉瓣都是由三块半月形的瓣膜组成，也称为半月瓣。半月瓣开口朝向动脉，其开闭是由动脉与心室两侧的压力决定的。当室内压高于动脉压时半月瓣被冲开，血液由心室流向动脉；当动脉压高于室内压时，半月瓣就被关闭，从而阻止血液由动脉倒流回心室。临床上，动脉瓣缺损的患者，可用人工瓣膜修复或替换。

4. 血管及神经 心脏的营养由冠状血管供应。冠状血管由冠状动脉、冠状静脉和毛细血管组成（图 5-6）。

心的动脉供应主要来自左、右冠状动脉。左冠状动脉（left coronary artery）起于主动脉左窦，经左心耳与肺动脉之间走向左前方，随即分为前室间支（降支）和旋支，主要分布于左心房、左心室、室间隔前 2/3 和右心室前壁一部分。右冠状动脉（right coronary artery）起于主动脉右窦，经右心耳与肺动脉干之间入冠状沟，向右下方走行，继续沿冠状沟向左行，达房室交界处，然后分为后室间支和右旋支，主要分布于右心房、右心室和室间隔后 1/3 和左心室壁的一部分，另还有分支分布到窦房结和房室结。临床上，膈面心肌梗死，大多由于右冠状动脉阻塞所致。

心的静脉血通过冠状窦及其属支、心前静脉和心最小静脉回流入心。心壁的静脉绝大部分汇集于冠状窦，冠状窦的主要属支有心大静脉、心中静脉和心小静脉，冠状窦开口于右心房。另有一些小静脉直接进入心腔。

在心肌横截面上，每平方毫米的面积内约有 2500 根毛细血管，因此，心肌和冠状循环之间的物质交换速度很快。冠状动脉之间有吻合支，正常时这些吻合支口径较细小，只有少量血液通过，当冠状动脉突然闭塞时，不能很快建立侧支循环，常导致心肌急性缺血，影响心功能。但是，如果血管阻塞是逐渐形成的，则吻合支可逐渐扩张，建立足够的侧支循环，起到代偿作用。

心的神经包括交感神经、副交感神经和感觉神经。交感神经兴奋时，心率加快、心肌收缩力增强、心输出量增多以及血压升高。副交感神经兴奋时，与交感神经的作用相反。感觉神经主要负责传导心脏的痛觉、压力、牵张等感觉。

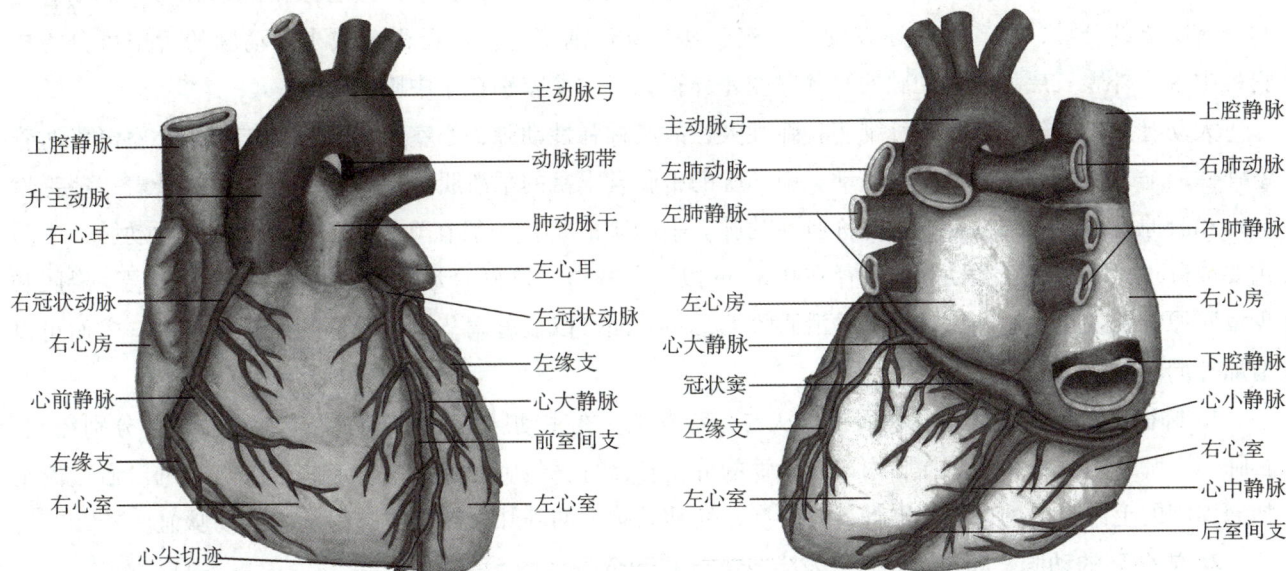

图 5 - 6　心的血管

5. 心包　是包裹心和出入心的大血管根部的锥型囊，分纤维心包和浆膜心包两部分。纤维心包由坚韧的纤维性结缔组织构成，上方与出入心脏的大血管外膜相延续，下方与膈相贴合。浆膜心包又分脏、壁两层。脏层紧贴于心肌表面，形成心外膜。壁层贴在纤维心包的内面。脏、壁两层之间的潜在腔隙称为心包腔，内含少量浆液，有滑润作用，能减少心搏动时的摩擦。心包还有限制心过分舒张和扩大的作用。

（三）心的传导系统

心的传导系统由特殊分化的心肌纤维组成，其功能是产生并传导冲动，以维持心的节律性搏动。心的传导系统包括窦房结、房室结、房室束及其分支（图 5 - 7）。

窦房结是心的正常起搏点，位于上腔静脉与右心房交界处的心外膜深面，呈椭圆形，其内含有起搏细胞（P 细胞）和过渡细胞。起搏细胞可自发去极化产生兴奋，通过过渡细胞传至心房肌，使心房肌收缩。同时向下将冲动传至房室结。房室结位于房间隔下部、右房室口与冠状窦口之间的心内膜深面，呈

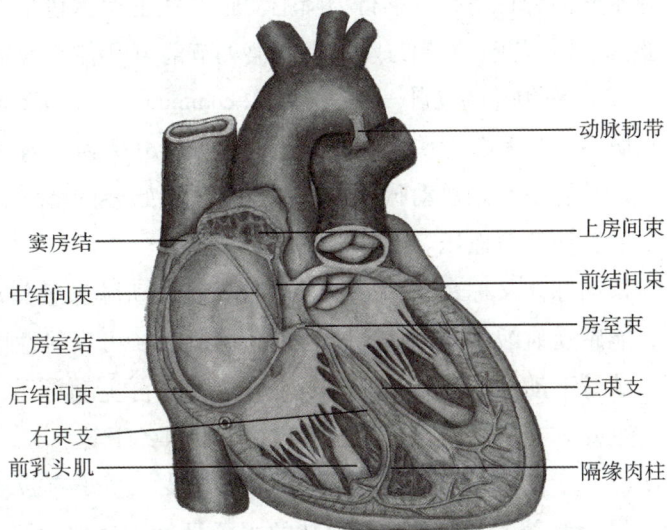

图 5 - 7　心的传导系统

扁椭圆形，其主要功能是将窦房结传来的冲动传至心室，保证心房收缩后，再开始心室的收缩。房室结的前下端续为房室束。房室束又称希氏（His）束，进入室间隔分成左、右束支，分别沿心室内膜下行，最后分散成许多细小的分支，交织成网，称浦肯野纤维网，与心室的心肌细胞相连，使心室肌收缩。

二、血管的种类、结构和分布

血管（blood vessel）包括动脉、静脉和毛细血管。

（一）动脉

动脉（artery）是输送血液离开心的血管，可分为大动脉、中动脉、小动脉和微动脉，各类动脉之间没有明显的分界，随着动脉逐级发出分支，其管壁逐渐变薄，口径逐渐减小。动脉的管壁可分为内膜、中膜、外膜三层，四类动脉的管壁厚度差异很大，主要差别在于中膜。

大动脉的中膜较厚、弹性纤维多且弹性大，故又称弹性动脉，心室射血时管壁扩张，心室舒张时管壁弹性回缩，促使血液继续向前流动。中动脉的中膜含丰富的平滑肌，平滑肌纤维之间夹杂着一些弹性纤维和胶原纤维，收缩性强，故又称肌性动脉。小动脉的管径一般在 0.3～1mm，也属肌性动脉，中膜主要成分也是平滑肌，微动脉的管径在 0.3mm 以下，其内、外膜下无内弹性膜，仅有 1～2 层平滑肌和少量胶原纤维。小动脉和微动脉的平滑肌收缩，一方面可以显著调节组织局部的血流量，另一方面可以增加外周阻力升高血压。

1. 肺循环的动脉　肺动脉短而粗，从右心室发出，在主动脉弓下方分为左、右肺动脉，分别经左、右肺门入肺，左、右肺动脉在肺内与支气管的分支相伴行，最后在肺泡壁上形成毛细血管网。血液流至肺泡周围的毛细血管网，在此进行气体交换，使肺动脉内的静脉血转变成肺静脉内的动脉血。

2. 体循环的动脉　起自左心室，发出分支分布于全身（图 5-8）。

（1）**主动脉**（aorta）　是体循环的动脉主干，全长分为升主动脉（起始的一段）、主动脉弓（弯曲的一段）和降主动脉（下降的一段）3 部分。

主动脉从左心室发出，起始段为升主动脉，升主动脉的起始部发出左、右冠状动脉，分布于心。升主动脉先向右上方斜行，至右侧第 2 胸肋关节高度，移行为主动脉弓，主动脉弓从右向左发出头臂干、左颈总动脉和左锁骨下动脉，头臂干上升后再分为右颈总动脉和右锁骨下动脉。主动脉弓在第 4 胸椎体下缘水平沿脊柱下行，移行为降主动脉，降主动脉包括胸主动脉和腹主动脉，至第四腰椎下缘分为左、右髂总动脉，左、右髂总动脉在骶髂关节前方又各分为髂内、髂外动脉。

（2）**头颈部的动脉**　**颈总动脉**（common carotid artery）是头颈部的动脉主干，左右各一。左侧起自主动脉弓，右侧起自头臂干，由颈部上行后分叉为颈内动脉和颈外动脉。

颈动脉窦是颈总动脉末端和颈内动脉起始处的膨大，壁内有特殊的感觉神经末梢，是压力感受器，可反射性地调节血压。

颈动脉体又称颈动脉小球，是位于颈内动脉和颈外动脉分叉处后方的扁椭圆形小体，是化学感受器，能感受血液中 O_2 和 CO_2 分压变化的刺激，可反射性地调节呼吸。

锁骨下动脉（subclavian artery）左侧起自主动脉弓，右侧起自头臂干。到第 1 肋外缘延续为腋动脉，主要分支有椎动脉、胸廓内动脉、甲状颈干等。

（3）**上肢的动脉**　锁骨下动脉及其分支，主干有腋动脉、肱动脉、桡动脉和尺动脉，营养上肢。

（4）**胸部的动脉**　胸部动脉的主干是**胸主动脉**（thoracic aorta），发出壁支和脏支，营养胸壁和胸腔脏器。

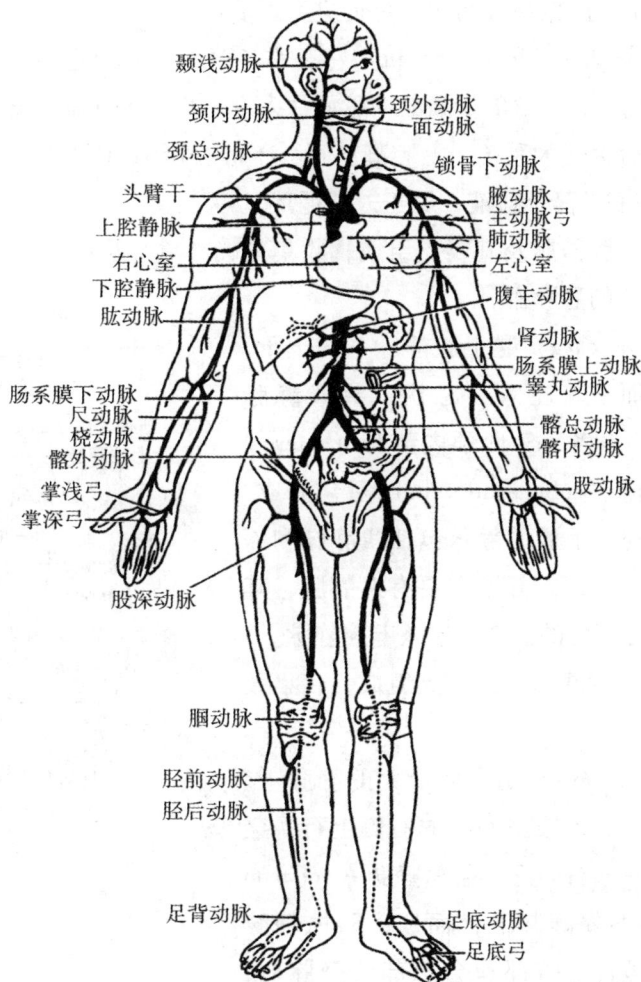

图 5-8　全身动脉

（5）腹部的动脉　腹部动脉的主干是**腹主动脉**（abdominal aorta），发出壁支和脏支，营养腹壁和腹腔脏器。

（6）盆部的动脉　**髂总动脉**（common iliac artery）在骶髂关节前方分为髂内、髂外动脉。**髂内动脉**（internal iliac artery）为一短干，下行入盆腔，分为壁支和脏支，分布于盆壁和盆腔脏器，营养盆壁、盆腔内脏、会阴和外生殖器等。

（7）下肢的动脉　**髂外动脉**（external iliac artery）经腹股沟韧带中点深面至大腿前部，延续为股动脉，是营养下肢的动脉主干。

（二）静脉

静脉（vein）是输送血液返回心脏的管道，与伴行的动脉相比，静脉管腔大、管壁薄、弹性小。根据管壁结构和管径的大小，静脉可分为大静脉、中静脉、小静脉和微静脉，管壁同样也可分内膜、中膜与外膜三层，但分界不明显。

体循环的静脉有浅、深静脉之分，浅静脉位于皮下，常用于注射、输液或抽血，如上肢的肘正中静脉、头静脉等，浅静脉最后注入深静脉。深静脉常与同名动脉和神经伴行，如肾动脉、肾静脉，股动脉、股静脉等。管径 2mm 以上的静脉管壁上常有静脉瓣，可防止血液逆流，尤其下肢静脉，受重力影响，静脉瓣最多；胸腹腔内的大静脉，如门静脉、肝静脉和上、下腔静脉则没有静脉瓣，这是因为心的舒张和吸气时胸腔内压下降、腹内压升高等，可促进上述静脉血回流入心。

1. 肺循环的静脉　**肺静脉**（pulmonary vein）左、右各两条，分别是左上、左下肺静脉和右上、右下肺静脉。肺静脉从肺门出肺，将含氧量高的动脉血注入左心房，因此肺静脉在左心房上有四个开口。

2. 体循环的静脉　可分为三大系统：上腔静脉系、下腔静脉系（包括门静脉系）和心静脉系（图5-9）。其中心静脉系收集心的静脉血液，属于冠状循环。

（1）**上腔静脉系**　由上腔静脉及其属支组成，收集头颈、上肢和胸部（心除外）的静脉血。

上腔静脉（superior vena cava）是上腔静脉系的主干，由左、右头臂静脉汇合而成，注入右心房。**头臂静脉**（brachiocephalic vein）左、右各一，由**颈内静脉**（internal jugular vein）和**锁骨下静脉**（subclavian vein）汇合而成，收集头颈部和上肢的静脉血。上肢的静脉包括浅静脉和深静脉，最后都注入腋静脉。胸部的静脉主要有奇静脉，其收集胸壁、食管、支气管等部位的血液，注入上腔静脉。

（2）**下腔静脉系**　由下腔静脉及其属支组成，收集腹部、盆部和下肢的静脉血。

下腔静脉（inferior vena cava）是人体最大的静脉干，由左、右髂总静脉汇合而成，沿腹主动脉的右侧上行，穿膈的腔静脉孔到达胸腔，注入右心房。**髂总静脉**（common iliac vein）由髂内静脉和髂外静脉汇合而成，**髂内静脉**（internal iliac vein）收集盆部、臀部和会阴部的静脉血，**髂外静脉**（external iliac vein）是股静脉的直接延续，收集下肢所有浅、深静脉以及部分腹壁静脉的静脉血。下肢的静脉包括浅静脉和深静脉，浅、深静脉之间有很多交通支，由于回流阻力较大，有丰富的静脉瓣。腹部的静脉主干是下腔静脉，有壁支和脏支之分，肝静脉收集来自肝的静脉血，肝门静脉收集腹腔除肝之外的不成对脏器的静脉血。

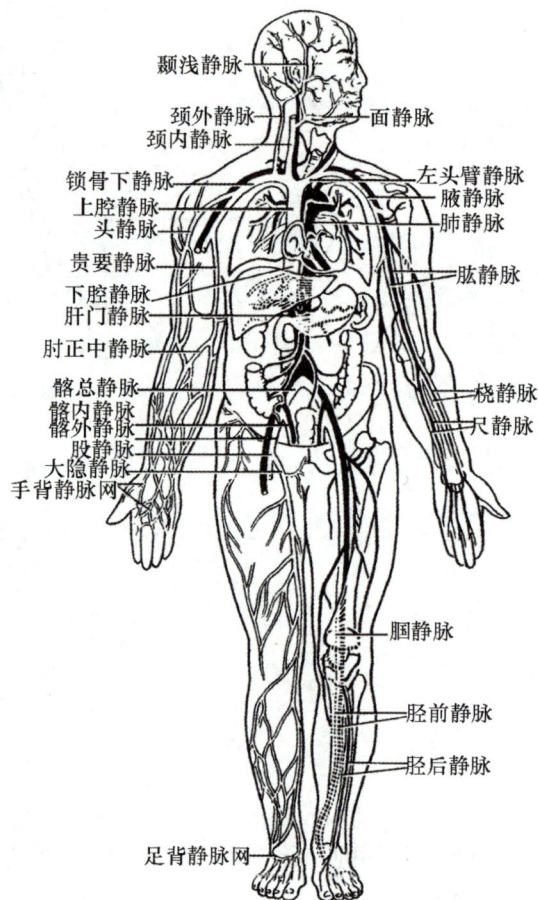

图5-9　全身静脉

（3）**肝门静脉系**　由肝门静脉及其属支组成，收集腹腔内消化管道、胰和脾的静脉血。肝门静脉与一般静脉不同，它的始末均为毛细血管。**肝门静脉**（hepatic portal vein）由肠系膜上静脉和脾静脉在胰头后方汇合而成，上行至肝门，分为左、右两支，分别进入肝的左、右叶，并在肝内反复分支汇入肝血窦。肝血窦含有来自肝门静脉和肝固有动脉的血液，再由肝静脉经下腔静脉回流入心。

肝门静脉与上、下腔静脉之间存在交通（图5-10）：经食管静脉丛与上腔静脉吻合；经直肠静脉丛与下腔静脉吻合；经脐周静脉网与上、下腔静脉吻合。肝门静脉及其属支均缺乏静脉瓣，当门静脉高压发生时，可发生血液逆流，导致食管、直肠或脐周等处的静脉曲张，进一步产生呕血、便血或"海蛇头"症状。

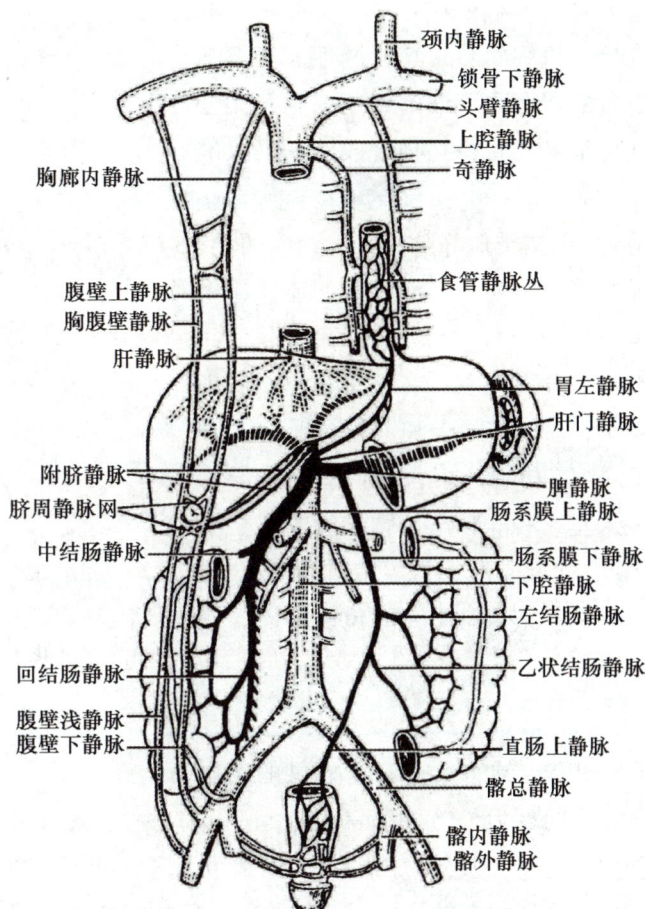

图5-10　肝门静脉和上、下腔静脉交通

（三）毛细血管

毛细血管（capillary）管径较细，一般为 5 ~ 10μm，连于微动脉、微静脉之间，分支相互吻合成网。毛细血管分布广泛。人体毛细血管的总面积很大，其管壁很薄，与周围的细胞相距很近，有利于物质交换，所以毛细血管是血液与周围组织进行物质交换的主要部位（图5-11）。

三、淋巴系统

淋巴系统（lymphatic system）由淋巴管道、淋巴组织和淋巴器官组成。淋巴管道和淋巴结的淋巴窦内含有淋巴液，简称淋巴。淋巴器官包括

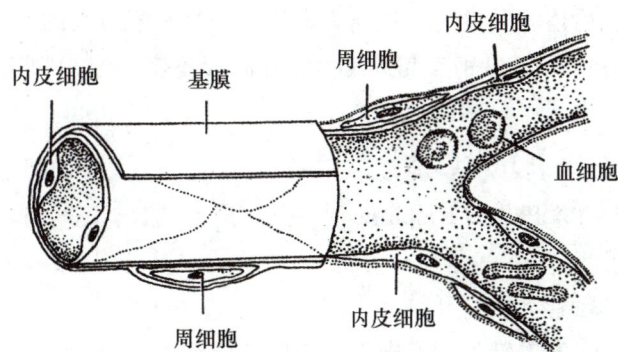

图5-11　毛细血管模式图

淋巴结、脾、扁桃体和胸腺等。淋巴系统是心血管系统的辅助系统，协助静脉引流组织液。同时，淋巴组织和淋巴器官具有产生淋巴细胞、过滤淋巴液和进行免疫应答的功能。

（一）淋巴管道

淋巴管道包括毛细淋巴管、淋巴管、淋巴干和淋巴导管（图5-12）。

毛细淋巴管（lymphatic capillary）由一层内皮及不完整的基膜构成，以膨大的盲端起始于组织间隙，其通透性大于毛细血管，所以不易进入毛细血管的蛋白质、细菌和癌细胞等大分子物质易进入毛细淋巴管。毛细淋巴管相互吻合成网，汇入淋巴管。

淋巴管（lymphatic vessel）结构类似静脉，分浅、深两类，壁薄径细，有类似静脉瓣样结构，促使淋巴液向心回流，途中经过多级淋巴结。

淋巴管汇集成 9 条淋巴干，分别是左、右颈干，左、右锁骨下干，左、右支气管纵隔干，左、右腰干和 1 条肠干。

淋巴干汇合成 2 条**淋巴导管**（lymphatic duct），即胸导管和右淋巴导管，最后分别注入左、右静脉角。胸导管收集全身 3/4 部位的淋巴，包括左半头颈部、左上肢、左半胸部、腹部、盆部和双下肢。右淋巴导管收集全身 1/4 部位的淋巴，包括右半头颈部、右上肢和右半胸部。

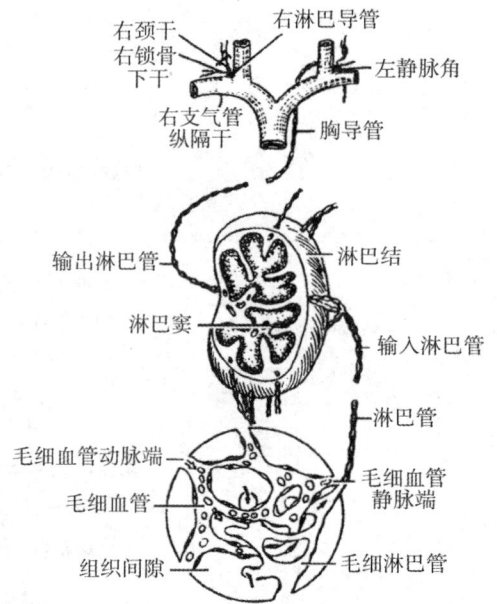

图 5 – 12　淋巴管道

（二）脾

脾（spleen）是人体最大的淋巴器官，是富于血供的实质性脏器，质软而脆。脾位于左季肋区后外方肋弓深处，与 9 ~ 11 肋相对，长轴与第 10 肋一致。正常情况下，在左肋弓下触摸不到脾。脾的实质分为白髓、红髓和边缘区三部分。脾的表面被覆致密结缔组织构成的被膜，内含丰富的弹性纤维和散在的平滑肌。被膜深入脾内形成脾小梁，构成脾的网状支架，连同神经、血管一起形成脾的间质。

脾具有储血、滤过血液、造血和进行免疫应答的功能。脾的组织中有许多称为"血窦"的结构，平时一部分血液滞留在血窦中，当人体失血时，血窦收缩，将这部分血液释放到外周以补充血容量。血窦的壁上附着大量巨噬细胞，可以吞噬衰老的红细胞、病原体和异物。脾在胚胎时期具有造血功能，出生后逐渐转变为免疫应答器官。脾是机体最大的免疫器官，其淋巴细胞中，T 细胞约占 40%，B 细胞约占 60%，分别参与细胞免疫和体液免疫。施行脾切除术后，成年人没有临床症状，幼儿可出现机会性感染或严重感染。

（三）淋巴结

淋巴结（lymph node）数目较多，沿淋巴管分布在机体淋巴必经的部位，为大小不一的圆形或椭圆形小体。一侧隆凸，另一侧凹陷。凸侧连有 15 ~ 20 条输入淋巴管，凹陷处有淋巴结门，有 2 ~ 3 条输出淋巴管、血管和神经出入。

淋巴结表面有薄层的被膜，由致密结缔组织构成。被膜深入淋巴结内形成许多粗细不等、互相连接成网的小梁，构成淋巴结的支架，连同神经、血管一起形成淋巴结的间质。淋巴结的实质分为皮质和髓质两部分。淋巴小结位于皮质的浅层，是 B 淋巴细胞增殖的场所。髓质位于淋巴结的深部，内含 B 淋巴细胞、浆细胞和巨噬细胞，这些细胞的数量及比例随免疫应答状态而变化。

淋巴结不仅有滤过淋巴的功能，还可产生免疫应答，构成机体重要的防御装置。

淋巴结一般成群存在于较隐蔽的部位和胸腔、腹腔大血管附近（图 5 – 13）。当某器官或局部发生感染时，细菌、病毒、寄生虫或肿瘤细胞等可沿淋巴管入侵至相应的局部淋巴结。此时，淋巴结内细胞迅速增殖，体积增大，功能旺盛，防止病菌或肿瘤细胞的扩散，故局部淋巴结肿大常反映其收纳淋巴的部位有病变。如该局部淋巴结不能阻截或清除这些细菌或病毒，病变可沿该淋巴结的淋巴流向继续蔓延。

第二节 心脏生理

PPT

心脏的主要功能是泵血，心肌节律的收缩和舒张，推动血液不断循环流动。这一过程依赖于心肌细胞动作电位的产生、节律性兴奋以及兴奋－收缩耦联引发的心肌细胞收缩。然而，不同类型心肌细胞产生的动作电位在形态、持续时间以及离子基础等方面各不相同，因此，学习心肌细胞的生物电现象对分析心脏泵血功能非常重要。此外，心脏还具有内分泌功能，心肌细胞能分泌钠尿肽等生物活性物质，对维持血压稳定等具有重要作用。

一、心肌细胞的生物电现象

根据组织学、电生理特点和功能可将心肌细胞分为工作细胞和自律细胞。**工作细胞**（working cells）是普通的心肌细胞，包括心房肌细胞和心室肌细胞，细胞内含有丰富的肌原纤维，执行收缩功能。工作细胞具有兴奋性、传导性和收缩性，没有自律性。**自律细胞**（autorhythmic cells）是特殊分化的心肌细胞，组成心脏的特殊传导系统，包括窦房结 P 细胞、房室结和房室束心肌细胞以及浦肯野纤维（图 5－14），在没有外来刺激的情况下，能自动产生节律性兴奋。自律细胞具有兴奋性、传导性和自律性，但是细胞内肌原纤维较少或完全缺乏，故基本没有收缩功能。工作细胞直接参与心脏泵血收缩，自律细胞主要控制着心脏节律性活动。

按照心肌细胞动作电位去极化的快慢及其产生机制，又可将心肌细胞分为快反应细胞和慢反应细胞。**快反应细胞**（fast response cells）的动作电位去极化是由 Na^+ 内流引起的，去极化速度快，包括心房肌细胞、心室肌细胞和浦肯野细胞等。**慢反应细胞**（slow response cells）的动作电位去极化是由 Ca^{2+} 内流引起的，去极化速度慢，包括窦房结 P 细胞和房室结细胞等。

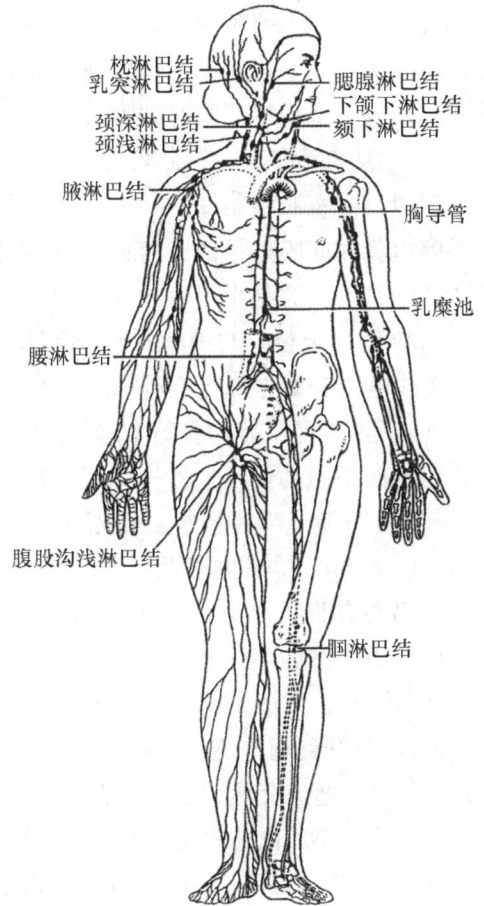

图 5－13 全身淋巴结

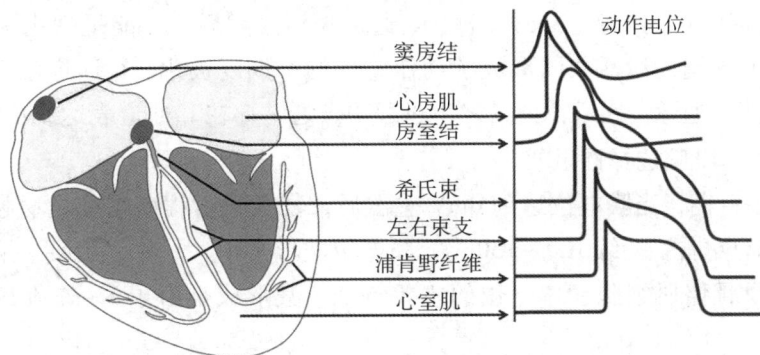

图 5－14 心脏不同部位心肌细胞的跨膜电位

（一）工作细胞静息电位与动作电位的形成机制

心房肌和心室肌细胞这两种工作细胞的跨膜电位及形成机制相似，但心房肌细胞复极化更快，平台期不明显。下面以心室肌细胞为例说明。

1. 静息电位 人类心室肌细胞的静息电位为 $-90 \sim -80mV$，形成机制与神经和骨骼肌细胞静息电位相似。心室肌细胞在静息状态下细胞膜上主要是钾通道（I_{K1}）开放，膜对 K^+ 通透性较高，K^+ 顺浓度梯度由膜内向膜外扩散，达到 K^+ 平衡电位。但心室肌细胞静息电位的实际测量的绝对值小于 K^+ 平衡电位的绝对值，这是由于除了有 K^+ 外流以外，还存在少量的其他离子流，如 Na^+ 内流、钠泵活动等。

2. 动作电位 与神经细胞和骨骼肌细胞动作电位相比，心室肌细胞动作电位明显不同，主要特征在于动作电位升支与降支不对称，复极过程复杂，持续时间长。心室肌细胞整个动作电位时程持续 $200 \sim 300ms$，而神经细胞与骨骼细胞动作电位时程仅 $1ms$ 左右。心室肌细胞又属于快反应非自律细胞。通常将心室肌细胞动作电位分为 0、1、2、3、4 五个时期（图 5-15）。

（1）0 期 又称快速去极化期，产生机制是快 Na^+ 通道（I_{Na}）开放，Na^+ 内流所致。

当心室肌细胞受到刺激时，首先引起去极化电紧张电位，由于细胞膜外 Na^+ 浓度大于膜内，少量 Na^+ 在此作用下内流而引起膜内电位上升。当膜内电位由 $-90mV$ 上升到阈电位（约 $-70mV$）时，细胞膜上的电压门控 Na^+ 通道突然大量迅速开放，膜的 Na^+ 电导迅速提高，大量 Na^+ 快速内流，膜内电位急剧上升，由负变为正（$-70mV \rightarrow +30mV$），而形成动作电位上升支。其超过 $0mV$ 的电位称超射，最大上升幅度达到 $120mV$。

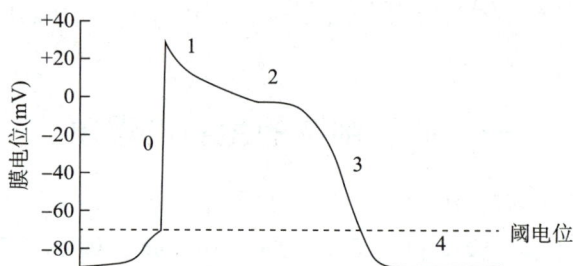

图 5-15 心室肌细胞动作电位及形成机制示意图

0 期去极化是一个再生性过程，Na^+ 内流引起去极化，去极化又加速 Na^+ 内流，不断循环再生，使膜迅速去极化。膜电位的去极化一方面引起 I_{Na} 通道激活门开启，另一方面也引起通道的失活。由于 I_{Na} 通道的激活、开放和失活都很迅速，所以决定了 0 期去极化速度快、动作电位升支陡峭、时程仅 $1 \sim 2ms$ 的特点。快 I_{Na} 通道可以被临床上常用的 I 类抗心律失常药阻断，如利多卡因、普鲁卡因胺等；但 I_{Na} 通道阻滞剂河鲀毒素不能用作抗心律失常药，而只能作为研究离子通道的工具药。

（2）1 期 又称快速复极化初期，膜电位迅速由 $+30mV$ 下降到 $0mV$ 左右，耗时约 $10ms$。0 期和 1 期的电位变化都很快，形成一个锋电位。1 期的膜电位变化主要是 K^+ 快速跨膜外流所致。

1 期复极由短暂的一过性外向电流通道（I_{to}）被激活引起，其主要载荷离子是 K^+。I_{to} 通道在 0 期去极化到 $-30mV \sim -40mV$ 时激活开放。但通过 I_{to} 通道外流的 K^+ 流远小于 0 期内快速涌入细胞的 Na^+ 流，所以 K^+ 外流不能在 0 期中得到反映。只有当快 I_{Na} 通道失活关闭后，才能呈现出 I_{to} 的复极化效应。因此，I_{Na} 通道的失活和 I_{to} 通道的激活共同形成了动作电位的 1 期复极化。I_{to} 通道激活开放后较快失活关闭，因此称为"瞬时性"通道。在心律失常发生过程中，通常存在 I_{to} 通道表达或功能异常。I_{to} 通道可以被 K^+ 通道阻滞剂 4-氨基吡啶选择性阻断。

（3）2 期 又称平台期，当膜电位达到 $0mV$ 左右后，复极化过程变得非常缓慢，此时膜电位变化很小，几乎停滞在 $0mV$ 左右，持续 $100 \sim 150ms$，膜电位波形平坦，故称平台期。它是心室肌细胞动作电位区别于神经细胞及骨骼肌细胞动作电位的主要特征。其形成是由于 K^+ 外流和 Ca^{2+} 缓慢内流同时存在。

心肌膜上存在一种电压门控式 L 型慢 Ca^{2+} 通道（I_{Ca-L}），慢 Ca^{2+} 通道的激活、失活以及复活所需时间均比 I_{Na} 要长，故称慢通道。当膜电位去极化到 $-40mV$ 左右时，I_{Ca-L} 通道被激活，Ca^{2+} 顺浓度梯度向膜内缓慢扩散。在平台期早期，Ca^{2+}内流和K^+外流所负载的跨膜电荷相等，故两种电流处于相对平衡状态。随时间推移，慢I_{Ca-L}通道逐渐失活，Ca^{2+}逐渐减弱，K^+外流逐渐增多，膜电位缓慢下降形成平台期晚期。I_{Ca-L}通道可被Mn^{2+}和二氢吡啶类药物阻断。临床上常用的第Ⅳ类抗心律失常药就是钙通道阻滞剂。

平台期的外向电流主要是经由延迟整流K^+通道（I_K通道）负载的钾电流。I_K通道的特点是其开放和失活速率都很缓慢，它们的耗时都长达数百毫秒，在2期的后半程才充分激活；此外I_K通道的电流–电压曲线呈现轻度内向整流的特点，所以称为延迟整流K^+通道。

（4）3期 又称快速复极化末期，2期复极结束后3期的复极过程加速，膜内电位由0mV较快下降至$-90mV$，耗时100~150ms，是复极化的主要部分。其形成主要是由于I_{Ca-L}通道完全失活，Ca^{2+}内流停止，并且膜对K^+通透性增高，K^+较快地外流，直至复极完成。

在3期之初，K^+主要通过I_K通道外流。在3期复极化的后程，I_{K1}通道也参与其中，使得K^+外流增加。因此，3期复极化由K^+外流引起，而复极化又加速K^+的外流，所以3期复极化也是一个正反馈再生性过程。

（5）4期 静息期，又称电舒张期，此时心室肌细胞膜电位基本上复极化至$-90mV$并稳定于静息电位水平，但是由于内外离子分布都与静息电位时不同，膜的活动还非常活跃。由于经历一次动作电位后，有Na^+、Ca^{2+}进入细胞而K^+流出细胞，引起了细胞内外离子分布改变，因此需要把进入细胞内的Na^+、Ca^{2+}排出，把外流的K^+摄回，恢复细胞内高K^+、低Na^+和低Ca^{2+}的正常静息水平，保持心肌正常兴奋能力。在4期，细胞主要通过膜上钠泵排出Na^+、摄入K^+，通过膜上的Na^+-Ca^{2+}交换体（Na^+内流促进Ca^{2+}外流）和Ca^{2+}泵排出Ca^{2+}。

（二）自律细胞动作电位的形成机制

4期的自动去极化是自律细胞生物电活动区别于非自律细胞的主要特征。自律细胞动作电位3期复极化末期膜电位达到最大极化状态时的电位值称为**最大复极电位**（maximum repolarization potential，MRP）。自律细胞没有稳定的静息电位，当3期复极达到最大复极电位后，立即开始自动缓慢的去极化，当去极化达到阈电位水平后引起另一个动作电位。这种4期节律性地自动发生的去极化，是心脏可以节律性搏动的关键原因。

自律细胞在4期自动去极化的基本原理是：内向离子流逐渐超过外向离子流，出现净内向电流，继而引起去极化。不同类型的自律细胞，去极化的离子流成分有所不同。

1. 浦肯野细胞动作电位的形成机制 浦肯野细胞是一种快反应自律细胞。其动作电位主要部分的形态与心室肌细胞相似，离子基础也基本相同。动作电位的0期去极化速度很快，0~3期的离子基础与工作细胞类似。浦肯野细胞4期自动去极化可能是I_f通道介导的内向电流（Na^+内流）和I_K通道介导的外向电流（K^+外流）共同作用的结果，但以I_f介导的内向电流为主。I_f主要负载的离子成分为Na^+，在浦肯野细胞动作电位3期复极达$-60mV$左右开始激活开放，复极化到$-100mV$左右（超极化）可充分开放，当膜去极化到$-50mV$左右时失活。因此，浦肯野细胞4期自动去极化主要机制是I_f介导的逐渐增强的Na^+内流。当这种去极化达到阈电位水平即能产生另一次动作电位（图5–16）。I_f和I_{Na}通道虽然都介导Na^+内流，但是它们结构和功能明显不同，I_{Na}通道阻滞剂对I_f通道无作用，I_f通道可被低浓度铯完全阻断。此外，I_K通道在动作电位去极化过程中被激活，复极化到$-50mV$左右通道开始关闭，I_K电流逐渐减小。这种外向电流的衰减有利于自动去极化的发生，但由于复极到$-90mV$时剩余的I_K电流已经很小，因此它对浦肯野细胞的4期自动去极化影响不大。

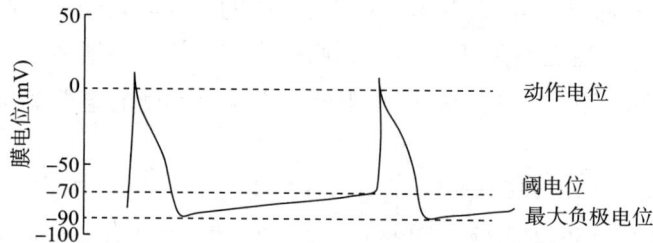

图 5 - 16 浦肯野细胞动作电位示意图

参与快反应细胞动作电位的重要离子通道类型及特征概括如下（表 5 - 1）。

表 5 - 1 心室肌细胞动作电位的重要离子通道特征

电流	离子通道	通道类型	功能
I_{K1}	K^+ 通道（维持静息电位）	电压门控	在动作电位 4 期保持对 K^+ 的通透性
I_K	K^+ 通道	电压门控	参与动作电位 3 期快速复极化
I_{Na}	Na^+ 通道（快速内流）	电压门控	参与动作电位 0 期快速去极化
I_{to}	一过性外向电流通道（主要为 K^+ 外流）	电压门控	参与动作电位 1 期快速复极化
I_{Ca-L}	Ca^{2+} 通道	电压门控	参与动作电位 2 期缓慢去极化
I_f	Na^+ 通道	电压门控	参与动作电位 4 期自动去极化

2. 窦房结 P 细胞动作电位的形成机制 窦房结内含丰富的自律细胞，称为 P 细胞，又称起搏细胞（pacemaker cells）。窦房结 P 细胞是一种慢反应自律细胞。窦房结 P 细胞的动作电位由 0、3、4 期组成，不出现明显的 1 期和 2 期（图 5 - 17）。

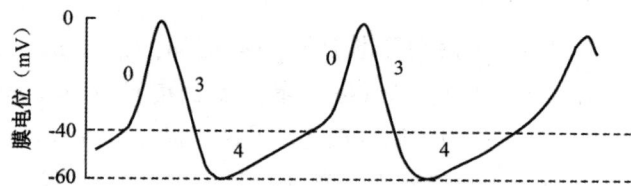

图 5 - 17 窦房结细胞动作电位及形成机制示意图

（1）0 期 去极化，当膜电位由最大复极电位 -60mV 左右，自动去极化达到约 -40mV 时，膜上的 Ca^{2+} 通道（I_{Ca-L}）被激活，引起 Ca^{2+} 内流，导致去极化。由于 I_{Ca-L} 通道的激活和失活缓慢，因此相比于快反应细胞 0 期的快速去极化，窦房结 P 细胞 0 期去极化缓慢，持续时间较长，故称为慢反应自律细胞。慢反应自律细胞主要存在于窦房结和房室结。

（2）3 期 复极化，窦房结 P 细胞动作电位无明显的 1 期和 2 期，0 期去极化后直接进入 3 期复极化，主要依赖于 I_K 通道来完成。I_K 通道激活开放，引起 K^+ 外流而促进复极化。当复极化到 -50mV 左右通道开始关闭，I_K 电流逐渐减小。

（3）4 期 自动去极化，窦房结 P 细胞 4 期自动去极化也是内向电流和外向电流共同作用的结果，由逐渐增强的净内向电流所形成。目前认为，至少 3 种跨膜电流与其自动去极化相关。首先，4 期细胞膜 I_K 通道逐渐失活，K^+ 的通透性降低导致 K^+ 外流进行性衰减；其次，I_f 通道轻微激活，细胞膜对 Na^+ 通透性轻度增加，Na^+ 缓慢内流；最后，I_{Ca-T} 通道在 4 期自动去极化达到 -50mV 时被激活，细胞膜对 Ca^{2+} 通透性轻度增加，引起少量 Ca^{2+} 内流。

综上所述，与快反应细胞跨膜电位相比，慢反应自律细胞电位具有以下特点：①最大复极电位和阈电位的绝对值比快反应细胞小；② 0 期去极化仅达到 0mV 左右，不出现明显的极性倒转；③ 0 期去极化速度和幅度不如快反应细胞；④复极化过程没有明显的 1 期和 2 期；⑤ 4 期自动去极化速度（约 0.1V/s）比浦肯野细胞（约 0.02V/s）要快。

二、心肌的基本生理特性

心肌具有兴奋性、自律性、传导性和收缩性四大生理特性。收缩性是心肌的机械特性；兴奋性、自律性和传导性以肌膜的生物电活动为基础，又称为电生理特性。现分述如下。

（一）心肌的兴奋性

心肌的兴奋性是指其具有接受刺激产生兴奋（动作电位）的能力。所有心肌细胞都具有兴奋性。心肌兴奋性的高低以刺激的阈值来衡量，阈值与兴奋性成反比，阈值大表示兴奋性低，阈值小则兴奋性高。

1. 影响心肌兴奋性的主要因素

（1）静息电位或最大复极电位水平　静息电位（或最大复极电位）的绝对值增大，和阈电位之间的差距增大，则引起动作电位所需的刺激阈值增大，表现为兴奋性降低。静息电位绝对值减小，和阈电位之间的差距减小，刺激阈值减小，表现为兴奋性升高。

（2）阈电位水平　阈电位水平也影响它与静息电位（或最大复极电位）的差距。阈电位水平上移，和静息电位之间的差距增大，引起动作电位所需的刺激阈值增大，表现为兴奋性降低。阈电位水平下移，和静息电位之间的差距减小，引起动作电位所需的刺激阈值减小，表现为兴奋性升高。

（3）离子通道的性状　引起快反应细胞和慢反应细胞 0 期去极化的分别是 I_{Na} 通道和 I_{Ca-L} 通道，这些通道都是电压门控通道，具有激活、失活和备用（静息）三种功能状态。如果外来刺激到来时这些离子通道处于部分失活状态，则通道不能对刺激作出完全反应，细胞较难产生动作电位，此时心肌细胞的兴奋性降低。

2. 心肌兴奋性的周期变化　心肌细胞在发生一次兴奋过程中，兴奋性也随之发生一系列有规律的变化，下面以心室肌细胞为例，介绍一次兴奋过程中兴奋性的周期性变化，它的兴奋性变化可分为以下几个时期（图 5 - 18）。

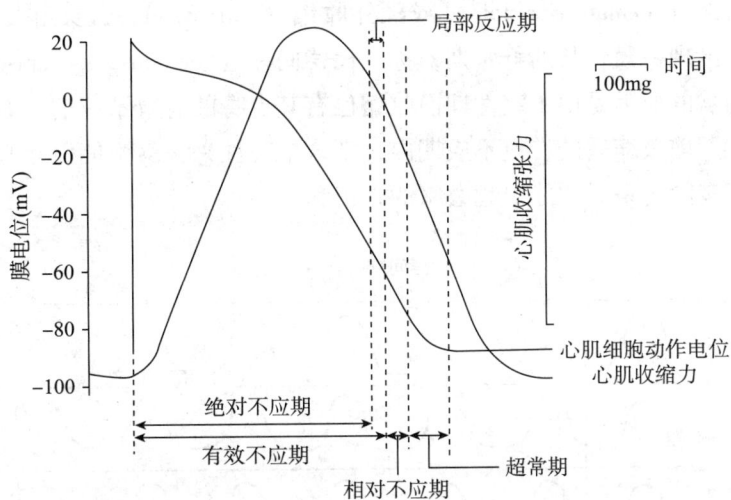

图 5 - 18　心室肌细胞动作电位、肌张力和兴奋性变化

（1）有效不应期　心肌细胞的动作电位由 0 期开始到 3 期复极达 -60mV 这段时间内为**有效不应期**（effective refractory period，ERP）。有效不应期又分为绝对不应期和局部反应期。动作电位从 0 期至 3 期

膜电位达到 -55mV 这一时间 I_{Na} 通道完全失活，给以任何强度的刺激都不会发生兴奋，这一段时期称为**绝对不应期**（absolute refractory period，ARP）。在绝对不应期后，膜电位由 -55mV 恢复到 -60mV 这一期间内，I_{Na} 通道刚开始复活，如果给以足够强度刺激，心肌细胞可以产生一定程度去极化，但并不引起动作电位，这一段时期称为局部反应期。心肌的有效不应期时间很长，是其兴奋性的重要特点，保证心肌不能发生完全强直收缩，心室的收缩与舒张可以交替进行。

（2）相对不应期　从有效不应期后，心肌细胞的膜电位从 -60mV 复极至 -80mV 这段时间内，兴奋性低于正常，给予阈上刺激可引起动作电位，此期称为**相对不应期**（relative refractory period，RRP）。在相对不应期产生动作电位的幅度较小，去极化速率较慢，动作电位时程也较短。这是由于此时 I_{Na} 通道尚未完全复活，阈刺激激活的钠通道数量不能产生去极化达到阈电位的内向电流；同时，I_K 通道也未完全失活。

（3）超常期　心肌细胞的膜电位由 -80mV 恢复到 -90mV 这一段时期内，仅用阈下刺激，心肌细胞即能引起兴奋，兴奋性高于正常，此期称为**超常期**（supernormal period，SNP）。这一时期，I_{Na} 通道已基本上复活到备用状态，但由于膜电位绝对值低于静息电位的绝对值，距阈电位水平差距较小，易于兴奋。但是，超常期内的 I_{Na} 通道并未完全恢复到正常的备用状态，所以这时产生新的动作电位的幅度小，去极化速率较慢，动作电位时程也较短。

超常期后复极完毕，心肌细胞的膜电位恢复正常静息电位水平，兴奋性也恢复正常。

3. 心肌兴奋性的周期变化与收缩活动的关系　当正常心脏收缩泵血时，窦房结每次产生的兴奋都只能在心房肌或心室肌前一次兴奋的不应期结束后才能传到，这保证了心房和心室的收缩和舒张也能按窦性节律交替进行。这是由于心房肌和心室肌的动作电位时程特别是不应期很长，有效不应期一直持续到心肌收缩活动的舒张早期。也就是在心肌开始收缩至舒张早期，给以任何刺激都不会发生第二次兴奋和收缩；只有在舒张早期之后进入相对不应期或超常期，刺激才能引起心肌兴奋和收缩。这使得心肌细胞不会像骨骼肌那样产生强直收缩而始终是收缩和舒张的交替活动。这也有利于心房和心室的充盈和射血，实现泵血功能。

但是，在某些病理情况下，心房肌或心室肌舒张早期以后接受到异常刺激，所引起的一次窦性节律之外的收缩称为**期前收缩**（premature systole）或**额外收缩**（extrasystole），又称早搏。心房肌或心室肌出现期前收缩以后往往出现一段较长的舒张期，称为**代偿间歇**（compensatory pause）（图 5 - 19）。以心室肌为例，产生代偿间歇的原因是由于室性期前收缩也有其自身的有效不应期，如果下一个窦性节律兴奋传到心室时正好落在期前收缩后的有效不应期内，则这个窦性兴奋就不能引起心室的兴奋和收缩；需等到下一次窦性节律兴奋的传来，才能引起心室的兴奋和收缩。

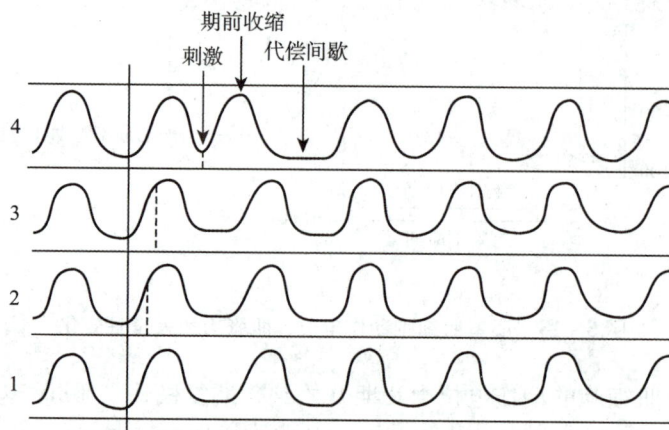

图 5 - 19　心肌兴奋性的周期性变化与收缩活动示意图

（二）心肌的自律性

1. 心肌的自动节律性和自律细胞的关系　在没有外来刺激的条件下，心肌细胞能够自动发生节律性兴奋的特性称心肌的**自动节律性**（autorhythmicity），简称自律性。心肌的自律性可用发生兴奋的频率和规律来衡量，也就是临床上心率和节律整齐这两方面的指标。正常情况下，只有特殊传导系统内的自律细胞才具有自律性，其中窦房结 P 细胞自律性最高，然后由高而低依次为房室交界区、房室束和浦肯野细胞，它们的自律性频率分别为每分钟 100 次、50 次、40 次和 25 次左右。整个心脏总是依照在当时情况下自律性最高的部位所发出的节律性兴奋来进行活动的。正常情况下，由于窦房结的自律性最高，因此它产生的兴奋向外扩布，依次激动心房肌、房室交界、房室束、心室内传导组织和心室肌，引起整个心脏兴奋和收缩。可见窦房结是主导整个心脏兴奋的部位，故称之为**正常起搏点**（normal pacemaker）。由窦房结起搏形成的心律称为**窦性心律**（sinus rhythm）。正常情况下，心脏特殊传导系统中其他部位的自律细胞都受窦房结的控制，并不表现出它们的自动节律性，只是起着兴奋传导作用，称之为**潜在起搏点**（latent pacemaker）。在某些病理情况下，如窦房结以外的自律细胞自律性升高或窦房结的兴奋传导阻滞而不能控制其他自律细胞时，这些潜在起搏点的自律细胞也可能发生自律性兴奋而控制心脏的活动，这些异常的起搏点称之为**异位起搏点**（ectopic pacemaker），如室上性或室性心动过速。

窦房结控制潜在起搏点的机制是通过抢先占领和超速驱动压抑两种方式实现的。**抢先占领**（capture）是指窦房结的自律性高于其他潜在起搏点，故在潜在起搏点 4 期自动去极化尚未达到阈电位水平之前，它们已经受到从窦房结发出并依次传来的兴奋的激动作用而产生动作电位，使潜在起搏点自身的自律性不能表现出来。**超速驱动压抑**（overdrive suppression）是指在窦房结的兴奋驱动下，潜在起搏点"被动"兴奋的频率远超过其本身的自动节律频率，长时间"超速"兴奋的结果出现了抑制效应：一旦窦房结的驱动中断，心肌的潜在起搏点需要一定的时间才能从被压抑状态中恢复过来表现其自身的自动兴奋能力。超速驱动压抑的发生原理十分复杂，在心脏的不同部位不完全相同。研究表明，心室的超速驱动压抑与钠泵的过度活动有关。在超速驱动时，心室自律细胞膜上的钠泵也以超过正常的速率运转，泵出过多进入细胞的 Na^+ 及泵入过量流出的 K^+，以保持细胞内离子浓度的稳定。当超速驱动突然停止时，钠泵活动仍处于增强状态，和已经减少的 Na^+ 流入量不相匹配，这种过度的钠泵外向电流既造成了细胞膜的超极化，又对抗了自律细胞去极化时的内向电流，使膜电位不易去极化达到阈电位的水平，因而出现一段时间的自律性压抑。随着钠泵活动的恢复正常，超速驱动压抑现象解除，潜在起搏点的自律性才得以表现出来。

2. 影响自律性的主要因素　自律性是 4 期自动去极化导致的，因此自律性高低与 4 期自动去极化速度，最大复极电位及阈电位的差距有关。

（1）4 期自动去极化速度　4 期自动去极化速度加快，则最大复极电位达到阈电位所需时间缩短，单位时间内发生兴奋次数增多，自律性高。反之，则自律性下降。

（2）最大复极电位水平　最大复极电位绝对值减小，与阈电位之间差距减小，自动去极化到达阈电位水平所需时间缩短，自律性升高。反之，则自律性下降。

（3）阈电位水平　阈电位下移，与最大复极电位之间差距减小，自动去极化到达阈电位水平所需时间缩短，自律性升高。反之，则自律性下降。

（三）心肌的传导性

1. 心脏内兴奋传导的途径　心肌具有传导兴奋的能力称**传导性**（conductivity），包括兴奋在同一细胞膜上的传导、兴奋在不同细胞间的传导以及宏观上兴奋在心脏不同部位的传导。心肌细胞间兴奋的传导主要通过细胞间闰盘上的缝隙连接（gap junction）进行，因为该处电阻低，局部电流易于通过。

正常情况下，兴奋由窦房结产生后，首先传播到右心房。右心房的兴奋一方面可传至左心房，但这种传导方式效率较低；另一方面则由房间束快速传播到左心房，使左右心房几乎同时发生收缩。在向心房传导的同时，窦房结的兴奋也通过"优势传导通路"迅速传至房室交界。"**优势传导通路**"（preferential pathway）是一类排列方向一致、结构整齐、传导速度更快的心房肌细胞群，从而形成了兴奋可以快速的由窦房结传导到房室交界的传导通路。然后通过房室束经左、右束支传至浦肯野纤维网，最后引起心室肌兴奋。与心房肌的兴奋传导一样，兴奋在心室肌的传导也是由心室肌工作细胞间传导和浦肯野细胞传导两方面完成的，而且后者的传导速度更快，可保证左、右心室及整个心室肌收缩有很好的同步性。

各部分心肌细胞电生理特性不同，缝隙连接分布密度不同，因此兴奋在心脏各部分的传导速度有明显差异。窦房结内的传导速度低于0.05m/s，心房肌的传导速度约为0.4m/s，心房内的特殊传导束为1.0~1.2m/s，房室交界区的传导速度很慢，其中结区的最慢，仅为0.02m/s，兴奋传导到这里会延搁一段时间，称为**房室延搁**（atrioventricular delay）。房室延搁的重要意义在于它可以保证心房收缩完毕后心室才收缩，有利于心房、心室各自完成它们的功能（图5-20）。兴奋传至房室束、左右束支和浦肯野纤维网后，传导速度骤然加快，达到2~4m/s，兴奋可迅速传播到左、右心室。末梢浦肯野纤维的传导速度最快，可达4m/s，从而保证左、右心室同步收缩。

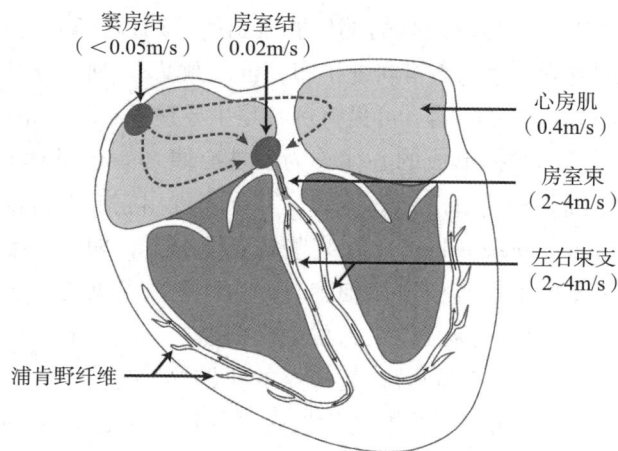

图5-20　心脏内兴奋的传导途径

2. 影响传导性的主要因素　心肌的传导性受到多种因素的影响，取决于心肌细胞某些结构特点和电生理特性。

（1）心肌纤维直径　它对传导速度的影响是一个较固定因素，主要影响细胞内电阻，细胞直径越小，胞内电阻越大，传导速度越慢。浦肯野细胞的直径最大（直径可达70μm），兴奋传导速度最快；结区细胞直径最小，传导速度最慢。

（2）0期去极化速度和幅度　0期去极化速度愈快，局部电流形成速度愈快，使邻近未兴奋部位去极化达到阈电位水平的速度也越快，故兴奋传导速度快。0期去极化振幅大，兴奋部位和邻近未兴奋部位的电位差越大，则形成局部电流越强，可使更远部位的细胞膜发生去极化达到阈电位水平，兴奋传导也加快。反之，则传导速度慢。

如果以膜电位为横坐标，以0期最大去极化速率为纵坐标作图，可见两者的关系呈S形曲线，称为**膜反应曲线**（membrane responsive curve），可用于分析药物对传导性的影响（图5-21）。由图可知，当细胞的静息电位绝对值降低时，0期最大去极化速率减慢。膜反应曲线本身也是可变的。例如，I类抗心律失常药苯妥英钠可使膜反应曲线向左上方移位，从而提高传导性；I类抗心律失常药奎尼丁使膜反应曲线向右下方移位，使传导性降低。

（3）邻近未兴奋部位心肌的兴奋性　未兴奋部位心肌细胞静息电位和阈电位之间的差距增大，表明兴奋性降低，膜去极化达到阈电位所需的时间延长，故传导减慢。若未兴奋

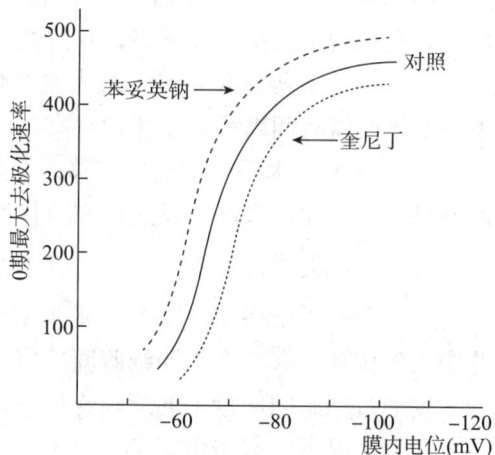

图5-21　膜反应曲线

部位心肌细胞的快 I_{Na} 通道处在失活状态，则不能引起兴奋，导致传导中止或完全性传导阻滞。若未兴奋部位心肌细胞的快 I_{Na} 通道处在部分失活状态（如处于相对不应期），则兴奋时产生的动作电位去极化速率慢，幅值小，故传导速度减慢，出现不完全传导阻滞。

（四）心肌的收缩性

心肌在动作电位的触发下，发生收缩反应的特性称为**收缩性**（contractility）。心脏的节律性同步收缩活动是心肌的重要生理特性。心肌收缩的原理基本上同骨骼肌。即先出现动作电位，通过兴奋－收缩耦联引起肌丝滑行，从而造成整个肌细胞收缩。它与骨骼肌收缩的不同点是，心肌中的肌浆网终池很不发达，由于容积较小，故其中钙的贮存量比骨骼肌中的少，因此细胞外液中钙浓度对心肌收缩力的影响较大。细胞外液中钙浓度升高，则兴奋时钙内流增多，心肌收缩力增强；反之，细胞外液中钙浓度降低，则心肌收缩力减弱。前面已述，心肌细胞由于兴奋后兴奋性变化的特点，使得心肌不会产生完全强直收缩，这也是心肌收缩性的一个重要特点。

三、心电图

心脏在每个心动周期中，由起搏点、心房、心室相继兴奋，伴随着生物电的变化，通过心电描记器从体表引出多种形式的电位变化的图形称为**心电图**（electrocardiogram，ECG）。心电图反映了心脏兴奋的发生、传播及恢复过程的综合电位变化，与心脏的机械收缩活动无直接关系。

1. 心电图常用的导联方式 记录心电图时将金属电极板分别安置于体表任何两点，然后用导线连接心电图仪的正负极构成电路，称为导联。单极导联是目前应用最广泛的心电图导联。方法是在左臂、右臂和左下肢各置一个电极。用三根导线将它们连接在一起，每根导线上加用 5000Ω 电阻，根据电学定律，它们的连接点处的电压就接近于零，称为中心电端。

（1）单极胸导联 将中心电端与仪器负极相连，作为无关电极；另一个电极与仪器正极相连，作为探查电极，放在心前胸壁的不同部位。常用的单极胸导联有 $V_1 \sim V_6$ 导联，将 V_1、V_2、V_3、V_4、V_5、V_6 共六个单极胸导联分别置于心前胸壁。

（2）加压单极肢体导联 以中心电端为无关电极，将探查电极置于右臂、左臂和左下肢，可记录到单极肢体导联心电图，但是所得的图形波幅较小。为弥补这一缺点，在记录时，脱去该肢体与中心电端的联系，这样中心电端的电压将不等于零，但记录到的心电图波形与相应的单极肢体导联相同而电压却增高 50%，故称为加压单极肢体导联。根据探查电极放置的位置命名，如探查电极在右臂，即为加压单极右上肢导联（aVR），在左臂则为加压单极左上肢导联（aVL），在左腿则为加压单极左下肢导联（aVF）。

2. 心电图中各波的意义 不同导联方式记录的心电图波形各不相同，但是一般都包括由 P 波、QRS 波群、T 波以及可能出现的小的 U 波（图 5 - 22）。现将各波的意义分述如下。

（1）P 波 心脏的兴奋发源于窦房结，最先传至心房，故心电图各波中最先出现的是代表左右两心房兴奋过程的 P 波。P 波形小而圆钝，对应的是心房肌的去极化。P 波历时一般不超过 0.11 秒，波幅不超过 0.25mV。

（2）QRS 波群 代表两个心室兴奋传播过程的电位变化。心室肌的去极化从室间隔开始，依次扩布到心尖、心底。其综合向量较大，且方向发生多次快速改变，在心电图上表现为波幅较高、时间较短的 QRS 波群。典型的 QRS 波群包括三个相连的波动。第一个向下的波为 Q 波，继 Q 波后一个狭高向上的波为 R 波，与 R 波相连接的又一个向下的波为 S 波。由于这三个波紧密相连且总时间不超过 0.1 秒，故合称 QRS 复合波。QRS 复合波所占时间代表心室肌兴奋传播所需时间，正常为 0.06 ~ 0.10 秒。

（3）T 波 是继 QRS 波群后的一个波幅较低而波宽较长的电波，反映心室兴奋后复极化过程。心

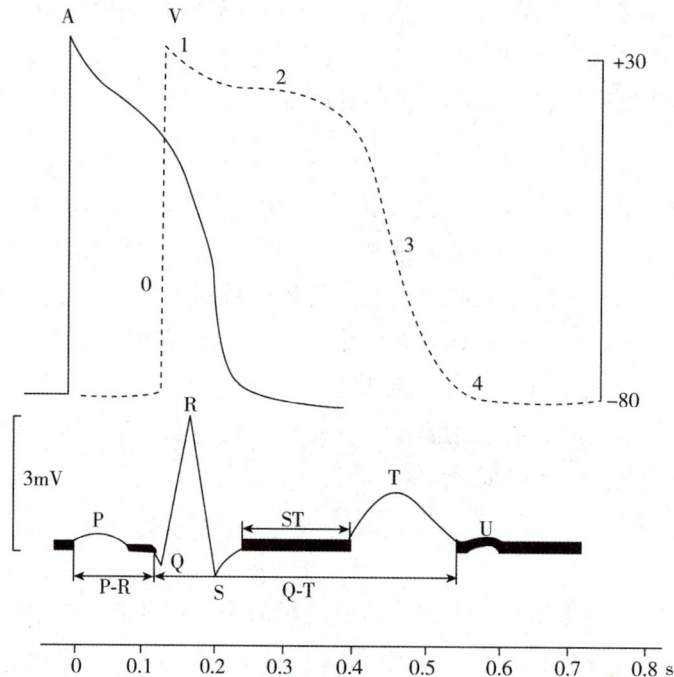

图 5－22 心肌细胞动作电位与常规心电图的比较
A. 心房肌细胞动作电位　V. 心室肌细胞动作电位

室肌的复极化过程缓慢而且分期，反映在心电图上为 ST 段和 T 波，T 波历时 0.05～0.25 秒，波幅一般为 0.1～0.8mV。T 波的方向常与 QRS 波群的主波方向相同。如果 T 波低于 R 波的 1/10，可能为心肌缺血、炎症、药物等引起了心肌损伤。

（4）U 波　在 T 波后 0.02～0.04 秒出现宽而低的波，可能由心室内传导系统缓慢复极而产生。U 波宽度 0.1～0.3 秒，方向与 T 波一致。一般认为可能由心舒张时各部产生的负后电位形成，也有人认为是浦肯野纤维再极化的结果。低钾血症，奎尼丁、洋地黄和肾上腺素等药物作用都会使 U 波加大。在高血压性和缺血性心脏病中可发生 U 波倒置。

3. 心电图中各间期的意义

（1）PR 间期　是指从 P 波起点到 QRS 波起点之间的时程。它代表兴奋从心房传至心室所需要的时间，正常成年人为 0.12～0.2 秒。PR 间期延长是房室传导阻滞或心房传导阻滞的表现。

（2）PR 段　是从 P 波终点到 QRS 波起点之间的曲线，通常与基线同一水平。PR 段由电活动经房室交界传向心室所产生的电位变化极弱，在体表难于记录出。它代表心房开始兴奋到心室开始兴奋所需的时间，一般成人为 0.12～0.2 秒，小儿稍短。超过 0.21 秒为房室传导时间延长。

（3）QT 段　从 QRS 波起点到 T 波终点的时程，代表心室开始兴奋去极化到完全复极到静息状态所经历的时间。其时程与心率有关系。正常人心率为 75 次/分时，QT 间期小于 0.4 秒。QT 期间延长常见于心肌慢性缺血和电解质紊乱。

（4）ST 段　由 QRS 波群结束到 T 波开始的水平线，反映心室各部分细胞均在动作电位的平台期，各部分之间没有电位差。发生心肌缺血或心肌梗死时可出现电位差，ST 段上抬或下移，偏离基线。

知识拓展

心律失常与抗心律失常药物

心律失常（arrhythmia）是心脏电活动的频率、节律、起源或传导异常。它是常见的心脏疾病，可能会导致严重后果。

1. 心律失常的机制

（1）冲动形成异常 自律性心肌细胞（如窦房结、房室结）异常或其他心肌细胞在病理状态下出现异常自律性。触发活动是另一种导致快速性心律失常的机制。

（2）冲动传导异常 主要是折返激动，即冲动在环内反复循环。冲动传导异常还包括病理性传导阻滞。

2. 心律失常按起源部位分类

（1）窦性心律失常 由窦房结异常引起，如心动过速或过缓。

（2）房性心律失常 由心房异位节律引起，如房性期前收缩、房性心动过速等。

（3）房室交界区性心律失常 起源于房室交界区，如房室交界区性期前收缩。

（4）室性心律失常 由心室异位节律引起，如室性期前收缩、室性心动过速等。

不同心律失常在心电图上表现各异，通过心电图可准确诊断。室性心律失常（如室性心动过速、室性扑动、室性颤动）最为严重，影响心脏泵血功能，需及时处理和药物治疗。此外，心脏传导阻滞（房室传导阻滞、室内传导阻滞）也有明显心电图特征，可通过心电图明确诊断。

3. 抗心律失常药物

（1）钠通道阻滞剂 如奎尼丁、普罗帕酮。

（2）β 受体拮抗剂 如美托洛尔、比索洛尔。

（3）钾通道阻滞剂 如胺碘酮、索他洛尔。

（4）钙通道阻滞剂 如维拉帕米、地尔硫䓬。

四、心脏的泵血功能

心脏节律性的收缩和舒张驱动血液流动的作用称为心脏的泵血功能，这一功能使得心脏在收缩时将血液射入动脉并通过动脉系统输送到全身，舒张时血液通过静脉系统回流到心脏，使心脏充盈为下一次射血做好准备。正常安静状态下，成年人心脏每分钟泵出血量为 5~6L。

（一）心动周期和心脏泵血过程

1. 心动周期 心脏一次收缩和舒张，构成一个机械活动周期，称为**心动周期**（cardiac cycle）（图 5-23）。它包括**收缩期**（systole）和**舒张期**（diastole），即心房收缩、心房舒张、心室收缩和心室舒张四个过程。正常成年人心率若按照 75 次/分计算，心动周期历时大约为 0.8 秒。在一个心动周期中，左右心房首先收缩，历时 0.1 秒，随后心房舒张，持续 0.7 秒。当心房收缩时，心室处于舒张期，在心房进入舒张期后不久，心室开始收缩，收缩持续时间 0.3 秒。随后心室进入舒张期，历时约 0.5 秒。心室舒张的前 0.4 秒期间，心房也处于舒张期，这一时期称为全心舒张期。全心舒张期约占心动周期时程的一半，这对于血液充分回流充盈心脏较为有利。在一个心动周期中，心房和心室的活动依一定的次序和时程先后进行，左、右心房和左、右心室的活动都是同步进行的，心房和心室的收缩期都短于舒张期。心率加快时，心动周期短，收缩期和舒张期都相应缩短，而舒张期缩短的程度更大。可见，在心率较快时，心肌收缩的时间相对延长，而舒张期的时间相对缩短，将使得心室充盈时间不足，这对心脏的持久活动是不利的。

2. 心脏的泵血过程 血液在心脏中沿着单一方向流动，其方向是经心房流向心室，由心室射入动脉。在心脏射血过程中，心室收缩和舒张所引起的室内压变化是血液流动的动力，而瓣膜的开放和关闭则决定血流方向。房室瓣在心室收缩时主动关闭，使得流入心室的血液不能倒流入心房，而由于动脉瓣

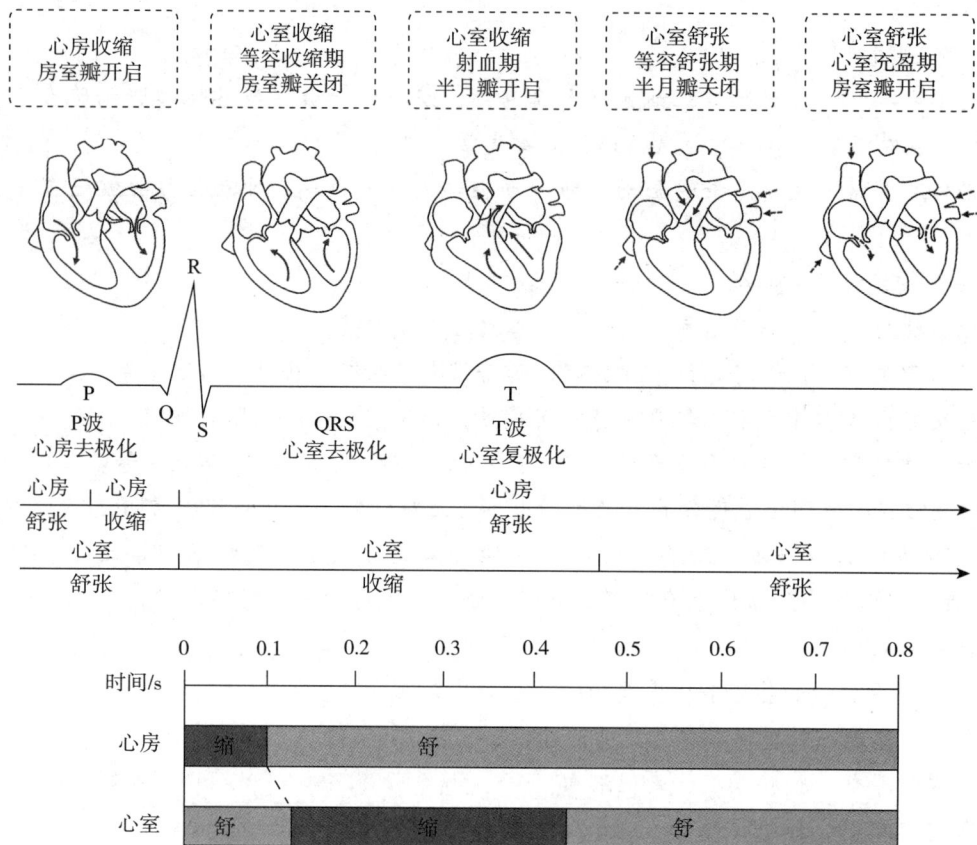

图 5-23　心脏泵血过程与心动周期

的开放，使血液流向动脉。动脉瓣在心室舒张时在血压推动下被动关闭，使得进入动脉的血液不能倒流入心室。同时，心室舒张时房室瓣开放，使得血液由心房流向心室（图 5-24）。

下面以"左心室为例"介绍心脏射血过程。

（1）心房收缩期　心房开始收缩之前，整个心脏处于全心舒张期，心房、心室内压力均都比较低，此时动脉瓣关闭、房室瓣开启，血液经由静脉不断回流入心房，再进入心室。当心房收缩时，由全心舒张期变为心房收缩期，此期历时 0.1 秒，心房容积减少，内压升高，再将其中血液挤入心室，使心室充盈血量进一步增加，血液量约占心室总充盈量的 1/4。

（2）心室收缩期　包括等容收缩期和射血期。

1）等容收缩期　心房进入舒张期后不久，心室开始收缩，心室内压不断升高，当心室内压超过心房内压时，由于心室内血液的推动，房室瓣关闭，血液不会倒流入心房，此时心室内压仍低于主动脉压，主动脉瓣还处于关闭状态，心室成为一个封闭的腔。从房室瓣关闭到主动脉瓣开启前，由于房室瓣和主动脉瓣均关闭心室容积不变，心室肌的强烈收缩使心室内压急剧升高，这段时间称为**心室等容收缩期**（isovolumic contraction phase）。此期持续约 0.05 秒，其特点是心室内压升高幅度大，升高速度快。

2）射血期　当心室内压超过主动脉压时，血液推开主动脉瓣而射入动脉，此期称为心室射血期。又分为快速射血期和减慢射血期。

①快速射血期：在射血期开始（最初 1/3 左右时间内）时，由于心室肌仍在强烈收缩，心室内压上升至顶峰，故射入动脉的血量多，流速快，此期称为**快速射血期**（rapid ejection phase），持续约 0.1 秒，射血量约占总射血量的 2/3。其特点是用时少，射血量大；快速射血期末室内压最高。②减慢射血期：随着心室内血液减少、心室容积缓慢缩小、心室肌收缩力减弱，射血速度逐步减慢，这段时间称为**减慢射血期**（reduced ejection phase），持续约 0.15 秒。其特点是用时长，射血量少。在这时期内，心室内压和主

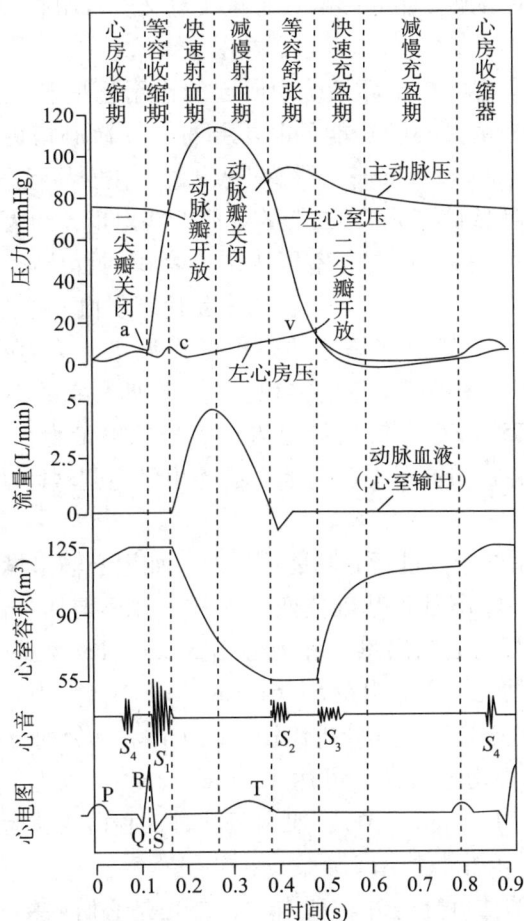

图 5-24　心动周期中心室、心房和主动脉压的变化，心音及心室内容积的变化

动脉压均逐渐下降。目前研究认为在减慢射血期中后段，心室内压已低于主动脉内压力，但由于心室内血液仍有较高动能和惯性，仍可逆压力梯度继续进入主动脉。

（3）心室舒张期　包括等容舒张期和心室充盈期，心室充盈期分为快速充盈期和减慢充盈期。

1）等容舒张期　射血后，心室开始舒张，心室内压迅速下降，主动脉内血流向心室方向反流推动主动脉瓣关闭。这时心室内压仍高于心房内压，房室瓣仍然处于关闭状态，心室又暂时成封闭的腔。从主动脉瓣关闭到房室瓣开启前，心室舒张，室内压急剧下降但容积并不改变，这段时间称为**等容舒张期**（isovolumic relaxation phase），持续 0.06～0.08 秒。

2）心室充盈期　随着心室继续舒张，心室内压进一步下降到低于心房内压时，心房中血液推开房室瓣，快速流入心室，进入心室充盈期。①快速充盈期：在心室充盈期之初，由于心室肌很快舒张，心房和心室之间形成较大的压力梯度，因此心室对心房和大静脉内的血液可产生"抽吸"作用，血液快速流入心室，使心室容积迅速增大，这段时间称为**快速充盈期**（rapid filling phase），持续 0.11 秒。此期进入心室的血液量约占总充盈量的 2/3。②减慢充盈期：快速充盈期后，心房与心室压差降低，血液以较慢的速度继续流入心室，心室容积进一步增加，称为**减慢充盈期**（slow filling phase），持续约 0.22秒。在心室舒张的最后 0.1 秒，进入下一个心动周期，心房又开始收缩，再把其中少量血液挤入心室。因此，一般情况下，血液进入心室主要不是靠心房收缩所产生的挤压作用，而是靠心室舒张时所形成的"抽吸"作用。

（二）心脏泵血功能的评价

心脏射血过程正常与否，对机体的正常活动具有重要影响。因此，测量和评价心脏泵血功能，对临床医学实践及科研中评价药物对心脏功能的影响具有重要意义。常用心脏的输出量和心脏的做功量来评定心脏功能。

1. 每搏输出量和射血分数 心脏在循环系统中所起的作用就是射出血液以适应机体新陈代谢的需要。因此，心脏输出的血液量是衡量心脏功能的基本指标。一次心搏由一侧心室（左心室或右心室）射出的血液量，称**每搏输出量**（stroke volume），简称搏出量。在安静状态下，正常成年人左心室舒张末期容积约为125ml，收缩末期容积约为55ml，二者的差值即搏出量，约为70ml。可见，心室在每次射血时，并未将心室内血液全部射出。搏出量占心室舒张末期容积的百分比，称为**射血分数**（ejection fraction）。健康成年人的射血分数为55%～65%。与搏出量相比，射血分数能更准确地反映心脏泵血功能。

2. 每分心输出量和心指数 一侧心室每分钟射出的血液量，称为每分心输出量，简称**心输出量**（cardiac output）。心输出量等于心率与搏出量的乘积。左、右两心室的心输出量基本相等。如健康成年男性静息状态下，心率平均为75次/分，搏出量为70ml，心输出量为5L/min。女性比同体重男性的心输出量约低10%，青年时期心输出量高于老年时期。心输出量在剧烈运动时可达25～35L/min，麻醉情况下则可降低到2.5L/min。

对不同身材和新陈代谢水平的个体进行心功能测定时，如用心输出量作为指标进行比较，是不全面的。研究表明，人体静息时的心输出量和基础代谢率一样，并不与体重成正比，而是与体表面积成正比。以单位体表面积（m^2）计算的心输出量，称为**心指数**（cardiac index）。中等身材的成年人体表面积为1.6～1.7m^2，安静和空腹情况下心输出量5～6L/min，故心指数为3.0～3.5L/（min·m^2）。安静和空腹情况下的心指数，称为静息心指数，是分析比较不同个体心功能时常用的评定指标。

年龄在10岁左右时，静息心指数最大，可达4L/（min·m^2）以上，以后随年龄增长而逐渐下降，到80岁时，静息心指数接近于2L/（min·m^2）。肌肉运动时，心指数随运动强度的增加大致成比例地增高。妊娠、情绪激动和进食时，心指数均增高。

3. 心脏做功量 心脏所做的功可分为外功和内功，外功是心脏收缩而产生和维持的压强能并推动血液流动的动能，属于机械功；内功是指心脏活动中用于完成离子跨膜主动转运、产生兴奋和收缩、产生室壁张力和克服心肌组织内部的黏滞阻力等所消耗的能量，这部分能量并不直接用于泵血。

心室一次收缩所做的外功称为每搏功或**搏功**（stroke work），可以用搏出血液所增加的压强能和动能来表示。心脏射出血液所具有的动能在左心室搏功中所占的比例很小，安静时约占总量的1%，故可以忽略不计。所以，每搏功近似于搏出量和射血压力的乘积。正常情况下，人左、右心室的心输出量基本相等，但是由于肺动脉平均压只有主动脉平均压的1/6左右，因此右心室做功量仅为左心室做功量的1/6。在肺动脉高压时，这一比值增大；而在主动脉狭窄时，这比值减小。在高血压患者中，动脉血压升高时如果维持相同的心输出量，由于需克服的射血阻力加大，故心脏的做功量将增加，高血压患者的心脏就必须加强收缩。因此，用心脏做功量要比单纯用心输出量评定心泵血功能更全面。

（三）心脏泵血功能的调节

心脏的主要功能是射出血液，为血液循环提供动力，以适应机体代谢的需要。因此，调节心输出量，使之适应机体需要，具有重要意义。控制和影响心输出量的主要因素为每搏输出量和心率。心室肌收缩时，心肌纤维缩短，心室容积缩小，当心室内压升高到超过大动脉压时，血液才能射出。由此可见，在心率恒定情况下，心室的射血量取决于心肌纤维缩短的程度。心肌收缩的动力和阻力的大小决定了心肌纤维缩短的程度。心肌收缩的动力由前负荷的大小和心肌收缩能力决定；心肌收缩的阻力则由后负荷的大小决定（图5-25）。

1. 前负荷对搏出量的影响 前负荷是指肌肉收缩前所承载的负荷，它使肌肉在收缩前处于一定的初长度。对心脏来说，心室肌的初长度取决于心室舒张末期心室的血液充盈量，也就是心室舒张末期容积相当于心室肌的前负荷。舒张末期心室内压与心室舒张末期容积有较好的相关性，故常用心室舒张末期容积来反映前负荷。

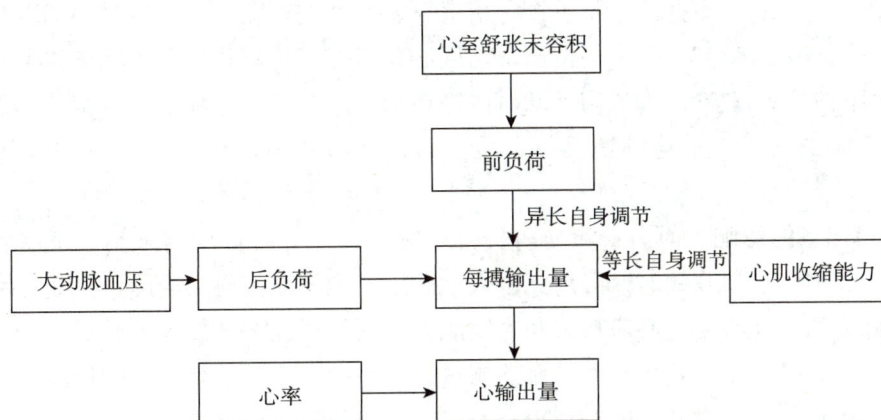

图 5 - 25　心脏泵血功能的调节

在实验中，逐步改变心室舒张末期压力值（心室舒张末期压用心室舒张末期时在心房部位所测得的压力代替），并测量射血心室的每搏功，将每个给定压力值时所获得的相对应的每搏功的数值绘制成的曲线，称为**心室功能曲线**（ventricular function curve）（图 5 - 26）。从心室功能曲线可知，在一定范围内增加前负荷（心室内压力），心肌收缩能力加强，每搏功增大。这种通过改变心肌细胞初长度而引起心肌收缩强度改变的调节，称为**异长自身调节**（heterometric autoregulation）。与骨骼肌不同的是，即使是前负荷增加到一定程度，心室功能曲线也并不出现明显的降支，原因在于心肌组织具有较强的对抗过度伸展的特性，当心室内压达到一定程度后，初长度不再随室内压增加。

初长度对心肌收缩力影响的机制与骨骼肌的相似，即不同的初长度可改变心肌细胞肌小节中粗细肌丝的有效重叠程度。当肌小节的初长度为 $2.0 \sim 2.2\mu m$ 时，粗细肌丝处于最佳重叠状态，横桥活化时可与肌动蛋白形成连接的数目最多，肌小节收缩产生的张力最大，此时的初长度即为最适初长度。在肌小节长度达到最适初长度之前，随着前负荷和肌节初长度的增加，粗细肌丝的有效重叠程度增加，活化时形成的横桥连接的数目增多，因而肌小节以至整个心室的收缩力逐渐加强，心搏出量增多，每搏功增大。

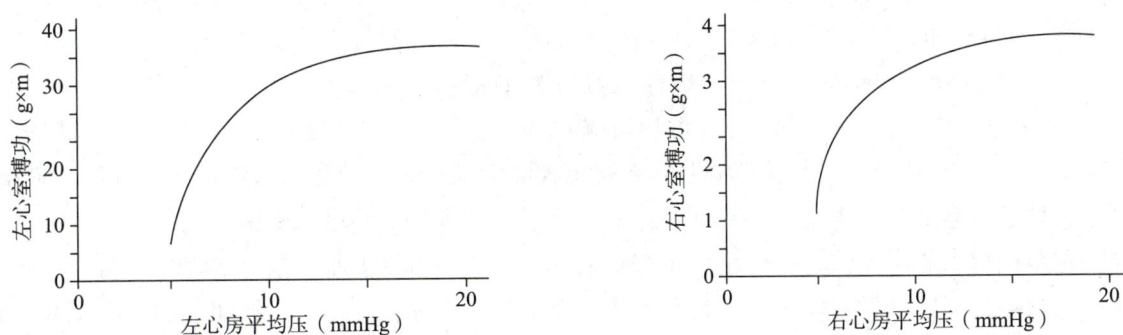

图 5 - 26　心脏泵血功能的调节

与骨骼肌不同的是，正常心室肌具有较强的抗过度延伸的特性，肌小节一般不会超过 $2.25 \sim 2.3\mu m$，如果强行将肌小节拉伸至 $2.6\mu m$ 或更长，心肌将会断裂。因此，心功能曲线不会出现明显的下降趋势。只有心室在发生严重病理变化时，心室功能曲线才出现降支。这种特性对心脏泵血功能有重要生理意义，它使心脏的前负荷明显增加时一般不会发生搏出量和做功能力的下降。

异长自身调节的主要生理学意义是对搏出量的微小变化进行精细的调节，使心室射血量与静脉回心血量之间保持平衡，从而使心室舒张末期容积和压力保持在正常范围内。例如，在体位改变或动脉血压突然升高时，以及在左、右心室搏出量不平衡等情况下，心室的充盈量可发生微小的变化。这种变化可立即通过异长自身调节来改变搏出量，使搏出量与回心血量之间重新达到平衡状态。但若循环功能发生幅度较大、持续时间较长的改变，如肌肉活动时的循环功能改变，仅靠异长自身调节不足以使心脏的泵血功能满足机体当时的需要。在这种情况下，需要通过调节心肌收缩能力来进一步加强心脏的泵血功能。

2. 后负荷对搏出量的影响　搏出量除受前负荷影响外，还受后负荷的影响，所谓后负荷即指肌肉收缩开始后遇到的负荷。心肌收缩时，必须克服大动脉压才能将血液射入动脉，因此心室肌收缩的后负荷主要是指大动脉血压。在心率、心肌初长和收缩能力不变的情况下，如大动脉血压升高，等容收缩期室内压的峰值会升高，等容收缩期延长而射血期缩短，射血期心室肌纤维缩短的程度和速度均减少，搏出量减少。反之，大动脉血压降低，则有利于心室射血。但是，在正常情况下，如果动脉血压暂时性升高并不会立刻引起搏出量减少，心脏可以通过异长自身调节和增强心肌收缩力进行代偿。如果动脉血压持续在较高水平，如高血压患者，心肌将因长期处于高后负荷而加强收缩活动，心脏做功增加而效率降低，将会导致心肌肥厚等病理性改变，心脏泵血功能下降。因此，临床上常用舒血管药物降低动脉血压，降低心肌后负荷，提高心输出量，延缓心力衰竭进程。

3. 心肌收缩能力对搏出量的影响　前、后负荷是影响心脏泵血功能的外在因素，心肌内部的功能状态则是决定肌肉收缩能力的内在因素。心肌不依赖于前、后负荷而改变其收缩功能（包括强度和速度）的内在特性称为心肌收缩能力。当心肌收缩能力增强时，无论心肌初长度和大动脉压是多少，心脏搏出量都会增加。这种通过改变心肌收缩能力而调节心脏泵血功能的作用，称为**等长自身调节**（homometric autoregulation）。其意义是能对持续的、剧烈的循环变化有强大的调节作用。例如，800m 赛跑时，搏出量持久且大幅度增高，则主要靠等长自身调节增加心肌收缩能力来调节心脏泵血。

心肌收缩能力与心肌细胞兴奋 - 收缩耦联各环节及肌球蛋白的 ATP 酶活动性等有关。这些环节的改变都能对心肌收缩力产生影响。例如，当支配心脏的交感神经兴奋，其末梢释放的去甲肾上腺素能激活心肌膜上 β 肾上腺素受体，引起心肌细胞 cAMP 水平升高，使肌膜和肌浆网 Ca^{2+} 通道开放程度增加，Ca^{2+} 浓度升高，从而促使横桥与细丝联结数目增多，而导致心肌收缩能力增强。钙增敏剂可增加肌钙蛋白对 Ca^{2+} 的亲和力，活化的横桥数目增多，心肌收缩能力增强。甲状腺激素可提高肌球蛋白 ATP 酶的活性，增强心肌收缩能力，故甲状腺功能亢进患者易发生心力衰竭等心脏问题。

4. 心率　为每分钟心搏频率。正常成年人在安静状态下，心率平均约为 75 次/分（正常范围为 60～100 次/分）。而在病理情况下，心率可加快或减慢。发热时心率加快，一般体温每增加 1℃，心率增加 12～18 次。心率还受神经与体液调节，在交感神经活动增强时，心率增快；迷走神经活动增强时，心率减慢；体液因素如肾上腺素、去甲肾上腺素以及甲状腺激素也会增加心率。

在一定范围内，心率增快，心输出量增多。心率超过 180 次/分时，心室充盈时间明显缩短，充盈量减少，每搏输出量降低，心输出量亦开始下降。心率低于 40 次/分时，心舒期过长，心室充盈接近最大限度，再延长心舒时间，也不会增加心室充盈量，也并不能增加每搏输出量，因此心输出量也减少。可见，心率最适宜时，心输出量最大，而过快或过慢时，心输出量都会减少。

（四）心音

心音（heart sound）是心动周期中，心肌收缩、瓣膜开闭和血流变速对心血管壁的冲击以及血流的涡流等引起的振动所产生的声音。

正常心脏搏动产生 4 个心音，即第一、第二、第三和第四心音。在多数情况下，用听诊的方法只能听到第一和第二心音，在某些健康儿童和青年人可以听到第三心音。第四心音只能用心音图才能记录到。

第一心音发生在心室收缩期，标志着心室收缩开始。第一心音的音调低，持续时间相对较长。它是由于房室瓣关闭引起的心室壁振动，以及心室射血撞击动脉壁引起的振动而产生的。第二心音发生在心室舒张早期，标志着心室舒张的开始。第二心音的音调高，持续时间短。它是由于主动脉瓣和肺动脉瓣关闭，血流冲击大动脉根部和心室内壁的振动而引起的。第三心音发生在心室快速充盈期末，紧随在第二心音之后，是一种低频、低振幅的振动，由于血流从心房流入心室，引起心室壁和乳头肌的振动而发生。在某些健康儿童和青年人偶尔可以听到第三心音；在临床实践中，可在心力衰竭患者听到第三心音。第四心音发生在第一心音之前，由心房收缩、心室主动充盈时血液和室壁的振动而产生，故也称心房音。

心音听诊在判断心脏收缩力量强弱和瓣膜功能方面具有重要价值。瓣膜关闭不全或狭窄时，血流产生涡流，因而产生杂音。根据杂音的发生时间、性质和音响，可以推断瓣膜病变的性质和程度。

第三节　血管生理

PPT

一、各类血管的功能特点

血管是运输血液和进行物质交换的管道。按血管的结构不同，分为动脉、静脉和毛细血管三种。从生理功能上将血管分为以下几类。

（一）弹性血管

主动脉、肺动脉主干及其发出的最大分支。此类血管管壁较厚，含有丰富的弹性纤维，具有可扩张性和弹性。当左心室收缩射血时，主动脉内的压力升高，一方面推动动脉内的血液向前流动；另一方面，使这些大动脉被动扩张，容积增大，以血管壁弹性势能储存了心脏收缩时产生的部分能量。当左心室舒张后，主动脉瓣关闭，但扩张的大动脉可以发生弹性回缩，把其中部分血液继续向外周方向推动，故大动脉具有可扩张性和弹性作用，可以将心室收缩时产生的能量暂时以势能的形式贮存，故它们被称为弹性贮器血管。

（二）阻力血管

血液在血管系统中流动时所受到的总的阻力，大部分发生在小动脉和微动脉，特别是微动脉。因它们位于毛细血管之前，所以又称为毛细血管前阻力血管。这一方面是由于小动脉和微动脉的管径较小，对血流阻力较大；另一方面，微动脉管壁含有丰富的血管平滑肌，通过平滑肌的舒缩活动引起血管口径发生改变，从而改变血流的阻力，显著影响器官和组织中的血流量。正常血压的维持在一定程度上取决于外周小动脉和微动脉对血流产生的阻力，即外周阻力。

（三）交换血管

毛细血管连接动脉和静脉，数量最多，分布广泛，总横截面积最大。毛细血管之间相互连通，构成毛细血管网。毛细血管管壁最薄，仅由单层内皮细胞和基膜组成，血流速度最慢，通透性很好，有利于血液与组织进行物质交换，故毛细血管在功能上被划分为交换血管。

（四）容量血管

静脉的数量较多、管径较大、可扩张性较强，因此容量较大。通常在安静时，静脉内容纳 60%～70% 的循环血量，故静脉在功能上又属于容量血管。毛细血管汇合成微静脉，管壁又逐渐出现平滑肌。到小静脉，管壁已有完整平滑肌层。微静脉和小静脉的平滑肌舒缩，同样可以改变血管的口径和血流的阻力。故将它们称为毛细血管后阻力血管。较小的压力变化虽然只能轻微地改变静脉的管径，但静脉的容量却可因此而产生明显的变化，从而明显影响回心的血量。人体内重要的容量血管有脾、肝、腹腔大静脉和皮下静脉丛等，例如，脾体积缩小可释放 1000ml 的血液至外周以补充血容量。

二、血流量、血流阻力和血压

血流动力学是研究血液在血管系统中流动的力学，主要研究血流量、血流阻力和血压之间的关系。

（一）血流量

在单位时间内流过血管某一横断面的血量，称为**血流量**（blood flow）或容积速度，常以每分钟毫升数（ml/min）或每分钟升数（L/min）表示。当血液在血管流动时，血流速度和血流量成正比，与血管长度成反比。另一方面，血流量与血管两端的压力差成正比，与血流阻力成反比。

（二）血流阻力

血液在血管内流动时所遇到的阻力，称为**血流阻力**（flow resistance）。血流阻力的产生，是由于血液流动时因摩擦而消耗能量，一般表现为热能。这部分热能不可能再转换成血液的势能或动能，故血液在血管内流动时能量逐渐降低，促使血液流动的压力逐渐减小。血流阻力与血管的长度和血液的黏滞度成正比，与血管半径 4 次方成反比。由于血管的长度一般不会变化，血流阻力主要由血管口径和血液黏滞度决定。如果血液黏滞度不变，则通过某组织的血流量主要取决于该组织的阻力血管的口径，机体可以通过调节血管平滑肌的舒缩活动来改变阻力血管的口径，控制组织间的血流分配。

（三）血压

血压（blood pressure）是血液在血管内流动时，作用于单位面积血管壁的侧压力，也就是压强。它是推动血液在血管内流动的动力之一，国际标准计量单位常用千帕（kPa）来表示，习惯上也用毫米汞柱（mmHg）作为血压单位（1mmHg = 0.133kPa）。血压按不同部位可分为：动脉血压、毛细血管压和静脉血压。其中主动脉血压最高，正常人主动脉平均血压约为 90mmHg，毛细血管平均压是 25 ~ 30mmHg。在静脉中血压逐步降低，如在小静脉中，血压为 12 ~ 18mmHg，在右心房入口处的大静脉中（中心静脉压），约为 4.5mmHg。右心房作为循环的终点，血压最低，最终接近于零（图 5 - 27）。

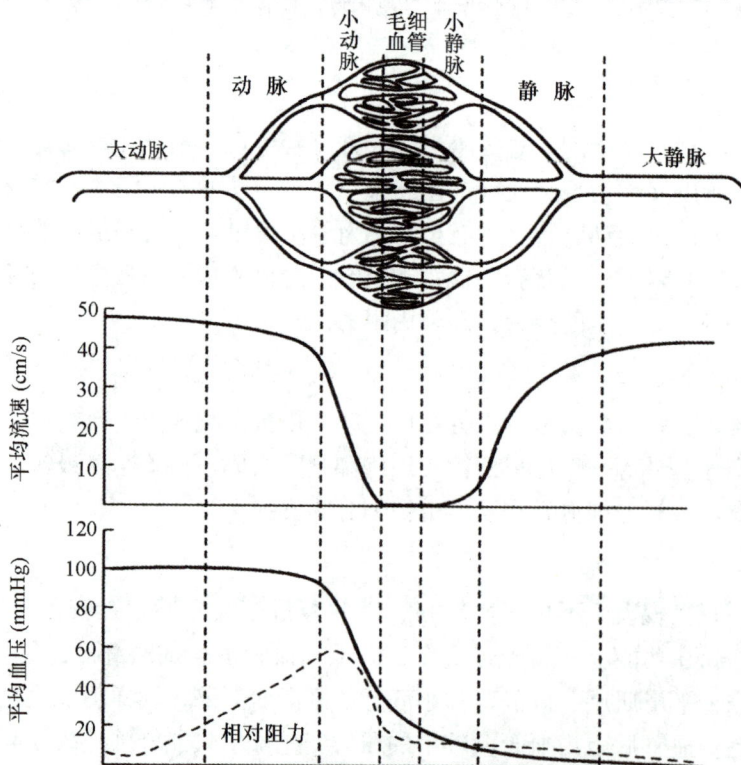

图 5 - 27　不同血管的平均流速、相对阻力及平均血压

三、动脉血压和动脉脉搏

（一）动脉血压

动脉血压（arterial blood pressure，ABP）是指动脉血管内流动的血液对单位面积管壁的侧压力，一般指主动脉压力。由于大动脉中血压落差较小，常用上臂测得的肱动脉血压代表主动脉压。

在心动周期中，心室收缩时动脉血压升高，其最高值称为**收缩压**（systolic pressure）；心室舒张时动脉血压下降，其最低值称为**舒张压**（diastolic pressure）。而把收缩压和舒张压之间的差值称为**脉搏压**（pulse pressure），简称脉压。在一个心动周期中动脉血压的平均值称为平均动脉压（mean arterial pressure）。

在安静状态下，我国健康青年人的收缩压为 100～120mmHg，舒张压为 60～80mmHg，脉压为 30～40mmHg。根据《中国高血压防治指南（2024 年修订版）》，如果成年人在未使用降压药的情况下，收缩压≥140mmHg 和/或舒张压≥90mmHg，可视为高血压。如果收缩压＜90mmHg 和/或舒张压＜60mmHg，则表示血压低于正常水平。若动脉血压过高，会增加心脏和血管的负担。长期持续的高血压将使心室扩大、心肌肥厚和心输出量减少；血压过高还可导致血管破裂，严重时危及生命。反之，动脉血压过低会使得机体器官供血不足，尤其是脑部供血不足，将严重影响脑部的新陈代谢和正常生理功能。

1. 动脉血压的形成

（1）心血管系统中有足够的血液充盈是动脉血压形成的前提条件　血液在循环系统中的充盈程度可以用循环系统平均充盈压（mean circulatory filling pressure）来表示。在动物实验中，使用电刺激引起犬心脏室颤停搏，血流暂停，此时心血管内各部分的压力相等，称为循环系统平均充盈压，约为7mmHg。人的循环系统平均充盈压也接近这一数值。该值可以反映循环血量与血管系统容量的相互关系，如果循环血量增多或血管系统容量减少，则循环系统平均充盈压就升高；反之，则循环系统平均充盈压降低。

（2）心脏射血是动脉血压形成的必要条件　心脏收缩向主动脉射血为动脉血压形成提供动力。心室收缩所释放的能量包括血液的动能和大动脉扩张所存储的弹性势能。心脏射血时动脉内的压力上升，在心脏收缩的中期动脉内压力最高，此时血液对血管内壁的压力即为收缩压。如果心室的收缩功能下降，射血量减少，就会造成动脉血压的降低。

（3）外周阻力是决定动脉血压的重要因素　循环系统的**外周阻力**（peripheral resistance）是指来自小动脉和微动脉对血流的阻力。由于外周阻力的存在，心室每次射出的血液只有1/3在心室收缩时流向外周，其余血液暂时存储在大动脉中，使动脉扩张，动脉血压升高。假如没有外周阻力，心脏收缩所射出的血液将全部流至外周，在大动脉中没有蓄积，就不可能对血管壁产生侧压力，也就不会产生动脉血压。

（4）大动脉的弹性储器作用可缓冲动脉血压的波动，并维持血液的持续流动　大动脉是指主动脉、肺动脉等大的动脉。心室收缩射血时，大动脉扩张以缓冲血液对血管壁的侧压力，并将心脏做功所释放的部分能量以势能的形式储存于扩张的血管壁中。当心室舒张时，被扩张的血管壁发生弹性回缩，推动存留在主动脉中的血液继续流向外周，并使主动脉压在心舒期仍能维持在一定的水平。由于心室射血是间断的，大动脉的弹性储器作用将不连续的射血变为动脉内的连续血流，并减小每个心动周期中血压的波动幅度。

2. 影响动脉血压的因素　根据动脉血压的形成机制，动脉血压的高低主要取决于心输出量、外周阻力和大动脉弹性。因此，凡是能影响心输出量、外周阻力和大动脉弹性的各种因素，均可影响动脉血压。另外，循环系统中的血液充盈程度是形成血压的基础，故也能影响动脉血压。

（1）每搏输出量　心脏收缩是形成动脉血压的动力，而心脏收缩力经常体现为射入主动脉的血量。因此，每搏输出量增加，射入主动脉的血量增加，管壁所受的压力增大，收缩压增高。因增多的血量大部分流至外周，心脏舒张末期大动脉内留存的血量增加不多，所以舒张压升高不明显，故脉压增大。反之，搏出量减少，则主要使收缩压降低，脉压减小。可见，收缩压的高低主要反映每搏输出量的多少，即搏出量主要影响收缩压。临床上心功能不全时，主要表现为收缩压降低，脉压减小。

（2）心率　在一定范围内，心率加快时，收缩压和舒张压都升高，但舒张压升高更显著，故脉压减小。这是因为心率加快，一方面由于心脏舒张期比收缩期缩短更明显，心脏舒张期流向外周的血量减少，存留在主动脉内的血量增多，致使舒张压升高；另一方面，由于动脉血压升高可使血流速度加快，在心脏收缩期内可有较多的血液流至外周，故收缩压的升高不如舒张压升高显著。反之，心率减慢，舒张压降低比收缩压降低幅度大，脉压增大。因此，心率主要影响舒张压。

（3）外周阻力　如果心输出量不变，阻力血管平滑肌收缩使其管径变小、外周阻力增大时，血液不易流向外周，心脏舒张期留存在大动脉的血液增多，因而舒张压增高；同时由于外周阻力增加引起动脉血压升高，血流速度加快，在心脏收缩期流向外周的血量不会明显减少，使收缩压的升高程度比舒张压小，所以脉压减小。因此，外周阻力对舒张压的影响更为显著。可见舒张压主要反映外周阻力的大小，舒张压高的高血压患者外周阻力较大。

（4）主动脉和大动脉的弹性储器作用　大动脉的弹性作用具有缓冲收缩压，维持舒张压的作用。当大动脉硬化时，其弹性降低，缓冲收缩压和维持舒张压的能力减弱，从而使收缩压明显升高而舒张压降低，脉压增大。临床可通过降低血脂预防或治疗由动脉硬化引起的高血压。

（5）循环血量和血管系统容量的比例　正常情况下，循环血量与血管系统容积相适应，才能使血管足够的充盈，故循环血量是形成血压的先决条件。在失血时，循环血量减少，血管充盈度减少，动脉血压将显著下降。反之，循环血量增加，血压升高。在某些情况下（如过敏引起的休克），其循环血量虽然不变，但血管容积却大增，回心血量下降，表现为循环血量的相对下降，动脉血压也下降。

需要说明的是，上述诸因素，都是假设在其他因素不变的前提下单独讨论某一因素对动脉血压的影响，而在完整的机体中，它们都是同时相互影响着动脉血压。临床上，高血压患者通常收缩压和舒张压均明显升高，但不同类型的高血压患者收缩压、舒张压的升高情况有一定的区别，可能是以上各种因素影响的综合结果。

（二）动脉脉搏

在每一个心动周期中，心室的收缩和舒张，引起动脉扩张和回缩，动脉内的压力发生周期性的波动，这种发生在主动脉根部的搏动波沿动脉壁向全身传播，这种有节律的搏动称为脉搏。手指可在身体浅表的动脉上摸到脉搏。脉搏的强弱与心输出量、动脉的可扩张性、外周阻力有密切关系。因此，脉搏是反映心血管功能的一项重要指标。

四、静脉血压和静脉回流量

静脉系统的容量很大，它是血液回流入心脏的通道，静脉易扩张，并且具有一定的收缩性能，在血液储存方面起重要作用。静脉系统能有效地调节回心血量和心输出量，使循环功能适应机体不同情况的需要。

（一）静脉血压

静脉血压远远低于动脉血压，而且愈靠近心脏愈低。根据测量部位，将静脉压分为中心静脉压和外周静脉压。

1. 中心静脉压（central venous pressure） 是指右心房和胸腔内大静脉内的压力。正常值变动范围为 3~9mmHg。中心静脉压受重力影响较少，其大小取决于心脏射血能力和静脉回心血量之间的相互关系，如果心脏射血能力较强，能及时将回流入心脏的血液射入动脉，中心静脉压就较低；反之，心脏射血能力减弱或静脉回流速度加快时，血液将堆积在大静脉和右心房，中心静脉压就升高。因此，中心静脉压是反映心血管功能的又一重要指标。临床上通过输液治疗危重患者时，需要同时测定中心静脉压和动脉血压的高低来控制输液的量和速度。若测出的中心静脉压和动脉血压均偏低，则提示输液量不足；反之，则提示输液速度过快或心脏射血功能不全。

2. 外周静脉压（peripheral venous pressure） 是指各器官静脉的血压。正常人平卧时，肘静脉压为 30~145mmHg。外周静脉压与中心静脉压的压力差是推动静脉回流的动力。当心功能减弱时，中心静脉压增大，静脉回流减慢，血液将留滞在外周静脉而导致外周静脉压升高。因此，外周静脉压也可以反映心脏功能状态，通常为判断心脏射血能力的一项指标。

（二）影响静脉回流量的因素

静脉回流量指单位时间内由静脉回流入心脏的血量。促进静脉回流的基本动力是外周静脉压与中心静脉压之间的压力差，静脉对血流的阻力也会影响静脉回流量。因此，凡能影响外周静脉压、中心静脉压以及静脉阻力的因素，都会影响静脉回流量。

1. 体循环平均充盈压 是反映血管系统充盈程度的指标。血管系统内血液充盈程度越高，静脉回流量也就越多。当血量增加或容量血管收缩时，体循环平均充盈压升高，静脉回流量也就增多。反之，当血量减少或者容量血管舒张时，体循环平均充盈压降低，静脉回流量减少。

2. 心脏收缩力 心脏收缩力越强，在心舒张期室内压降低越明显，对心房和静脉内血液抽吸的力量也就增大，所以静脉回流量必然增加。反之，心脏收缩力减弱，搏出量减少，心舒张期室内压增高，从而静脉回流量必然减少，致使静脉系统淤血，静脉压升高。如右心衰竭可引起下肢水肿等症状，如左心衰竭可导致肺淤血和肺水肿等症状。

3. 体位改变 血液本身的重量在体位改变时可明显影响静脉血压。例如从卧位迅速转为立位时，由于重力作用，身体低垂部分的静脉因压力增大而扩张，容纳的血量增多（多容纳 500ml 左右血液），因而回流量减少，从而导致心输出量和动脉血压也相应地减少。这可引起脑的供血不足，可出现暂时的头晕甚至晕厥等。在机体调节机制正常时，这种情况能迅速得到改善。

4. 骨骼肌收缩的挤压作用 静脉血管易受其周围组织压力的影响。当肌肉收缩时，在肌肉内和肌肉间的静脉受到挤压，因而使静脉内的血流加快。当肌肉舒张时，由于静脉内存在瓣膜，使得静脉内血液只能向心脏流动而不能倒流，肌肉里的静脉内压力降低，有利于微静脉和毛细血管内的血流进入静脉。因此，肌肉收缩活动对静脉回流具有辅助调节作用。如果下肢肌肉做节律性收缩或舒张时（跑步），可使回心血量增加。

5. 呼吸运动 呼吸运动也能影响静脉回流。吸气时胸腔容积扩大，胸内压降低，使胸腔内大静脉和右心房扩张，中心静脉压进一步下降，加大了外周静脉压和中心静脉压之间的压力差，有利于外周静脉的血液回流至右心房。

五、微循环

微循环（microcirculation） 是指循环系统中微动脉和微静脉之间的微血管循环。血液循环最基本的功能是血液和组织之间的物质交换，这一功能就是在微循环处实现的。此外，微循环还控制流经组织的血流量，影响动脉血压和静脉回流量；微循环还能通过组织液的生成和回流影响全身和局部体液的分布。

（一）微循环的组成

微循环遍布全身各脏器和组织，因各脏器的功能不同，微循环的结构和组成也有所差异。人手指甲皱皮肤微循环的结构简单，微动脉和微静脉之间仅由袢状毛细血管相连。骨骼肌和肠系膜微循环的形态则比较复杂。典型的微循环由微动脉、后微动脉、毛细血管前括约肌、真毛细血管、通血毛细血管、动－静脉吻合支和微静脉等部分组成（图5－28）。

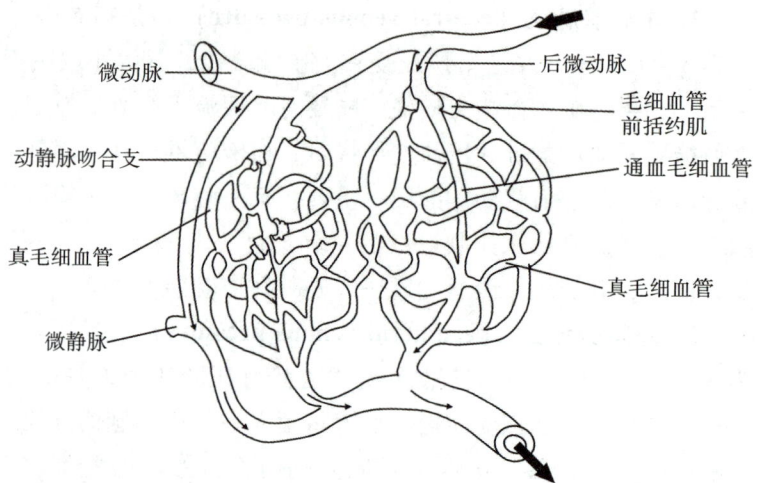

图 5－28　微循环组成模式图

（二）微循环的血流通路

从微动脉到微静脉有以下三条通路。

1. 迂回通路　组成：微动脉→后微动脉→毛细血管前括约肌→真毛细血管网→微静脉。该通路中的真毛细血管（true capillary）数量多，迂回曲折，相互交错形成网状，穿插于细胞间隙，为血液和组织液之间的物质交换提供了较大的交换面积。毛细血管的管壁薄，通透性大，血流缓慢，为血液和组织液之间进行物质交换提供了良好的条件。所以微循环迂回通路又称为营养性通路。在安静情况下，真毛细血管网各部分并不是都开放的，毛细血管开放的数量与当时组织的代谢水平有关，组织的代谢水平愈高，开放的毛细血管数量就愈多。毛细血管的开放和关闭由毛细血管前括约肌的舒张和收缩来控制。

2. 直捷通路　组成：微动脉→后微动脉→通血毛细血管（thoroughfare channel）→微静脉。直捷通路在骨骼肌中较多见。这类通路比较短而直，血流阻力较小，流速较快，经常处于开放状态。直捷通路也可与组织进行少量物质交换，但主要功能不是物质交换，而是使进入微循环的一部分血液能迅速回流入静脉，以保持循环血液量的相对恒定。

3. 动－静脉短路　组成：微动脉→动－静脉吻合支（arterio－venous shunt）→微静脉。动－静脉吻合支的血管壁较厚，血流较快，没有物质交换的功能，故动－静脉短路又称为非营养性通路。这类通路主要分布于指、趾、唇和鼻等处的皮肤，调节局部组织的血流量，从而参与体温调节。正常情况下，皮肤的动－静脉短路处于关闭状态。当环境温度升高时，皮肤的动－静脉短路开放，使皮肤血流量增加，皮肤温度升高，可增加辐射散热。环境温度降低时，动－静脉短路关闭，皮肤血流量减少，有利于保存体热。动－静脉短路开放时，会相对地减少组织对血液中氧的摄取。在感染性和中毒性休克的患者，动－静脉短路常大量开放，可加重组织缺氧的状况。

（三）微循环的血流动力学特点

1. 毛细血管压低　血液由小动脉及微动脉进入真毛细血管后，由于不断克服阻力，血压明显降低。毛细血管动脉端的血压为 30～40mmHg，毛细血管静脉端的血压降至 10～15mmHg，这为组织液在毛细血管处的生成和回流提供了动力。在微循环中，血管内的物质从毛细血管动脉端滤出，又从毛细血管静脉端被重吸收，有利于血液与细胞之间进行物质交换。

2. 毛细血管血流慢　毛细血管分支多、数量大，其总的横截面积大，因而血流速度慢，在每秒零至数毫米的范围内，平均约 1.0mm/s，约为主动脉中血流速度的 1/500，这为血液与组织细胞之间进行物质交换提供了充分的时间。

3. 潜在血容量大 在安静时，一个微循环功能单位中大约只有 20% 的真毛细血管处于开放状态，这时毛细血管所容纳的血量约为全身 10%，可见全身毛细血管有很大的潜在容量。

4. 灌流量容易发生变化 微循环的迂回通路受总闸门和分闸门的控制而交替开放。当微动脉和毛细血管前括约肌开放时，血液灌流量增多，关闭时则血液量减少。一般来说，微循环的灌流量与动脉血压成正比，与微循环血流阻力成反比；动脉血压高时灌流量多，反之则灌流量少。但是也可能当动脉血压升高时微循环流量并不一定能增加，例如当交感神经兴奋而使全身小动脉和微动脉强烈收缩时，由于外周阻力增加，动脉血压可显著增加，但微循环的血流量却由于微动脉收缩而减少。

（四）微循环的调节

微循环的血流受神经和体液因素的调节，大多数微循环对体液调节十分敏感。微动脉和微静脉血管壁的平滑肌受体液因素的调节而产生缩血管或舒血管效应，如去甲肾上腺素、肾上腺素、血管升压素、血管紧张素 II 和内皮素等能使微循环血管收缩，微循环血流量减少；局部组织的代谢产物如 CO_2、乳酸、腺苷、组胺、K^+ 和 H^+ 等，能使局部血管舒张。毛细血管内皮能合成并释放引起血管平滑肌收缩或舒张的多种生物活性物质，如内皮素、前列环素和一氧化氮等。后微动脉和毛细血管前括约肌主要受局部代谢产物和局部体液因素调节。在安静状态下，组织的代谢水平较低，局部代谢产物积聚较慢，毛细血管前括约肌处于收缩状态，真毛细血管网关闭；但毛细血管网关闭一段时间后，局部组织中的代谢产物积聚增多，使该处的毛细血管前括约肌舒张而导致真毛细血管网开放。局部代谢产物被血流清除后，毛细血管前括约肌又收缩，使真毛细血管网重新关闭，如此周而复始。

另外，交感神经支配微动脉和微静脉，当交感神经紧张性增高时，微动脉、后微动脉和微静脉收缩，微循环的灌流量减少。

六、组织液的生成

（一）组织液的生成

细胞外液的主要成分是组织液，占细胞外液量的 3/4 左右。**组织液**（interstitial fluid）是存在于组织间隙中的体液，是细胞赖以生存的直接环境，即内环境。组织液也是血液与组织细胞间进行物质交换的媒介。绝大部分组织液呈凝胶状态，不能自由流动，因此不会因重力作用流到身体的低垂部位；将注射针头插入组织间隙，也不能抽出组织液。但凝胶中的水及溶解于水和各种溶质分子的弥散运动并不受凝胶的阻碍，仍可与血液和细胞内液进行物质交换。此外，邻近毛细血管的小部分组织液呈溶胶状态，可自由流动。

组织液是血浆通过毛细血管壁过滤而形成的，同时可经重吸收回流入血液。滤过和重吸收两种力量的对比决定液体移动的方向。具体说来，组织液的生成是毛细血管压、组织液胶体渗透压、组织液静水压以及血浆胶体渗透压四种压力相互作用的结果。毛细血管压与组织液胶体渗透压是促进液体由毛细血管向外滤过的力量，故称为组织液生成压。而血浆胶体渗透压和组织液静水压是毛细血管向内重吸收液体的力量，故称为组织液回流压（图 5-29）。组织液生成压和回流压之差称为有效滤过压，可用下列公式表示：有效滤过压 = 组织液生成压 - 组织液回流压 =（毛细血管血压 + 组织液胶体渗透压）-（血浆胶体渗透压 + 组织液静水压）。

一般情况下，毛细血管动脉端的有效滤过压为正值，毛细血管静脉端的有效滤过压为负值。故血浆成分由毛细血管动脉端滤出而生成组织液，其中约 90% 在毛细血管静脉端回流入血液，10% 组织液流入毛细淋巴管形成淋巴液，经淋巴循环而入体循环。可见组织液经动脉端生成后不能 100% 回流入静脉，

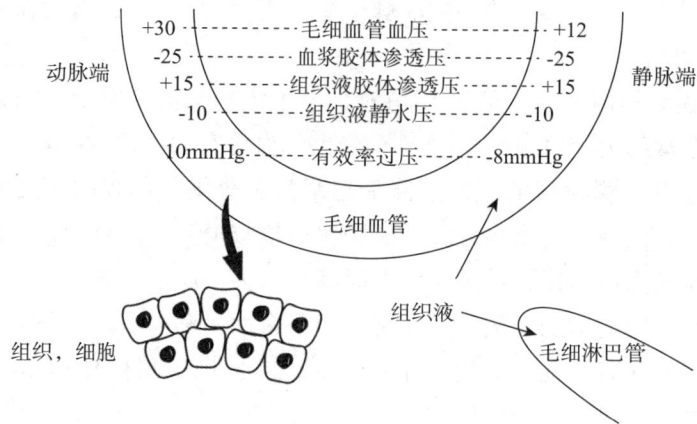

图 5-29   组织液生成与回流示意图

必须借助淋巴管才能全部汇入血管系统。由于毛细血管壁对离子高通透、对蛋白质低通透的特点，组织液中各种离子的成分与血浆中的相同，但组织液中蛋白质的浓度明显低于血浆。

（二）影响组织液生成的因素

在生理条件下，组织液不断地生成，又不断被重吸收，保持着动态平衡，故血量和组织液量能维持相对稳定。如果因为某种原因而破坏动态平衡，发生组织液生成过多或重吸收减少，组织间隙中就有过多的液体潴留，引起**水肿**（edema）。水肿可以分为局部水肿和全身水肿。影响组织液保持动态平衡的因素主要有以下几种。

1. 毛细血管压增高或通透性增加都可引起组织液生成增加   如机体某部位发生炎症时，其局部小动脉扩张，血液由动脉进入毛细血管量加大，使毛细血管血压升高，同时毛细血管通透性增大，局部组织液生成增多，炎症部位出现肿胀，这一种是局部水肿，又如某一大静脉回流受阻，毛细血管压力也相应增高；组织液生成增多，回流减少，则可形成局部水肿或全身水肿。

2. 淋巴回流受阻可引起组织液增多   淋巴回流障碍时，如丝虫病患者、局部淋巴管阻塞、淋巴循环受阻和组织液积聚，可出现局部水肿。

3. 血浆胶体渗透压降低可导致组织液增多   例如某些肾脏疾病患者，因大量蛋白质在尿中排出，或者由于营养不良，血浆蛋白质减少，血浆胶体渗透压降低。组织液回流压下降，而导致组织液生成增多，出现全身水肿。

七、淋巴液的生成和回流

淋巴系统（lymphatic system）是组织液回流入血液的一个辅助系统。淋巴系统起始于毛细淋巴管的盲端，它穿插在组织间隙，由单层扁平内皮细胞构成，然后相互吻合成网，经汇合形成集合淋巴管，进一步汇合成较大的淋巴管。组织液进入毛细淋巴管内，就成为淋巴液。全身的淋巴液最后汇入右淋巴导管和胸导管，再进入静脉。

（一）淋巴液的生成

生理状态下，成年人在安静时淋巴管中每小时约有120ml淋巴液回流入血。其中约100ml是经胸导管回流入血，约20ml是经右淋巴导管回流入血。因此，每日平均生成淋巴液2~4L，约等于人体血浆的总量。当毛细血管通透性升高，透过毛细血管的血浆蛋白增加，组织液中蛋白浓度增加，因此从毛细淋巴管回流入静脉的淋巴液流量增加。此外，组织液与毛细淋巴管内淋巴液之间的压力差是组织液进入淋巴管的动能。任何能增加组织液压或降低毛细淋巴管内压的因素均可使淋巴流量增加，如毛细血管血压升高、血浆胶体渗透压降低、毛细血管通透性增大和组织液胶体渗透压增加，均可引起淋巴液生成增多。

（二）淋巴液的回流

淋巴管结构中有平滑肌和瓣膜，平滑肌的收缩活动和瓣膜的单向开放共同构成"淋巴管泵"的作用，能推动淋巴回流，从而促进循环。骨骼肌的收缩活动、邻近动脉的搏动以及外部物体对组织的压迫和按摩等，也能通过对淋巴管的压迫促进淋巴液的回流。如果病理条件下，淋巴系统阻滞，淋巴回流不畅，大量储存在组织间隙，就会产生淋巴水肿。淋巴回流不仅是作为组织液回流入血液的一条通道，以维持组织液生成和淋巴液回流之间的平衡，而且还有其他重要的生理意义。比如，淋巴回流是组织液中蛋白质被回收进入循环血液的唯一的途径，它能维持血浆蛋白的正常浓度，并使组织液中蛋白质浓度保持较低的水平。淋巴回流还能运输小肠中80%~90%的脂肪进入血液。淋巴回流能维持体液平衡，在调节血浆量和组织液量的平衡中也起重要作用。淋巴回流还有防御和免疫功能，当组织受损伤时，可能有红细胞、异物和细菌等进入组织间隙，这些物质可被淋巴液带走，并在淋巴回流中经多个淋巴结滤过；在淋巴结的淋巴窦内有大量具有吞噬功能的巨噬细胞，能将红细胞、细菌和其他微粒清除掉；此外，淋巴结还能产生具有免疫功能的淋巴细胞，参与机体的免疫机制。

第四节 心血管活动的调节

在正常情况下，机体应对内外环境变化仍能保持循环系统功能的相对稳定，是通过神经、体液和自身这三方面调节因素而实现的。其中主要包括改变心脏收缩力和心率以调整心输出量，影响血管紧张性和血管口径以改变外周阻力。

一、神经调节

（一）心脏和血管的神经支配

1. 心脏的神经支配 心脏接受心交感神经（cardiac sympathetic nerve）和心迷走神经（cardiac vagus nerve）的双重神经支配。

（1）心交感神经及其作用 支配心脏的交感神经节前神经元起源于脊髓胸段（T_1~T_5）的中间外侧柱内，于星状神经节或颈交感神经节交换神经元后，节后神经元轴突组成心脏神经丛，支配窦房结、房室交界、房室束、心房肌和心室肌（图5-30）。

心交感神经兴奋时，其节后神经纤维末梢释放的去甲肾上腺素（noradrenalin，NA）与心肌细胞膜上的β_1肾上腺素能受体结合，使得心率加快（正性变时作用）、心房肌和心室肌收缩力增强（正性变力作用）、房室交界的传导速度加快（正性变传导作用），结果导致心输出量增加。研究表明，普萘洛尔等β肾上腺素能受体阻断剂可以阻断心交

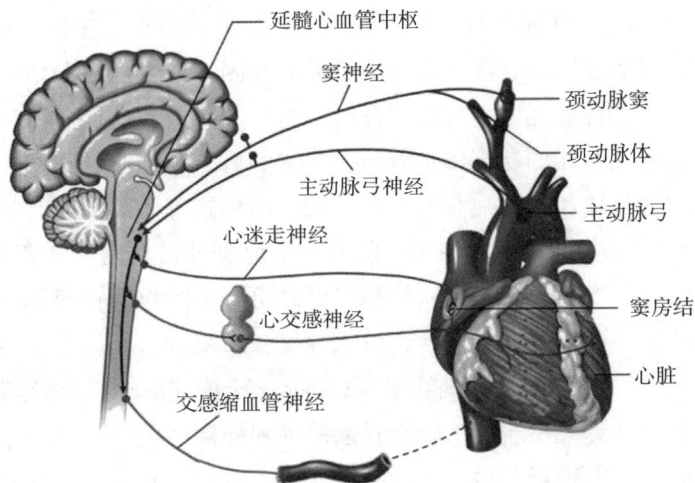

图5-30 心脏的神经支配示意图

感神经对心脏的兴奋作用。

去甲肾上腺素与心肌细胞膜上 β_1 受体结合，可激活腺苷酸环化酶，升高细胞内 cAMP 的浓度，进而激活蛋白激酶和细胞内蛋白质磷酸化过程，使心肌细胞膜上的 Ca^{2+} 通道开放，心肌细胞动作电位平台期 Ca^{2+} 内流增加，肌浆网 Ca^{2+} 释放也增加，故心肌收缩能力增强。同时，去甲肾上腺素可降低肌钙蛋白对 Ca^{2+} 的亲和力，加速肌浆网对 Ca^{2+} 的回收，并刺激 $Na^+ - Ca^{2+}$ 交换，细胞内 Ca^{2+} 外排加快，有利于粗、细肌丝的分离，加速舒张过程。去甲肾上腺素还能促进糖原分解，提供心肌活动所需的能量。此外，由于兴奋传导加快，使心室各部分肌纤维收缩更趋同步化，也能增强心肌收缩能力。在房室交界处，去甲肾上腺素能使慢反应细胞动作电位上升幅度增大，上升速度加快，故兴奋在房室交界处传导加快。

（2）心迷走神经及其作用　支配心脏的副交感神经节前纤维并行于迷走神经干中，迷走神经胞体位于延髓的迷走运动背核和疑核，其神经纤维支配窦房结、心房肌、房室交界、房室束及其分支；此外还有少许纤维分布到心室肌。

心迷走神经兴奋时，其节后神经纤维末梢释放乙酰胆碱（acetylcholine，ACh）与心肌细胞膜的 M_2 型胆碱能受体结合，可导致心率减慢（负性变时作用）、心房肌收缩力减弱（负性变力作用）、房室交界传导速度变慢（负性变传导作用）。阿托品等 M 胆碱能受体阻断剂可以阻断迷走神经对心脏的抑制作用。

乙酰胆碱与心肌细胞膜上的 M_2 型胆碱能受体结合后，可抑制腺苷酸环化酶的活性，降低细胞内 cAMP 的浓度，并能使 K^+ 通道开放，引起 K^+ 外流增强。对于窦房结细胞，乙酰胆碱可使复极化过程中 K^+ 外流增加，导致最大复极电位的绝对值增大，故 4 期自动去极化到达阈电位所需的时间延长；乙酰胆碱还能抑制 4 期内向电流，使 4 期自动去极化速度减慢。这两种因素都能使窦房结细胞的自律性降低，心率减慢。心迷走神经引起心房肌收缩能力减弱是由于乙酰胆碱增强 K^+ 外流，3 期复极化加速，平台期缩短，细胞外 Ca^{2+} 进入细胞减少所致；还可能与乙酰胆碱直接抑制 Ca^{2+} 通道，使 Ca^{2+} 内流减少有关。由于房室交界处慢反应细胞的 Ca^{2+} 通道受抑制，动作电位 0 期 Ca^{2+} 内流减少，0 期去极化速度和幅度均下降，故房室传导速度减慢，甚至出现房室传导阻滞。一般来说，心交感神经和心迷走神经对心脏的作用是拮抗的。但是当迷走、交感神经同时兴奋时，对心脏的影响并不只是两者分别作用的代数和，大多数情况下表现为迷走神经较为兴奋，如心率减慢。这种作用被认为与心迷走神经对心交感神经存在突触前抑制相关。

（3）支配心脏的肽能神经　人和动物心脏受多种肽能神经元分泌的多肽递质的影响，如神经肽 Y、血管活性肠肽、降钙素基因相关肽和阿片肽等。目前研究表明，肽类物质可与单胺或乙酰胆碱共同存在于一个神经元中，神经兴奋时，可一起释放，共同对所支配的器官起调节作用。虽然目前对支配心脏的肽能神经元的功能尚不清楚，但它们可能参与心脏冠状血管活动的调节，如血管活性肠肽对心肌有正性变力作用和扩张冠状血管的作用，降钙素基因相关肽有加快心率的作用等。

2. 血管的神经支配　除真毛细血管外，血管壁中都有平滑肌分布。绝大多数血管平滑肌都受神经调节。支配血管平滑肌的神经纤维可分为缩血管神经纤维和舒血管神经纤维，两者合称为血管运动神经纤维。而毛细血管前括约肌上神经分布很少，其舒缩活动主要受到局部组织代谢产物影响。

（1）缩血管神经纤维（vasoconstrictor fiber）　都是交感神经纤维，故一般称交感缩血管神经纤维。节前神经元位于胸、腰段脊髓的中间外侧柱内（侧角），其末梢释放乙酰胆碱；节后神经元胞体位于椎旁或椎前神经节内，节后纤维释放去甲肾上腺素，支配除毛细血管以外的各种血管平滑肌。体内几乎所有血管的平滑肌都受交感缩血管纤维支配，但不同部位的血管中缩血管神经纤维分布的密度不同。皮肤血管中缩血管神经纤维分布最密，骨骼肌和内脏的血管次之，冠状血管和脑血管中分布较少。在同一器官中，动脉中缩血管神经纤维的密度高于静脉，微动脉中密度最高，但后微动脉中神经纤维分布很少，到毛细血管前括约肌已没有神经纤维分布。

血管平滑肌细胞上有 α 和 β₂ 两种肾上腺素能受体，去甲肾上腺素与 α 肾上腺素能受体结合，可增加膜对 Ca^{2+} 的通透性，使细胞内 Ca^{2+} 浓度升高，导致血管平滑肌收缩增强；若与 β₂ 肾上腺素能受体结合，则导致血管平滑肌舒张。去甲肾上腺素与 α 受体结合的能力比与 β₂ 受体结合的能力强，故交感缩血管神经兴奋时主要引起缩血管效应。

近年来研究发现，交感缩血管神经纤维中有神经肽 Y 与去甲肾上腺素共存。当这类神经兴奋时，其末梢释放去甲肾上腺素和神经肽 Y。神经肽 Y 是目前所知最强的收缩血管多肽。

（2）舒血管神经纤维　多数血管只接受交感缩血管神经纤维的单一支配，少数血管受缩血管神经纤维与舒血管神经纤维的双重支配。舒血管神经纤维（vasodilator fiber）主要包括交感舒血管神经纤维和副交感舒血管神经纤维。骨骼肌血管的交感神经中除有缩血管神经纤维外，还有舒血管神经纤维，其节后纤维末梢释放的递质是乙酰胆碱，与血管平滑肌上 M 型胆碱受体结合，引起血管舒张。交感舒血管纤维受大脑皮质运动区的控制，在平时没有紧张性活动；只有机体处于激动状态和准备做剧烈肌肉运动等情况下，交感舒血管纤维才兴奋，使骨骼肌血管舒张，血流量增多，肌肉得到充分的血液供应，以适应强烈运动的需要。有少数器官（如脑、唾液腺、胃肠外分泌腺和外生殖器等），其血管平滑肌除受交感缩血管纤维支配外，还接受副交感舒血管纤维的支配，其纤维末梢释放乙酰胆碱，与血管平滑肌上 M 型胆碱受体结合，引起血管舒张。副交感舒血管纤维只起调节器官组织局部血流量的作用，对循环系统总的外周阻力影响不大。

此外，还存在其他舒张血管的肠肽神经元：当皮肤受到伤害性刺激时，感觉冲动一方面沿传入纤维向中枢传导，另一方面可在末梢分叉处沿其他分支到达受刺激部位邻近的微动脉，使微动脉舒张，局部皮肤出现红晕。这种纤维称为背根舒血管纤维，以前人们认为其释放的介质可能是 P 物质，也有可能是组胺或者 ATP。近年来研究认为，其可能是降钙素基因相关肽。

（二）心血管中枢

神经系统对心血管活动的调节是通过各种心血管反射来实现的。控制心血管活动有关的神经元集中的部位称为**心血管中枢**（cardiovascular center）。这些神经元广泛地分布在中枢神经系统自脊髓至大脑皮质各级水平，虽然功能有所差异，但密切联系，使心血管活动统一协调。

1. 延髓心血管中枢　是最基本的心血管中枢，它是指位于延髓内的心迷走神经元及控制心交感神经神经元和交感缩血管神经活动的神经元。这些神经元平时都有紧张性活动，分别称为心迷走紧张、心交感紧张和交感缩血管紧张。在机体处于安静状态时，这些延髓神经元的紧张性活动表现为心迷走神经纤维和交感神经纤维持续的低频放电活动。根据其调控心血管活动的功能特征，分为以下四个部位。

（1）缩血管区　指引起交感缩血管神经正常紧张性活动的延髓心血管神经元胞体所在的部位。现在认为缩血管区位于延髓头端的腹外侧部，该部位神经元的轴突下行到脊髓的中间外侧柱。心交感紧张也起源于此区的神经元。

（2）舒血管区　指位于延髓尾段腹外侧部的神经元，该区的神经元在兴奋时可抑制缩血管区神经元的活动，导致交感缩血管紧张性降低，血管舒张。

（3）传入神经接替站　指位于延髓孤束核的神经元，其接受由颈动脉窦、主动脉弓压力感受器传导，经舌咽神经和迷走神经传入的信息，然后发出纤维至延髓和中枢神经系统其他部位的神经元，继而影响心血管活动。

（4）心抑制区　指心迷走神经元胞体所在部位，位于延髓的迷走神经背核和疑核。

2. 延髓以上的心血管中枢　在延髓以上的脑干、下丘脑、大脑和小脑中都存在与心血管活动有关的神经元。它们在心血管活动调节中所起的作用较延髓心血管中枢更加高级，特别是表现为对心血管活动和机体其他功能之间的复杂的整合。其中，下丘脑是皮层下十分重要的整合部位；大脑（特别是边缘系统）以及小脑，都参与调节下丘脑、延髓等心血管神经元活动，越是高位神经元其整合功能越复杂。它们能进一步使心血管活动与机体各种行为的改变相协调。

（三）心血管反射

中枢对心血管活动的调节主要是通过各种心血管反射来实现的。各种心血管反射的生理意义都在于维持机体内环境的相对稳定以及机体适应环境的变化。心血管反射分为内源性反射（起源于心血管内部的反射，如压力感受性和化学感受性反射）和外源性反射（起源于其他器官和系统的反射，如躯体感受器和脑缺血引起的心血管反射）。

1. 颈动脉窦和主动脉弓压力感受性反射

（1）动脉压力感受器　颈动脉窦是颈内动脉靠近颈总动脉分叉处的一个略膨大的部分，主动脉弓为主动脉上部是弓形弯曲的部分。在颈动脉窦和主动脉弓血管壁内嵌入了丰富的感觉神经末梢，分别称为颈动脉窦压力感受器和主动脉弓压力感受器。动脉压力感受器并不是直接感受血压的变化，而是感受血管壁的机械牵张程度。当动脉血压升高时，动脉管壁被牵张的程度就升高，压力感受器发放的神经冲动也就增多。压力感受器的主要功能特征如下：①在一定的动脉血压范围（60～180mmHg）内，压力感受器的传入冲动频率与动脉血压及动脉管壁的扩张程度成正比。当颈动脉窦内的压力<60mmHg时，压力感受器传入冲动的频率非常低。而当颈动脉窦内的压力>180mmHg时，压力感受器传入纤维的放电频率已接近最大值，不能进一步增高。②在一般情况下，颈动脉窦压力感受器比主动脉弓压力感受器对动脉血压的变化更敏感。③压力感受器对搏动性压力变化比对非搏动性压力变化更为敏感，即对血压的即时变化敏感，这一特性与大动脉血压具有搏动性相适应。

（2）传入神经和中枢联系　颈动脉窦压力感受器的传入神经为窦神经，窦神经汇入舌咽神经进入延髓，与孤束核的神经元发生突触联系。主动脉弓压力感受器的传入神经是主动脉弓神经，主动脉弓神经汇入迷走神经进入延髓，到达孤束核再与心血管中枢联系。家兔的主动脉弓压力感受器传入神经并未并入迷走神经，而是独立成一束，与交感神经和迷走神经伴行，称为减压神经。

（3）反射效应　当动脉血压升高时，动脉管壁被牵张的程度升高，颈动脉窦、主动脉弓压力感受器发放的传入冲动增加→经窦神经（汇入舌咽神经）和主动脉弓神经（汇入迷走神经）传入延髓孤束核→引起心交感中枢抑制（心交感紧张性活动减弱）、心迷走中枢兴奋（心迷走神经紧张性活动加强）和交感缩血管中枢抑制（交感缩血管神经紧张性活动减弱）→经心迷走神经（兴奋）、心交感神经（抑制）及交感缩血管神经（抑制）传出→使心肌收缩力减弱、心率减慢，并且容量血管（静脉）舒张、回心血量减少，导致心输出量减少；除心、脑以外身体各处的阻力血管舒张，外周阻力

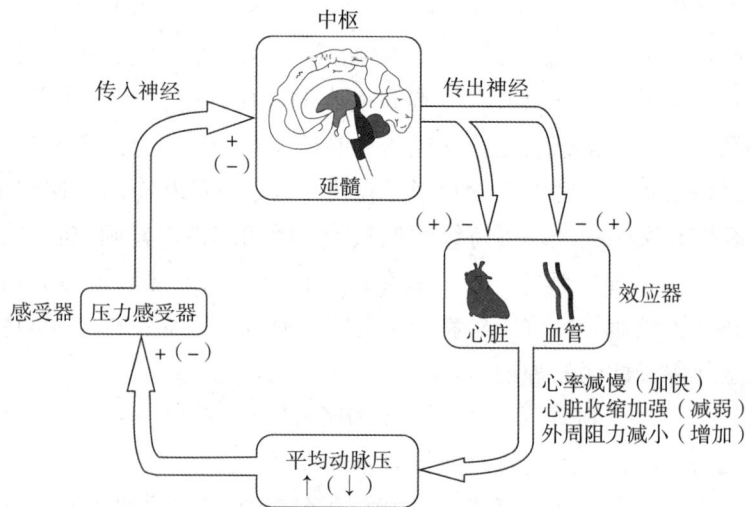

图5-31　动脉血压变化时压力感受性调节
+代表促进；-代表抑制

减小→动脉血压下降。此反射称为颈动脉窦和主动脉弓的压力感受性反射（简称窦弓反射或减压反射）。反之，当动脉血压降低时，此减压反射减弱，则出现血压升高的效应。

（4）压力感受性反射的特点和生理意义 颈动脉窦和主动脉弓压力感受性反射是一种负反馈调节，这一反射的特点如下。①反射具有双向性：当动脉血压突然升高时，降压反射加强，引起血压下降。反之，当动脉血压突然降低时，则降压反射减弱，引起血压回升。②在生理条件下及时调节血压：机体在安静状态下，如动脉血压已高于颈动脉窦、主动脉弓压力感受器的阈值水平，压力感受器不断地发放冲动进入心血管中枢，而引起降压反应。③在高血压情况下，其工作范围可重调定，使血压维持在较高的水平。其生理意义是使心率、动脉血压不产生过分的波动，使动脉血压在高血压情况下维持在一个比较稳定的水平。

2. 颈动脉体和主动脉体化学感受性反射 在颈总动脉分叉处和主动脉弓区域存在一些特殊的感受装置，有丰富的血液供应和感觉神经末梢分布，对血液中某些化学成分的改变特别敏感，如 O_2 分压降低、CO_2 分压升高、H^+ 浓度升高等，这些感受装置称为颈动脉体（carotid body）和主动脉体（aortic body）化学感受器。颈动脉体传入神经纤维也行走于窦神经中，而主动脉体传入神经纤维也行走于迷走神经中。化学感受器的传入冲动由传入神经传至延髓孤束核，使延髓内呼吸神经元和心血管活动神经元活动发生改变：一方面引起呼吸加深加快；另一方面，交感缩血管中枢紧张性升高，使血管收缩，血压升高。另外，呼吸的加深加快又可间接地使心率加快，心输出量增加，外周阻力增大，血压升高。但如果人为地控制呼吸频率和深度不变，例如在实验中给动物进行人工呼吸，则兴奋化学感受器引起的心血管效应是心率减慢，心输出量减少，冠状动脉舒张，骨骼肌和内脏血管收缩；另外，由于外周血管阻力增大的作用超过心输出量减少的作用，故血压升高。这一反射的特点是：①在平时对心血管活动不起明显的调节作用，只有在缺氧、窒息、失血、动脉压过低和酸中毒等情况下，才能发挥其作用；②主要效应是调节呼吸运动。

3. 心肺感受器引起的心血管反射 位于心房、心室和肺循环大血管壁的感受器称为**心肺感受器**（cardiopulmonary receptor），其传入神经纤维行走于迷走神经干内。心肺感受器的适宜刺激有两大类。①血管壁的机械牵张刺激：在生理情况下，心房壁和大血管（胸腔内大静脉）壁的牵张主要是由于心房和大血管内有一定的血液充盈引起的。当心房内的血容量增加时，心房壁的机械牵张程度也就增加，因此心房和大血管壁的牵张感受器也称为**容量感受器**（volume receptor）。②化学刺激：心房和心室的有些感受器对一定的化学物质敏感，如前列腺素和缓激肽等。有些药物如藜芦碱等也能刺激心肺感受器。

心肺感受器兴奋引起的反射效应是交感神经紧张降低，心迷走神经紧张加强，导致心率减慢、心肌收缩力减弱、心输出量减少、外周阻力降低，故血压下降。在多种实验动物中，心肺感受器兴奋时肾交感神经活动明显减弱，肾血流量增加，肾排水和排钠量增多，说明心肺感受器反射在对血量的调节中具有重要的意义。心肺感受器的传入冲动还可抑制血管升压素的释放，引起尿量增多。

除上述反射外，刺激躯体传入神经时也可以引起其他心血管反射。在生理状态下，肌肉活动、皮肤冷、热刺激以及各种伤害性刺激也都能反射性地引起心血管活动发生变化。

二、体液调节

心血管活动的体液调节是指由一些器官或组织分泌的化学物质进入血液和组织液中后对心脏和血管活动进行调节。这些体液因素中，有些通过血液循环，可广泛作用于心血管系统；有些则在组织中形成，主要作用于局部血管，对局部组织的血流起调节作用。

（一）肾素－血管紧张素系统

肾素－血管紧张素系统（renin–angiotensin system，RAS）传统上被认为是一个内分泌系统。肾素是由肾球旁细胞合成和分泌的一种碱性蛋白质，经肾静脉进入血液循环。刺激其释放的因素有：①当动脉血压下降、循环血量减少时，肾内入球小动脉的压力也下降，血流量减少，对小动脉壁的牵张刺激减弱，激活了牵张感受器，使肾素释放量增加。②肾小球滤过率将减少，滤过的 Na^+ 量也减少，到达致密斑附近小管液的 Na^+ 含量降低，激活了致密斑感受器，引起肾素释放量的增加。③球旁复合体中的球旁细胞受交感神经支配，肾交感神经兴奋时，其末梢释放的去甲肾上腺素作用于 β_1 受体，引致肾素的释放量增加。体液中的前列腺素、肾上腺素和去甲肾上腺素等也可直接刺激球旁细胞，促使肾素释放增加。血管紧张素 II（angiotensin II，Ang II）、血管升压素、心房利尿钠肽、内皮素和一氧化氮等可抑制肾素的释放。

肾素底物，即血管紧张素原（angiotensinogen），由肝合成并分泌入血，在肾素的作用下水解产生十肽血管紧张素 I（angiotensin I，Ang I）。血管紧张素 I 在内皮细胞，特别是肺血管内皮细胞表面的血管紧张素转化酶（angiotensin converting enzyme，ACE）作用下水解成为八肽的血管紧张素 II。血管紧张素 II 在血液中仅存在 1~2 分钟，迅速在不同的血管紧张素酶即氨基肽酶的作用下，再失去 1 个或 2 个氨基酸，代谢为血管紧张素 III（图 5 – 32）。血管紧张素 III 也具有缩血管作用，但仅为血管紧张素 II 的 10%~20%，但其刺激肾上腺皮质合成和释放醛固酮的作用较强。近年来发现心、脑、血管等许多组织、器官内存在自身独立的肾素 – 血管紧张素系统。体内的血管紧张素转换酶有 90%~99% 是在组织内，仅有 1%~10% 存在于循环血液中。此外，除血管紧张素转换酶外，还有一些蛋白酶如胃促胰酶等也能使血管紧张素 I 转化为血管紧张素 II。局部组织生成的血管紧张素 II 通过自分泌或旁分泌形式在组织、器官的生理和病理过程中起着重要作用。

血管紧张素 II 是一种活性很强的升血压物质，它通过下列几方面引起升压效应：可直接收缩全身微动脉，增加外周阻力，也可使静脉收缩，回心血量增多，心输出量增多，从而导致血压增高；可作用于交感缩血管纤维末梢的接头前血管紧张素受体，增加其递质释放，使交感缩血管神经紧张性加强，外周血管阻力增大，血压升高；可刺激肾上腺皮质球状带合成与释放醛固酮，后者可促进肾小管对 Na^+ 和水的重吸收，促进血量增多，使血压升高，还可引起或增强渴觉，并导致饮水行为。

血管紧张素 II 通过靶器官上的血管紧张素 II 受体产生生物学效应。目前已明确的血管紧张素 II 受体有 AT_1 和 AT_2 亚型，两者与血管紧张素 II 有同样的亲和力。在啮齿类动物，AT_1 受体再分为 AT_{1a} 和 AT_{1b}。AT 受体广泛分布于血管、肾上腺、心、肺、肝、肾和脑等组织，AT_2 受体则主要分布于胚胎组织。在成年动物和人的心肌和部分脑区有少量 AT_2 受体分布。AT_1 受体为 G 蛋白耦联受体，其胞内信号转导主要依赖于磷酸肌醇系统；AT_2 受体也有 7 个跨膜段，其被激活后的反应机制尚不完全清楚。在生理情况下，血管紧张素 II 对心血管系统的调节作用几乎都是由 AT_1 受体介导的，因此 AT_1 受体抑制剂可有效降低血压。由于肾素、血管紧张素 II 和醛固酮三者之间存在着密切的关系，并在血压调节中具有重要意义，因此提出了肾素 – 血管紧张素 – 醛固酮系统（renin angiotensin aldosterone system，RAAS）的概念，其在高血压病发病机制中也具有重要意义。另外，对于某些肾脏疾病，由于肾长期缺血，使此系统活动持续加强，可导致肾性高血压病。

目前的高血压病治疗药物，有一类即属于作用于肾素 – 血管紧张素系统的药物。典型的有：①血管紧张素转换酶抑制剂（angiotensin – converting enzyme inhibitor，ACEI），其作用是抑制血管紧张素转换酶的活性，从而减少血管紧张素 II 的生成，如普利类药物；②血管紧张素受体阻断剂，通过阻断血管紧张素 II 与 AT_1 的结合而起作用，如沙坦类药物；③肾素抑制剂，通过抑制肾素的合成和释放，从而阻止肾素 – 血管紧张素系统的启动，这类药物被认为具有良好的开发前途。临床研究发现，作用于肾素 – 血管

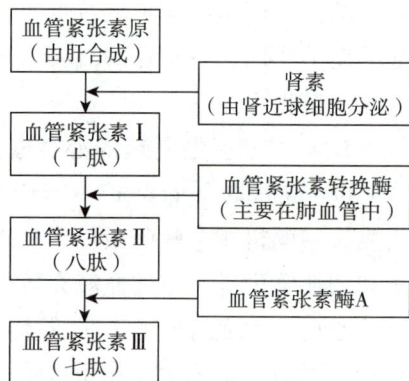

图 5 – 32　肾素 – 血管紧张素系统

紧张素系统的抗高血压药物，不仅抗高血压作用疗效明显，而且还具明显的器官保护作用。如可明显减轻因高血压引起的心肌肥厚和血管壁增厚等。

（二）肾上腺素和去甲肾上腺素

肾上腺素（epinephrine，E；adrenaline，A）和去甲肾上腺素在化学结构上都属于儿茶酚胺。血液中的肾上腺素和去甲肾上腺素主要来自肾上腺髓质的分泌，肾上腺髓质分泌的主要是肾上腺素（肾上腺素占 80%，去甲肾上腺素占 20%）；肾上腺素能神经末梢释放的递质去甲肾上腺素也有小部分进入血液。

肾上腺素和去甲肾上腺素对心脏和血管的作用虽然有很多共同点，但也有所差异。主要是由于它们对 α、β 受体结合力以及 α、β 受体在不同器官的分布和密度不同所致。肾上腺素与心肌细胞 β_1 受体结合，引起正性变时和正性变力效应，使心输出量增加。故临床上肾上腺素多用作强心急救药。由于皮肤、肾、胃肠道等器官的血管平滑肌中 α_1 受体在数量上较 β_2 受体占优势，故大剂量的肾上腺素常使这些器官的血管收缩；在骨骼肌和冠状动脉血管平滑肌中 β_2 受体占优势，故小剂量的肾上腺素常以 β_2 受体兴奋为主，引起血管舒张；大剂量时也兴奋 α_1 受体，引起血管收缩反应。

临床上去甲肾上腺素多用作升压药。因为去甲肾上腺素主要与血管平滑肌 α_1 受体相结合，也可与心肌细胞的 β_1 受体结合，但与血管平滑肌 β_2 受体结合能力较差。静脉注射去甲肾上腺素可引起除冠状动脉以外大多数器官的血管收缩，外周阻力增大，动脉血压上升（在整体水平，由于血压升高，通过压力感受器反射性地引起心率减慢，掩盖了去甲肾上腺素对心脏的直接兴奋作用）。

（三）血管升压素/抗利尿激素

血管升压素（vasopressin，VP）是下丘脑视上核和室旁核神经元合成的，经下丘脑 – 垂体束运输到神经垂体储存，再释放入血，参与肾和心血管活动的调节。血管升压素常有少量进入血液循环，促进肾远曲小管和集合管对水的重吸收，增加血量，故又称抗利尿素（antidiuretic hormone，ADH）。其大剂量进入血液循环时，作用于血管平滑肌上的相应的受体，引起除脑动脉以外的绝大多数血管平滑肌收缩，增加外周阻力，使血压升高。血管升压素的释放首先受体液渗透压改变的影响，其次也受血容量改变的影响。在禁水、失水、失血、低氧、外科手术和疼痛等情况下，血管升压素释放增加，不仅可保留体内细胞外液量，而且对维持动脉血压起重要作用。

（四）其他活性物质

1. 血管内皮生成的舒血管物质　包括内皮舒张因子（即一氧化氮，NO）、内皮超极化因子、前列环素及 P 物质等，其中一氧化氮是导致内皮依赖性血管舒张的主要因素。

（1）内皮舒张因子　其化学本质是一氧化氮，由其前体 L-精氨酸在一氧化氮合酶（nitric oxide synthase，NOS）的作用下产生。内源性一氧化氮合酶有 3 种，最先在血管内皮发现的被称为内皮型一氧化氮合酶（endothelial NOS，eNOS）。内皮细胞在基础状态下即向血管平滑肌和血管腔内释放一氧化氮，一氧化氮可降低血管张力（内皮依赖性舒张）。由于一氧化氮的舒血管效应对静脉回心血量、外周阻力和冠状动脉张力等的影响，因此也对心脏的前、后负荷与供血产生继发性影响，从而改变心肌的收缩力和心输出量。一氧化氮使心室肌舒张提前，收缩压峰值下降。一氧化氮对心脏的长期作用可预防心肌增殖肥厚和间质纤维化。另外，一氧化氮还可抑制血小板和白细胞黏附于血管内膜，并与前列环素协同抑制血小板聚集，有助于维持血管内膜表面的正常结构，防止血栓形成。此外，一氧化氮还能够抑制血管平滑肌细胞增殖，减少胶原纤维与弹性纤维的产生，对维持血管的正常结构与功能有重要意义。一氧化氮的效应主要是通过激活可溶性鸟苷酸环化酶，使细胞内 cGMP 增加引起的。

（2）前列腺素（prostaglandin，PG）　是一族 20 碳不饱和脂肪酸，分子中有一个环戊烷，一般情况下组织中分布广泛。前列腺素按其分子结构的差异分为多种类型。前列腺素 I_2 和前列腺素 E_2 有强烈的舒血管作用。前列腺素 I_2（prostaglandin I_2，PGI_2），是由其前体前列腺素 H_2（prostaglandin H_2，PGH_2）在前列环素合成酶的作用下产生的，而前列腺素 H_2 则是由花生四烯酸在环氧化酶的催化下转变而来。前列腺素 I_2 主要在内皮细胞内合成，在血管中膜和外膜也有少量合成。血管壁切应力的改变、低氧以及一些刺激一氧化氮产生的化学因素也刺激前列腺素 I_2 的释放，其激活过程依赖于胞内 Ca^{2+} 浓度升高。前列腺素 I_2 通过其受体与腺苷酸环化酶耦联而致血管舒张。此外，前列腺素 I_2 还能抑制血小板聚集。

2. 血管内皮生成的缩血管物质（endothelium – derived vasoconstrictor factor，EDCF） 包括内皮素、血栓素 A_2、超氧阴离子、内过氧化物（能够灭活 NO）和前列腺素 H_2 等。牵张血管等物理因素、低氧，以及乙酰胆碱、花生四烯酸、ADP 和 5–羟色胺等化学因素都能够刺激内皮缩血管因子的产生。

（1）内皮素（endothelin，ET） 具有强烈的缩血管效应。成熟的内皮素由 21 个或 31 个氨基酸残基构成，分别表示为 ET1–21 和 ET1–31。ET1–21 和 ET1–31 均包括 ET–1、ET–2 和 ET–3 这 3 种异形肽。内皮素在中枢及外周的分布广泛，在心血管系统含量尤其丰富，内皮细胞、心肌细胞和平滑肌细胞均可合成并分泌内皮素。内皮素受体有 ETAR、ETBR 两种亚型，均为 G 蛋白耦联受体。内皮素具有促细胞增殖和肥大的效应，并影响心血管细胞的凋亡、分化、表型转变和重构等多种病理过程，是心血管活动的重要调节因子之一，在心血管生理与病理过程中起十分重要的作用。创伤局部由于内皮素分泌增加，可使直径 5mm 以内的破裂的动脉收缩而止血。内皮素系统的激活与肺动脉高压、慢性心力衰竭、动脉粥样硬化和心肌梗死等多种心血管病变密切相关。

（2）血栓素 A_2（thromboxane A_2，TXA_2） 与前列腺素 I_2 具有共同的前体，即由花生四烯酸环氧化酶的催化下代谢产生的前列腺素 H_2。血栓素 A_2 除了在内皮细胞合成外，主要在血小板合成。血栓素 A_2 有缩血管和促使血小板聚集的作用，与前列腺素 I_2 的作用恰好相反，正常状态下两者处于相互对抗的平衡状态。

3. 激肽释放酶–激肽系统 激肽释放酶是体内的一类蛋白酶，可使某些蛋白质底物激肽原分解为激肽（kinin）。激肽释放酶可分为两大类，一类存在于血浆，称为血浆激肽释放酶；另一类存在于肾、涎腺、胰腺等器官组织内，称为腺体激肽释放酶或组织激肽释放酶。激肽原是存在于血浆中的一些蛋白质，分为高分子量激肽原和低分子量激肽原。在血浆中，血浆激肽释放酶作用于高分子量激肽原，使之水解，产生一种九肽，即缓激肽。在肾、涎腺、胰腺、汗腺以及胃肠黏膜等组织中，腺体激肽释放酶作用于血浆中的低分子量激肽原，产生一种十肽，为赖氨酰缓激肽，也称胰激肽或血管舒张素。后者在氨基肽酶的作用下失去赖氨酸，成为缓激肽（bradykinin）。

激肽有舒血管活性，参与对血压和局部组织血流量的调节。激肽系统与肾素–血管紧张素系统关系密切，激肽酶 II 与血管紧张素转化酶实际上是完全相同的。此外，在离体条件下，血浆激肽释放酶可将肾素原转变为有活性的肾素，在体条件下可能也是如此。

已发现的激肽受体有 B_1、B_2 两种亚型。激肽作用于血管内皮细胞上的 B_2 受体，可刺激一氧化氮、前列腺素 I_2 和内皮依赖性超极化因子的释放，使血管强烈舒张，但对其他平滑肌如内脏平滑肌却引起收缩。循环血液中的激肽参与动脉血压的调节，使血管舒张血压降低。在汗腺、涎腺和胰腺外分泌部等腺体器官，激肽在腺体分泌活跃时产生，可能有助于舒张血管和增加腺体血流量。此外，激肽能增加毛细血管的通透性，还有吸引白细胞的作用。

4. 钠尿肽类物质 已经证实，人类有 3 种钠尿肽类物质：心房钠尿肽（atrial natriuretic peptide，ANP）、脑钠尿肽（brain natriuretic peptide，BNP）和 C 型钠尿肽（C-type natriuretic peptide，CNP）。钠尿肽类物质对心血管的影响包括利尿钠、利尿、扩张血管、抗细胞增殖和对抗内皮素作用等。目前已发现的钠尿肽类受体至少有 A、B、C 共 3 种亚型。A 和 B 型受体介导钠尿肽类的心血管效应，两者均与鸟苷酸环化酶相耦联，引起 cGMP 增加。C 型受体可能也参与生理功能的调节，但其主要作用是清除循环中的钠尿肽，与中性肽链内切酶一起调节钠尿肽的水平。

5. 细胞因子　是由细胞所产生的一类信息物质，大多以自分泌和旁分泌的方式作用于靶细胞产生生物学效应。

（1）白细胞介素（interleukin，IL）　来源于白细胞、血管内皮细胞、血管平滑肌细胞和心肌细胞，并介导白细胞间的相互作用。IL-1、IL-2、IL-6、IL-8 等对心血管系统活动均有调节作用，能够促进炎性细胞的聚集、活化和释放炎性介质，在心血管系统的免疫和炎症反应中起重要作用。心肌缺血再灌注时，可诱导产生白细胞介素，后者能激活并促使白细胞聚积、黏附于心肌细胞表面而产生直接的细胞毒作用。此外，不同的白细胞介素还有其个性作用，例如 IL-6 对血管平滑肌有促增殖作用，而 IL-2 对血管增殖无影响，但可削弱内皮素和血管紧张素的促增殖作用。

（2）血管内皮细胞生长因子（vascular endothelial growth factor，VEGF）　于 1989 年被克隆确认。血管内皮细胞生长因子受体的分布与血管内皮细胞生长因子的分布相平行，可见血管内皮细胞生长因子是通过旁分泌和/或自分泌的方式起作用。血管内皮细胞生长因子能够特异性地直接作用于血管内皮细胞，有很强的促有丝分裂以及提高血管通透性的作用，与新生血管的形成直接相关。在心肌缺血等病理状态下，血管内皮细胞生长因子是侧支循环形成的重要参与因素。

血管内皮细胞生长因子家族成员都是二聚体的糖蛋白，与血小板源生长因子有较高的同源性。在许多正常组织如心肌、骨骼肌、肺、肾等，均有血管内皮细胞生长因子表达。血管内皮细胞生长因子受体有 3 种亚型，结构上均属于跨膜酪氨酸激酶受体，其中 $VEGFR_1$ 和 $VEGFR_2$ 高度选择性地在血管内皮细胞表达，仅有个别报道其在非内皮细胞表达；$VEGFR_3$ 则仅在淋巴内皮细胞表达（胚胎发育早期除外），是第一个被发现的淋巴内皮细胞特异性标记物。

（3）胰岛素样生长因子（insulin - like growth factor，IGF）　化学结构酷似胰岛素，是具有促生长作用的多肽，也称为生长介素（somatomedin，SM）。其生成受腺垂体分泌的生长激素的调控。

胰岛素样生长因子有胰岛素样生长因子 -1 和胰岛素样生长因子 -2 两种异形肽，胰岛素样生长因子 -2 主要在胚胎期产生，胰岛素样生长因子 -1 则主要由肝合成并分泌入血。胰岛素样生长因子 -1 很可能是通过旁分泌和/或自分泌机制调节心肌的增殖与生长等活动。胚胎期心肌的胰岛素样生长因子 -1 及其受体含量均较高，与心肌细胞的增生密切相关；出生后，胰岛素样生长因子 -1 及其受体含量均逐步下降，如两者表达增加，则将导致心肌细胞肥大，但并不增加细胞的数量。此外，胰岛素样生长因子 -1 能够促进发育期心脏的成纤维细胞增生。

6. 抗心律失常肽（antiarrhythmic peptide，AAP）　为六肽，其结构为 Gly - Pro - Hyp - Gly - Ala - Gly，现已能人工合成。抗心律失常肽在心房中含量最高，血浆中也有，因此认为它可能起循环激素的作用。

抗心律失常肽有极强的抗心律失常作用。体内实验证实，抗心律失常肽可明显对抗心动过速、心房颤动、心室颤动和心脏停搏等心律失常。另外，体外培养的心肌细胞在低 K^+、高 Ca^{2+} 或存在毒毛花苷（哇巴因，ouabain）的条件下发生明显的收缩节律紊乱，加入微量的抗心律失常肽即可迅速恢复其正常节律。抗心律失常肽的抗心律失常作用机制可能是抑制心肌细胞 Ca^{2+} 内流和 K^+ 外流。抗心律失常肽还具有强大的抗血栓形成作用，其机制主要是抑制血小板聚集。

三、自身调节

实验证明，如果将调节血管活动的神经和体液因素都去除，则在一定的血压变动范围内，器官组织的血流量仍能通过局部血管的舒缩活动得到适当的调节。这种调节机制存在于器官组织或血管本身故称为自身调节。其机制主要有两种学说。

1. 肌原学说　这一学说认为，血管平滑肌本身能经常保持一定的紧张性，称为肌原性活动。当器官血管的灌注压突然升高时，血管平滑肌因受到牵张刺激而使肌源性活动加强，这种现象在毛细血管前阻力血管中特别明显，能使该器官的血流阻力增大，从而能保持该器官的血流量不致因灌注压升高而增多；反之，血管的肌源性活动减弱，血管平滑肌舒张，器官的血流阻力减小，能使器官血流量不致因灌注压降低而减少。这种肌源性自身调节现象在肾血管中最为明显，在脑、心、肝、肠系膜和骨骼肌的血管中也存在，但皮肤血管一般没有这种表现。

2. 局部代谢产物学说　这一学说认为，器官血流量的自身调节主要是由局部组织中代谢产物的浓度决定的。许多组织代谢产物如腺苷、CO_2、H^+、乳酸和 K^+ 在组织中的浓度升高时，都能使局部血管舒张。反之，则作用相反。

第五节　血量的调节

一、血量调节的主要方式

（一）神经调节

血量调节的神经调节机制主要有心肺感受器反射、颈动脉窦和主动脉弓压力感受性反射及颈动脉体和主动脉体化学感受性反射。

1. 心肺感受器反射　当血量增加使体循环平均充盈压升高时，位于左心房和胸腔大静脉的心肺感受器受到刺激，反射性地使交感缩血管紧张降低，血管舒张，因而体循环平均充盈压下降。此时肾交感神经活动减弱，肾血管舒张，肾血流量增加，肾小管对 Na^+ 和水的重吸收减少，故排尿和排钠量增加，使机体细胞外液量减少。

2. 颈动脉窦和主动脉弓压力感受性反射　当血量减少而使动脉血压降低时，颈动脉窦和主动脉弓压力感受器的传入冲动减少，交感神经缩血管紧张加强，此时毛细血管前、后阻力的比值增大，于是毛细血管压降低，组织液生成减少而回流增多，使循环血量增加。肾交感神经活动的加强还可增加肾小管对 Na^+ 和水的重吸收，保留体内的 Na^+ 和水。

3. 颈动脉体和主动脉体化学感受性反射　大量失血时，动脉血压下降，流经颈动脉体和主动脉体的血量减少，出现局部低氧，使化学感受器兴奋，反射性地引起交感神经缩血管紧张增强，阻力血管收缩，毛细血管压降低，有利于组织液被重吸收进入血液以补充血量。

（二）体液调节

血量调节的体液机制主要是血管升压素分泌的变化及肾素－血管紧张素－醛固酮系统的变化。

1. 血管升压素分泌对血量的调节　当血量增加时，心肺感受器兴奋，传入冲动增多，可抑制下丘脑视上核和室旁核神经元的活动，导致血管升压素分泌减少，故肾小管对水的重吸收减少，排尿量增加，有利于减少细胞外液量和循环血量。而当血量减少时，则产生相反的作用。

2. 肾素－血管紧张素－醛固酮系统对血量调节的作用　肾交感神经活动加强可增加肾小管对 Na^+ 和水的重吸收，并能使肾素释放增多。另外，大量失血致血压明显下降也可刺激肾近球细胞分泌肾素，导致肾素－血管紧张素－醛固酮系统的活动加强。由于血管紧张素Ⅱ的缩血管作用，使组织液的重吸收增加；醛固酮则可促使肾脏远曲小管和集合管对 Na^+ 的重吸收，从而增加细胞外液量和血量（详见第九章）。

血量增加还可使心房肌释放心房钠尿肽及下丘脑释放内源性洋地黄样因子增加，两者均可促进肾排钠排水。

二、失血时的生理反应

人在急性失血时，首先通过神经反射活动使血管收缩，使血管床的容积减小，循环血量与血管床容积相匹配，因而血压回升；接着通过一系列体液调节及自身调节作用，使循环血量恢复；最后通过肝和造血器官的代偿作用，使血液成分也逐渐恢复至正常水平。具体反应过程如下。

1. 交感神经系统兴奋　在失血后的 30 秒内，全身交感神经活动增强，其主要效应为：大多数器官的阻力血管收缩，总外周阻力增加；心率明显加快；容量血管收缩。这些反应总的结果是回心血量和心输出量增加，血压回升；同时，器官血流量发生重新分配，优先保证脑和心脏等重要器官的血液供应。

2. 血管的自身调节　当血量明显减少时，血管平滑肌所受的牵张降低，可通过自身调节机制引起容量血管收缩，使体循环平均充盈压回升。这一自身调节机制在失血后 10 分钟至 1 小时出现。

3. 毛细血管对组织液的重吸收增加　由于阻力血管收缩，毛细血管血压降低，并且毛细血管前、后阻力的比值增大，故组织液回收增多，有利于血浆量的恢复。该反应在失血后 1 小时内发生。

4. 血管紧张素、醛固酮和血管升压素的生成和释放增加　失血后，肾素 – 血管紧张素 – 醛固酮系统的活动加强，血管升压素释放增加。这些体液因素都能使血管收缩，促进肾远曲小管和集合管对钠和水的重吸收，有利于血量的恢复。这些反应也在失血后约 1 小时发生。

5. 血浆蛋白和红细胞的恢复　失血时损失的一部分血浆蛋白可在一天或更长的时间内由肝加速合成而逐渐恢复。损失的红细胞由骨髓造血组织加速合成，约需数周时间。

失血引起的生理反应以及对机体造成的影响，因失血量及失血速度的不同而异。如果一次失血量不超过血液总量的 10%，可通过上述神经调节和体液调节机制使血量逐渐恢复正常，不会出现明显的心血管功能障碍和临床症状。健康成年人一次献血 200～300ml，对健康无影响。失血≥20%，各种调节机制引起心、血管代偿反应不足以制止心输出量和动脉血压的继续下降而出现系列的临床症状。失血≥30%，将发生失血性休克，不及时治疗则导致严重后果甚至可能危及生命。

第六节　器官循环

体内各器官因其结构和生理功能各不相同，因此其内部的血管分布及血液循环特点也有一定的差别。单位时间内流过某一器官的血量，称为器官血流量。一般动脉血压比较稳定，因此支配器官的动脉血管口径的变化，对调节器官血流量起着主要作用。在正常情况下，器官血流量与这一器官的代谢水平和功能活动情况相适应，如器官血流量不足，将引起该器官的功能发生障碍，甚至造成损伤。正常安静情况下，每分钟 100g 组织的血流量以肾最多，其次为心、肝和脑。而氧利用率（血液中含氧量被组织吸收的百分比）则以心肌为最高，肝、脑次之，其他器官更低。

一、冠状循环

冠状循环就是供应心脏血液的循环系统，其血管分布只在心脏，与其他器官没有联系。冠状动脉开口于主动脉根部，冠状静脉开口于右心房。心脏由于一直在收缩和舒张，新陈代谢十分旺盛，因此其血液供应及循环血管分布都有其特点。

（一）冠状循环的血流特点

1. 途径短，血压高

2. 血流量大　在安静状态下，占心输出量的 4%～5%。当心肌活动加强，冠脉达到最大舒张状态时，冠脉血流量可增加到静息时的 5 倍。

3. 心肌摄氧能力强　心肌摄氧率比骨骼肌摄氧率高约一倍。动脉血流经心脏后，其中 65% ~ 70% 的氧被心肌摄取，心肌需要更多的氧气时主要依赖增加血流量。

4. 血流量易受心肌收缩的影响　由于冠脉循环的阻力血管主要分布在心肌纤维之间，心肌收缩时，冠脉受压，血流量减少，心肌舒张时，冠脉受到的压迫解除，血流量增加。这样就形成了心舒张期冠脉血流量大于心缩期冠脉血流量的特点。

（二）冠脉血流量的调节

影响冠脉血流量的因素主要是心肌代谢水平。交感和迷走神经也支配冠脉，但它们的调节作用是次要的。

1. 心肌代谢水平对冠脉血流量的影响　在肌肉运动、精神紧张等情况下，心肌代谢增强，耗氧量增加，局部组织中氧分压降低，ATP 分解为 ADP 和 AMP，后者在 5′- 核苷酸酶的作用下进一步分解产生腺苷，腺苷可强烈地舒张小动脉，可能起到了最重要的作用。其他代谢产物如 H^+、CO_2、乳酸、缓激肽和前列腺素 I_2 等也有舒张冠脉的作用。因此，冠脉血流量和心肌代谢水平成正比。

2. 神经调节　冠状动脉受迷走神经和交感神经支配。迷走神经兴奋，引起冠脉舒张；但同时使心率减慢，心肌代谢减弱，抵消其直接舒张冠脉的作用。心交感神经兴奋，可激活冠脉平滑肌的 α 受体，但对 $β_2$ 受体的激动一般不很明显，以血管收缩占优势；但此时心率加快，心肌收缩加强，耗氧量增加，故综合作用表现为冠脉舒张，冠脉血流量增加。

3. 体液调节　肾上腺素、去甲肾上腺素和甲状腺激素等可增强心肌代谢，耗氧量增加，使冠脉舒张，冠脉血流量增加。肾上腺素和去甲肾上腺素也可直接作用于冠脉血管的 α 和 β 肾上腺素能受体，引起冠脉血管收缩或舒张。大剂量血管升压素可使冠脉收缩，冠脉血流量减少。血管紧张素 Ⅱ 也能使冠脉收缩，冠脉血流量减少。

二、脑循环

脑的血液供应来自颈内动脉和椎动脉。大脑半球的前 2/3 由颈内动脉供血，后 1/3 以及小脑、脑干由椎动脉供血。脑静脉汇入颅内的静脉窦，再经颈内静脉注入上腔静脉。

（一）脑循环的特点

1. 血流量大，耗氧量多，代谢水平高　脑的重量虽仅占体重的 2%，但其血流量却占心输出量的 15% 左右，约达 750ml/min，脑组织耗氧量占整个机体耗氧量的 20%。脑组织代谢水平高，耗氧量大，但脑的能量储存极为有限，必须依赖血中的葡萄糖供能，因此对血流的依赖程度大。脑对缺氧或缺血极为敏感，脑血流中断 10 秒可导致意识丧失，中断 5 分钟将引起不可逆性脑损伤。

2. 血流量变化较小　脑组织位于坚硬的颅腔内，容积较为固定。因脑组织的不可压缩性，脑血管的舒缩程度受到相当大的限制，血流量的变化较小。

3. 许多物质不易进入脑组织　这是由于血-脑脊液屏障和血-脑屏障存在的缘故。

（二）脑血流量的调节

1. 自身调节　脑血流量与脑动、静脉之间的压力差成正比，与脑血管阻力成反比。影响脑血流量的主要因素是颈动脉压。通常，当平均动脉压变动于 60 ~ 140mmHg 范围时，通过脑血管的自身调节即可保持脑血流量的相对恒定。平均动脉压低于 60mmHg 时，脑血流量明显减少，引起脑功能障碍。平均动脉压高于 140mmHg 时，脑血流量显著增加，容易导致脑水肿。

2. CO_2 和 O_2 分压对脑血流量的影响　血液 CO_2 分压升高时，使细胞外液 H^+ 浓度升高而引起脑血管扩张，血流量增加。过度通气时，CO_2呼出过多，动脉血CO_2分压过低，脑血流量减少，可引起头晕等症状。脑血管对O_2分压很敏感，低氧能使脑血管舒张；而O_2分压升高可引起脑血管收缩。

3. 脑的代谢对脑血流的影响　在同一时间内，脑不同部位的血流量不尽相同。各部分的血流量与该部分组织的代谢活动成正比。这可能是通过代谢产物如H^+、K^+、腺苷的聚积以及O_2分压降低等，引起脑血管舒张。

4. 神经调节　脑血管接受去甲肾上腺素能神经、乙酰胆碱能神经和血管活性肠肽神经纤维的支配，但神经对脑血管活动的调节作用很小。在多种心血管反射中，脑血流量一般变化都很小。

（三）脑屏障

1. 血-脑屏障（blood-brain barrier，BBB）　位于血液与脑、脊髓的神经细胞之间，由毛细血管内皮细胞及其紧密连接、毛细血管基膜以及毛细血管外周的星形胶质细胞突起形成的胶质膜构成。脂溶性物质，如CO_2、O_2、某些麻醉药和乙醇等，很容易通过血-脑屏障；而不同的水溶性物质其通透性则不同，如葡萄糖和氨基酸的通透性较高，而甘露醇、蔗糖以及许多离子的通透性则很低，甚至不能通透。

2. 血-脑脊液屏障（blood-cerebrospinal fluid barrier）　位于脑室内脉络丛的血液与脑脊液之间，结构基础主要是脉络丛上皮细胞之间相连的闭锁小带。由于此屏障的作用，脑脊液与血浆的成分不同，血中的一些大分子物质难以进入脑脊液，血中的许多离子的通透性也有所降低。因此，脑脊液中含蛋白质极少，葡萄糖含量为血浆的60%。

3. 脑脊液-脑屏障（cerebrospinal fluid-brain barrier）　位于脑室和蛛网膜下隙的脑脊液与脑、脊髓的神经细胞之间，由脑室的室管膜上皮、软脑膜以及软膜下的胶质细胞突起组成。

血-脑屏障和血-脑脊液屏障可防止血中有毒物质侵入脑组织，对于保持组织周围环境的稳定有重要意义。脑损伤、脑肿瘤等可导致毛细血管的通透性增高，引起脑脊液的理化性质、血清学和细胞学特性的改变。临床用药时，应考虑这些屏障的存在，如不易通过血-脑脊液屏障的药物可直接注入脑脊液，使之能较快地进入脑组织。

三、肺循环

肺循环的生理功能与体循环不同。前者是经右心室的搏动将血液运送到肺部进行气体交换，排出血液中的CO_2、吸入空气中的O_2，使静脉血转化为动脉血返回左心房；而后者是经左心室的搏动将血液运送到各个组织供其新陈代谢的需要，然后再把血液回送到右心房。肺内呼吸性小支气管以上的部分由来自体循环的支气管动脉供血。一部分支气管静脉的血液可通过与肺循环血管之间的吻合支进入肺静脉和左心房。因此，主动脉内的血液中有1%～2%来自支气管静脉的静脉血。

（一）肺循环的生理特点

左、右心室的心输出量基本相同，即单位时间内肺循环与体循环的血流量是相同的。但两者因循环路径、所在部位不同，故血液循环特点有明显差异。肺动脉及其分支都较短，且相对较粗，管壁较主动脉的相对较薄；另外，肺循环的血管都在胸腔内，而胸膜腔内的压力低于大气压。肺循环的特点如下。

1. 循环途径短，血流阻力小　肺动脉的主干长约4cm，分为左、右两支后再分别发出分支分布至细支气管和肺泡，形成毛细血管网，最后汇入肺静脉，返回左心房，故肺循环的全长比体循环短得多。另外，肺血管的管径较体循环血管的粗，总横截面积大，而且肺血管均位于呈负压的胸腔内，其跨壁压较大，血管不会塌陷，因此血流阻力很小。

2. 血压低　由于右心室的壁薄，收缩力弱于左心室，加上肺循环血管系统路径短外周阻力小，使得肺循环血压明显小于体循环血压，仅为体循环血压的1/50～1/6。正常成年人右心室的收缩压平均约

22mmHg，舒张压平均为 0～1mmHg。肺动脉收缩压接近于右心室收缩压，肺动脉舒张压约 8mmHg，肺动脉平均压约 13mmHg。肺循环毛细血管平均压约 7mmHg，肺静脉、左心房内压为 1～4mmHg，肺静脉压平均为 2mmHg。由于肺毛细血管内静水压（7mmHg）低于血浆的胶体渗透压（25mmHg），因此肺泡间隙中几乎没有组织液，静水压为负压，使肺泡膜与肺毛细血管壁紧密相贴，有利于肺泡与血液之间的气体交换。当左心衰竭时，肺静脉压及肺毛细血管压升高，组织液生成增多，液体积聚在肺泡间质中，形成肺水肿。

3. 血管顺应性大，血容量变化大　与体循环相比，肺循环血管的顺应性大。肺循环的血容量大，变动范围也大，所以当机体发生失血时，肺循环中一部分血液可转移到体循环中，起代偿作用。肺循环内的血容量还受呼吸的调节。吸气时，胸膜腔内的负压升高，从腔静脉回流入右心房的血量增多，右心室的搏出量增多，肺循环的血管扩张，血容量增大；随着肺血管的逐渐充盈，回流入左心房的血量也逐渐增多。呼气时则相反。健康成年人在安静状态时，肺部的总血容量约为 450ml，占全身总血容量的 9%。在用力呼气时，肺内的血液总量可减少至 200ml 左右，而在深吸气时可增加至 1000ml 左右。

（二）肺循环血流量的调节

1. 肺泡氧分压的影响　在体循环血管，血液氧分压降低可以使局部血管舒张；而在肺循环，当一部分肺泡内气体的氧分压降低时，这些肺泡周围的微动脉收缩，血流阻力增大。这一反应有利于减少流经氧分压较低的肺泡的血液，使较多的血液流经氧分压高的肺泡，因此肺静脉血液中的含氧量不致有明显的降低。平时居住在低海拔地区的人以较快的速度登高山时，随着海拔高度的增加，空气中氧分压下降，导致肺血管广泛收缩和肺动脉高压，严重时可发生急性肺水肿。长期居住在高海拔地区的人和因慢性呼吸系统疾病引起的低氧者，常可因慢性肺动脉高压而导致右心室肥厚。

2. 神经体液调节　肺循环血管受交感神经和迷走神经纤维支配。刺激交感神经产生缩血管作用，可使肺血管阻力增大；刺激迷走神经则有轻度的舒血管作用，可轻度降低肺血管阻力。肾上腺素、去甲肾上腺素、血管紧张素 Ⅱ、5-羟色胺和组胺等能使肺血管收缩，而前列腺素 I_2、乙酰胆碱等可使肺血管舒张。

（赵　凯　史婷婷）

书网融合……

思维导图　　习题

第六章 呼吸系统的解剖和生理

📖 学习目标 ──────────────────

　　1. 通过本章学习，掌握肺通气的原理、肺通气功能评价、通气/血流比值、氧解离曲线及其影响因素、肺牵张反射和化学感受性调节，熟悉气体交换原理、氧气和二氧化碳在血液中的运输，了解二氧化碳解离曲线及其影响因素、呼吸节律的形成机制。

　　2. 具有掌握呼吸的基本原理和理解常见呼吸功能障碍的能力。

　　3. 树立严谨求实的精神和诚实守信的学术规范，以及独立钻研的科学精神、创新意识。

　　呼吸系统由呼吸道和肺两部分组成，其主要功能是从环境中摄取新陈代谢所需要的 O_2，并向外界排出代谢所产生的 CO_2。机体与外界环境之间的气体交换过程，称为**呼吸**（respiration）。呼吸是维持生命活动所必需的基本生理过程之一，一旦呼吸停止，生命也将终止。呼吸系统的功能与血液循环系统的功能紧密相连，气体在肺部与外界环境之间进行交换依赖于肺循环，而在全身器官组织与细胞进行交换则依赖于体循环。

　　在人和高等动物，呼吸的全过程由 3 个相互衔接且同时进行的环节组成：①外呼吸，是指肺毛细血管血液与外界环境之间的气体交换过程，包括肺通气（外界空气与肺之间的气体交换）和肺换气（肺泡与肺毛细血管血液之间的气体交换）两个过程；②气体（O_2 和 CO_2）在血液中的运输；③内呼吸，即组织换气，指组织细胞与组织毛细血管血液之间的气体交换过程（图 6-1）。

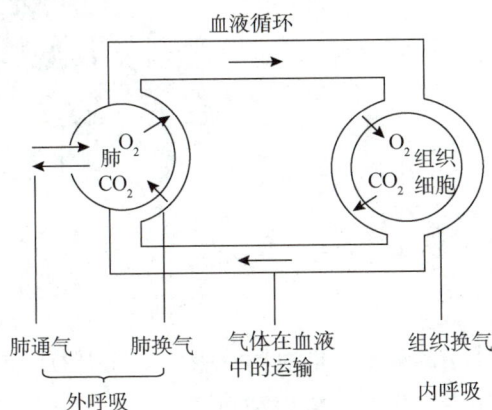

图 6-1　呼吸全过程示意图

第一节　呼吸系统解剖

　　呼吸系统由呼吸道和肺两部分组成（图 6-2）。呼吸道是气体出入肺的通道，由鼻、咽、喉、气管、支气管及其分支所组成。临床上通常把鼻、咽、喉称为上呼吸道，把气管、支气管及其在肺内的分支称为下呼吸道。肺是进行气体交换的器官，由肺实质（支气管树和肺泡）和肺间质（结缔组织、血管、淋巴管和神经等）组成。

一、呼吸道

（一）鼻

　　鼻（nose）是呼吸道直接与外界相通的器官，也是呼吸道的起始部分，可分为外鼻、鼻腔和鼻旁窦 3 部分。外鼻由鼻骨与软骨为支架，外面覆盖皮肤，内面衬覆黏膜。鼻腔将鼻孔和咽喉连接起来。鼻腔被鼻中隔分为左右两腔，向前下方经鼻前孔通外界，向后经鼻后孔通鼻咽。鼻腔的入口处有许多起保护

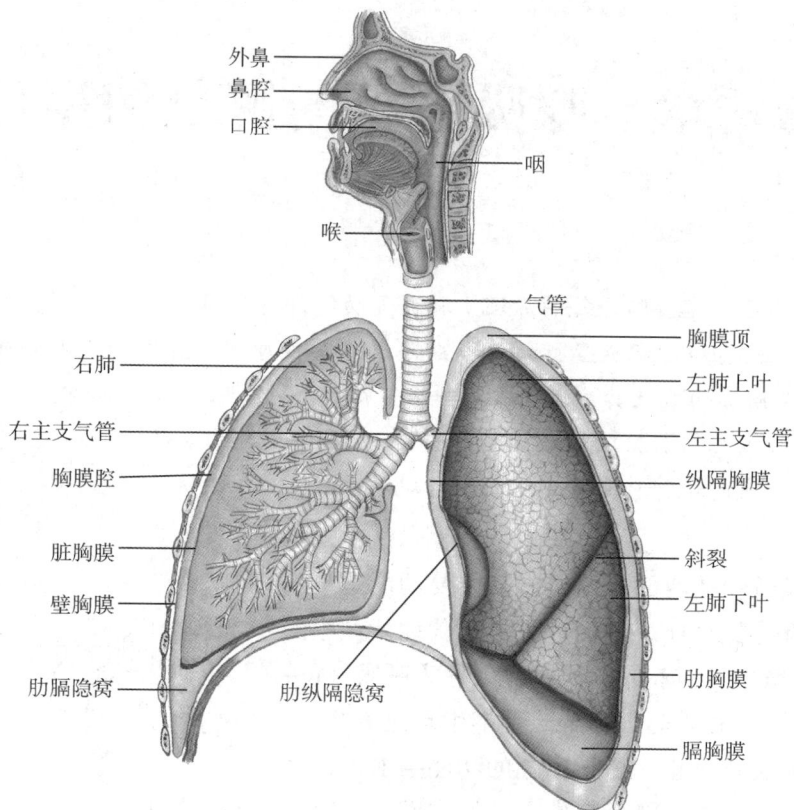

图 6-2　呼吸系统全貌

作用的鼻毛，能黏附住吸入空气中的大颗粒物质。鼻旁窦是指鼻腔周围颅骨内含气的空腔，共四对：上颌窦、额窦、蝶窦和筛窦。鼻旁窦可调节吸入空气的温度和湿度，并对发音起共鸣作用。

（二）咽

咽（pharynx）是一个上宽下窄、前后略扁的漏斗形肌性管道，全长约 12cm。以软腭和会厌上缘平面为界，咽腔可分为鼻咽部、口咽部和喉咽部。咽的上端附着于颅底，下端平环状软骨弓续于食管，后壁平整，前壁不完整，分别经鼻后孔、咽峡、喉口与鼻腔、口腔、喉腔相通，是呼吸道和消化道的共同通道，参与呼吸和吞咽食物等生理活动。在鼻咽部的侧壁上有咽鼓管咽口，经咽鼓管与中耳鼓室相通。鼻咽部具有广泛的黏膜面及丰富的腺体，有助于调节吸入空气的温度和湿度。

顶部后壁黏膜下有丰富的淋巴组织，为咽扁桃体。口咽的外侧壁在腭舌弓与腭咽弓之间的凹陷为扁桃体窝，容纳腭扁桃体。由咽扁桃体、腭扁桃体和舌扁桃体共同组成的咽淋巴环，是呼吸道和消化道上端的防御结构。

（三）喉

喉（larynx）既是呼吸道的一部分，也是发音器官，位于颈前部的正中和喉咽的前方，向上通喉咽，向下与气管连通。喉以关节、韧带和肌肉连结，内面衬以黏膜而构成。喉软骨构成喉的支架，主要有不成对的甲状软骨、会厌软骨、环状软骨和成对的杓状软骨。其中以甲状软骨最大，它的中间向前方突出叫喉结。成年男子喉结尤其显著。吞咽时，喉上提，会厌软骨盖住喉入口处，以防食物进入气管。在甲状软骨的下方分布有环状软骨，构成喉的底座。喉的连结分为喉软骨间的连结和舌骨、气管与喉之间的连结（图 6-3）。

喉腔是由喉软骨、韧带、喉肌和喉黏膜等共同围成的管腔。喉腔侧壁有上下两对黏膜皱襞，位于上

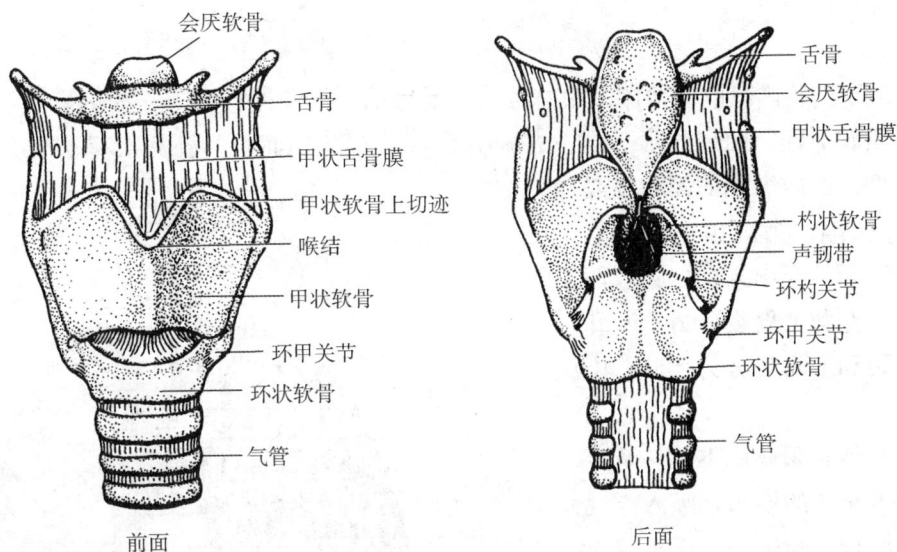

图6-3　喉软骨及其连结

方的一对称为室襞或前庭襞，有保护作用；位于下方的一对称声带或声襞，两侧声襞之间的裂隙称为声门裂，是喉腔最狭窄的部位。气流振动声带和喉肌的收缩即可发出声音（图6-4）。

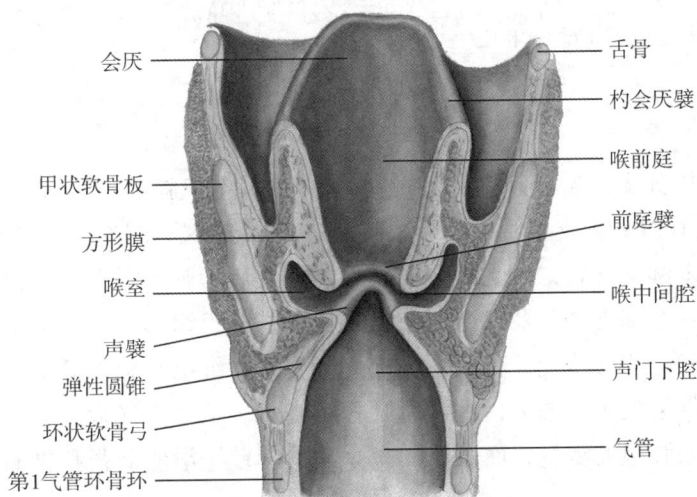

图6-4　喉腔（冠状面）

（四）气管和支气管

气管和支气管是连接喉与肺之间的管道部分。气管和支气管均以"C"形的软骨为支架，从而保持其持续张开状态。

气管（trachea）位于食管前方，上与喉相连，向下进入胸腔，至第4、5胸椎交界处分为左右主支气管。气管由14~16个气管软骨以及连结各环之间的结缔组织和平滑肌构成，内面衬以黏膜。气管后壁缺少软骨，由平滑肌纤维和结缔组织的膜壁所封闭。

支气管（bronchi）是气管分出的各级分支，其分出的第一级分支，即为左、右主支气管。左主支气管（left principal bronchus）细而长，长约5cm，直径10~15cm。右主支气管（right principal bronchus）短而粗，长约25cm，直径14~23cm，所以经气管堕入的异物大都进入右主支气管。左右两主支气管再分支为若干肺叶支气管。

二、肺

肺（lung）位于胸腔内纵隔的两侧，左右各一，是容纳气体和进行气体交换的器官。肺组织呈海绵状，富有弹性，质软而轻。两肺外形不同，右肺宽而短，左肺狭而长。肺一般呈圆锥形，肺尖位于上部，肺底位于下部，面向纵隔的面为纵隔面，其中间有一凹陷，为肺门，是支气管、血管、淋巴管和神经出入肺之处。两肺借叶间裂分叶，左肺被斜裂分为上叶和下叶，右肺被斜裂和中间裂分为上叶、中叶和下叶（图6-5）。

肺的颜色随年龄和职业而不同。新生儿为淡红色，随着年龄的增长，吸入空气中的尘埃在肺内沉积，肺的颜色逐渐变成深灰色，老人则呈蓝黑色，而接触粉尘较多的人及长期吸烟人的肺呈棕黑色。

肺实质由导管部（支气管树）、呼吸部（主要是肺泡）和肺间质（肺小叶和肺泡间的各种结缔组织细胞、血管、淋巴管、神经等）组成。

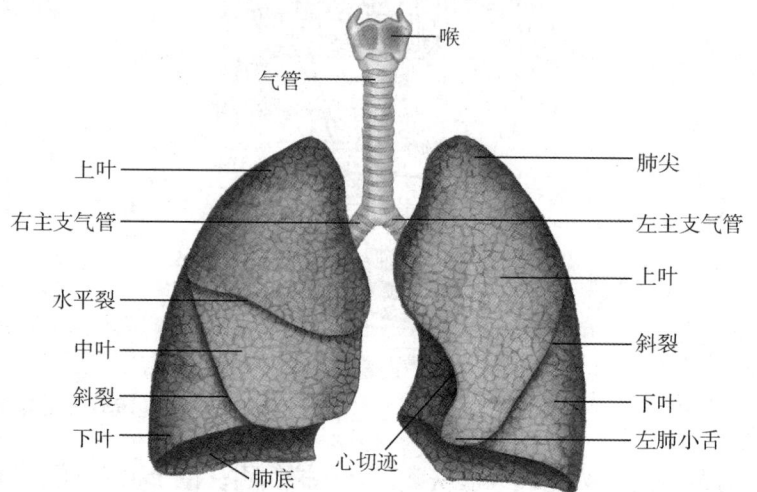

图6-5　肺的外形

（一）肺的导管部

支气管进入肺后反复分支，越分越细，越分越薄，最后连于肺泡，其分支呈树枝状，称支气管树（图6-6）。如以气管为0级，主支气管为1级，共经过23级分叉，最初的16级为肺的导管部，包括小支气管、细支气管和终末细支气管，均无气体交换功能。之后为肺的呼吸部，包括呼吸性细支气管、肺泡管、肺泡囊和肺泡。一个细支气管及其所分布连同所属的肺组织形成一个肺小叶。随着支气管分支次数增多，其组织结构也发生相应改变，黏膜的上皮逐渐变薄，纤毛和腺体逐渐减少以至消失；外膜的软骨环逐渐减少，至细支气管处完全消失，平滑肌则相对增多。从细支气管的远端到终末细支气管，管腔的大小直接影响气体进入肺泡的流量，而管腔的大小又受管壁平滑肌舒张和收缩的影响。

（二）肺泡

呼吸性细支气管兼有呼吸通道与气体交换的功能，其管壁的某些部位向外突出形成肺泡。**肺泡**（alveoli）是由单层上皮细胞构成的半球状囊泡，是气体交换最主要的地方。从终末细支气管的分支呼吸性细支气管开始，再分支为肺泡管，肺泡管是几个肺泡囊的共同通道，肺泡囊又是几个肺泡共同开口的地方。呼吸性细支气管、肺泡管及肺泡囊各段均附有肺泡，所以也被称为肺的呼吸部。成人肺泡为3亿~4亿个，总面积可达100m^2。肺泡上皮、上皮基底膜、间质、毛细血管基膜及毛细血管内皮组成呼吸膜。

三、胸膜和胸膜腔

胸膜（pleura）为覆盖在肺表面、胸廓内面以及膈上面的浆膜，分为脏胸膜与壁胸膜两层。脏胸膜覆于肺的表面，与肺紧密结合而不能分离，并伸入肺叶间裂内。壁胸膜紧贴在胸壁内面、膈肌上面和纵隔的外侧面。脏胸膜与壁胸膜在肺门处互相连续，因此，在纵隔的两侧，脏胸膜与壁胸膜之间各形成一个密闭的腔隙，即**胸膜腔**（pleural cavity）。正常情况下，胸膜腔只是一个潜在的腔隙，其中仅有少量浆

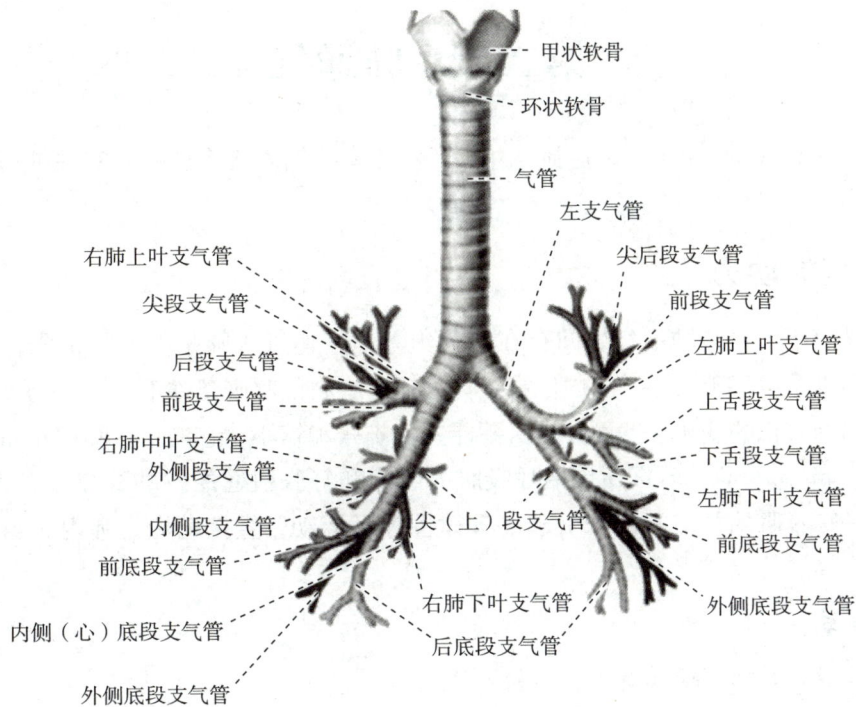

图6-6　支气管树

液，可减少呼吸时两层胸膜间的摩擦。由于左右两浆膜囊是独立的，故左右胸膜腔互不相通。

胸膜腔内的压力，不论吸气或呼气时，总是低于外界大气压，故称负压。胸膜腔内仅有少量浆液，由于液体分子之间具有较强的凝聚力，使脏胸膜与壁胸膜紧密贴附在一起，因此，胸膜腔是一个潜在腔。当胸腔扩大或缩小时，肺也随之扩大或缩小。

四、纵隔

纵隔（mediastinum）是两侧纵隔胸膜间全部器官、结构与结缔组织的总称。纵隔呈矢状位，位于胸腔正中偏左。前界为胸骨，后界为脊柱胸段，两侧为纵隔胸膜，上为胸廓入口，下为膈肌。正常情况下，纵隔位置较固定。一侧发生气胸时，纵隔向对侧移位。

通常以胸骨角和第4胸椎体下缘的平面，将纵隔分为上纵隔和下纵隔，下纵隔又以心包为界划分为前纵隔、中纵隔和后纵隔。上纵隔主要包含胸腺、头臂静脉、上腔静脉、膈神经、迷走神经、喉返神经、主动脉弓及三大分支、气管、食管、胸导管和淋巴结。下纵隔中，前纵隔容纳胸腺下部、纵隔前淋巴结及疏松结缔组

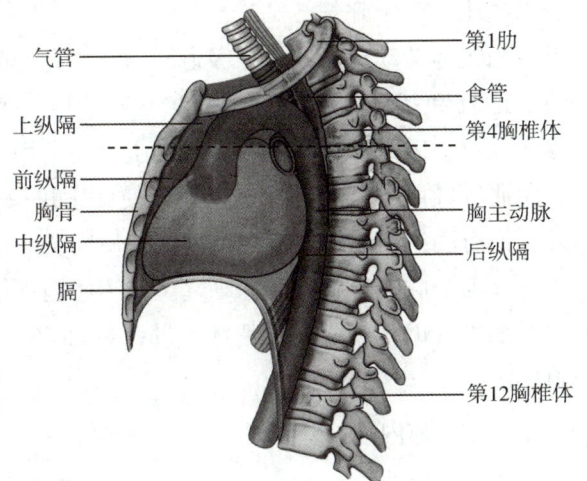

图6-7　纵隔的分区

织，是胸腺瘤和淋巴瘤的好发部位；中纵隔容纳心包、心及出入的大血管，是心包囊肿的好发部位；后纵隔容纳主支气管、食管、胸主动脉、奇静脉、半奇静脉、迷走神经、胸交感干和淋巴结等，是支气管囊肿、主动脉瘤和膈疝的好发部位。

第二节　肺通气

PPT

肺通气（pulmonary ventilation）是指肺与外界环境之间的气体交换过程。实现肺通气的器官包括呼吸道、肺泡和胸廓等。

一、肺通气的动力

气体进出肺是由于大气和肺泡气之间存在着压力差。气体进入肺是由于肺扩张，肺内压低于大气压；而气体流出肺则是由于肺缩小，肺内压高于大气压。在自然呼吸条件下，此压力差产生是由于肺的扩张和缩小引起的肺容积的变化。然而肺本身不能主动扩张和缩小，它的扩张和缩小是靠呼吸运动实现的。**呼吸运动**（respiratory movement）是指呼吸肌的收缩和舒张引起的胸廓节律性扩大和缩小。因此，肺通气的原动力是呼吸肌的收缩和舒张引起的节律性呼吸运动，直接动力是肺内压与大气压之间的压力差。

（一）呼吸运动

呼吸运动包括吸气运动和呼气运动。

安静状态下的自然呼吸称为**平静呼吸**（eupnea）。其特点是呼吸运动较为平静均匀，呼吸频率为12~18次/分。吸气是主动过程，呼气是被动过程。平静呼吸时，只有吸气肌收缩，才会发生吸气运动，所以吸气是主动过程。引起吸气运动的主要有膈肌和肋间外肌。膈肌收缩使膈顶下移，增大胸廓的上下径；肋间外肌收缩使肋骨上提，扩大胸廓前后、左右径。胸廓容积扩大，肺在胸膜腔负压作用下被动扩张（因肺无主动扩缩的组织结构），肺内压小于大气压，产生吸气。平静呼气时，膈肌和肋间外肌舒张，肋骨和膈肌弹性回位，使胸廓上下、前后、左右径缩小，胸廓容积缩小，肺被动缩小，肺内压大于大气压，产生呼气。

当机体劳动或运动、呼吸道不通畅或者当吸入气中的 CO_2 含量增加或 O_2 含量减少时，呼吸将加深加快，称为**用力呼吸**（forced breathing）。用力呼吸时，不仅有更多的吸气辅助肌参与收缩，呼气肌也主动参与收缩，因此，吸气和呼气都是主动的。用力吸气时，除膈肌和肋间外肌加强收缩外，胸锁乳突肌和斜角肌等辅助吸气肌也参加收缩，使胸廓进一步扩大，增加吸气量。用力呼气时，除上述吸气肌舒张外，尚有肋间内肌和腹壁肌的收缩，使肋骨下降更多；同时腹壁肌肉收缩，腹压增加，推动膈肌上移，进一步缩小胸廓容积，加深呼气。在一些病理情况下，即使用力呼吸，仍不能适应机体的要求，可出现呼吸困难（dyspnea），表现为呼吸明显加深，而且有鼻翼扇动等现象，同时主观上有胸闷和胸口压迫感。

（二）肺内压

肺内压（intrapulmonary pressure）是肺泡内气体的压力，在呼吸过程中呈周期性变化。吸气时，肺扩张，肺容积增加，肺内压随之降低，低于大气压，气体进入肺；随着肺内气体量的增加，肺内压逐渐升高，至吸气末，肺内压与大气压相等，气体停止进入肺。呼气时，肺缩小，肺容积减小，肺内压随之升高，高于大气压，气体流出肺；随着肺内气体量的减少，肺内压逐渐降低，至呼气末，肺内压又与大气压相等，气体停止流出肺（图6-8）。

呼吸过程中肺内压的变化程度，跟呼吸的缓急、深浅和呼吸道是否通畅相关。平静呼吸时，呼吸运动缓和，肺容积的变化较小，吸气时，肺内压比大气压低 1~2mmHg；呼气时肺内压比大气压高 1~2mmHg。用力呼吸时，呼吸深快，肺内压的变化程度增加，尤其当呼吸道不畅或阻塞时，肺内压的变化将更大。例如紧闭声门，尽力进行呼吸运动，吸气时肺内压可低于大气压 30～100mmHg，呼气时可高于大气压 60～140mmHg。

因此，在呼吸过程中由于肺内压的周期性变化，肺内压与大气压之间有了差值，这一差值成为肺通气的直接动力。一旦自然呼吸停止，便可根据这一原理，用人工方法建立肺内压与大气压间的差值来维持肺通气，即**人工呼吸**（artificial respiration）。在保持呼吸道通畅的前提下，通过人工呼吸机或口对口人工呼吸的方法使胸廓被动地节律扩张或缩小，建立肺内压与大气压的压力差值来维持肺的通气功能。

（三）胸膜腔内压

胸膜腔是存在于肺表面的脏层胸膜和衬于胸廓内壁的壁层胸膜之间的密闭、潜在的、仅有少量浆液的腔隙。**胸膜腔内压**（intrapleural pressure）又称胸内压，是指胸膜腔内的压力。胸内压随呼吸运动而发生周期性波动（图6-8）。平静吸气末胸内压低于大气压 5～10mmHg，呼气末胸内压低于大气压 3～5mmHg。即平静呼吸时胸内压始终低于大气压，若将大气压定为0，则胸内压为负压，因此又称胸膜腔负压或胸内负压。用力呼吸时，胸内压的波动也大幅增加，如紧闭声门，用力吸气时，胸内压可降至 -90mmHg；用力呼气时，可升至 110mmHg。

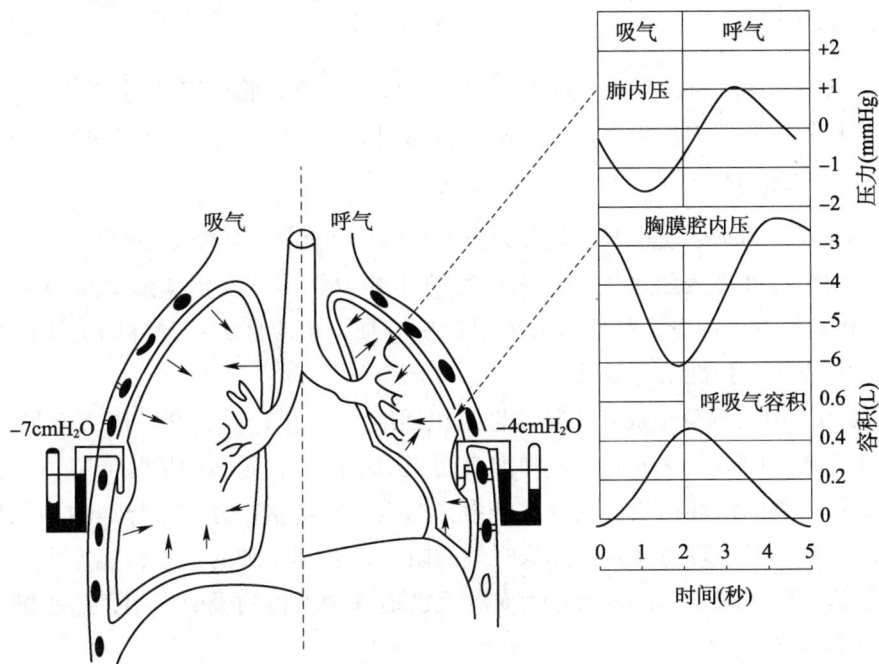

图6-8　平静呼吸时肺内压、胸膜腔内压的变化

胸膜腔内压可用直接法和间接法两种方法测定。直接法是将与检压计相连接的注射针头斜刺入胸膜腔内，检压计的液面即可直接指示胸膜腔内的压力（图6-8）。此法测定胸腔内压力为创伤性，可导致气胸，故临床一般很少应用，临床常采用间接法测量胸内压。间接法是让受试者吞下带有薄壁气囊的导管下至胸部食管，测量呼吸过程中食管内压变化来间接指示胸膜腔内压的变化。

胸内压为何是负压呢？胸膜腔负压的形成与肺和胸廓的自然容积不同有关。人的发育过程中，胸廓的发育较肺快，因此胸廓的自然容积大于肺的自然容积。由于两层胸膜紧紧贴在一起且密闭，从胎儿出生后第一次呼吸开始，肺受胸廓向外牵引而始终处于被动扩张状态，肺容积在呼气相和吸气相都大于其自然容积，只是呼气时被动扩张的程度比吸气时略小。因此，胸膜腔主要受到方向相反的两种力的作用，一是肺内压，使肺泡扩张；二是肺的回缩力，使肺泡缩小（图6-8）。因此，胸膜腔内的压力实际上是这两种力的代数和：

$$胸内压 = 肺内压 + （-肺回缩力）\qquad (6-1)$$

在吸气末或呼气末，呼吸道内气流停止，肺内压等于大气压：

$$胸内压 = 大气压 + （-肺回缩力）\qquad (6-2)$$

若以大气压值定为 0 时：

$$胸内压 = -肺回缩力\qquad (6-3)$$

胸膜腔内保持负压具有重要意义，它在肺随胸廓的扩缩而扩缩中起着纽带作用。在吸气时，胸内负压增大利于肺扩张，呼气时，胸内负压减小则利于肺回缩。不论吸气和呼气，因胸内压始终为负压，故始终维持肺处于扩张状态，使其不致因肺回缩力而萎缩。胸内负压可减低心房、腔静脉及胸导管内的压力，利于心房的充盈和静脉血与淋巴液的回流。

任何原因使胸膜破损，空气进入胸膜腔，称为**气胸**（pneumothorax）。若胸膜破损伤口与大气相通，称开放性气胸。由于空气的进入，造成胸膜腔内的负压减小，甚至消失或变为正压，肺将因其本身的回缩力而塌陷，造成**肺不张**（atelectasis）。从而影响肺通气功能，并导致静脉回心血量骤减，或者可出现休克，如不及时抢救则可危及生命。

二、肺通气的阻力

肺通气过程中遇到的阻力称为肺通气阻力，肺通气阻力增高是临床上肺通气障碍最常见的原因。肺通气阻力可分为弹性阻力和非弹性阻力，弹性阻力占总阻力的 70% 左右；非弹性阻力则占 30% 左右。

（一）弹性阻力与顺应性

弹性阻力（elastic resistance）是物体对抗外力作用引起变形的力，包括胸廓的弹性阻力和肺的弹性阻力。

弹性阻力通常用顺应性来表示其大小。弹性组织在外力作用下发生变形的难易程度，称为**顺应性**（compliance）。在相同外力作用下，弹性阻力小则容易扩张，顺应性大；弹性阻力大则不容易扩张，顺应性就小。因此，顺应性与弹性阻力成反比。

1. 肺的弹性阻力　由两部分组成：①肺弹性组织回缩力（占 1/3）；②肺泡表面张力（占 2/3）。肺泡表面张力是存在于肺泡内液 - 气界面上使肺泡表面积缩小的力，是肺泡扩张的阻力。正常情况下，肺泡 Ⅱ 型上皮细胞分泌的表面活性物质，主要成分为二棕榈酰卵磷脂，分布于肺泡液 - 气界面上，具有降低肺泡表面张力的作用。其生理意义是：降低吸气的阻力，有利于肺的扩张；稳定大小肺泡容积，防止大肺泡扩张、小肺泡塌陷；减少肺泡表面张力对肺毛细血管中液体的吸引作用，防止肺间质和肺泡内的组织液生成过多（肺水肿）。

糖皮质激素、甲状腺激素、肾上腺素、胰岛素、内皮素、雌二醇和表皮生长因子等均可促进肺表面活性物质的合成与分泌。而低温可抑制肺表面活性物质的合成。临床上成年人患肺炎、肺血栓、出血性休克、高碳酸血症以及体外循环等情况下，可因肺表面活性物质减少而引起肺不张。

知识拓展

新生儿呼吸窘迫综合征

在胚胎发育过程中，肺泡 Ⅱ 型上皮细胞发育较晚，在妊娠 30 周或更晚些才开始合成和分泌肺泡表面活性物质。因此，早产儿可因肺泡 Ⅱ 型上皮细胞尚未发育成熟，缺乏肺泡表面活性物质而发生肺不张，同时由于肺泡表面张力过高，吸引肺毛细血管血浆进入肺泡，在肺泡内壁形成一层"透明膜"阻碍气体交换，造成新生儿呼吸窘迫综合征（neonatal respiratory distress syndrome，NRDS），严重者可导致新生儿死亡。由于肺泡液可进入羊水，临床可通过抽取羊水并检查其表面活性物质含量的方法，协助判断肺发育成熟的状态，以便在缺乏肺泡表面活性物质时采取相应的措施，如延长妊娠时间或用糖皮质激素促进其合成，防止呼吸窘迫综合征的发生；新生儿出生后，也可直接用外源性肺泡表面活性物质替代。

2. 胸廓的弹性阻力 来自其弹性成分，但因胸廓弹性阻力增大而使肺通气发生障碍的情况较为少见。胸廓处于自然位置时，肺容量相当于肺总量的67%，此时胸廓无变形，不表现出弹性阻力。当肺容量小于总量的67%时，胸廓被牵引向内而缩小，其弹性阻力向外，是吸气的动力、呼气的阻力；当肺容量大于总量的67%时，胸廓被牵引向外而扩大，其弹性阻力向内，成为吸气的阻力、呼气的动力。因此，胸廓的弹性阻力是吸气的动力还是阻力取决于胸廓的位置，这与肺的弹性阻力不同，肺的弹性回缩力总是吸气的弹性阻力。

（二）非弹性阻力

非弹性阻力（inelastic resistance）是在气体流动时产生的，并随流速加快而增加，故为动态阻力。非弹性阻力包括气道阻力、惯性阻力和黏滞阻力，后二者往往忽略不计。

1. 气道阻力（airway resistance） 来自气体流经呼吸道时，气体分子间和气体分子与气道壁之间的摩擦，是非弹性阻力的主要成分，占80%~90%。气道阻力可用单位时间内气体流量所需压力差表示，其公式为：

$$气道阻力 = \frac{推动气体流动的压力（大气压与肺内压之差）（cmH_2O）}{单位时间内气体流量（L/S）} \tag{6-4}$$

2. 影响气道阻力的因素 气道阻力受气流速度、气流形式和气道管径大小的影响，其中以气道管径大小最为重要。气道阻力与管径半径的4次方成反比。正常呼吸周期中吸气时的气道管径比呼气时稍大，故吸气时的气道阻力比呼气时减小。因此，支气管哮喘患者呼气比吸气更为困难。

影响气道管径的主要因素有4个方面。

（1）气道跨壁压 指呼吸道内外压力差。呼吸道跨壁压增大，管壁被动扩大，阻力变小；反之，则增大。

（2）肺实质对气道壁的牵引 小气道的弹力纤维和胶原纤维与肺泡壁的纤维彼此穿插，这些纤维像帐篷的拉线一样对气道壁发挥牵引作用，以保持无软骨支持的细支气管的通畅。

（3）自主神经系统的调节 呼吸道的平滑肌受交感和副交感的双重神经支配，两者均有紧张性。副交感神经使气道平滑肌收缩，管径变小，阻力增大；交感神经则使之舒张，管径变大，阻力减小。临床上常用拟肾上腺素类药物解除支气管痉挛，缓解呼吸困难。

（4）化学因素 儿茶酚胺可使气道平滑肌舒张；前列腺素$F_{2\alpha}$可使气道平滑肌收缩，前列腺素E_2和I_2却使之舒张；过敏反应时，肥大细胞释放的组胺和白三烯等物质可使支气管收缩，气道阻力增加。气道上皮细胞合成和释放的内皮素，使气道平滑肌收缩，哮喘时增多的内皮素可能参与哮喘的病理生理过程。

三、肺容积和肺容量

肺通气是呼吸过程的重要环节。肺容积和肺容量是评价肺通气功能的基础（图6-9）。

（一）肺容积

肺容积（pulmonary volume，PV）是指肺内气体的容积，随呼吸运动而变化。有下述四种基本肺容积，它们互不重叠，全部相加后等于肺的最大容量。

1. 潮气量 每次呼吸，吸入或呼出的气量，称为**潮气量**（tidal volume，TV）。正常成人平静呼吸时为400~600ml，一般以500ml计算，深呼吸时，潮气量增大。

2. 补吸气量 平静吸气末，再尽力吸入的气体量，称为**补吸气量**（inspiratory reserve volume，

IRV）。一般为 1500~2000ml。补吸气量为吸气的最大储备量。

3. 补呼气量 平静呼气末，再用全力呼出的气体量，称为**补呼气量**（expiratory reserve volume，ERV）。一般为 900~1200ml。补呼气量为呼气的最大储备量。

4. 余气量 最大呼气末存留于肺内不能呼出的气量称为**余气量**（residual volume，RV）。正常成人为 1000~1500ml。余气量的存在可避免肺泡在低肺容积条件下发生塌陷。

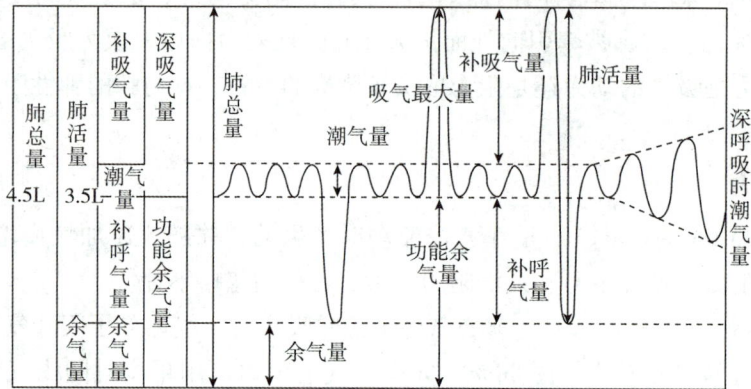

图 6-9 肺容积和肺容量示意图

（二）肺容量

肺容量（pulmonary capacity，PC）是指肺容积中两项或两项以上的联合气体量，因而肺容量之间可有重叠。

1. 深吸气量 从平静呼气末做最大吸气时所能吸入的气体量，称为**深吸气量**（inspiratory capacity，IC）。它是潮气量和补吸气量之和。

2. 功能余气量 平静呼气末尚存留于肺内的气体量，称为**功能余气量**（functional residual capacity，FRC）。功能余气量为补呼气量和残气量之和。

3. 肺活量、用力肺活量和用力呼气量 最大吸气后，从肺内所能呼出的最大气量称为**肺活量**（vital capacity，VC）。肺活量等于补吸气量、潮气量和补呼气量三者之和。正常成年男子约为 3500ml，女子约为 2500ml。肺活量的大小反映了肺每次通气的最大能力，在一定程度上可作为肺通气功能的指标。

由于肺活量的测定不限制呼气的时间，在某些肺组织弹性降低或呼吸道狭窄的患者所测得的肺活量仍可正常。因此，为了充分反映肺组织的弹性状态和气道通畅程度的变化，可测量用力肺活量和用力呼气量。**用力肺活量**（forced vital capacity，FVC）指一次最大吸气后，尽力尽快呼气所能呼出的最大气体量。一般来说，用力肺活量略小于在没有时间限制条件下测得的肺活量。

用力呼气量（forced expiratory volume，FEV）指一次最大吸气后，尽力尽快呼气，在一定时间内所能呼出的气量。在 1、2、3 秒末的用力呼气量（FEV_1、FEV_2 和 FEV_3）占用力肺活量的比值，即 FEV_1/FVC、FEV_2/FVC 和 FEV_3/FVC，正常情况下分别为 83%、96% 和 99%。其中以 FEV_1/FVC 最有临床意义，是鉴别阻塞性肺疾病和限制性肺疾病最常用的指标（图 6-10）。

4. 肺总量 肺所能容纳的最大气体量称为**肺总量**（total lung capacity，TLC），是肺活量和余气量之和。成年男性约为 5000ml，女性约为 3500ml。

四、肺通气量

在单位时间内吸入或呼出肺的气量，称为肺通气量。

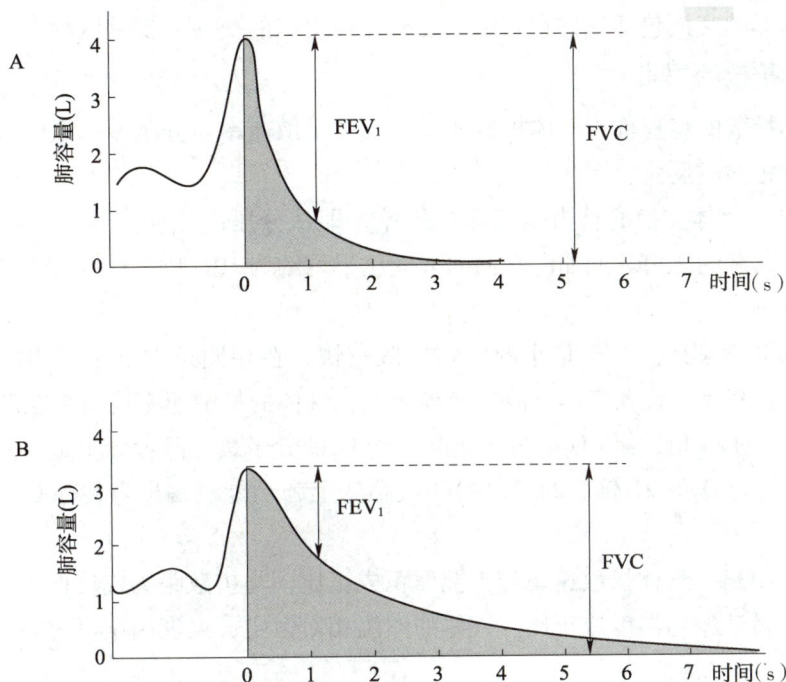

图 6 – 10 用力肺活量（FVC）和用力呼气量（FEV）示意图
A. 正常人的用力肺活量曲线 B. 限制性肺疾病患者的用力肺活量曲线

（一）每分通气量

每分钟吸入或呼出肺的气体总量称为**每分通气量**（minute ventilation volume）。

$$每分通气量 = 潮气量 \times 呼吸频率 \tag{6-5}$$

平静呼吸时，每分通气量随年龄、性别、身材和活动量的不同而异。正常成年人平静呼吸时的每分通气量为 $6 \sim 9L$。剧烈运动或从事体力劳动时，每分通气量增大，可达 70L 以上。

（二）无效腔和肺泡通气量

每次吸入的气体，总有一部分留在无气体交换功能的呼吸道内，这一部分气体不能与血液进行气体交换，故将这部分的呼吸道容积称**解剖无效腔**（anatomical dead space），约为 150ml。每次进入肺泡的新鲜空气，也可因无血流经过而不能进行气体交换，这一部分的肺泡容量称为**肺泡无效腔**（alveolar dead space）。解剖无效腔与肺泡无效腔合称**生理无效腔**（physiological dead space）。健康人平卧时的生理无效腔等于或接近于解剖无效腔。

因此，每次吸入时真正达到肺泡的新鲜气体量为潮气量减去无效腔容量，它是真正有效的通气量，称为**肺泡通气量**（alveolar ventilation）。

$$每分肺泡通气量 = （潮气量 - 无效腔量）\times 呼吸频率 \tag{6-6}$$

肺泡通气量是反映肺通气效率的重要指标。当浅、快呼吸时，无效腔量增大，肺泡通气量减少；而适当深而慢的呼吸，肺泡通气量增加，有利于气体交换。

第三节 肺换气和组织换气

一、气体交换的基本原理

（一）气体的扩散

气体扩散（partial pressure）是指气体从压力较高一侧向压力较低的一侧自由移动，直至取得动态平衡。呼吸过程中气体的交换包括气体在肺泡的交换和在组织的交换，都是以物理扩散的方式实现的。

（二）影响气体扩散的因素

单位时间内气体扩散的容积称为气体扩散速率。气体扩散速率与分压差、温度、气体溶解度及扩散面积成正比，与扩散距离成反比。

1. 气体的分压差　气体交换的动力是气体分压差，即从分压高处向分压低处扩散。分压就是指混合气体中各组成气体具有的压力。例如海平面的大气压平均约为101kPa，O_2 含量为20.84%，则 O_2 分压（PO_2）约为20.7kPa。

2. 气体的分子量和溶解度　分子量小的气体扩散较快，在相同条件下，气体扩散速率和气体分子量的平方根成反比。在液体中或者气体 – 液体交界面上，气体的扩散速率还与它在液体中的溶解度成正比。CO_2 的溶解度为 O_2 的24倍，但 CO_2 的分子量略大于 O_2 的分子量，两者分子量平方根之比为1.14∶1，所以 CO_2 的扩散速率约为 O_2 的21倍（24/1.14）。故临床上肺功能衰竭患者往往缺 O_2 显著，CO_2 潴留不明显。

3. 扩散的面积和距离　气体扩散速率与扩散面积成正比，与扩散距离成反比。

4. 温度　气体扩散速率与温度成正比。人体的体温相对恒定，温度因素可忽略不计。

二、肺换气

（一）肺换气的过程

肺泡与肺毛细血管之间的气体交换，称为**肺换气**（gas exchange in the lungs）。肺泡内 O_2 分压高于肺毛细血管中静脉血，CO_2 分压则低于静脉血。因此，O_2 由肺泡向静脉血扩散，而 CO_2 则由静脉血向肺泡扩散。经气体交换后，静脉血变成动脉血。

（二）影响肺换气的因素

1. 呼吸膜的厚度　肺泡气体与肺毛细血管血液之间进行气体交换时，气体扩散所通过的肺泡 – 毛细血管膜，称为呼吸膜（respiratory membrane）。呼吸膜可分为6层：含肺泡表面活性物质的液体层、肺泡上皮细胞层、肺泡上皮基底膜层、由胶原纤维和弹性纤维交织成网的基质层、毛细血管基膜层和毛细血管内皮层（图6 – 11）。虽然呼吸膜有6层，但总厚度不到1μm，气体易于扩散通过。气体扩散速率与呼吸膜厚度成反比，膜越厚，单位时间内交换的气体量越少。病理情况下，如肺纤维化、肺炎等，呼吸膜厚度增加，气体交换效率降低。

2. 呼吸膜的面积　在肺部，扩散面积是指与毛细血管血液进行气体交换的呼吸膜面积。单位时间内气体扩散量与扩散面积成正比。扩散面积可因肺本身的病变而减少，如肺不张、肺实变、肺气肿、肺毛细血管关闭和阻塞等。

3. 通气/血流比值（ventilation/perfusion ratio）　指每分肺泡通气量（$\dot{V}_A$）与每分肺血流量（$\dot{Q}$）的比值。正常成人安静时 $\dot{V}_A/\dot{Q} = 4.2/5 = 0.84$。

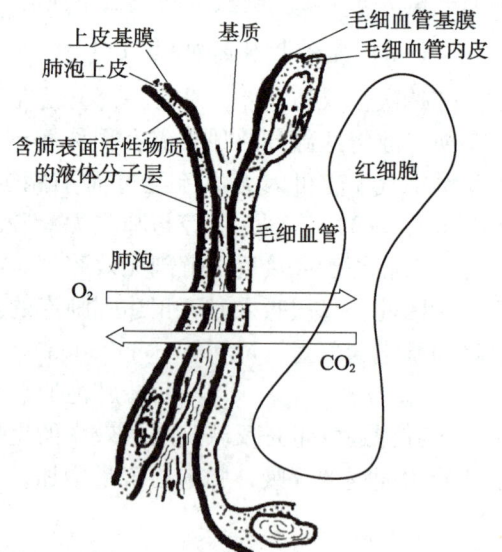

图6 – 11　呼吸膜结构示意图

如果 $\dot{V}_A/\dot{Q}$ 比值增大，表示通气量大或肺血流量不足，部分肺泡气未能与血液气充分交换，意味着增大了肺泡无效腔。

如果 $\dot{V}_A/\dot{Q}$ 比值减小，表示通气量不足，部分血液流经通气不良的肺泡，未能得到充分的气体交换，则流经这部分肺泡的静脉血未经充分氧合便掺入动脉血内。这种情况类似肺动 - 静脉短路，也就意味着出现了功能性动 - 静脉短路。

三、组织换气

组织细胞与全身毛细血管之间的气体交换，称为**组织换气**（gas exchange in the tissue）。组织内 O_2 分压低于毛细血管中动脉血，CO_2 分压则高于动脉血。因此，O_2 由血液向组织扩散，而 CO_2 则由组织向血液扩散。经气体交换后，动脉血变成静脉血。气体在组织的交换机制和影响因素与肺泡处相似。

第四节　气体在血液中的运输

O_2 和 CO_2 在血液中有物理溶解和化学结合两种运输形式。以物理溶解形式存在和运输的气体量虽然很少，但却是化学结合所必需的一个中间阶段，两种形式密切联系，以保持该气体在血液中的含量及分压的动态平衡。

一、氧的运输

O_2 的物理溶解是指 O_2 直接溶解在血浆和组织液中（占 1.5%）。O_2 的化学结合是指 O_2 与血红蛋白（Hb）的结合（占 98.5%）。

（一）Hb 与 O_2 结合的特征

O_2 与 Hb 的结合部位是在 Hb 的 Fe^{2+} 上，一个 Hb 分子有 4 个 Fe^{2+}，因此一个 Hb 分子能结合 4 个 O_2 分子。正常成人每 100ml 血液最多能结合 20ml 的 O_2。O_2 与 Hb 的结合是氧合（oxygenation）而非氧化，因与 Fe^{2+} 结合时无电荷的转移；这种结合快速且可逆，当 O_2 分压高时（如在肺部），氧合成氧合血红蛋白（HbO_2），当 O_2 分压低时（如在组织），则 HbO_2 解离为去氧血红蛋白和 O_2。

$$Hb + O_2 \underset{\text{组织}(PO_2\text{低})}{\overset{\text{肺}(PO_2\text{高})}{\rightleftharpoons}} HbO_2 \qquad (6-7)$$

氧合血红蛋白呈鲜红色，去氧血红蛋白呈紫蓝色。当血液中去氧血红蛋白含量达到 5g/100ml 以上时，在毛细血管丰富的浅表部位，如口唇、甲床处可出现青紫色，称发绀，一般提示缺氧。另外，由于 CO 与 Hb 结合力比 O_2 大 210 倍，CO（煤气）中毒时，Hb 迅速成为 HbCO，失去与 O_2 结合能力。但由于 HbCO 呈樱桃红色，患者虽严重缺氧但不出现发绀。

通常将每 100ml 血液中 Hb 能够结合 O_2 的最大量，称为**氧容量**（oxygen capacity）；而每 100ml 血液中 Hb 实际结合 O_2 的量，称为**氧含量**（oxygen content）；氧含量占氧容量的百分比，称为**血氧饱和度**（oxygen saturation）。

$$血氧饱和度 = （氧含量/氧容量）\times 100\% \qquad (6-8)$$

（二）氧解离曲线

血氧饱和度与氧分压关系的曲线，称为**氧解离曲线**（oxygen dissociation curve）。它反映在不同氧分压时，O_2 与血红蛋白的结合和解离情况。

氧解离曲线近"S"形，具有重要的生理意义。①曲线上段：此段相当于 PO_2 在 60～100mmHg，曲线较为平坦，表明 PO_2 的变化对血氧饱和度影响不大。在高原或某些呼吸系统疾病时，吸入气或肺泡气中 PO_2 将会降低，血氧饱和度仍能保持在 90% 左右，血液仍能保证有较高的氧含量。②曲线中段：相当于 PO_2 在 40～60mmHg，曲线较陡，是反映 HbO_2 释放 O_2 的部分，显示安静状态下血液对组织的供氧情况。③曲线下段：相当于 PO_2 在 15～40mmHg，曲线最陡，表明在这个范围内，PO_2 稍有下降，血氧饱和度明显降低，说明有较多的 O_2 从 HbO_2 解离出来。剧烈运动时，PO_2 可降至 15mmHg，血氧饱和度降至 22% 左右，此时血液供氧为安静时的 3 倍。此段反映血液供氧的储备能力。

（三）影响氧解离曲线的因素

影响 O_2 与 Hb 结合和解离的因素有 PO_2、[H^+] 或 PCO_2、温度、2,3 - 二磷酸甘油酸（2,3 - DPG）、CO 以及 Hb 的质量等。$PO_2\downarrow$、[H^+]↑或 $PCO_2\uparrow$、温度↑、2,3 - DPG↑、O_2 与 Hb 的亲和力下降，有利解离；反之，则有利结合（图 6 - 12）。

二、二氧化碳的运输

（一）CO_2 的运输形式

血液中的 CO_2 也是以物理溶解和化学结合两种形式运输。物理溶解 CO_2 量约占总量的 5%，故 CO_2 也主要以化学结合的形式（95%）运输，其中碳酸氢盐形式占 88%，氨基甲酰血红蛋白形式占 7%。

1. 碳酸氢盐　CO_2 从组织进入血液，大部分进入红细胞，在碳酸酐酶催化下，迅速与水生成 H_2CO_3，并解离为 H^+ 与 HCO_3^-。红细胞内 HCO_3^- 浓度逐渐升高使其顺浓度差向血浆扩散，同时血浆中 Cl^- 向红细胞内扩散（称 Cl^- 转移），有利于 CO_2 不断进入红细胞生成 H_2CO_3。细胞内生成的 HCO_3^- 大部分扩散入血浆中，与 Na^+ 生成 $NaHCO_3$，小部分红细胞内的 HCO_3^- 则与 K^+ 生成 $KHCO_3$（图 6 - 13）。上述反应是可逆的，反应方向取决于 PCO_2 的高低。在肺部，反应向左进行，在组织则向右进行。

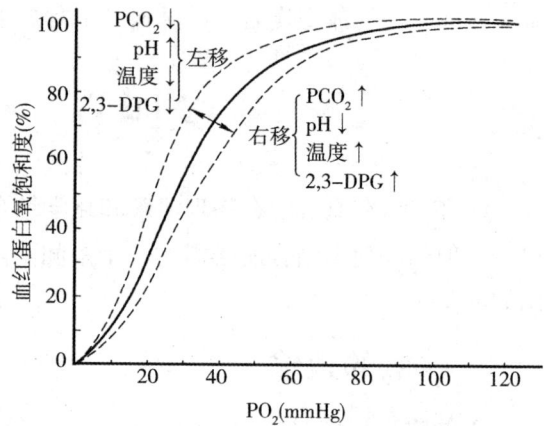

图 6 - 12　氧解离曲线及其主要影响因素

2. 氨基甲酰血红蛋白　CO_2 能直接与 Hb 的氨基结合，形成氨基甲酰血红蛋白（HbNHCOOH）。这一反应迅速、可逆、无须酶的催化。调节它的主要因素是氧合作用。HbO_2 的酸性高，不易与 CO_2 结合；而去氧血红蛋白的酸性低，容易与 CO_2 结合。因此，在组织毛细血管内 CO_2 与去氧血红蛋白结合；而在肺泡毛细血管处，HbO_2 生成增多，促使氨基甲酰血红蛋白解离释放 CO_2 和 H^+，反应向反方向进行（图 6 - 13）。

（二）CO_2 解离曲线

血液中 CO_2 含量与 PCO_2 关系的曲线，称为 CO_2 解离曲线（carbon dioxide dissociation curve）。与氧解离曲线不同，血液 CO_2 含量随 PCO_2 上升而增加，几乎呈线性关系而不是 S 形，且没有饱和点。因此，CO_2 解离曲线的纵坐标不用饱和度而用含量表示（图 6 - 14）。

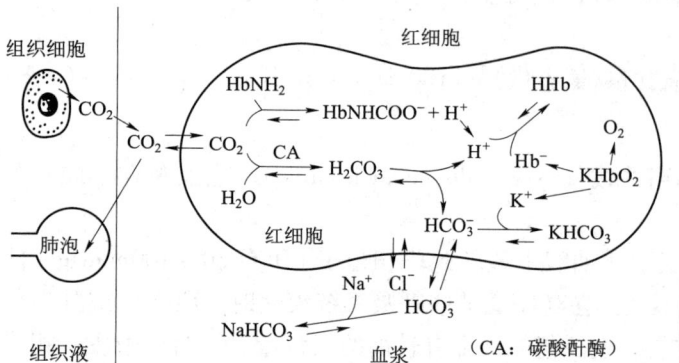

图 6 - 13　CO_2 运输示意图

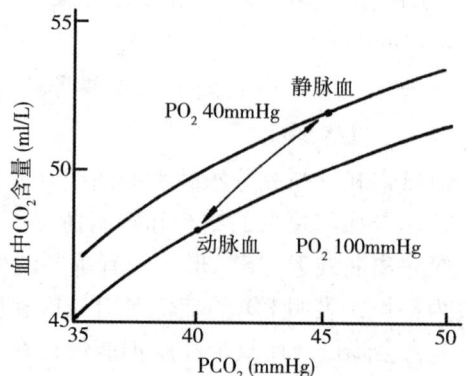

图 6 - 14　CO_2 解离曲线

第五节 呼吸运动的调节

呼吸运动是由呼吸肌的节律性舒缩活动引起的。呼吸肌是骨骼肌，本身没有自律性，但在中枢神经系统的支配下可产生自律性收缩，并且呼吸的深度和频率能使肺泡通气量适应新陈代谢的需要而发生相应变化。

一、呼吸中枢与呼吸节律的形成

在中枢神经系统，产生和调节呼吸运动的神经细胞群称为**呼吸中枢**（respiration center），它们分布在大脑皮质、间脑、脑桥、延髓和脊髓等部位。各级中枢对呼吸的调节作用不同。正常呼吸运动有赖于各级中枢间的相互配合。

（一）呼吸中枢

1. 脊髓 脊髓中支配呼吸肌的运动神经元位于颈3～颈5节段（支配膈肌）和胸段（支配肋间肌和腹肌）脊髓前角。实验表明，在延髓和脊髓之间离断脊髓，呼吸即停止，所以节律性呼吸运动不在脊髓产生，脊髓只是联系上位脑和呼吸肌的中继站和整合某些呼吸反射的初级中枢。

2. 低位脑干 指脑桥和延髓。动物实验中若破坏延髓，呼吸立即停止；若在延髓和脑桥之间横断，保留延髓以下的部分，动物仍可维持呼吸运动，但是节律不规则，提示延髓是节律呼吸的基本中枢，但正常节律还有赖于延髓以上的高位中枢的参与。若在中脑和脑桥之间进行横断，呼吸无明显变化，提示正常呼吸节律的形成需要延髓与脑桥的共同配合（图6-15）。

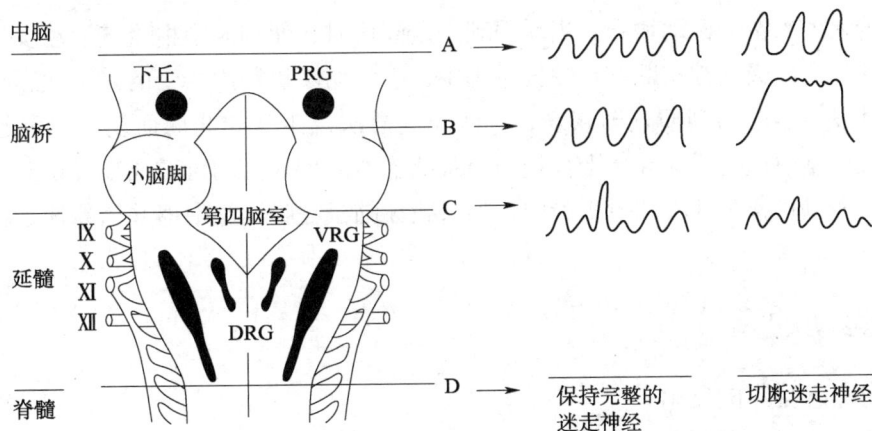

图6-15 横切脑干后呼吸的变化

延髓内有与呼吸周期相关的节律性放电的神经元：呼气神经元、吸气神经元、呼气-吸气与吸气-呼气跨时相神经元。在延髓，呼吸神经元主要集中在背侧和腹侧两组神经核团内。吸气神经元集中的核团称为吸气中枢；呼气神经元集中的核团称为呼气中枢。

脑桥的呼吸神经元相对集中于臂旁内侧核和相邻的Kölliker-Fuse（KF）核，合称PBKF核群。PBKF核群与延髓的呼吸神经核团之间有双向联系，形成调控呼吸的神经网络。将猫麻醉后，切断双侧迷走神经，损坏PBKF核群，可出现长吸式呼吸，说明脑桥上部有抑制吸气的中枢，称为脑桥呼吸调整中枢。

3. 高位脑 呼吸运动在一定范围内可随意进行，并能按自主意识，在一定限度内停止或用力加快呼吸，如讲话、读书、唱歌等活动与呼吸相关的活动，这些活动和呼吸运动的协调都是在大脑皮质严格控制下完成的。大脑皮质是随意控制呼吸运动的高级调节系统，而低位脑干的呼吸中枢是不随意的节律呼吸调节系统。

（二）呼吸节律的形成

关于呼吸节律的形成机制，目前有两种学说，一种是起步细胞学说，另一种是神经元网络学说。

起步细胞学说（pacemaker theory）认为，节律性呼吸运动犹如心脏窦房结起搏细胞的节律性兴奋引起整个心脏产生节律性收缩一样，是由延髓内具有起步样活动的神经元的节律性兴奋引起的，延髓头端腹外侧区的前包钦格复合体可能就是呼吸节律起步神经元的所在部位。研究发现，在新生大鼠前包钦格复合体内有一类神经元能自发产生节律性放电活动，说明前包钦格复合体内存在着具有内在起步活动能力的神经元，呼吸节律可能是由它们产生的。但是，这样的神经元的起步机制是什么，它们是否也存在于成年整体动物，尚待阐明。

神经元网络学说（neuronal network theory）认为，呼吸节律的产生依赖于延髓呼吸神经元之间复杂的相互联系和相互作用。最有影响的是中枢吸气活动发生器（central inspiratory activity generator，CIAG）和吸气切断机制（inspiratory off – switch mechanism，IOS）模型（图 6 – 16）。该模型认为，在延髓内存在着中枢吸气活动发生器和吸气切断机制，中枢吸气活动发生器的活动逐渐增强，并兴奋吸气运动神经元，引起吸气；中枢吸气活动发生器还能增强脑桥呼吸调整中枢和延髓吸气切断机制的活动。吸气切断机制接受来自中枢吸气活动发生器、脑桥呼吸调整中枢和迷走神经肺牵张感受器传入的兴奋而活动增强，当增强到一定阈值时，便抑制中枢吸气活动发生器的活动，使吸气终止而转为呼气，即吸气被切断。在呼气过程中，吸气切断机制因接受的兴奋性影响减少而活动减弱，中枢吸气活动发生器的活动便逐渐恢复，导致吸气再次发生。如此周而复始，引起节律性呼吸运动。由于脑桥呼吸调整中枢的活动和迷走神经肺牵张感受器的传入活动可增强吸气切断机制的活动，促进吸气转为呼气，所以在家兔呼吸调节实验中，如果毁坏脑桥呼吸调整中枢并切断迷走神经，动物便出现长吸式呼吸。

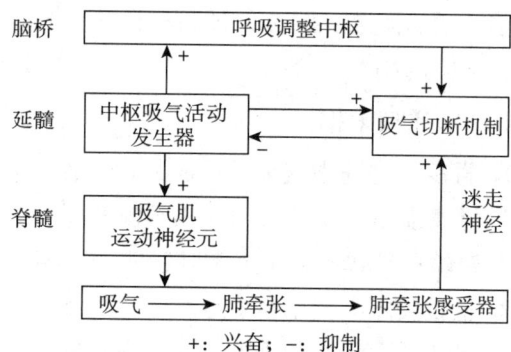

图 6 – 16　呼吸节律形成机制的神经元网络学说示意图

二、呼吸运动的调节

（一）肺及胸廓感受器的反射

肺、气道内和胸廓的关节及呼吸肌等处存在多种类型的感受器，当其受到刺激兴奋后，可反射性调节呼吸运动。

1. 肺牵张反射　由肺扩张或萎缩所引起的吸气抑制或吸气兴奋的反射，称为**肺牵张反射**（pulmonary stretch reflex），也被称为黑 – 伯反射。包括肺扩张反射和肺萎缩反射。

肺牵张反射的感受器主要分布在肺泡和细支气管的平滑肌层中，称为肺牵张感受器。吸气时，当肺扩张到一定程度时，肺牵张感受器兴奋，发放冲动增加，经迷走神经传入并到达延髓，使吸气切断机制活动加强，抑制吸气，而发生呼气。呼气时，肺缩小，对牵张感受器的刺激减弱，传入冲动减少，解除了对吸气中枢的抑制，吸气中枢再次兴奋，开始又一个新的呼吸周期。

由此可见，肺牵张反射是一种负反馈调节机制，其主要生理意义在于促进吸气向呼气转化，防止吸气过深过长，与脑桥呼吸调整中枢共同调节呼吸的频率和深度。平静呼吸时，该反射几乎不参与呼吸深度调节，只有深吸气时，才起重要作用。动物实验中，切断家兔双侧迷走神经，呼吸变深变慢，这是因为失去了肺牵张反射这一负反馈机制所致。

2. 呼吸肌本体感受性反射　肌梭和腱器官是呼吸肌的本体感受器。当呼吸肌内的肌梭受到牵张刺激时，可以反射性引起呼吸运动加强，这种反射属于**呼吸肌本体感受性反射**（proprioceptive reflex of respiratory muscle）。当吸气阻力升高时，呼吸肌本体感受器兴奋，传入冲动频率增加，反射性增强吸气肌收缩力，以克服阻力保证肺通气量。平静呼吸时作用不明显，当运动或气道阻力升高（如支气管痉挛）时作用明显。

3. 防御性呼吸反射　咳嗽、喷嚏均为防御性呼吸反射。咳嗽是一种消除气道阻塞或异物的反射。咳嗽时，先深吸气关闭声门，再做强而有力的呼气，肺内压急剧上升，然后突然开放声门，呼出气急剧冲出，呼吸道中的异物或分泌物也随之而排出。故咳嗽可起到清洁呼吸道的作用。

喷嚏和咳嗽类似，只是呼出气主要从鼻腔喷出，以清洁鼻腔内的刺激物。

来自躯体不同的感觉也可以反射性地引起呼吸改变。例如，突然地寒冷刺激可以使呼吸暂停，疼痛刺激有时可以使呼吸加强。

（二）化学感受性反射

动脉血中的化学成分，如 PO_2、PCO_2 和 $[H^+]$ 的改变，均可通过刺激化学感受器，反射性兴奋呼吸中枢，而使呼吸运动增强，并保持动脉血中这些化学成分的相对稳定，称为化学感受性反射。

1. 化学感受器　根据其所在部位不同，化学感受器分为外周化学感受器和中枢化学感受器。

（1）外周化学感受器　为颈动脉体和主动脉体，它们能感受血液中 PO_2、PCO_2 和 $[H^+]$ 的变化，反射性调节呼吸。当 PCO_2 升高、$[H^+]$ 增加、缺氧均可兴奋外周化学感受器。而且，这三种刺激对感受器有协同效应，两种刺激同时作用的效应比一种刺激单独作用强。

（2）中枢化学感受器　位于延髓腹外侧浅表部位。中枢化学感受器只对脑脊液中 $[H^+]$ 敏感，血液中的 H^+ 不易通过血-脑屏障，故血液 pH 变动对中枢化学感受器的作用不大。当血液中 PCO_2 升高，CO_2 很容易通过血-脑屏障进入脑脊液，使脑脊液中 $[H^+]$ 升高，刺激中枢化学感受器，使延髓的呼吸神经元兴奋，呼吸加强。

2. CO_2、H^+ 和 O_2 对呼吸运动的调节

（1）动脉血中 CO_2 分压对呼吸运动的调节　一定水平的 PCO_2 对维持呼吸中枢兴奋性非常重要。若人在过度通气后，由于呼出较多的 CO_2，动脉血中 PCO_2 的降低，导致呼吸中枢兴奋性减弱，可引起呼吸暂停。当吸入气中 CO_2 浓度适量增加，使动脉血中 PCO_2 增加，使呼吸加深加快，肺通气量增加。肺通气量增加可以增加 CO_2 的排出，动脉血中 PCO_2 可以重新接近正常水平；但当吸入气中 CO_2 浓度增加到 40% 时，则引起呼吸中枢麻痹，抑制呼吸。

CO_2 对呼吸的刺激作用是通过两条途径实现的：①刺激外周化学感受器。冲动分别由窦神经和迷走神经传入纤维到达延髓呼吸神经元，使其兴奋，导致呼吸加深加快，肺通气量增加。②刺激中枢化学感受器。CO_2 能透过血-脑屏障，在脑脊液中溶解并形成 H_2CO_3，进而解离出 H^+ 刺激延髓腹侧面的中枢化学感受器，使呼吸加强加快。该途径的作用为主，约占总效率的 80%。

（2）动脉血中 $[H^+]$ 对呼吸运动的调节　血液 $[H^+]$ 升高，呼吸加强加快，肺通气量增加；反之，呼吸减弱减慢，肺通气量降低。$[H^+]$ 升高刺激呼吸的途径与 CO_2 类似，通过刺激外周和中枢化学感受器，但主要是通过刺激外周化学感受器而引起的，因为 H^+ 不易通过血-脑屏障。

（3）动脉血中 O_2 分压对呼吸运动的调节　缺氧对呼吸的作用完全是通过外周化学感受器实现的。吸入气中 PO_2 稍降低时，对呼吸没有明显的影响，只有当吸入气中 O_2 的含量下降到 10% 左右，使动脉血 PO_2 下降到 8kPa（约 60mmHg）以下时，才通过外周化学感受器反射性地加强呼吸运动。

缺氧对呼吸中枢有直接抑制作用，但在轻度缺氧时，可通过外周化学感受器的传入冲动兴奋呼吸中枢的作用，对抗缺氧对中枢的直接抑制作用，表现为呼吸增强。但在严重缺氧时，来自外周化学感受器的传入冲动，对抗不了缺氧对呼吸中枢的抑制作用，因而可使呼吸减弱，甚至停止。

　　总之，血液 PCO_2 和 $[H^+]$ 的升高，以及 PO_2 的降低，均能刺激呼吸。实际上三者之间往往不会只有一种因素单独在变化，它们相互影响，因此必须全面分析，综合考虑。

（熊晓青）

书网融合……

思维导图　　　　习题

第七章 消化系统的解剖和生理

📒 **学习目标**

1. 通过本章学习，掌握消化和吸收的概念，胃液的成分、作用以及调节，胃的运动和胃排空，胰液、胆汁的成分及其生理作用，胰液分泌的调节机制；熟悉消化系统的组成以及结构，胃肠运动的主要形式，小肠是吸收的主要部位的原因，糖类、脂肪和蛋白质的吸收形式和途径；了解消化道平滑肌一般生理特征、消化腺的作用、消化道的神经支配、胃肠激素的概念、唾液的成分和生理作用。

2. 具备理解消化的基本原理和解释常见消化系统疾病的发病机制的能力。

3. 培养创新精神，树立终身学习的观念。

消化系统的功能是将摄入的食物在消化道内消化成可以被吸收的小分子物质，然后被消化道黏膜吸收，把不能消化和吸收的食物残渣排出体外。人的消化器官由长 8~10m 的消化道及与其相连的许多大、小消化腺组成。食物在消化道内向前推动的过程中，不断被消化，营养物质不断被吸收，从而为机体新陈代谢提供了必不可少的物质和能量来源。

第一节 消化系统的解剖

消化系统（digestive system）由消化管和消化腺两大部分组成。消化管是一条自口腔延至肛门的很长的肌性管道，包括口腔、咽、食管、胃、小肠（十二指肠、空肠、回肠）和大肠（盲肠、结肠、直肠）等部分（图 7–1）。临床上通常把从口腔到十二指肠的消化管道称为上消化道，空肠及其以下的部分为下消化道。消化腺分为大消化腺和小消化腺两种。大消化腺有三对唾液腺（腮腺、颌下腺、舌下腺）、肝和胰。小消化腺包括唇腺、颊腺、舌腺、食管腺、胃腺和肠腺等。

一、口腔

口腔（oral cavity）是以骨性口腔为基础形成的，前方的开口叫口裂，由上、下唇围成；后方以咽峡和咽交通；上壁（顶）是腭；下壁是口底；两侧壁叫颊。整个口腔被上、下牙弓（包括牙槽突、牙龈和牙列）分隔为前、后两部；前外侧部叫口腔前庭（oral vestibule），后内侧部叫固有口腔（oral cavity proper）。在上、下牙列咬合时，两部可借下颌支前缘与第三磨牙后方的间隙相通，在

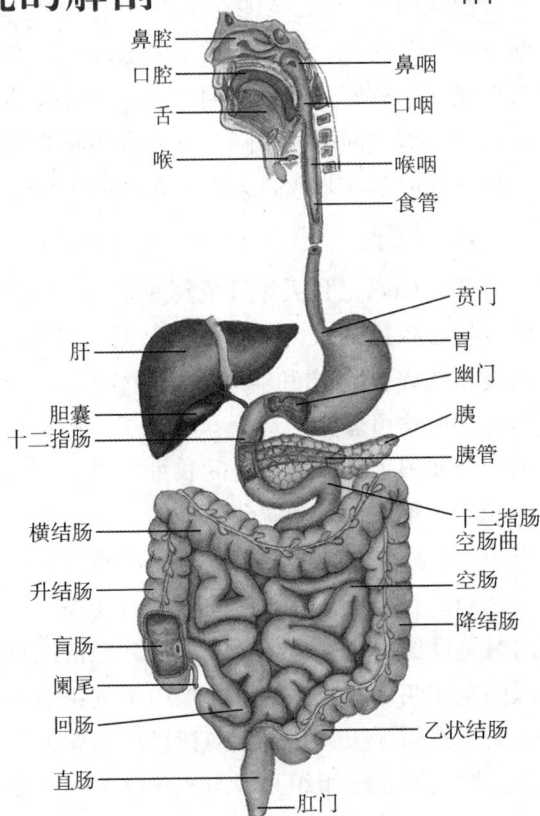

图 7–1 消化系统模式图

牙关紧闭时可经此间隙插管或注入营养物质。口腔内有牙齿和舌，并有三对唾液腺导管开口于口腔黏膜表面。

（一）口腔各壁

口唇和颊互相连续，都是以肌肉为基础，外面覆以皮肤，内面衬以口腔黏膜构成的。口唇内的肌肉是环绕口裂的口轮匝肌，颊的基础是颊肌，都属于面部的表情肌。上、下唇两端的结合部叫口角，口角外方和鼻翼外侧之间的皮沟叫鼻唇沟，为上唇和颊的分界。上唇外面正中的纵向浅沟，称为人中，急救时常在此处针刺。口底是以舌骨上肌群（下颌舌骨肌和颏舌骨肌）为基础构成的。内表面覆以黏膜，口底黏膜薄而松软，黏膜下有大量的疏松结缔组织，所以黏膜容易移动。在口底正中线上有一黏膜皱襞叫舌系带，连于下颌牙龈内面和舌下面之间。系带的两侧各有一黏膜隆起叫舌下肉阜，是下颌下腺和舌下腺导管的开口处（图7-2）。

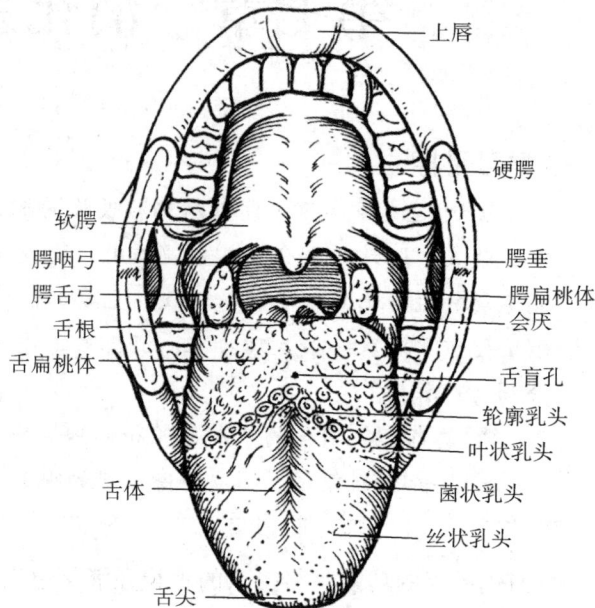

图7-2　口腔前面观

腭（palate）构成口腔的顶壁，包括硬腭（hard palate）（前2/3）和软腭（soft palate）（后1/3）两部分。硬腭分隔口腔和鼻腔，由上颌骨腭突和腭骨水平部覆以致密的黏膜构成，黏膜和骨膜结合紧密。软腭是硬腭向后下方延伸的软组织部分，由一些小横纹肌包以黏膜构成，其后缘游离，垂向后下方呈帆状，故又叫作腭帆，软腭后缘中央有一乳头样突起叫作腭垂或悬雍垂。悬雍垂两侧各有两条弓状皱襞，前方的叫腭舌弓，延伸到舌根的侧缘；后方的叫腭咽弓，向下延伸至咽的侧壁。两弓之间的凹窝，容纳腭扁桃体。软腭后缘、两侧腭舌弓和舌根共同围成的空间叫咽峡，是口腔通向咽的门户。咽峡的大小经常改变，吸气时腭帆下降，吞咽食物时腭帆提向上方，其后缘接触咽后壁，暂时阻断咽腔鼻部和口部的交通。此时咽峡显著扩大，为食物的顺利通过创造了空间。

（二）牙

牙（tooth）是人体最坚硬的结构，嵌于上、下颌骨的牙槽内。呈弓状排列成上牙弓和下牙弓。牙具有机械加工（咬切、撕裂和磨碎）食物和辅助发音的作用。每颗牙（图7-3）在形态学中均可分为三部分，露出于口腔内的叫牙冠，嵌于牙槽内的叫牙根，介于两者之间狭细的部分叫牙颈。牙的生理构造由牙质、釉质、牙骨质和牙髓构成，前三者为高度钙化的坚硬组织。牙质是主要构成部分，呈淡黄色，硬度介于釉质和牙骨质之间。在牙冠，牙质外面还另有光亮坚硬的牙釉质，是人体内最坚硬的组织，呈半透明状。牙根的表面覆有牙骨质。牙内部的空腔叫牙腔或髓腔，牙根内部的细管叫牙根管，牙根管末端的小孔叫牙根尖孔。牙的神经和血管通过牙根尖孔和牙根管至牙腔，与结缔组织共同组成牙髓，当牙髓发炎时常引起剧烈疼痛。牙周组织包括牙周膜、牙槽骨和牙龈三部分。牙周膜是介于牙和牙槽骨之间的致密结缔组织，藉之将牙和牙槽骨紧密

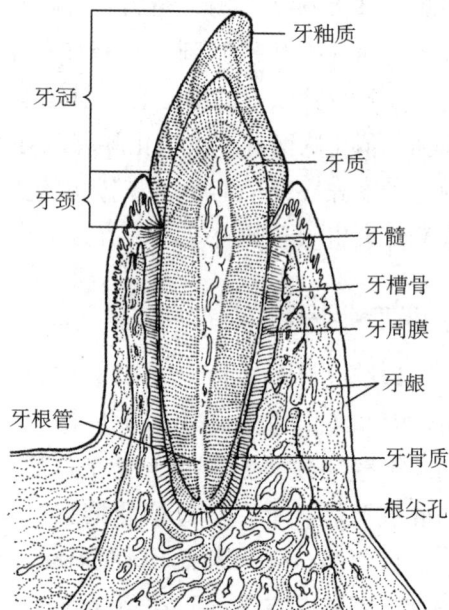

图7-3　牙的构造模式图

结合，固定牙根，并能缓解咀嚼时的压力。牙槽骨是牙根周围牙槽突的骨质。牙龈是紧贴牙槽骨外面的口腔黏膜，富含血管，其游离缘附于牙颈。

（三）舌

舌（tongue）是以骨骼肌为基础，表面覆以黏膜而构成。具有搅拌食物、协助吞咽、感受味觉和辅助发音等功能。舌分为上、下两面。上面又叫舌背，其上有一向前开放的"V"形沟叫界沟，将舌分为前 2/3 的舌体和后 1/3 的舌根。舌体的前端叫舌尖，舌根对向口咽部。舌的下面较舌背短，黏膜光滑而松软，与口底黏膜相续，在正中线上的黏膜皱襞即舌系带。

（四）唾液腺

口腔内有大、小两种唾液腺（salivary glands）。小唾液腺散在于各部口腔黏膜内（如唇腺、颊腺、腭腺和舌腺）。大唾液腺包括腮腺、下颌下腺和舌下腺三对（图 7 - 4），它们是位于口腔周围的独立的器官，但其导管开口于口腔黏膜。

1. 腮腺（parotid gland） 最大，形状不规则，略呈三角楔形，位于外耳道前下方，咬肌后部的表面，腺的后部特别肥厚，深入下颌后窝内。由腺的前端靠近上缘处发出腮腺管，在距颧弓下方约一横指处经咬肌表面前行，绕过咬肌前缘转向深部，穿过颊肌开口于颊部黏膜，开口处形成一个黏膜乳头，和上颌第二磨牙相对。

2. 下颌下腺（submandibular gland） 略呈卵圆形，位于下颌下三角内，下颌骨体和舌骨舌肌之间。由腺的内面发出下颌下腺管，沿口底黏膜深面前行，开口于舌下肉阜。

3. 舌下腺（sublingual gland） 最小，细长而略扁。位于口底黏膜深面。其排泄管有大小两种，小管有 5 ~ 15 条，直接开口于口底黏膜；大管另一条常与下颌下腺管汇合或单独开口于舌下肉阜。

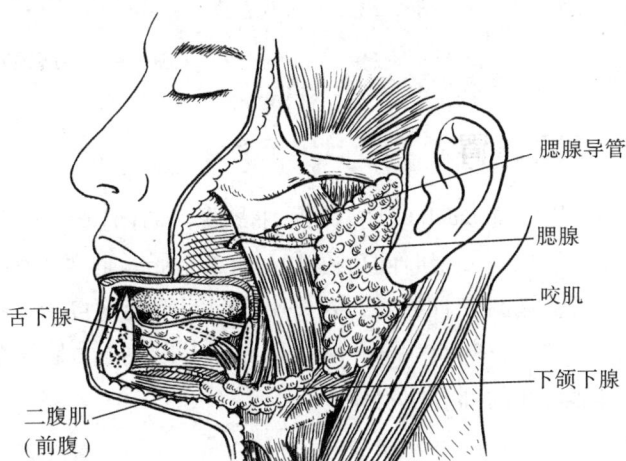

图 7 - 4 唾液腺（左）

二、咽

详见第六章。

三、食管

食管（esophagus）是整个消化管中最狭窄的部分，是一个前后扁平的肌性器官。位于脊柱前方，上端在第 6 颈椎下缘平面与咽相续，下端续于胃的贲门，全长约 25cm，依其行程可分为颈部、胸部和腹部三段。食管全程有三处狭窄，第一处狭窄位于食管和咽的连接处，距中切牙约 15cm；第二处狭窄位于食管与左主支气管交叉处，距中切牙约 25cm；第三处狭窄即食管穿经膈肌处。这些狭窄处异物容易滞留，也是肿瘤好发部位（图 7 - 5）。

食管具有消化管典型四层结构，由黏膜、黏膜下层、肌层和外膜组成。食管空虚时，前后壁贴近，黏膜表面形成 7 ~ 10 条纵行皱襞，当食团通过时，肌层松弛，皱襞平展。食管肌层由外层纵行、中层环行的肌纤维组成。肌层上 1/3 为横纹肌，下 1/3 为平滑肌，中 1/3 横纹肌和平滑肌相混杂，食管起端处环行肌纤维较厚，可起到括约肌作用。外膜为疏松结缔组织。整个食管管壁较薄，仅 0.3 ~ 0.6cm 厚，容易穿孔。

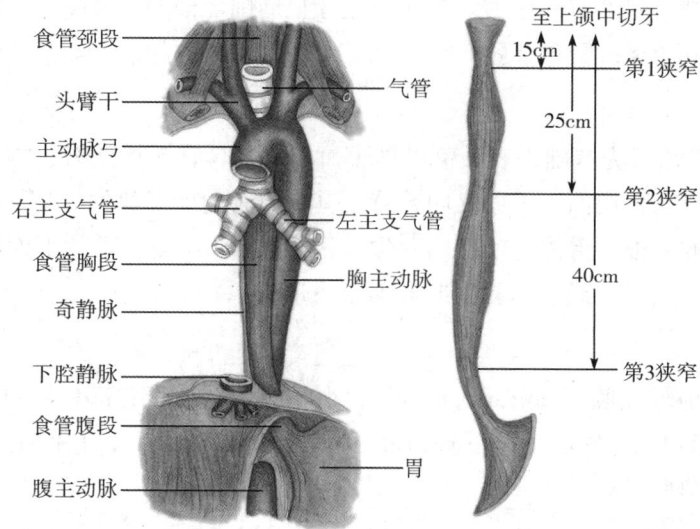

图 7-5 食管的位置及其 3 个狭窄

四、胃

胃（stomach）是消化管中最膨大的部位（图 7-6）。由食管送来的食团暂时贮存于胃内，并进行部分消化，一定时间后再送入十二指肠，此外，胃还有内分泌的功能。胃大部分位于腹上部的左季肋区。上端与食管相续的入口叫贲门，下端连接十二指肠的出口叫幽门。上缘凹向右上方叫胃小弯，下缘凸向左下方叫胃大弯，贲门平面以上向左上方膨出的部分叫胃底，靠近幽门的部分叫幽门部；胃底和幽门部之间的部分叫胃体。

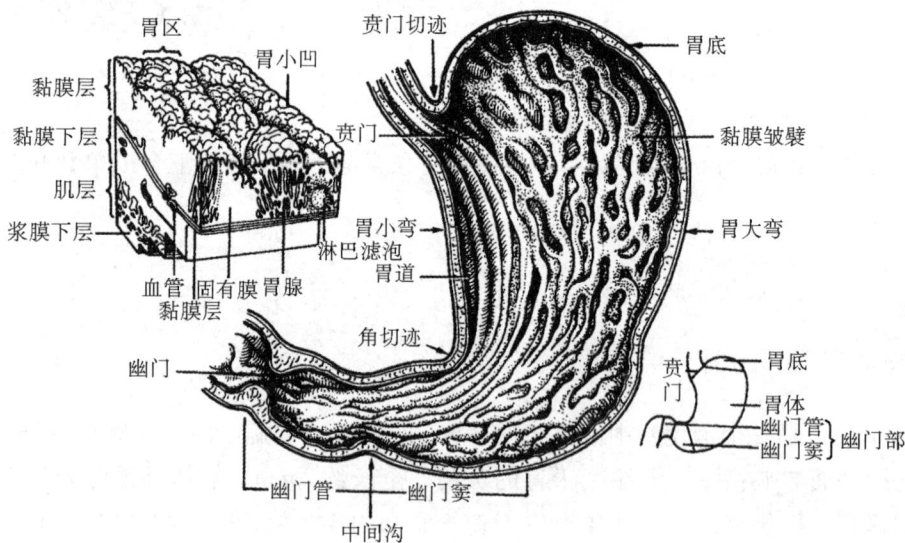

图 7-6 胃的形态、分部及黏膜

胃壁由黏膜、黏膜下层、肌层和浆膜四层构成。黏膜上皮为柱状上皮。上皮向黏膜深部下陷构成大量腺体（胃底腺、贲门腺、幽门腺），它们的分泌物混合形成胃液，对食物进行化学性消化。黏膜在幽门处由于覆盖幽门括约肌的表面而形成环状的皱襞叫幽门瓣。胃肌层由三层平滑肌构成，外层纵行肌，中层环行肌，内层斜行肌，其中环行肌最发达，在幽门处特别增厚形成幽门括约肌。幽门括约肌和幽门瓣具有控制胃内容物排入十二指肠以及防止肠内容物逆流回胃的作用。

五、小肠

小肠（small intestine）是消化管中的最长一段，成人全长 5～7m。上端从幽门起始，下端在右髂窝与大肠相接，可分为十二指肠、空肠和回肠三部分。十二指肠固定在腹后壁，空肠和回肠形成很多肠袢，盘曲于腹膜腔下部，被小肠系膜系于腹后壁，故合称为系膜小肠。小肠是食物消化、吸收的主要部位。**十二指肠**（duodenum）上端起自幽门、下端在第 2 腰椎体左侧，续于空肠，长 25～30cm，呈马蹄铁形包绕胰头。在十二指肠中部（降部）的后内侧壁上有胆总管和胰腺管的共同开口（图 7 - 7），胆汁和胰液由此流入小肠。**空肠**（jejunum）约占空回肠全长的 2/5，主要占据腹膜腔的左上部；**回肠**（ileum）占空回肠远侧的 3/5，一般位于腹膜腔的右下部。空肠和回肠之间并无明显界限，在形态和结构上的变化是逐渐改变的。

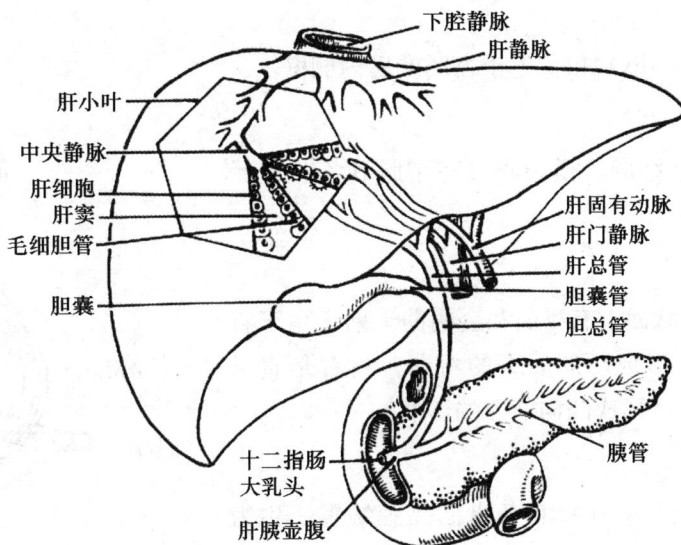

图 7 - 7　肝、十二指肠和胰

小肠黏膜，特别是空肠，具有许多环状皱襞和绒毛，这些结构显著增大了黏膜的表面积，有利于营养物质的消化和吸收。黏膜下层中有由表层上皮下陷形成的肠腺，开口于黏膜表面，分泌肠液。胰液和肠液中含有多种消化酶，借以分解蛋白质、糖和脂肪。胆汁有助于脂肪的消化和吸收。蛋白质、糖和脂肪必须分解为结构简单的物质，才能通过肠绒毛的柱状上皮细胞进入血液和淋巴，也可通过上皮细胞间隙进入毛细血管和毛细淋巴管。小肠的肌层由内环、外纵两层平滑肌组成，在回肠末端突入大肠处环行肌增厚，外覆黏膜形成两个半月形的皱襞叫回盲瓣，具有括约肌的作用。外膜由结缔组织构成，空回肠表面覆以腹膜脏层，叫作浆膜。

六、大肠

大肠（large intestine）是消化管最后的一段，长约 1.5m，起自右髂窝，终止于肛门，大肠分为盲肠、阑尾、结肠、直肠和肛管五部分。除直肠、肛管及阑尾外，结肠和盲肠具有三种特征性结构，即结肠带、结肠袋和肠脂垂（图 7 - 8）。

（一）盲肠

盲肠（cecum）与回肠交界处为回盲瓣。

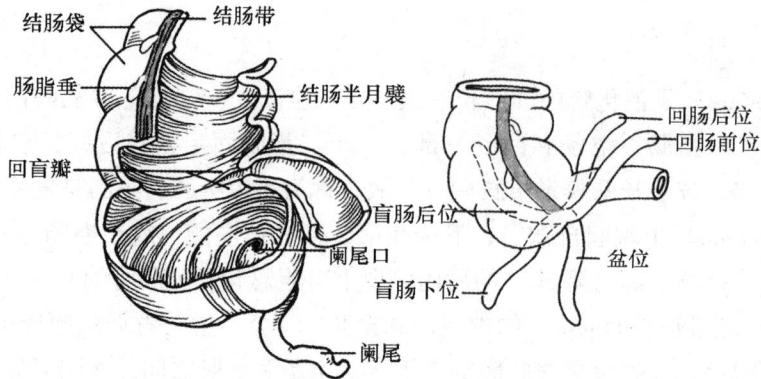

图 7 - 8　盲肠内腔及阑尾

（二）阑尾

阑尾（vermiform appendix）根部连于盲肠的后内侧壁。

（三）结肠

结肠（colon）分为升结肠、横结肠、降结肠和乙状结肠四部分。

（四）直肠

直肠（rectum）在矢状面上有骶曲和会阴曲。前者由于直肠在骶、尾骨前面下降，形成凸向后方的弯曲；后者是直肠绕过尾骨尖转向后下方之后形成凸向前方的弯曲。

（五）肛管

肛管（anal canal）内面有 6～10 条纵向黏膜皱襞，称为肛柱，是良好的吸收药物部位（图 7 - 9）。

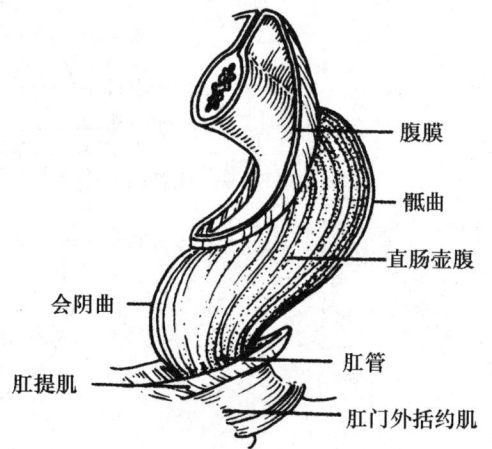

图 7 - 9　直肠和肛管

七、肝

肝（liver）是人体中最大的腺体，成人的肝约重 1.5kg。位于右季肋部和腹上部。肝是机体新陈代谢最活跃的器官，具有分泌胆汁、贮存糖原、解毒和吞噬防御等功能，在胚胎时期还有造血功能。

肝质软而脆，接受肝动脉和肝门静脉的双重血管注入，血液供应丰富，活体呈棕红色。受到暴力打击时容易破裂引起大出血。肝上面膨隆（图 7 - 7），对向膈，呈不规则楔形，被镰状韧带分为左、右两叶，右叶大且厚，左叶小而薄。肝的底面朝向左下方，邻接腹腔一些重要脏器，故又叫脏面，脏面的中央有一横裂叫肝门，为肝管、肝动脉、门静脉、淋巴管和神经出入肝的门户。

肝是由 50 万～100 万个基本结构单位——肝小叶构成的（图 7 - 10）。肝小叶呈六角柱状。肝小叶的中央有一中央静脉，中央静脉的周围有大致呈放射状排列的肝细胞板（肝板），肝板之间为肝血窦，相邻肝细胞之间有微细的胆小管。胆小管汇集成稍大的管道，再逐级汇集成更大的管道，最后形成左、右肝管经肝门出肝。肝细胞分泌的胆汁进入胆小管，经各级胆管和肝管流出。门

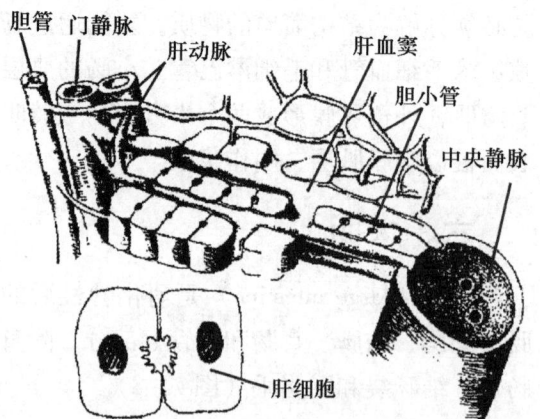

图 7 - 10　肝的结构

静脉和肝动脉入肝后反复分支，最终与肝血窦相连接，在此与肝细胞进行物质代谢。

肝血窦中的血液经中央静脉及各级静脉，最后由肝静脉出肝，汇入下腔静脉。

胆汁从肝管出肝后并不直接流入十二指肠，而是先储存于胆囊内，间断性地排放入十二指肠。胆汁流入十二指肠前在肝外流经的管道总称为肝外胆道系统，包括肝管、肝总管、胆囊管、胆囊和胆总管（图7-7）。

八、胰

胰（pancreas）是人体的第二大腺（图7-7），横跨在第1、2腰椎的前面，质地柔软，呈灰红色，可分为头、体、尾三部分。胰由外分泌部和内分泌部两部分组成，外分泌部的腺细胞分泌胰液，经各级导管，流入胰腺管，胰腺管与胆总管共同开口于十二指肠。胰液中含有多种消化酶，对消化食物起重要作用。内分泌部是指散在外分泌部之间的细胞团——胰岛，其分泌的激素直接进入血液和淋巴，主要参与糖代谢的调节。

第二节　消化系统生理功能概述

人体在新陈代谢过程中，不仅要从外界环境中摄取氧气，还必须从食物中获得足够的营养物质，包括蛋白质、脂肪、糖类、无机盐、维生素和水，其中蛋白质、脂肪和糖类属于结构复杂且难溶于水的大分子物质，不能被机体直接吸收利用，必须在消化道内分解，转变为结构简单、易溶于水的小分子物质，才能被吸收利用。

食物在消化道内被分解成小分子物质的过程称为**消化**（digestion）。消化的方式有两种：一种是通过消化道肌肉的舒缩活动，将食物磨碎，使之与消化液充分混合，并将食物不断地向消化道远端推送的过程，称为**机械性消化**（mechanical digestion）；另一种是通过消化液中各种消化酶的作用，将食物中的大分子物质（主要是蛋白质、脂肪和多糖）分解为小分子物质的过程，称为**化学性消化**（chemical digestion）。正常情况下，这两种方式的消化作用同时进行，相互配合。

消化道内的物质通过消化道黏膜进入血液和淋巴循环的过程，称为吸收（absorption）。消化和吸收是两个相辅相成、紧密联系的过程。消化器官除了对食物进行消化和吸收外，还可分泌多种胃肠激素，具有重要的内分泌功能。

一、消化道平滑肌的生理特性

在整个消化道中，除口、咽、食管上段和肛门外括约肌是骨骼肌外，其余部分都是由平滑肌组成的。消化道平滑肌是胃肠运动的结构基础，借助其舒缩活动混合、推进消化道内容物，将其充分消化吸收，并将剩余的残渣排出体外。因此，消化道平滑肌是促进食物消化和吸收的主要因素。它具有肌肉组织的共性，即兴奋性、传导性和收缩性等，但这些特性的表现均有其自己的特点。

（一）消化道平滑肌的一般生理特性

1. 兴奋性低、收缩缓慢　消化道平滑肌的兴奋性较骨骼肌和心肌低。收缩的潜伏期、收缩期和舒张期的时程比骨骼肌长得多，而且变异很大。

2. 自动节律性　消化道平滑肌离体后，置于适宜的环境内，仍能进行自动节律性运动，但其节律缓慢，远不如心肌规则。

3. 紧张性　消化道平滑肌经常保持微弱的持续收缩状态，即具有一定的紧张性。消化道各部分，如胃、肠等之所以能保持一定的形状和位置，同平滑肌的紧张性有重要的关系；紧张性还使消化道的管腔内经常保持一定的基础压力；消化道各种运动形式也是在紧张性收缩的基础上发生的。

4. 富有伸展性　消化道平滑肌能适应实际需要进行很大程度的伸展。作为中空的容纳器官来说，这一特性具有重要生理意义。它使消化道可容纳几倍于自己原始体积的食物，而消化道内压力却不明显升高。

5. 不同刺激敏感性不同　消化道平滑肌对电刺激不敏感，但对于牵张、温度和化学刺激特别敏感。例如，微量的乙酰胆碱可使胃肠平滑肌收缩，微量的肾上腺素可使其舒张，机械牵拉消化道平滑肌可引起强烈的收缩等。消化道平滑肌的这一特性与其所处的环境和生理功能密切相关，消化道内食物对平滑肌的机械扩张、温度和化学刺激可促进消化腺分泌及消化道的运动，有助于食物的消化。

（二）消化道平滑肌的电生理特性

消化道平滑肌的生物电活动较骨骼肌和神经复杂，包括静息电位、慢波电位和动作电位。

1. 静息电位　消化道平滑肌的静息电位很不稳定，为 $-50 \sim -60mV$。其形成机制较复杂，主要与 K^+ 的平衡电位有关，此外，Na^+、Cl^-、Ca^{2+} 以及钠泵活动也参与了静息电位的产生。

2. 慢波电位　消化道平滑肌在静息电位基础上周期性自发产生的去极化和复极化的节律性电位波动，称为**慢波电位**（slow wave potential），又称基本电节律（basic electrical rhythm，BER）。慢波电位的波幅为 $10 \sim 15mV$，时程几秒至十几秒，频率因部位而异（图 7-11）。人胃的慢波电位频率为 3 次/分，十二指肠为 12 次/分。

关于慢波电位产生的离子基础尚未完全清楚。目前认为，它的产生可能与细胞膜上钠泵的活动具有波动性相关，当钠泵的活动暂时受抑制时，膜发生去极化；而当钠泵活动再次恢复时，膜的极化加强，膜电位又回到原来的水平。实验证明，用抑制钠泵的药物毒毛花苷后，胃肠平滑肌的慢波电位消失。

在通常情况下，慢波电位起源于消化道的纵行肌，以电紧张形式扩布到环行肌。由于切断支配胃肠的神经，或用药物阻断神经冲动后，慢波电位仍然存在，表明它的产生可能是肌源性的。慢波电位本身不引起肌肉收缩，但它可以反映平滑肌兴奋性的周期变化。慢波电位可使静息电位接近于产生动作电位的阈电位，一旦达到阈电位，膜上的电压依从性离子通道便开放而产生动作电位。

3. 动作电位　平滑肌细胞的动作电位与神经和骨骼肌细胞的动作电位的区别在于：①锋电位上升较慢，且持续时间长。②平滑肌细胞的动作电位不受钠离子通道阻滞剂的影响，但可被 Ca^{2+} 离子通道阻滞剂所阻断，这表明它的产生主要依赖 Ca^{2+} 的内流。③平滑肌细胞动作电位的复极化与骨骼肌细胞相同，都是通过 K^+ 的外流，所不同的是，平滑肌细胞 K^+ 的外向电流与 Ca^{2+} 的内向电流在时间过程上几乎相同，因此，锋电位的幅度低，而且大小不等。由于平滑肌细胞动作电位发生时 Ca^{2+} 内流的速度已足以引起平滑肌的收缩，因此，锋电位与收缩之间存在很好的相关

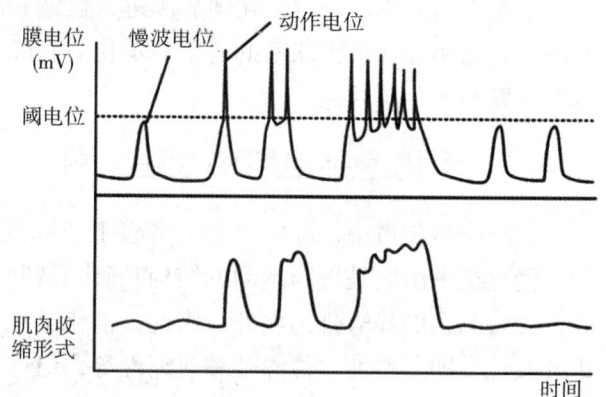

图 7-11　消化道平滑肌的生物电和收缩活动

性，每个慢波电位上所出现锋电位的数目，可作为收缩力大小的指标（图 7-11）。

慢波电位和动作电位与肌肉收缩的关系可简要归纳为：平滑肌的收缩是因动作电位而产生的，而动作电位又是以慢波的去极化为基础的。因此，慢波电位自身虽不能引起平滑肌的收缩，但却被认为是平滑肌的起步电位和收缩节律的控制波，它对蠕动的方向、节律和速度起着决定性作用。如图 7-11，在慢波电位期间，出现数目不同的动作电位；但是收缩波只出现在动作电位时，动作电位数目越多，收缩

幅度也越大。

二、消化腺的分泌功能

（一）消化液的功能

消化道附近有唾液腺、肝和胰腺，在消化道黏膜内还有许多散在的腺体，它们向消化道内分泌各种消化液，成人每天分泌的消化液总量达 6~8L。消化液主要由有机物、无机物和水组成。消化液的主要功能为：①消化液中的消化酶能水解复杂的食物成分，使之便于吸收；②改变消化道内的 pH，使之适应于消化酶活性的需要；③稀释食物，使消化道内容物的渗透压与血浆渗透压相等，以利于营养物质的吸收；④通过分泌黏液、抗体和大量液体，保护消化道黏膜，防止物理性和化学性损伤。

（二）胃肠激素

由胃肠黏膜内分泌细胞分泌的化学物质统称为**胃肠激素**（gastrointestinal hormones）。胃肠内分泌细胞属于 APUD 细胞（amine precursor uptake and decarboxylation cell），即具有摄取胺前体、进行脱羧而产生肽类或活性胺的能力。胃肠激素在化学结构上属于肽类，分子量大多在 2~5kDa，因此又称为胃肠肽（gastrointestinal peptides）。胃肠道黏膜层内包含有 40 多种内分泌细胞，它们散在分布于胃肠黏膜非内分泌细胞之间。由于胃肠黏膜的面积巨大，胃肠内分泌细胞的总数大大超过了体内所有内分泌腺的总和。因此，消化道不仅仅是消化器官，也是体内最大、最复杂的内分泌器官。

迄今已发现和鉴定的胃肠激素达 40 多种，其中促胃液素、缩胆囊素、促胰液素、抑胃肽和胃动素被认为是具有重要生理性调节作用和循环激素作用的胃肠激素，其内分泌细胞的名称、所在部位和分泌的激素列于表 7-1。

表 7-1 消化道主要内分泌细胞的种类、分布及分泌物

细胞名称	分泌物质	细胞所在部位
A 细胞	胰高血糖素	胰岛
B 细胞	胰岛素	胰岛
D 细胞	生长抑素	胰岛、胃、小肠、大肠
G 细胞	促胃液素	胃窦、十二指肠
I 细胞	缩胆囊素	小肠上部
K 细胞	抑胃肽	小肠上部
Mo 细胞	胃动素	小肠
N 细胞	神经降压素	回肠
PP 细胞	胰多肽	胰岛、胰腺外分泌部、胃、小肠、大肠
S 细胞	促胰液素	小肠上部

胃肠激素绝大多数通过远距分泌途径，即通过血液循环运送到靶细胞起作用，如促胃液素；有些则通过旁分泌途径发挥作用，如生长抑素；还有些胃肠激素通过腔分泌的方式发挥作用。胃肠激素与神经系统一起，共同调节消化器官的活动，同时对其他器官的活动也具有广泛的影响，其主要作用可归纳为：①调节消化腺的分泌和消化道的运动；②调节其他激素的释放，如抑胃肽有很强的刺激胰岛素分泌的作用；③一些胃肠激素具有刺激消化道组织的代谢和促进生长的作用，称为营养作用。例如，促胃液素能刺激胃泌酸部、黏膜和十二指肠黏膜的蛋白质、RNA 和 DNA 的合成，从而促进其生长。给动物长期注射促胃液素，可引起壁细胞增生。在临床上也观察到，切除胃窦的患者，血清促胃液素水平下降，同时可发生胃黏膜萎缩；相反，在患有促胃液素瘤的患者，血清促胃液素水平很高，这种患者多有胃黏膜增生、肥厚（表 7-2）。

表 7 - 2　五种主要胃肠激素的主要生理作用及引起释放的刺激物

激素名称	主要生理作用	引起释放的刺激物
促胃液素	促进胃酸和胃蛋白酶原分泌，使胃窦和幽门括约肌收缩，延缓胃排空，促进胃肠运动和胃肠上皮生长	蛋白质消化产物、迷走神经和胃扩张
缩胆囊素	刺激胰液分泌和胆囊收缩，增强小肠和大肠运动，抑制胃排空，增强幽门括约肌收缩，松弛壶腹括约肌，促进胰腺外分泌部的生长	蛋白质消化产物和脂肪酸
促胰液素	刺激胰液及胆汁中的 HCO_3^- 分泌，抑制胃酸分泌和胃肠运动，收缩幽门括约肌，抑制胃排空，促进胰腺外分泌部生长	盐酸和脂肪酸
抑胃肽	刺激胰岛素分泌，抑制胃酸和胃蛋白酶原分泌，抑制胃排空	葡萄糖、脂肪酸和氨基酸
胃动素	在消化间期刺激胃和小肠的运动	迷走神经、盐酸和脂肪

（三）脑 - 肠肽

许多胃肠激素也存在于中枢神经系统中，如促胃液素、缩胆囊素、胃动素、生长抑素、血管活性肠肽、脑啡肽和 P 物质等，这种既分布于中枢神经系统，又分布于胃肠道的肽类物质，统称为**脑-肠肽**（brain-gut peptides）。迄今已被确认的脑-肠肽至少有 20 多种。脑 - 肠肽具有广泛的生物活性，可以调节消化道活动和消化腺的分泌、调节代谢、调节免疫功能和调节摄食活动等。

三、消化道的神经支配

（一）外来神经系统

支配胃肠的自主神经又称外来神经，包括交感神经和副交感神经。交感神经从脊髓胸腰段侧角发出，经过腹腔神经节、肠系膜神经节或肠下神经节，更换神经元后，节后纤维分布到胃肠各部分，主要通过三种途径影响胃肠活动：①终止于内在神经元的肾上腺素能纤维；②分布于某些肌束的肾上腺素能纤维；③分布至血管平滑肌的肾上腺素血管纤维。由交感神经节后纤维释放至内在神经元表面的去甲肾上腺素，可抑制神经元的兴奋活动，从而抑制其向前传导的活动。这样，由交感神经发放的冲动，可抑制通过内在神经丛或迷走神经传递的反射。

副交感神经通过迷走神经和盆神经支配胃肠。到达胃肠的纤维都是节前纤维，它们终止于内在神经丛的神经元上。内在神经丛的多数副交感纤维是兴奋性胆碱能纤维，少数是抑制性纤维；而在这些抑制性纤维中，多数既不是胆碱能纤维，也不是肾上腺素能纤维，其末梢释放的递质可能是肽类物质，因而被称为肽能神经。由肽能神经末梢释放的递质不是单一的肽，而可能是不同的肽，如血管活性肽、P 物质、脑啡肽和生长抑素等。目前认为，胃的容受性舒张和机械刺激引起的小肠充血等，均为神经兴奋释放血管活性肽所致，血管活性肽能神经的作用主要是舒张平滑肌、舒张血管和加强小肠和胰腺的分泌活动。

（二）内在神经系统

胃肠的内在神经又称肠神经，是由存在于食管至肛门的管壁内两种神经丛组成的。一种是位于胃肠壁黏膜层和环行肌之间的黏膜下神经丛（Meissner 神经丛）；另一种是位于环行肌与纵行肌层之间的肌间神经丛（Auerbach 神经丛）（图 7 - 12）。内在神经丛包含多种神经元和神经纤维，据估计，内在神经丛中约有 108 个神经元，包括感觉神经元（支配平滑肌）、中间神经元和运动神经元（感受消化道内的机械、化学和温度刺激）。内在神经丛的神经纤维（包括进入消化管壁的交感和副交感纤维）则把胃肠壁的各种感受器及效应细胞与神经元互相连接，起着传递感觉信息、调节运动神经元的活动以及启动、维持或抑制效应系统的作用，有"脑肠"之称。目前认为，消化管壁内的神经丛构成了一个完整的、相对独立的整合系统，在胃肠活动的调节中具有十分重要的作用。

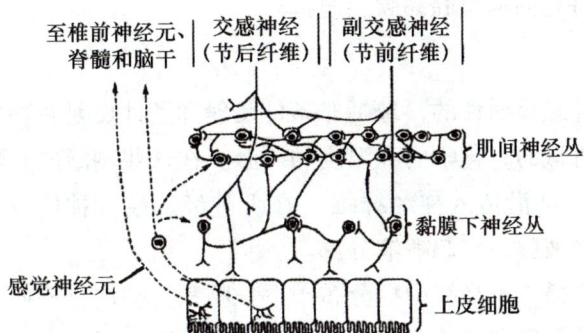

图 7 – 12 消化道壁内神经丛与外来神经关系示意图

第三节 口腔内消化

消化过程从口腔开始。在口腔内，通过咀嚼将食物磨碎，并使之与唾液混合，唾液中的淀粉酶可对食物中的淀粉进行初步的化学性消化。食物在口腔中经过短暂停留后，再经吞咽进入胃内进行消化。

一、唾液及其分泌

人的口腔内有三对大的唾液腺：腮腺、颌下腺和舌下腺，还有无数散在的小唾液腺。唾液就是由这些大小唾液腺分泌的混合液，为无味的黏稠液体。腮腺是由浆液细胞组成的，分泌稀的唾液；颌下腺和舌下腺是混合腺，即腺泡由浆液细胞和黏液细胞组成。

（一）唾液的性质和成分

唾液（saliva）为无色无味近于中性（pH 6.6 ~ 7.1）的低渗液体。唾液中水分约占99%。有机物主要为黏蛋白，还有球蛋白、氨基酸、尿素、尿酸、唾液淀粉酶（salivary amylase）和溶菌酶等。唾液中的无机物有 Na^+、K^+、Ca^{2+}、Cl^-、NH_3和硫氰酸盐等，这些离子的分泌速度受唾液分泌速度影响。此外，唾液中还有一定量的气体，如氧气、氮气和二氧化碳。

唾液中的黏蛋白几乎全由黏液细胞所分泌，它使唾液具有黏稠性质。浆细胞分泌稀薄的唾液，几乎不含黏蛋白，但浆液腺所分泌的唾液淀粉酶是黏液腺所分泌的4倍。

唾液的渗透压随分泌率的变化而有所不同。在分泌率很低的情况下，其渗透压也低；而在最大分泌率时，渗透压可接近血浆，唾液中 Na^+ 和 Cl^- 的浓度升高，K^+ 的浓度降低；分泌率低时则出现相反的现象。目前认为，唾液中电解质成分随分泌率变化的原因是分泌液在流经导管时，导管上皮细胞对电解质的重吸收时间不相同而造成的，而分泌液从腺泡细胞中排出时是等渗的，电解质的组成与血浆是相似的。

（二）唾液的作用

1. 消化作用 在人和少数哺乳动物如兔和鼠等的唾液中，含有唾液淀粉酶（狗、猫和马等的唾液中无此酶），它可使淀粉分解成为麦芽糖。唾液淀粉酶发挥作用的最适 pH 为 7.0 左右，唾液中的氯和硫氰酸盐对此酶有激活作用。食团进入胃后，唾液淀粉酶的活性仍可维持一段时间，直至胃内容物变为pH 约为 4.5 的酸性。

2. 湿润并溶解食物 湿润和溶解食物，以引起味觉，并使食物易于被吞咽。

3. 杀菌作用 唾液中的溶菌酶、IgA、乳铁蛋白等有杀菌作用。

4. 清洁和保护口腔 唾液能溶解并冲洗口腔中如牙缝里的食物碎屑，当有害物质进入口腔时，它可中和、稀释这些物质，并将它们从口腔黏膜上洗掉。

（三）唾液分泌的调节

唾液分泌的调节完全是神经反射性的，包括非条件反射和条件反射两种。引起非条件反射性唾液分泌的正常刺激是食物对口腔机械的、化学的和温度的刺激。在这些刺激的影响下，口腔黏膜和舌的神经末梢（感受器）发生兴奋，冲动沿传入神经纤维（在舌神经、鼓索神经支、舌咽神经和迷走神经中）到达中枢，再由传出神经到唾液腺，引起唾液分泌。

唾液分泌的初级中枢在延髓，其高级中枢分布于下丘脑和大脑皮质等处。支配唾液腺的传出神经以副交感神经为主，如第 9 对脑神经到腮腺，第 7 对脑神经的鼓索支到颌下腺。刺激这些神经可引起量多而固体少的唾液分泌。副交感神经对唾液腺的作用是通过其末梢释放乙酰胆碱而实现的，因此，用对抗乙酰胆碱的药物如阿托品，能抑制唾液分泌，而用乙酰胆碱或其类似药物时，可引起大量的唾液分泌。副交感神经兴奋时，还可使唾液腺的血管舒张，进一步促进唾液的分泌。目前认为，副交感神经引起唾液腺附近血管舒张的神经纤维是肽能神经纤维，其末梢释放血管活性肠肽。

支配唾液腺的交感神经是肽能神经纤维，在颈上神经节换神经元后，发出节后纤维分布在唾液腺的血管和分泌细胞上。刺激这些神经引起血管收缩，也可引起唾液分泌，但其分泌作用则随不同的唾液腺而有所不同，例如，刺激人的颈交感神经，只引起颌下腺分泌，却不引起腮腺分泌。

人在进食时，食物的形状、颜色、气味以及进食的环境，都能形成条件反射，引起唾液分泌。"望梅止渴"就是日常生活中条件反射性唾液分泌的一个例子。成年人的唾液分泌，通常都包括条件反射和非条件反射两种成分在内。

二、咀嚼和吞咽

（一）咀嚼

口腔通过咀嚼运动对食物进行机械性加工。**咀嚼**（mastication）是由口腔内的各咀嚼肌有顺序地收缩所组成的复杂的反射性动作。咀嚼肌包括咬肌、翼内肌、翼外肌和颞肌等，它们的收缩可使下颌向上、向下、向左右及向前方运动，这时，上牙列与下牙列相互接触，可以产生很大的压力以磨碎食物。咀嚼混合、润滑食物，以形成食团，便于吞咽，减少大块、粗糙食物对胃肠黏膜的机械性损伤。

咀嚼肌属于骨骼肌，可做随意运动，但在正常情况下，它的运动还受口腔感受器和咀嚼肌内本体感受器传入冲动的制约。在咀嚼运动中，颊肌和舌肌的收缩具有重要作用，它们的收缩可将食物置于上下牙列之间，以便于咀嚼。吸吮也是一个反射动作，吸吮时，口腔壁肌肉和舌肌收缩，使口腔内空气稀薄，压力降低到比大气压力还低。凭着口腔内的这个低压条件，液体便可进入口腔。

应当指出，口腔内消化过程不仅完成口腔内食物的机械性和化学性加工，还能反射性地引起胃、胰、肝和胆囊等的活动，以及引起胰岛素的分泌等变化，为以后的消化过程及紧随消化过程的代谢过程，准备有利条件。

（二）吞咽

吞咽（swallowing）是一种复杂的反射性动作，它使食团从口腔进入胃。根据食团在吞咽时所经过的部位，可将吞咽动作分为以下三期。

1. 第一期：由口腔到咽 这是在来自大脑皮质的冲动影响下随意开始的。开始时舌尖上举至硬腭，然后主要由下颌舌骨肌的收缩，把食团推向软腭后方而至咽部。舌的运动对于这一期的吞咽动作是非常重要的。

2. 第二期：由咽到食管上端 这是通过一系列急速的反射动作而实现的。由于食团刺激了软腭部的感受器，引起一系列肌肉的反射性收缩，结果使软腭上升，咽后壁向前突出，封闭鼻回通路；声带内收，喉头升高前移，紧贴会厌，盖住喉口，封闭咽与气管的通路；呼吸暂时停止；由于喉头前移，食管上口张开，食团就从咽被挤入食管。这一期进行得极快，通常历时不到2秒。

3. 第三期：沿食管下行至胃 这是由食管肌肉的顺序收缩而实现的。空腔器官平滑肌的顺序收缩又称**蠕动**（peristalsis），它是一种向前推进的波形运动。在食团的下端为一舒张波，上端为一收缩波，这样，食团就很自然地被推送前进（图7-13）。食物到达胃的时间还受重力及食物性状的影响，当人取直立位吞咽流体食物时，食物可在蠕动到胃之前进入胃内。

食管的蠕动是一种反射动作。这是由于食团刺激了软腭、咽部和食管等处的感受器，发出传入冲动，抵达延髓中枢，再向食管发出传出冲动而引起的。

在食管和胃之间，虽然在解剖上并不存在括约肌，但用测压法可观察到，在食管和胃贲门连接处以上，有一段长4~6cm的高压区，其内压力一般比胃高5~10mmHg，因此是正常情况下阻止胃内容物逆流入食管的屏障，起到类似生理性括约肌的作用，通常将这一食管称为食管-胃括约肌。当食物经过食管时，刺激食管壁上的机械感受器，可反射性地引起食管-胃括约肌舒张，食物便能进入胃内。食物入胃后引起的胃泌素释放，则可加强该括约肌的收缩，这对于防止胃内容物逆流入食管可能具有一定作用。

从吞咽开始至食物到达贲门所需的时间，与食物的性状及人体的体位有关。液体食物需3~4秒；糊状食物约5秒；固体食物较慢，需6~8秒，一般不超过15秒。

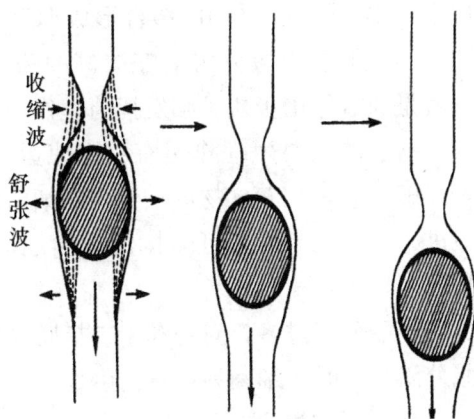

图7-13 食管蠕动的模式图

第四节 胃内消化

胃是消化道中最膨大的部位，成年人胃的容量为1~2L，具有暂时储存食物和消化食物的作用。食物在胃内受到胃壁肌肉的机械性消化和胃液的化学性消化作用。

一、胃液分泌

胃黏膜是一个复杂的分泌组织，含有三种外分泌腺和多种内分泌细胞。外分泌腺包括：①贲门腺，分布在胃和食管连接处的环状区内，主要由黏液细胞构成，分泌碱性黏液。②泌酸腺，分布在胃底和胃体部，由壁细胞、主细胞和颈黏液细胞组成，壁细胞分泌盐酸和内因子，主细胞分泌胃蛋白酶原，颈黏液细胞分泌黏液。③幽门腺，分布在幽门部，主要分泌碱性黏液。胃液为这三种腺体和胃黏膜上皮细胞所分泌的混合液。胃黏膜内分散有多种内分泌细胞，其中，G细胞分泌促胃液素，D细胞分泌生长抑素，肠嗜铬样细胞分泌组胺。

（一）胃液的性质、成分和作用

纯净的**胃液**（gastric juice）是无色透明呈酸性的液体，pH为0.9~1.5，正常成人每天分泌量为1.5~2.5L，主要成分包括盐酸、胃蛋白酶原、黏液和内因子等。

1. 盐酸 胃液中的盐酸也称为胃酸（gastric acid），由泌酸腺中的壁细胞分泌。正常成人空腹时盐酸分泌量（基础胃酸分泌量）很少，在食物或某些药物刺激下，盐酸分泌量（最大胃酸分泌量）可大大增加。盐酸分泌量与壁细胞的数量和功能状态密切相关。

壁细胞分泌 H^+ 是逆浓度差进行的主动耗能过程，通过壁细胞顶端膜上的质子泵来完成（图 7-14）。质子泵兼有转运 H^+、K^+ 和催化 ATP 水解的功能。壁细胞胞质的水解离产生 H^+ 和 OH^-，质子泵主动将 H^+ 转运入小管腔内，同时将小管腔中的 K^+ 主动转运回细胞；OH^- 则在碳酸酐酶的催化下与细胞代谢产生的 CO_2 结合生成 HCO_3^-，HCO_3^- 在壁细胞的基底侧膜与 Cl^- 交换进入血液，并与 Na^+ 结合生成 $NaHCO_3$，而 Cl^- 进入壁细胞再经顶端膜上的 Cl^- 通道进入分泌小管腔，与 H^+ 结合形成 HCl，随即进入胃腔。一些抑制胃酸分泌治疗溃疡的药物，如奥美拉唑就是通过作用于质子泵发挥药理作用的。

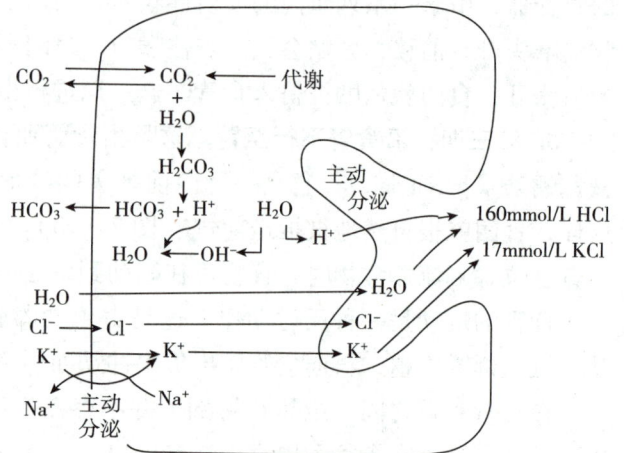

图 7-14　壁细胞分泌盐酸的示意图

盐酸的主要生理作用有：①使蛋白质变性而易于水解；②杀死随食物进入胃内的细菌；③激活胃蛋白酶原，并为胃蛋白酶提供适宜的酸性环境；④盐酸进入十二指肠后，可间接促进胰液、胆汁和小肠液的分泌；⑤盐酸可促进 Ca^{2+} 和 Fe^{2+} 在小肠内的吸收。

胃酸分泌过多，对胃和十二指肠黏膜具有侵蚀作用，可能是诱发或加重溃疡病的主要原因之一。胃酸分泌过少时，细菌易在胃内生长，产生腹胀、腹泻等消化不良症状。

2. 胃蛋白酶原（pepsinogen）　主要由泌酸腺的主细胞合成并分泌，在盐酸的作用下，转变为有活性的胃蛋白酶（pepsin）。胃蛋白酶本身也可激活胃蛋白酶原。胃蛋白酶可将食物中的蛋白质分解为大量的胨、胨及少量的多肽和氨基酸。胃蛋白酶作用的最适 pH 为 1.8～3.5，随着 pH 的升高，酶活性逐步降低，当 pH 超过 5.0 时，将发生不可逆的变性。

口服抗酸药可中和胃酸，升高胃内 pH，降低胃蛋白酶的活性，从而能缓解溃疡病的疼痛症状。胃蛋白酶与稀盐酸同服可辅助治疗胃酸和消化酶分泌不足引起的消化不良。

3. 黏液和碳酸氢盐　黏液由胃黏膜表面的上皮细胞、泌酸腺的黏液颈细胞、贲门腺和幽门腺共同分泌，化学成分为糖蛋白，可形成凝胶层覆盖在胃黏膜表面。黏液与胃黏膜表面上皮细胞分泌的 HCO_3^- 一起构成**黏液-碳酸氢盐屏障**（mucus-bicarbonate barrier）。黏液的润滑作用可保护胃黏膜免受粗糙食物的机械损伤；黏稠的黏液可限制胃液中的 H^+ 向胃黏膜的扩散速度，同时 HCO_3^- 可中和向胃黏膜逆向扩散的 H^+，在胃黏液层形成 pH 梯度，即黏液层靠近胃腔面的一侧呈酸性，pH 2.0 左右，而靠近上皮细胞的黏液呈中性或偏碱性，pH 7.0 左右

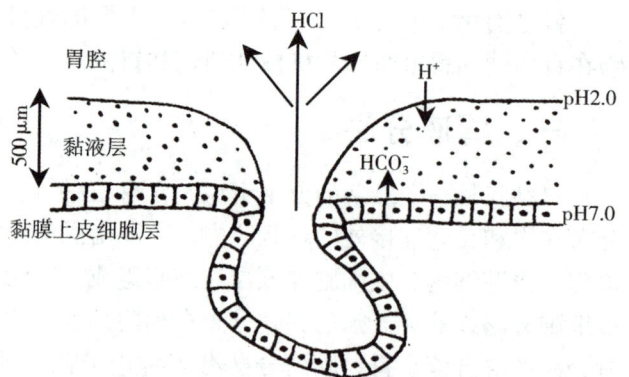

图 7-15　胃黏液-碳酸氢盐屏障示意图

（图 7-15），从而能有效防止 H^+ 对黏膜的直接侵蚀以及胃蛋白酶对黏膜的消化作用，对胃黏膜具有保护作用。

除黏液-碳酸氢盐屏障外，胃黏膜上皮细胞顶端膜与相邻细胞间的紧密连接构成**胃黏膜屏障**（gastric mucosal barrier），可防止胃腔内 H^+ 向黏膜内扩散，对胃黏膜也起保护作用。胃黏膜还能通过合成和释放某些前列腺素抑制胃酸和胃蛋白酶原的分泌，刺激黏液和 HCO_3^- 的分泌，使微血管扩张，增加黏膜

的血流量，有助于胃黏膜的修复和维持其完整性。

许多因素如乙醇、胆盐、阿司匹林类药物以及幽门螺杆菌感染等，均可破坏或削弱胃黏膜的屏障作用，造成胃黏膜的损伤，引起胃炎或溃疡。临床应用增强胃黏膜屏障和/或黏液 - 碳酸氢盐屏障的药物可发挥抗溃疡作用。

4. 内因子（intrinsic factor） 是胃黏膜壁细胞分泌的一种糖蛋白，其作用是保护维生素 B_{12} 免受小肠内蛋白水解酶的破坏，促进维生素 B_{12} 的吸收。内因子通过其两个活性部位发挥作用：一个活性部位与维生素 B_{12} 结合成复合物，保护维生素 B_{12}；另一个活性部位与回肠黏膜上皮细胞的特异性受体结合，促进维生素 B_{12} 的吸收。如果内因子分泌不足，将引起维生素 B_{12} 吸收障碍，影响红细胞的成熟，可引起巨幼细胞贫血。

（二）胃液分泌的调节

空腹时胃液分泌量很少，称为基础胃液分泌或消化间期胃液分泌；进食后，胃液大量分泌，称为消化期胃液分泌。进食是胃液分泌的自然刺激物，胃液分泌受神经和体液因素的影响。

1. 刺激胃液分泌的内源性物质

（1）乙酰胆碱 大部分支配胃的迷走神经和部分肠壁内在神经末梢释放的递质是乙酰胆碱，乙酰胆碱可直接作用于壁细胞上的 M 受体，刺激胃酸分泌，其作用可被 M 受体拮抗剂阿托品所阻断。

（2）促胃液素 由胃窦及小肠上段黏膜 G 细胞分泌，作用于壁细胞上特异性受体，刺激胃酸和胃蛋白酶原的分泌。丙谷胺能与促胃液素竞争受体，拮抗促胃液素的作用。

（3）组胺 由胃泌酸区黏膜中的肠嗜铬样细胞分泌，作用于壁细胞上的组胺受体（H_2受体），具有很强的刺激胃酸分泌的作用。

上述三种内源性物质既可各自直接刺激壁细胞分泌盐酸，又可相互影响。组胺被认为是胃酸分泌最重要调控因素，H_2受体拮抗药西咪替丁既能阻断壁细胞对组胺的反应而抑制胃酸分泌，同时又能降低壁细胞对促胃液素和乙酰胆碱的敏感性，临床用于消化性溃疡的治疗。

2. 消化期胃液分泌 按食物刺激部位分为头期、胃期和肠期，实际上，这三个期几乎同时开始、互相重叠。

（1）头期 指食物刺激头面部的感受器（眼、鼻、耳、口腔、咽和食管等）所引起的胃液分泌。引起头期胃液分泌的机制包括条件反射和非条件反射。反射的传出神经是迷走神经，迷走神经可直接作用于壁细胞引起胃液分泌，也可通过作用于 G 细胞引起促胃液素释放，从而间接作用于壁细胞而引起胃液分泌。

头期胃液分泌量占进食后总分泌量的30%，酸度和胃蛋白酶原含量都很高，消化力强。分泌量与食欲有很大关系，并受情绪影响。

（2）胃期 指食物入胃后，对胃的机械和化学刺激所引起的胃液分泌，包括神经调节和体液调节。机制为：①食物对胃部感受器的扩张刺激，通过迷走 - 迷走长反射和内在神经丛局部反射直接促进胃腺分泌，或通过促胃液素间接促进胃腺分泌；②食糜的化学成分（主要是蛋白质分解产物）直接作用于 G 细胞，引起促胃液素释放而刺激胃液分泌。

胃期胃液分泌量最多，占进食后总分泌量的60%，酸度很高，但胃蛋白酶原的含量较头期少，消化力较头期弱。

（3）肠期 指食物进入小肠后所引起的胃液分泌，主要受体液调节。食糜对肠壁的扩张和化学刺激可使小肠黏膜释放一种或多种胃肠激素，从而影响胃液分泌，其中最主要的是十二指肠黏膜 G 细胞分泌的促胃液素。食糜还能使小肠黏膜释放肠泌酸素（entero - oxyntin）而刺激胃液分泌。

肠期胃液分泌量少，仅占进食后总分泌量的 10%，酸度低，胃蛋白酶原少。

3. 消化期抑制胃液分泌的因素　消化期胃液的分泌除受上述促进因素调节外，还受到以下抑制性因素的调节。

（1）盐酸　当胃酸分泌过多，使胃窦部 pH 降到 1.2~1.5 或十二指肠内的 pH 降到 2.5 以下时，胃腺分泌受到抑制，其机制为：①盐酸直接抑制胃窦黏膜 G 细胞释放促胃液素；②盐酸刺激胃窦黏膜 D 细胞释放生长抑素，间接抑制 G 细胞释放促胃液素和胃液分泌；③盐酸刺激小肠黏膜释放促胰液素和球抑胃素（bulbogastrone）抑制胃液分泌，球抑胃素的化学结构尚未确定。

盐酸是胃腺活动的产物，又是胃腺分泌的一种负反馈调节物质，对防止胃酸过度分泌，保护胃肠黏膜具有重要的生理意义。

（2）脂肪　脂肪及其消化产物进入小肠后可刺激小肠黏膜释放缩胆囊素、抑胃肽和促胰液素等多种抑制胃液分泌的激素，这些统称为**肠抑胃素**（enterogastrone）。

（3）高张溶液　十二指肠内高张溶液抑制胃分泌作用的实现可能通过两种途径来实现，即激活小肠内渗透压感受器，通过肠 – 胃反射引起胃酸分泌的降低；以及通过刺激小肠黏膜释放肠抑胃素而抑制胃液分泌（机制尚未阐明）。

在胃的黏膜和肌层中，存在大量的前列腺素。迷走神经兴奋和胃泌素都可引起前列腺素释放的增加。前列腺素对进食、组胺和胃泌素等引起的胃液分泌有明显的抑制作用。它可能是胃液分泌的负反馈抑制物。前列腺素还能减少胃黏膜血流，但它抑制胃分泌的作用并非继发于血流的改变。

二、胃的运动

胃运动的功能是接纳和储存吞咽入胃的食物；对食物进行机械消化并形成食糜；将食糜排入十二指肠。胃底和胃体的前部（也称头区）运动较弱，其主要功能是储存食物；胃体的远端和胃窦（也称尾区）则有较明显的运动，其主要功能是磨碎食物、使食物与胃液充分混合，以形成食糜，以及逐步将食糜排至十二指肠。

（一）胃的运动形式

1. 容受性舒张　当咀嚼和吞咽时，食团刺激咽和食管等外感受器，通过迷走神经反射性地引起胃底和胃体的平滑肌紧张性降低和舒张，胃壁肌肉的这种活动，被称为**胃的容受性舒张**（receptive relaxation）。容受性舒张使胃腔容量由空腹时的 50ml，增加到进食后的 1.5L，适应于大量食物的涌入。虽然胃随着胃内容物的增加而伸展，但胃内压力变化并不大，从而使胃更好地完成容受和储存食物的功能。

胃的容受性舒张是通过迷走神经的传入和传出通路反射性实现的，切断人和动物的双侧迷走神经，容受性舒张即不再出现。在这个反射中，迷走神经及其传出通路是抑制性纤维，其末梢释放的递质既非乙酰胆碱，也非去甲肾上腺素，而可能是某种肽类物质。

2. 紧张性收缩　胃平滑肌的紧张性收缩能使胃保持一定的形状和位置；使胃腔内保持一定压力，促使胃液渗入食物内部，有利于化学性消化；协助食糜向十二指肠推送。

3. 蠕动　胃的蠕动是一种起始于胃体的中部并向幽门方向推进的波形运动（图 7 – 16）。食物进入胃后约 5 分钟即出现胃的蠕动。蠕动波开始时较弱，在传播途中逐步加强，速度也明

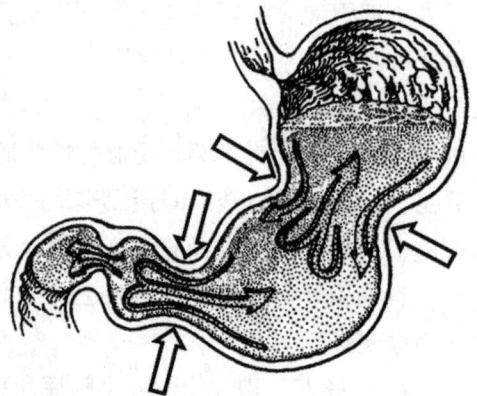

图 7 – 16　胃的蠕动示意图

显加快。蠕动到达胃窦接近幽门时达最大，导致幽门开放，将部分（1~2ml）食糜排入十二指肠。如果蠕动波超越食糜先到达胃窦，引起胃窦终末部的强力收缩，可将食糜反向推回到胃体。多次的往返运动有助于块状食物被进一步磨碎，又能促进食糜与胃液充分混合。

胃的蠕动是受胃平滑肌的基本电节律控制的。胃平滑肌的基本电节律起源于胃大弯上部，沿纵行肌向幽门方向传播，约3次/分。胃平滑肌的收缩通常出现在基本电节律波后6~7秒，动作电位后1~2秒。神经和体液因素可通过影响胃平滑肌的基本电节律和动作电位而影响胃的蠕动；迷走神经冲动、胃泌素和胃动素（是近年来从小肠黏膜中分离出来的一种胃肠激素）可使胃平滑肌的基本电节律和动作电位出现的频率增加，使平滑肌的收缩频率和强度增加；交感神经兴奋、促胰液素和抑胃肽的作用则相反。

（二）胃排空及其控制

食糜由胃排入十二指肠的过程称为**胃排空**（gastric emptying）。胃排空速度与食物的物理性状和化学组成有关。一般来说，流体食物比固体食物排空快；颗粒小的食物比大块的食物排空快；小分子食物比大分子食物排空快；等渗液体比非等渗液体快。三种营养物质排空速度由快到慢依次为糖类、蛋白质和脂肪。混合食物由胃完全排空通常需要4~6小时。

胃排空的动力来源于胃的运动以及由此形成的胃和十二指肠之间的压力差，胃排空的速率受胃和十二指肠内容物的双重影响。

1. 胃内促进因素　当大量食物入胃后，食物对胃的扩张刺激可通过迷走-迷走神经反射和内在神经丛局部反射引起胃运动增强，胃排空加快。胃内容物的容量与胃排空速度呈线性关系。扩张刺激以及食物的某些成分，主要是蛋白质消化产物，可引起胃窦黏膜释放胃泌素。胃泌素除了促进胃酸分泌外，对胃的运动也有中等程度的刺激作用，它提高幽门泵的活动，使幽门舒张，因而对胃排空有重要的促进作用。

2. 十二指肠内抑制因素　食糜进入十二指肠后刺激肠壁的相应感受器，通过肠-胃反射抑制胃运动；同时食糜还可刺激十二指肠黏膜释放促胰液素和抑胃肽等肠抑胃素，抑制胃的运动，延缓胃排空。

随着胃酸被中和，食糜被推进十二指肠远端并被消化和吸收，食糜对胃的抑制作用逐渐解除，胃的运动又加强，再推送少量食糜进入十二指肠，如此反复进行，直到食糜从胃全部排入十二指肠。可见，胃排空是间断进行的，胃排空与十二指肠内消化和吸收的速度相适应。

（三）呕吐

呕吐（vomiting）是将胃及十二指肠内容物经口腔强力驱出体外的一种反射性动作。机械和化学刺激作用于舌根、咽部、胃、大小肠、胆总管、腹膜及泌尿生殖器官等处的感受器，视觉和内耳前庭的位置觉改变，均可引起呕吐。

呕吐前常出现恶心、流涎、呼吸急迫和心率快而不规则等自主神经兴奋的症状。呕吐开始时，先是深吸气，声门紧闭，随着胃和食管下端舒张，膈肌和腹肌猛烈地收缩，压挤胃的内容物通过食管而进入口腔。呕吐时，十二指肠和空肠上段也变得强烈起来，蠕动增快，并可转为痉挛。由于胃舒张而十二指肠收缩，平时的压力差逆转，使十二指肠内容物倒流入胃，因此，呕吐物中常混有胆汁和小肠液。

在呕吐动作中，所有的这些活动都是反射性的。传入冲动是由迷走神经和交感神经的感觉纤维、舌咽神经及其他神经传入至延髓内的呕吐中枢。由中枢发出的冲动则沿迷走神经、交感神经、膈神经和脊神经等传到胃、小肠、膈肌和腹壁肌等处。呕吐中枢的位置在延髓外侧网状结构的背外侧缘。颅内压增高（脑水肿、肿瘤等情况）可直接刺激该中枢而引起呕吐。呕吐中枢在结构上和功能上与呼吸中枢和心血管中枢均有密切联系，它协调这些邻近中枢的活动，从而在呕吐时产生复杂的反应。在延髓呕吐中枢的附近存在一个特殊的化学感受器，某些中枢性催吐药如阿扑吗啡，可以刺激该化学感受器，通过它再兴奋呕吐中枢引起呕吐。

呕吐是一种具有保护意义的防御反射，它可排出摄入胃内的有害物质。但剧烈而频繁的呕吐会影响进食和正常消化活动，并且使大量的消化液丢失，造成机体失水和电解质平衡的紊乱。

第五节　小肠内消化

食糜由胃进入十二指肠后，即开始了小肠内的消化。小肠内消化是整个消化过程中最重要的阶段。在这里，食糜受到胰液、胆汁和小肠液的化学性消化以及小肠运动的机械性消化。许多营养物质也都在这一部位被吸收入机体。因此，食物通过小肠，消化过程基本完成。未被消化的食物残渣，从小肠进入大肠。

食物在小肠内停留的时间，随食物的性质而有不同，一般为 3 ~ 8 小时。

一、胰液的分泌

胰腺是兼有外分泌和内分泌功能的腺体。胰腺的内分泌功能主要与糖代谢调节有关，将在内分泌章中讨论。胰腺的外分泌物为胰液，是由胰腺腺泡细胞和小导管上皮细胞分泌，经胰腺导管排入十二指肠，是最重要的消化液。

（一）胰液的性质、成分和作用

胰液是无色、无味的碱性液体，pH 为 7.8 ~ 8.4，成人每天分泌量为 1 ~ 2L，渗透压与血浆相等。胰液的成分包括水、无机物和有机物。在无机成分中，碳酸氢盐的含量很高，它是由胰腺内的小导管细胞分泌的。

1. 碳酸氢盐　主要由胰腺的小导管细胞所分泌，主要作用是中和进入十二指肠的胃酸，保护肠黏膜免受胃酸的侵蚀，同时为小肠内的多种消化酶提供适宜的 pH 环境（pH 7 ~ 8）。胰液的主要成分还有 Na^+、K^+、Cl^- 等无机离子及各种消化酶。

2. 消化酶　胰液中的有机物主要是蛋白质，含量由 0.1% ~ 10% 不等，随分泌的速度不同而不同。胰液中的蛋白质主要由多种消化酶组成，它们是由腺泡细胞分泌的。胰液中的主要消化酶如下。

（1）胰淀粉酶（pancreatic amylase）　能将淀粉分解为糊精和麦芽糖，对生的和熟的淀粉水解效率都很高。发挥作用的最适 pH 为 6.7 ~ 7.0。

（2）胰脂肪酶（pancreatic lipase）　可将三酰甘油分解成单酰甘油、甘油和脂肪酸。发挥作用的最适 pH 为 7.5 ~ 8.5。胰脂肪酶只有在胰腺分泌的辅脂酶（colipase）的帮助下才能发挥作用。胰液中还有胆固醇酯酶和磷脂酶 A_2，能分别水解胆固醇和磷脂。

（3）胰蛋白酶原（trypsinogen）和糜蛋白酶原（chymotrypsinogen）　是以无活性的酶原形式存在于胰液中，随胰液进入小肠后，小肠液中的肠激酶（enterokinase）迅速激活胰蛋白酶原为有活性的胰蛋白酶（trypsin），胰蛋白酶又可激活胰蛋白酶原和糜蛋白酶原为胰蛋白酶和糜蛋白酶（chymotrypsin）。另外，胃酸及组织液也能使胰蛋白酶原激活。胰蛋白酶和糜蛋白酶都能分解蛋白质为胨和胨，两者协同作用于蛋白质时，可将蛋白质分解为小分子的多肽和氨基酸。

正常情况下，胰液中的蛋白水解酶并不消化胰腺自身，这是因为它们以无活性酶原的形式被分泌。此外，胰腺细胞还可分泌少量的胰蛋白酶抑制物（trypsin inhibitor），后者能与胰蛋白酶和糜蛋白酶结合而使其失活，因而能阻止少量活化的胰蛋白酶对胰腺的自身消化。当胰腺受到损伤或导管阻塞时，大量的胰液汇集在胰组织中，超过了胰蛋白酶抑制物的作用量，胰蛋白酶原在胰组织中被激活，对胰组织自身进行消化，引起急性胰腺炎。

正常胰液中还含有羧基肽酶、核糖核酸酶和脱氧核糖核酸酶等水解酶，分别水解羧基末端的肽链、核糖核酸和脱氧核糖核酸。

胰液中含有水解三大营养物质的消化酶，是最重要的一种消化液。如果胰液分泌障碍，会明显影响蛋白质和脂肪的消化和吸收，但对糖的消化和吸收影响不大。脂肪吸收障碍可影响脂溶性维生素 A、D、E 和 K 的吸收。

（二）胰液分泌的调节

在非消化期，胰液几乎不分泌或很少分泌。进食可引起胰液大量分泌。胰液的分泌受神经和体液因素的双重调节，以体液调节为主。

1. 神经调节　食物的形状、气味及食物对口腔、食管、胃和小肠的刺激，均可通过神经反射引起胰液分泌。反射的传出神经主要是迷走神经，切断迷走神经或注射阿托品可显著减少胰液分泌。迷走神经可直接作用于腺泡细胞，也可通过促胃液素释放间接作用于腺泡细胞引起胰液分泌。迷走神经兴奋引起胰液分泌的特点是水和碳酸氢盐含量少，而胰酶的含量丰富。

2. 体液调节　促胰液素和缩胆囊素是调节胰腺分泌的两种主要胃肠激素，二者共同作用于胰腺时有相互加强的作用。

（1）促胰液素　由小肠上段黏膜的 S 细胞分泌，主要作用于胰腺小导管细胞，引起水和碳酸氢盐分泌，使胰液量增加，而胰酶含量不高。

（2）缩胆囊素　由小肠黏膜的 I 细胞分泌，主要作用是促进腺泡细胞分泌胰酶以及促进胆囊平滑肌收缩。缩胆囊素还可作用于迷走神经传入纤维，通过迷走 – 迷走神经反射刺激胰酶分泌。

二、胆汁的分泌与排出

肝细胞能持续分泌胆汁。在消化期，胆汁经肝管和胆总管直接排入十二指肠；在消化间期，分泌的胆汁经胆囊管进入胆囊储存，在进食时再由胆囊排入十二指肠。刚从肝细胞分泌出来的胆汁称肝胆汁，储存于胆囊内的胆汁称胆囊胆汁。

（一）胆汁的性质和成分

胆汁（bile）是一种味苦的有色液体，成人每天分泌量为 $800 \sim 1000ml$。肝胆汁呈金黄色，透明清亮，pH 为 7.4；胆囊胆汁为深棕色或墨绿色，pH 为 6.8。胆汁的成分很复杂，除水、Na^+、K^+、Ca^{2+}、HCO_3^- 等无机成分外，还有胆盐、胆色素、胆固醇、卵磷脂和黏蛋白等有机成分。胆盐是胆汁酸与甘氨酸或牛磺酸结合形成的钠盐或钾盐，是胆汁参与消化和吸收的主要成分。胆汁中的胆盐、胆固醇和卵磷脂保持一定的比例是维持胆固醇呈溶解状态的必要条件。当胆固醇分泌过多或胆盐、卵磷脂合成减少时，胆固醇容易沉积而形成胆结石。

（二）胆汁的作用

胆汁中不含消化酶，但胆汁对脂肪的消化和吸收有重要作用。

1. 乳化脂肪　胆汁中的胆盐、胆固醇和卵磷脂等都可作为乳化剂，降低脂肪的表面张力，使脂肪乳化成微滴，增加胰脂肪酶的作用面积，促进脂肪的消化分解。

2. 促进脂肪吸收和脂溶性维生素吸收　脂肪分解产物掺入由胆盐聚合成的微胶粒（micelle）中，形成水溶性的混合微胶粒。胆盐分子具有双嗜性，亲水面向外，疏水面向内。脂肪分解产物及脂溶性物质被包裹其中，使之能通过肠黏膜表面的水相层到达肠黏膜吸收。胆汁在促进脂肪分解产物吸收的同时，也促进脂溶性维生素 A、D、E 和 K 的吸收。

3. 中和胃酸及促进胆汁自身分泌　胆汁排入十二指肠后，可中和一部分胃酸。胆盐进入肠道后，大部分在回肠末端被吸收入血，由门静脉运送到肝，称为**胆盐的肠-肝循环**（enterohepatic circulation of bile salt）。通过肠-肝循环到达肝细胞的胆盐还可刺激肝细胞合成和分泌胆汁，此作用称为胆盐的利胆作用（图7-17）。

（三）胆汁分泌和排出的调节

肝细胞是不断分泌胆汁的，但在非消化期间，肝胆汁都流入胆囊内储存。胆囊可以吸收胆汁中的水分和无机盐，使肝胆汁浓缩4~10倍，从而增加储存的效能。在消化期，胆汁可直接由肝以及由胆囊中大量排出至十二指肠。因此，食物在消化道内是引起胆汁分泌和排出的自然刺激物。高蛋白食物（蛋黄、肉和肝）引起胆汁流出最多，高脂肪或混合食物的作用次之，而糖类食物的作用最小。在胆汁排出过程中，胆囊和Oddi括约肌的活动通常表现出协调的关系，即胆囊收缩时，Oddi括约肌舒张；相反，胆囊舒张时，Oddi括约肌则收缩。

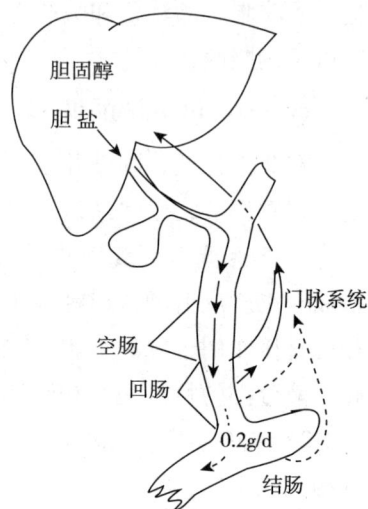

图7-17 胆盐的肠-肝循环

1. 神经调节 神经对胆汁分泌和胆囊收缩的作用均较弱。进食动作或食物对胃和小肠的刺激可通过神经反射引起肝胆汁分泌的少量增加，胆囊收缩也轻度加强。

迷走神经除直接作用于肝细胞和胆囊外，还可通过引起胃泌素释放而间接引起进食动作以及食物对胃和小肠等的机械和化学刺激，可通过迷走神经引起胆汁分泌和胆囊收缩，切断迷走神经或用胆碱能受体阻断剂均可阻断此反应。迷走神经还可通过引起促胃液素释放而间接促进胆汁分泌和胆囊收缩。

2. 体液调节 促胃液素、促胰液素和缩胆囊素都有一定程度的促进胆汁分泌和排出的作用。其中，促胃液素作用于肝细胞和胆囊，促进胆汁分泌和胆囊收缩；促胰液素主要作用于胆管系统，促进胆汁中水和 HCO_3^- 的分泌；缩胆囊素可引起胆囊强烈收缩，Oddi括约肌舒张，引起胆汁大量排出。此外，胆盐可通过肠-肝循环发挥利胆作用（图7-17）。胆盐每循环一次约损失5%，每次进餐后有6~8g胆盐排出。每次进餐后可进行2~3次肠-肝循环。返回到肝的胆盐有刺激肝胆汁分泌的作用，实验证明，当胆盐通过胆瘘流失至体外后，胆汁的分泌将比正常时减少数倍。

总之，由进食开始，到食物进入小肠内，在神经和体液因素调节下，都可引起胆汁的分泌和排出活动，尤以食物进入小肠后的作用最为明显。在这一时期中，不仅肝胆汁的分泌明显增加，而且由于胆囊的强烈收缩，使储存在胆囊中的胆汁也大量排出。

三、小肠液的分泌

小肠液由十二指肠腺和小肠腺分泌。十二指肠腺位于十二指肠黏膜下层，分泌碱性黏稠液体，内含黏蛋白；小肠腺位于整个小肠的黏膜层内，其分泌液为小肠液的主要部分。

（一）小肠液的性质、成分和作用

小肠液是一种弱碱性液体，pH 7.6，渗透压与血浆渗透压相等。成人每天分泌量为1~3L，其中除水和无机盐外，还含有肠激酶和黏蛋白等。

在肠上皮细胞的顶端膜上含有多种肽酶和寡糖酶，可对进入上皮细胞的营养物质进行消化，这些酶可随脱落的肠上皮细胞进入肠腔，但对小肠内的消化不起作用。

小肠液的主要生理作用包括：①保护十二指肠黏膜免受胃酸侵蚀；②肠激酶可激活胰蛋白酶原，有助于蛋白质的消化；③稀释消化产物，使其渗透压降低，有利于消化产物的吸收。

（二）小肠液分泌的调节

小肠液的分泌是经常性的，但在不同条件下，分泌量的变化可以很大。小肠液的分泌受神经和体液因素的双重调节。食糜对肠黏膜的机械和化学刺激可通过肠壁内在神经丛的局部反射引起小肠液的分泌，其中小肠黏膜对扩张刺激最为敏感，小肠内食糜量越多，分泌也越多。许多胃肠激素如促胃液素、促胰液素和缩胆囊素等都具有刺激小肠液分泌的作用。

四、小肠的运动

（一）小肠的运动形式

1. 紧张性收缩 是小肠进行其他各种运动的基础。紧张性收缩增强时，食糜在肠腔内的混合和推进加快；紧张性收缩降低时，肠内容物的混合和推进减慢。

2. 分节运动（segmental motility） 是一种以小肠壁环行肌收缩和舒张为主的节律性运动，是小肠特有的运动形式。表现为食糜所在的肠管上相隔一定间距的环行肌同时收缩，把食糜分割成许多节段；随后，原来收缩的部位开始舒张，舒张的部位开始收缩，使每段食糜又分成两半，而相邻的两半则合拢形成新的节段，如此反复进行（图7-18）。分节运动的生理意义是：①使食糜与消化液充分混合，有利于化学性消化；②使食糜与肠壁紧密接触，促进吸收；③挤压肠壁，促进血液与淋巴液的回流，有助于吸收。

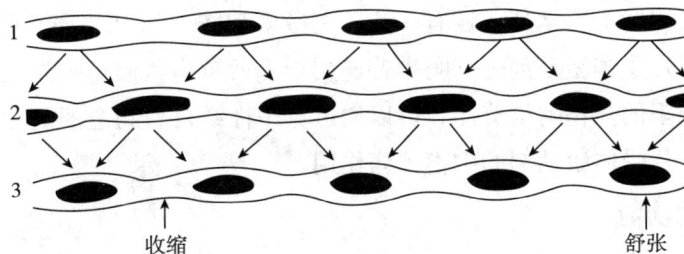

图7-18 小肠的分节运动模式图

3. 蠕动（peristalsis） 是指小肠肠壁自近端向远端依次发生的推进性波形运动。小肠的蠕动可发生在小肠的任何部位，其速率为$0.5 \sim 20 cm/s$，近端小肠的蠕动速度大于远端。小肠蠕动波很弱，通常只进行一段短距离（约数厘米）后即消失。蠕动的意义在于使经过分节运动作用的食糜向前推进一步，到达一个新肠段，再开始分节运动。食糜在小肠内实际的推进速度只有$1 cm/min$，也就是说，食糜从幽门部到回盲瓣，需要历时$3 \sim 5$小时。

在小肠还常可见到一种进行速度很快（$5 \sim 25 cm/s$）、传播较远的蠕动，多发于肠黏膜受到强烈刺激时，称为**蠕动冲**（peristaltic rush）。蠕动冲可把食糜从小肠始端一直推送到大肠。蠕动冲可能是由于进食时吞咽动作或食糜进入十二指肠而引起的。

动物或人在消化间期或禁食期，小肠的运动形式与消化期不同，呈周期性变化，称为**移行性运动复合波**（migrating motor complex，MMC）。移行性运动复合波以一定的间隔在胃或小肠上部发生，沿着肠管向肛门方向移行。在传播途中，其移行速度逐渐减慢。当一个波群到达回盲肠时，另一波群又在十二指肠发生，其间隔通常为$90 \sim 120$分钟。

移行性运动复合波的每一周期一般包括四个时相：I相（静止时相），此时只能记录到慢波电位，不出现胃肠收缩，持续$30 \sim 60$分钟；II相出现不规律的锋电位，其频率和振幅逐渐增加，持续$15 \sim 40$分钟；III相时每个慢波电位上都叠加有成簇的锋电位，并引起相应部位发生强烈的收缩，持续$4 \sim 8$分钟；Ⅳ相与下一个周期之间为一个持续约5分钟的过渡相，即N相，此时锋电位突然消失。

移行性运动复合波的生理意义尚不完全清楚。一般认为，在Ⅱ相和Ⅲ相（特别Ⅲ相）出现的强力收缩掠过小肠时，可将肠内容物，包括上次进餐后遗留的残渣、脱落的细胞碎片和细菌等清除干净，因而有消化间期"管家人"之称。此外，通过这种周期性运动，可使小肠的肌肉在长期禁食期内保持良好的功能状态。消化间期肠运动不良的患者常伴有肠内细菌的过度繁殖。

移行性运动复合波的发生、移行速度及时间受神经和激素的调节。迷走神经兴奋使周期缩短；禁食期间由肠黏膜中释放的胃动素，其血浆中浓度的峰值与移行性运动综合波的Ⅲ相开始相符合，且外源性注射胃动素可诱发禁食动物出现额外的周期。因此，胃动素被认为是诱发移行性运动复合波的激素。

（二）小肠运动的调节

1. 内在神经丛的作用　位于纵行肌和环行肌之间的肌间神经丛对小肠运动起主要调节作用。当机械和化学刺激作用于肠壁感受器时，通过局部反射可引起平滑肌的蠕动。切断小肠的外来神经，小肠的蠕动仍可进行。

2. 外来神经的作用　一般来说，副交感神经的兴奋能加强肠运动，而交感神经兴奋则抑制肠运动。但上述效果还根据肠肌当时的状态而定。如肠肌的紧张性高，则无论副交感或交感神经兴奋，都使之抑制；相反，如肠肌的紧张性低，则这两种神经兴奋都有增强其活动的作用。

3. 体液因素的作用　小肠壁内的神经丛和平滑肌对各种化学物质具有广泛的敏感性。除两种重要的神经递质乙酰胆碱和去甲肾上腺素外，还有一些肽类激素和胺，如P物质、脑啡肽和5-羟色胺，都有兴奋肠运动的作用。阿片受体激动剂——吗啡普遍用于术后镇痛，但是吗啡也能抑制胃肠运动和延长肠梗阻的时间。治疗肠梗阻的药物阿维莫泮，可以通过竞争性结合胃肠道的阿片受体，激活胃肠道的蠕动和分泌，而不会改变阿片受体激动剂的中枢镇痛作用。

（三）回盲括约肌的功能

回盲括约肌在平时保持轻度的收缩状态，当食物进入胃后，可通过胃-回肠反射引起回肠蠕动，当蠕动波通过回肠末端时，回盲括约肌舒张，少量（约4ml）食物残渣被推入结肠。结肠以及盲肠内容物的机械扩张刺激，可通过内在神经丛的局部反射，使回盲括约肌收缩加强，延缓回肠内容物推入大肠。回盲括约肌的这种活瓣作用既可防止回肠内容物过快地进入结肠，有利于小肠内容物的充分消化和吸收，又可阻止结肠内容物反流进入回肠。

第六节　大肠的功能

人类大肠没有重要的消化活动。大肠的主要功能是：①吸收肠内容物中的水和电解质，参与机体对水和电解质平衡的调节；②吸收由大肠内细菌合成的维生素B和K等物质；③完成对食物残渣的加工，形成并暂时储存粪便，并控制排便。

一、大肠液的生理功能及其分泌调节

大肠液由大肠黏膜表面的柱状上皮细胞和杯状细胞分泌，pH 8.3~8.4，每天分泌量为600~800ml，主要成分是黏液和碳酸氢盐，主要作用是保护肠黏膜和润滑粪便。

食物残渣对肠壁的机械刺激通过局部神经反射可引起大肠液的分泌。副交感神经兴奋可使大肠液分泌增加，交感神经兴奋可使大肠液分泌减少。

二、大肠的运动及排便

大肠的运动少而缓慢，对刺激的反应也较迟缓，这些特点与大肠作为粪便的暂时储存场所的功能相适应。

（一）大肠的运动形式

1. 袋状往返运动（haustral shuttling）　是在空腹时最多见的一种运动形式，由环行肌无规律地收缩所引起，它使结肠袋中的内容物向两个方向做短距离的位移，但并不向前推进。这种运动有助于促进水的吸收。

2. 分节或多袋推进运动　是一个或多个结肠袋同时收缩，把肠内容物缓慢推进到下一肠段的运动。进食后或副交感神经兴奋时，这种运动增加。

3. 蠕动　大肠的蠕动是由一些稳定向前的收缩波所组成，能将肠内容物向前推进。收缩波前方的肌肉舒张，往往充有气体；收缩波的后面则保持在收缩状态，使这段肠管闭合并排空。在大肠还有一种进程快、行程远的**集团蠕动**（mass peristalsis），通常始于横结肠，可将大肠部分内容物推送至乙状结肠或直肠。集团蠕动多发生在进食后。

（二）排便

食物残渣进入大肠储存过程中，部分水、无机盐和维生素等被大肠黏膜吸收，其他成分经细菌的发酵和腐败作用，加上脱落的肠上皮细胞和大量的细菌共同形成了粪便。

正常人的直肠中通常没有粪便。当肠蠕动将粪便推入直肠，刺激肠壁的压力感受器，传入冲动沿盆神经和腹下神经传至脊髓腰、骶段的初级排便中枢，同时上传到大脑皮质，引起便意。如果条件允许，即可发生**排便反射**（defecation reflex），传出冲动沿盆神经下传，使降结肠、乙状结肠和直肠收缩，肛门内括约肌舒张，同时阴部神经传出冲动减少，肛门外括约肌舒张，将粪便排出体外。另外，排便时腹肌和膈肌收缩，腹内压增加，可促进粪便排出。如果条件不允许，大脑皮质发出抑制性冲动，排便反射暂时终止。

正常人直肠壁内的感受器对粪便的压力刺激具有一定的阈值，当达到阈值时即可产生便意，大脑皮质可以加强或抑制排便。经常或反复对便意抑制，是导致便秘的常见原因。直肠给予润滑性泻药（如甘油和液体石蜡）可润滑并软化粪便，促进粪便排出。

知识拓展

肠屏障的概念及生理意义

肠屏障（intestinal barrier）由多个要素组成：①由肠道共生菌与宿主微环境相互依赖、相互作用而形成的生物屏障；②肠黏膜上皮细胞产生的黏液、胃肠道分泌的消化液，以及肠道共生菌所分泌的抑菌物质等形成的化学屏障；③肠黏膜上皮细胞之间的紧密连接形成的机械屏障；④肠道相关淋巴组织和其中的免疫活性物质组成的免疫屏障。近年来的研究还发现了肠道血管屏障的存在。

肠屏障生理功能的重要性源自其机械、化学、免疫和生物屏障的完备。这四个部分相互协作，维持着肠屏障的健康功能。其中任何一个受到破坏，都可能对机体产生不良影响，威胁整体的健康和生命。在维护肠道健康和整体生命活力方面，肠屏障的作用至关重要。它不仅是一道保护防线，同时也是健康的基石。对肠屏障的深入理解将有助于我们更好地应对应激情况，预防并处理可能的健康问题。

第七节　吸　收

PPT

消化管内的吸收是指食物的成分或其消化后的产物，通过上皮细胞进入血液和淋巴的过程。消化过程是吸收的重要前提。由于吸收为多细胞机体提供了营养，因而具有很大的生理意义。

一、吸收的部位和途径

（一）吸收的部位

消化道不同部位的吸收能力和吸收速度相差很大，这主要取决于消化道各部位的组织结构、食物被消化的程度和食物停留的时间。口腔和食管基本不吸收任何食物；胃黏膜没有绒毛，上皮细胞之间都是紧密连接，仅能吸收乙醇和少量水分；小肠是吸收的主要部位，大量消化后的营养物质以及水和电解质在小肠被吸收（图7-19）；大肠主要吸收食物残渣中剩余的水和无机盐类。

小肠是营养物质吸收的主要部位，具有吸收的有利条件：①小肠的吸收面积大，成人小肠长5~7m，小肠黏膜具有向肠腔突出的环状皱襞，皱襞上又密布绒毛，绒毛的表面是一层柱状上皮细胞，细胞的顶端膜又形成许多微绒毛，这使小肠的吸收面积增加了600倍，达到200~250m²；②食物在小肠内已被消化成可吸收的小分子物质；③食物在小肠内停留的时间较长（3~8小时），使营养物质有充分的时间被消化吸收；④小肠黏膜绒毛内有较丰富的毛细血管和毛细淋巴管，有利于物质的吸收。

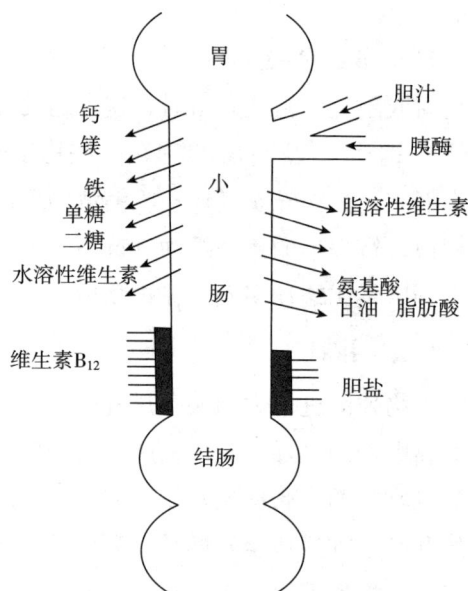

图7-19　主要营养物质在小肠的吸收部位

（二）吸收的途径

营养物质吸收可经跨细胞和细胞旁路途径两条途径进入血液或淋巴液。跨细胞途径是指营养物质通过小肠黏膜上皮细胞的顶端膜进入细胞内，再经过细胞的基底侧膜进入组织间隙的过程；细胞旁路途径是指肠腔内的营养物质通过上皮细胞间的紧密连接进入细胞间隙的过程。

二、主要营养物质的吸收

在小肠中被吸收的物质不仅是由口腔摄入的物质，由各种消化腺分泌入消化管内的水分、无机盐和某些有机成分，大部分也将在小肠中被重吸收。例如，人每日分泌入消化管内的各种消化液总量可达6~7L之多，每日还从口腔摄入1L多的水分，而每日由粪便中丢失的水分只有150ml左右。因此，重吸收回体内的液体量每日可达8L。如此大量的水分如果不被重吸收，势必严重影响内环境的相对稳定而危及生命，急性呕吐和腹泻时，在短时间内损失大量液体的严重性就在于此。在正常情况下，小肠每天还吸收数百克糖，100g或更多的脂肪，50~100g氨基酸和50~100g离子等。实际上，小肠吸收的能力远远超过以上数字，因此，小肠的吸收具有巨大的贮备力。

（一）糖的吸收

食物中的糖类一般须分解为单糖才能被小肠吸收。小肠内的单糖主要是葡萄糖，约占单糖总量的80%，半乳糖和果糖很少。各种单糖的吸收速率不同，葡萄糖和半乳糖最快，果糖次之。葡萄糖的吸收是逆浓度差进行的继发性主动转运过程。小肠绒毛上皮细胞顶端膜上有 Na^+ – 葡萄糖同向转运体，基底侧膜上有钠泵。钠泵的活动是维持细胞内外的 Na^+ 浓度梯度，Na^+ 经转运体不断转运入胞，从而为葡萄糖逆浓度梯度入胞提供能量。

（二）蛋白质的吸收

食物中的蛋白质经消化分解为氨基酸后，几乎全部被小肠吸收。吸收机制与葡萄糖的吸收相似，也是通过与 Na^+ 耦联进行的继发性主动转运过程。

小肠上皮细胞顶端膜上还存在着二肽和三肽转运系统，能将二肽和三肽完整地转运入胞，再被细胞内的二肽酶和三肽酶进一步水解成氨基酸后吸收入血。

完整而未变性的蛋白质是否还可被人的小肠上皮细胞吸收？许多实验证明，少量的食物蛋白可完整地进入血液，由于吸收的量很少，从营养的角度来看是无意义的；相反，它们常可作为抗原而引起过敏反应或中毒反应，对人体不利。

（三）脂肪的吸收

脂肪的消化产物脂肪酸、单酰甘油和甘油都是脂溶性分子，在小肠内被包裹在由胆盐形成的微胶粒中。外表面具有亲水性的微胶粒，能通过肠黏膜上皮细胞表面的静水层到达微绒毛表面。在此处，脂肪酸、单酰甘油从混合微胶粒中释放出来，通过微绒毛的细胞膜进入细胞，而胆盐则留在肠腔内继续发挥作用。

长链脂肪酸和单酰甘油进入细胞后重新合成三酰甘油，与细胞内的载脂蛋白合成乳糜微粒（chylomicron），经高尔基复合体包裹为囊泡后，再以出胞方式经过细胞间隙扩散入淋巴液（图 7–20）。中、短链脂肪酸及单酰甘油可直接扩散进入血液。由于膳食中的动、植物油含长链脂肪酸较多，所以脂肪的吸收以淋巴途径为主。

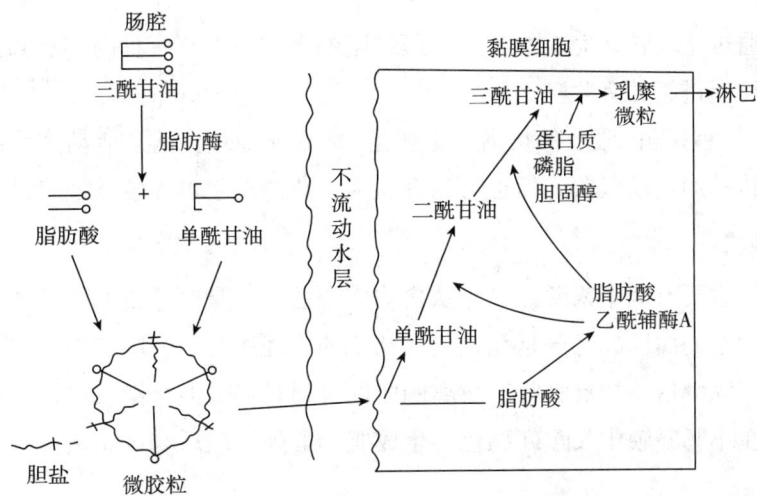

图 7–20　脂肪在小肠内的消化和吸收过程示意图

（四）水的吸收

每日由胃肠道吸收的液体量为 8～9L。水分的吸收都是被动的，各种溶质，特别是氯化钠主动吸收产生的渗透压梯度是水吸收的主要动力。在严重腹泻、剧烈呕吐时，会使消化液大量丢失，导致水和电解质平衡紊乱，对这类患者应及时补充水分和无机盐。

在十二指肠和空肠上部，水分由肠腔进入血液的量和水分由血液进入肠腔的量都很大，因此肠腔内液体的量减少的并不多。在回肠，离开肠腔的液体比进入的多，从而使肠内容物大为减少。

（五）无机盐的吸收

1. 钠的吸收　成人每日吸收 25～35g 的钠，每日分泌至消化液中的钠 95%～99% 可被重新吸收，食物中每日仅需摄入 5～8g 钠。钠的吸收是主动过程，依赖于钠泵的活动。肠腔内的 Na^+ 吸收与小肠黏膜对葡萄糖或氨基酸转运相耦联，并为葡萄糖和氨基酸的吸收提供动力。由于肠腔内的葡萄糖和氨基酸可增加 Na^+ 的吸收，临床给分泌性腹泻患者口服含有葡萄糖和 Na^+ 等的溶液，可加快葡萄糖、氯化钠和水的吸收，以补偿丢失的盐和水。

2. 铁的吸收　人每日吸收的铁约为 1mg，仅为每日膳食中含铁量的 1/10。铁主要在十二指肠和空肠主动吸收。食物中的铁大部分是三价铁，不易被吸收，需还原为亚铁才能被吸收。维生素 C 能将高铁还原为亚铁而促进铁的吸收。胃液中的盐酸促进铁的吸收，胃大部分切除或胃酸减少的患者，常伴有缺铁性贫血。给贫血患者补充铁时，应补充二价铁，并应配合口服维生素 C 或稀盐酸，以促进铁的吸收。

肠上皮细胞释放的转铁蛋白在肠腔内与铁离子结合为复合物，以受体介导入胞方式进入细胞内。进入细胞内的铁，一部分从细胞基底侧膜以主动转运形式进入血液，其余则与细胞内的铁蛋白（ferritin）结合，暂时保留在细胞内，以后缓慢向血液中释放，避免铁被过量吸收。

3. 钙的吸收　从食物中摄取的钙仅有一小部分在肠内被吸收，大部分随粪便排出。主要影响钙吸收的因素是维生素 D 和机体对钙的需要。维生素 D 有促进小肠对钙吸收的作用。儿童和乳母对钙的吸收增加。此外，钙盐只有在水溶液状态（如氯化钙、葡萄糖酸钙溶液），而且在不被肠腔中任何其他物质沉淀的情况下，才能被吸收。肠内容的酸度对钙的吸收有重要影响，在 pH 约为 3 时，钙呈离子化状态，吸收最好。肠内容物中磷酸过多，会形成不溶解的磷酸钙，使钙不能被吸收。此外，脂肪食物对钙的吸收有促进作用，脂肪分解释放的脂肪酸，可与钙结合形成钙皂，后者可和胆汁酸结合，形成水溶性复合物而被吸收。

钙的吸收主要是通过主动转运完成的。肠黏膜细胞的微绒毛上有一种与钙有高度亲和性的钙结合蛋白，它参与钙的转运而促进钙的吸收。

4. 负离子的吸收　在小肠内吸收的负离子主要是 Cl^- 和 HCO_3^-。钠泵活动产生的电位差可促进肠腔内的负离子向细胞内转移而被动吸收。但也有证据认为，负离子也可以独立地移动。

（六）胆固醇的吸收

进入肠道的胆固醇主要有两个来源：一是从食物中来的，二是肝分泌的胆汁中来的。由胆汁来的胆固醇是游离的，而食物中的胆固醇部分是酯化的。酯化的胆固醇必须在肠腔中经消化液中的胆固醇酯酶的作用，水解为游离胆固醇后才能被吸收。游离的胆固醇通过形成混合微胶粒，在小肠上部被吸收。被吸收的胆固醇大部分在小肠黏膜中又重新酯化，生成胆固醇酯，最后与载脂蛋白一起组成乳糜微粒经由淋巴系统进入血循环。

胆固醇的吸收受很多因素的影响。食物中胆固醇含量越高，其吸收也越多，但两者不呈直线关系。食物中的脂肪和脂肪酸有提高胆固醇吸收的作用，而各种植物固醇（如豆固醇和 β-谷固醇）则抑制其吸收。胆盐可与胆固醇形成混合微胶粒，有助于胆固醇的吸收，食物中不能被利用的纤维素、果胶、琼脂等容易和胆盐结合形成复合物，妨碍微胶粒的形成，从而能降低胆固醇的吸收；最后，抑制肠黏膜由细胞载脂蛋白合成的物质，可因妨碍乳糜微粒的形成，减少胆固醇的吸收。

（七）维生素的吸收

大部分维生素在小肠上段被吸收，只有维生素 B_{12} 是在回肠被吸收的。多数水溶性维生素通过依赖于 Na^+ 的同向转运体被吸收；维生素 B_{12} 先与内因子结合形成复合物后再到回肠被吸收；脂溶性维生素 A、D、E 和 K 的吸收与脂肪消化产物的吸收相同。

（邢德刚）

书网融合……

思维导图

习题

第八章　能量代谢与体温

　　能量代谢（energy metabolism）是指物质代谢过程中所伴随的能量的储存、释放、转移及利用等过程。摄入的营养物质中所蕴含的化学能通过能量代谢转化为机体生命活动所需要的能量：其中 50% 以上以热能的形式用于维持体温；其余不足 50% 的能量则以高能磷酸键的形式储存于机体内，满足生命活动的需要。所有的能量经转化与利用，最终转变为热能，再通过循环系统中的血液传导至机体表层并散发于体外。在体温调节机制作用下，机体产热与散热的平衡可使体温维持在相对稳定的水平，有助于维持内环境的稳态，保障机体的新陈代谢（metabolism）及各系统的生理功能正常进行。

第一节　能量代谢

　　机体时刻进行着新陈代谢，其主要包括物质代谢及能量代谢。糖、脂肪和蛋白质等营养物质在体内合成及分解的过程，称为**物质代谢**（material metabolism）。机体在物质代谢过程中所伴随的能量的储存、释放、转移及利用，称为**能量代谢**（energy metabolism）。

一、机体能量的来源与转化

（一）机体能量的来源

　　机体所能利用的能量来自摄入的营养物质中所蕴藏的化学能，其中糖、脂肪和蛋白质是机体能量的主要来源。这些供能物质分子结构中的碳氢键含有化学能，在细胞氧化过程中碳氢键发生断裂，生成 CO_2 及 H_2O，同时释放出其蕴含的能量。

　　1. 糖类（carbohydrate）　是机体利用的主要能量物质。按照中国人的膳食结构，机体所需能量的 70% 左右均是由糖提供的。糖的消化产物以葡萄糖为主，其经吸收进入血液循环后，可直接供给组织细胞利用。糖原（glycogen）是糖在体内的储存形式，主要在肝和肌肉组织中，糖的代谢可受血糖浓度的调节：当血糖浓度过高时，葡萄糖可在肝合成肝糖原而储存，或进入肌组织中合成肌糖原，过剩的糖还可转变为脂肪；当血糖被大量消耗时，可由肝糖原分解而及时进行补充，维持血糖水平稳定。肌糖原是肌肉组织的供能物质，但其不能转变为葡萄糖补充血糖。

　　糖在体内的分解过程根据其需氧情况可分为有氧氧化及无氧酵解两条途径。在氧供应充足的情况下，糖进行有氧氧化，生成 CO_2 及 H_2O，并释放出较多能量，1mol 葡萄糖完全氧化所释放出来的能量可以合成 30～32mol 三磷酸腺苷（adenosine triphosphate，ATP）。在氧供应不足的情况下，糖可通过无氧酵解分解成乳酸，1mol 葡萄糖经无氧酵解所释放出来的能量仅合成 2mol ATP，虽然其释放能量较少，但却是体内能量物质唯一不需要氧的分解供能途径，具有重要的生理意义。

2. 脂肪（fat）　是能量物质在体内最主要的储存形式，其主要功能为储存及供给能量，人体所需能量 30%～50% 来自脂肪。脂肪既可以直接从食物中摄取，也可由糖及氨基酸在体内转化而来。体内脂肪的代谢是一个动态过程：一方面当摄入的食物提供的能量超过机体消耗的能量时，能量在体内蓄积，促进脂肪合成；另一方面，当摄入的能量不足以满足机体代谢需要时，可动用储存脂肪以弥补糖供能的不足。

脂肪的代谢首先是在脂肪酶的催化下分解为脂肪酸及单酰甘油，单酰甘油主要在肝经过磷酸化及脱氢后进入糖代谢途径分解供能，脂肪酸则可与辅酶 A 结合，经活化及 β 氧化后生成乙酰辅酶 A，进入三羧酸循环氧化供能。

3. 蛋白质（protein）　由氨基酸组成，是参与构建细胞结构及调控细胞功能的重要物质。体内氨基酸的主要来源包括食物中蛋白质分解产生的氨基酸及机体自身蛋白质分解产生的氨基酸，其大多数进入细胞重新合成蛋白质，用于合成细胞结构以实现自我更新，或是用于合成酶和激素等生物活性物质。一般情况下，机体不依赖蛋白质供能，但在长时间禁食或体力极度消耗，糖和脂肪供应不足时，肌肉及其他组织中的蛋白质可在溶酶体消化酶的作用下，分解为氨基酸氧化供能。体内氨基酸的代谢主要在肝，通过脱氨基作用，分解为 α-酮酸和氨，氨在肝中合成尿素后由肾排出体外；α-酮酸则通过三羧酸循环氧化供能。

（二）机体能量的转化

糖、脂肪和蛋白质等能量物质在体内氧化过程中释放的能量 50% 以上直接转化为热能用于维持体温。在体内热能是能量的最低形式，不能转化为其他形式的能，因此不能用来做功。其余不足 50% 的能量则以化学能的形式储存于 ATP 等高能化合物的高能磷酸键中，供机体利用以完成各种功能活动。

ATP 是体内能量储存及利用的主要物质，糖、脂肪和蛋白质等营养物质分解释放的能量并不能直接被组织细胞所利用，而是要通过在细胞线粒体内合成 ATP 完成能量的转移和储存。能量被储存在 ATP 的高能磷酸键中，当 ATP 被水解为二磷酸腺苷（adenosine diphosphate，ADP）及无机磷酸（Pi）时，高能磷酸键断裂，释放出的能量供机体利用。因此，ATP 既是体内重要的贮能物质，又是直接的供能物质。机体在生命活动过程中所消耗的 ATP 由 ADP 的氧化磷酸化补充。

除 ATP 外，磷酸肌酸（creatine phosphate，CP）也是含有高能磷酸键的贮能物质，主要存在于肌肉及脑组织中。当体内产生的能量增多时，ATP 可将高能磷酸键转移给肌酸，在肌酸激酶催化下合成磷酸肌酸，将能量储存起来；反之，当组织细胞消耗 ATP 的量大大超过营养物质氧化生成 ATP 的量时，磷酸肌酸又可将储存的能量转移给 ADP，用于生成 ATP。因此，在体内磷酸肌酸可作为能量的储存库，当机体发生应急生理活动时能及时补充 ATP 的需求量，但磷酸肌酸并不能直接为细胞活动提供能量。

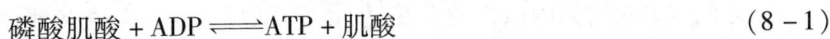

$$磷酸肌酸 + ADP \rightleftharpoons ATP + 肌酸 \tag{8-1}$$

由此可知，从机体能量代谢的整个过程来看，ATP 的合成与分解是体内能量转化和利用的关键环节，而磷酸肌酸可被看作是 ATP 的储备库。

ATP 提供的能量可供机体完成多种功能活动，主要包括：完成肌肉收缩做的机械功；合成细胞的各种组成成分和生物活性物质；实现离子及某些物质的跨细胞膜或细胞器膜的主动转运，维持膜两侧离子的电化学梯度；产生生物电现象及神经传导；用于腺体分泌和递质释放过程等（图 8-1）。在以上各种功能活动中被利用的能量，除骨骼肌活动可完成一定的机械功外，其他的化学能最终均转化为热能。机体产生的热能除一部分用于维持体温外，其余部分最终均释放到环境中。

机体能量的去路主要包括产热、肌肉收缩做功和能量储存这三部分，因此，根据能量守恒定律，机体摄入的能量应与上述三部分能量的总和相等。

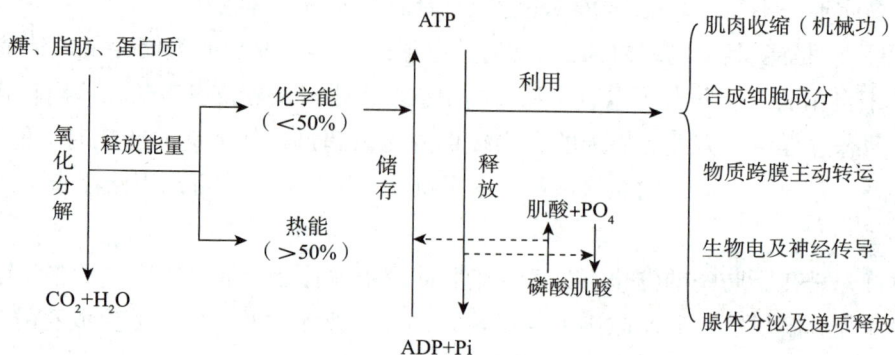

图 8-1　体内能量的来源与转化

机体的**能量平衡**（energy balance）是指机体摄入的能量与消耗的能量基本相等的状态。能量平衡与机体重量有着密切的关系：如果机体的能量达到了收支平衡，即摄入的能量完全用于产热和做功，没有能量储存，则体重基本保持稳定；若机体摄入的能量多于产热和做功总和，则有能量在机体储存，主要表现为体内脂肪储存量的增加，引起肥胖（obesity），即为能量的正平衡；反之，若饥饿或摄入食物的能量少于消耗的能量，机体则需要动用储存的能量物质，出现消瘦，即为能量的负平衡。正常情况下，从幼年到成年的生长发育期，机体总体为能量的正平衡，表现为身高及体重的增加。

肥胖的程度可以用体重指数（body mass index，BMI）表示：

$$BMI = 体重（kg）／身高的平方（m^2）　　　　（8-2）$$

依据世界卫生组织（WHO）提供的分类标准：BMI 指数保持在 $18.5 \sim 24.9$ 比较理想。肥胖与多种疾病（代谢综合征、脂肪肝、糖尿病、心血管疾病、胆石症、猝死、睡眠呼吸暂停综合征和癌症）的发生具有高度相关性，因此，人们应该改善膳食结构并养成良好的生活习惯，以避免肥胖及其多种相关疾病的发生。

二、能量代谢的测定

摄入的营养物质分子结构中所蕴藏的化学能是机体利用能量的唯一来源。根据能量守恒定律，当一定时间内摄入的能量与消耗的能量相等时，机体所利用的能源物质中所蕴含的化学能应等于体内消耗的能量最终转化的热能和所做的功之和。因此，测定单位时间内机体散发的热量和完成的外功即可得出**能量代谢率**（energy metabolic rate），即单位时间内机体所消耗的能量，它是机体能量代谢水平的评价指标。当机体处于安静状态下，即避免机体做外功时，单位时间测得的机体产生的总热量值即相当于能量代谢率。

测定机体单位时间内散发的总热量通常有两种方法，即直接测热法和间接测热法。

（一）直接测热法

直接测热法（direct calorimetry）是将受试者置于特殊的密闭隔热装置中，通过空气温度变化进而引起水温变化的方法来测算受试者在单位时间内所释放的热量。

在受试者保持安静状态，即避免肌肉做功的前提下，测定单位时间内机体所散发的总热量，即为能量代谢率。如果测定受试者在劳动或运动等不同状态下的能量代谢率，则需在测定机体所散发的热量的基础上，再加上肌肉收缩所做的机械外功，并将机械外功折算为热量（1kg·m 的功相当于 0.1005kJ 或 0.024kcal 热量）。

（二）间接测热法

间接测热法（indirect calorimetry）需依据物质化学反应中，反应前底物的量与反应后产物的量之间的比例关系，计算出一定时间内机体所释放出的能量，间接测算出能量代谢率。

1. 食物的热价（thermal equivalent of food）　是指将 1g 食物分解氧化时所释放出的热量。食物的热价分为物理热价和生物热价。物理热价是指食物在体外完全氧化燃烧时释放的热量；生物热价则是指食物在体内经过生物氧化所产生的热量。糖和脂肪的物理热价和生物热价是相等的，而蛋白质在体内不能被彻底氧化分解，其中部分以尿素的形式从尿中排泄，因此蛋白质的生物热价小于物理热价。三种营养物质的物理热价和生物热价见表 8-1。

2. 食物的氧热价　食物氧化释放能量时需要消耗一定量的 O_2，通过测定单位时间内氧化某种食物所消耗的 O_2 量，可计算出该食物所能释放的能量。将某种食物分解氧化时消耗 1L 的 O_2 所能释放的热量，称为该**食物的氧热价**（thermal equivalent of oxygen）。糖、脂肪和蛋白质的氧热价见表 8-1。

表 8-1　糖、脂肪及蛋白质氧化时能量代谢的相关数据

营养物质	产热量（kJ/g）		耗 O_2 量（L/g）	CO_2 产量（L/g）	氧热价（kJ/L）	呼吸商（RQ）
	物理热价	生物热价				
糖	17.15	17.15	0.83	0.83	21.66	1.00
脂肪	39.75	39.75	2.03	1.43	19.58	0.71
蛋白质	23.43	17.99	0.95	0.76	18.93	0.80

3. 呼吸商与非蛋白呼吸商　食物氧化释放能量在消耗一定的 O_2 同时，也会产生一定量的 CO_2。一定时间内机体的 CO_2 产量与耗 O_2 量的比值称为**呼吸商**（respiratory quotient，RQ）。呼吸商是 O_2 和 CO_2 的摩尔比值，但在同一温度及气压条件下，容积相等的不同气体，其分子数都是相等的，所以也可以用容积数（ml 或 L）来计算。

各种营养物质无论是在体内氧化还是体外燃烧，其 CO_2 产量与耗 O_2 量均取决于各自的化学组成。根据不同营养物质氧化的反应式可推算糖、脂肪和蛋白质的呼吸商：1mol 葡萄糖完全氧化需要消耗 6mol O_2，同时产生 6mol CO_2，产生的 CO_2 与消耗的 O_2 分子数相等，RQ=1；三酰甘油的分子结构中，氧的含量较碳氢少，因而脂肪氧化时需要消耗更多的 O_2，其呼吸商小于 1，RQ=0.71；蛋白质在体内不能完全氧化，只能通过蛋白质分子中的碳和氢被氧化时需 O_2 量和 CO_2 产量间接计算出蛋白质的 RQ=0.80。

日常生活中，以糖、脂肪和蛋白质混合食物为主，因而呼吸商常波动于 0.71~1.00 之间。若营养物质以糖为主，则呼吸商更接近 1.00；若营养物质以脂肪为主，则呼吸商更接近于 0.71。一般情况下，混合食物的呼吸商常维持在 0.85 左右。

机体在某些特殊情况或病理代谢状态时，呼吸商会发生变化。如肌肉剧烈运动时，因氧气缺乏而导致糖酵解增加，乳酸生成增多，CO_2 生成也随之增加，此时呼吸商将变大。肺过度通气、酸中毒等情况下，机体中与生物氧化无关的 CO_2 大量排出，也可出现呼吸商大于 1.00 的情况。相反，肺通气不足、碱中毒的情况下，呼吸商将减小。

一般情况下，体内的能量主要来自糖和脂肪的氧化，蛋白质的代谢可忽略不计。将糖和脂肪按不同比例混合后氧化产生的 CO_2 量及耗氧量的比值称为**非蛋白呼吸商**（non - protein respiratory quotient，NPRQ）。通过非蛋白呼吸商，可计算出糖和脂肪的氧热价。不同的非蛋白呼吸商所对应的糖和脂肪氧化的各自的百分比及氧热价见表 8-2。一般情况下，混合膳食的非蛋白呼吸商约为 0.82。

基于能量守恒定律，化学反应中，反应物的量与产物量之间存在固定的比例关系。间接测热法就是利用这种定比关系测算出一定条件下食物氧化分解释放的能量。其大致测定步骤如下：首先测定一定时间内机体的耗 O_2 量与 CO_2 产量，并测出该时间排出尿液中的含氮量；利用尿氮排出量推算出蛋白质类食

物的产热量；计算非蛋白呼吸商；将蛋白质食物产热量与非蛋白食物产热量相加即可得出机体在该时段的总产热量。

表 8-2　非蛋白呼吸商及氧热价

非蛋白呼吸商	糖（%）	脂肪（%）	氧热价（kJ/L）	非蛋白呼吸商	糖（%）	脂肪（%）	氧热价（kJ/L）
0.707	0.00	100.00	19.62	0.86	54.10	45.90	20.41
0.71	1.10	98.90	19.64	0.87	57.50	42.50	20.46
0.72	4.75	95.20	19.69	0.88	60.80	39.20	20.51
0.73	8.40	91.60	19.74	0.89	64.20	35.80	20.56
0.74	12.00	88.00	19.79	0.90	67.50	32.50	20.61
0.75	15.60	84.40	19.84	0.91	70.80	29.20	20.67
0.76	19.20	80.80	19.89	0.92	74.10	25.90	20.71
0.77	22.80	77.20	19.95	0.93	77.40	22.60	20.77
0.78	26.30	73.70	19.99	0.94	80.70	19.30	20.82
0.79	29.00	70.10	20.05	0.95	84.00	16.00	20.87
0.80	33.40	66.60	20.10	0.96	87.20	12.80	20.93
0.81	36.90	63.10	20.15	0.97	90.40	9.58	20.98
0.82	40.30	59.70	20.20	0.98	93.60	6.37	21.03
0.83	43.80	56.20	20.26	0.99	96.80	3.18	21.08
0.84	47.20	52.80	20.31	1.00	100.00	0.00	21.13
0.85	50.70	49.30	20.36				

三、影响能量代谢的主要因素

影响能量代谢的因素很多，主要包括肌肉活动、食物的特殊动力效应、环境温度及精神活动等。

（一）肌肉活动

肌肉活动时，其耗 O_2 量和产热量均显著增加，可占机体总产热量的 75% ~ 80%；机体在从事繁忙的脑力劳动时，可通过神经途径加强骨骼肌的肌紧张性和肾上腺髓质激素的分泌，也会使产热增加。

（二）食物的特殊动力效应

食物的特殊动力效应（specific dynamic action of food）是指机体在进食后的一段时间内，较进食前的产热量有额外增加。这种效应与进食后食物在体内消化、吸收和储存过程中能量消耗有关，也与褐色脂肪组织激活产热有关。糖类或脂肪食物可分别增加 6% 和 4% 左右，而蛋白质食物可额外增加产热量 30%，混合食物约为 10%。目前认为，进食后的"额外"热量可能是肝处理蛋白质分解产物时发生脱氨基反应引起耗能增加导致的。

（三）环境温度

人体在 20 ~ 30℃ 环境中能量代谢最为稳定。环境温度低于 20℃ 或超过 30℃ 时，能量代谢均可提高。当人体受寒冷刺激时，可反射性地引起肌紧张增加，继而出现寒战反应。环境温度过高时，机体产热也有所增加，这可能与体内酶活性增加，化学反应加速，呼吸、循环功能增强以及出汗增多等因素密切相关。

（四）精神活动

安静状态下，精神活动对能量代谢的影响不大。在精神紧张、情绪激动时，可使肌紧张加强，并引起刺激代谢的激素的释放（如肾上腺素、去甲肾上腺素、糖皮质激素和甲状腺激素等），使能量代谢显著提高。

除上述因素之外，机体的能量代谢还可受到性别、年龄、生长激素等因素的影响。一般来说，处于生长发育阶段的青少年能量代谢率高于成年人；同龄男性的能量代谢率高于女性。

四、基础代谢

（一）基础代谢与基础代谢率

不同状态下，机体能量代谢的水平并不相同。**基础代谢**（basal metabolism）是指人体处于基础状态时的能量代谢。**基础代谢率**（basal metabolic rate，BMR）则是指单位时间内机体在基础状态下的能量代谢。所谓基础状态，是指机体在安静清醒时，尽量排除肌肉活动、精神紧张、食物和环境温度等因素后所处的状态。在这种状态下，机体的能量消耗主要用以维持基本的生命活动，能量代谢率比较稳定。在测定基础代谢率时，一般要求受试者在清晨、处于清醒状态，保持平卧、肌肉放松，无精神紧张，禁食12 小时以上，室温维持在 20 ~ 25℃ 的条件下进行测定。基础代谢是人体在清醒时维持正常生理功能的最低能量消耗，但在熟睡无梦时，机体的各种生理功能活动可减弱至更低的水平，此时的能量代谢率比基础代谢率低 8% ~ 10%，而在做梦时代谢率稍有升高。

（二）基础代谢率的测定

不同大小的个体间能量代谢率可能存在较大的差异，小型动物每千克体重的产热量要比大型动物高得多。由于机体的产热量除用于维持体温外，主要通过体表散发出去。因此，为排除身材大小对代谢率的影响，能量代谢率以每小时、每平方米体表面积的产热量作为单位，用 kJ/（m² · h）表示。

测定基础代谢率时，可先采用间接测热法测得受试者单位时间的耗氧量，并根据非蛋白呼吸商计算出单位时间的产热量，再根据体表面积计算出能量代谢率。

人体的体表面积可采用 Stevenson 公式根据身高及体重推算：

$$体表面积（m^2）=0.0061 \times 身高（cm）+0.0128 \times 体重（kg）-0.1529 \qquad (8-3)$$

体表面积也可从 Stevenson 体表面积测算图（图 8 - 2）中直接求出。即根据受试者的身高及体重将相应两条标线上的对应点连成一条直线，此直线与位于中间的体表面积标线的交点即为受试者的体表面积。

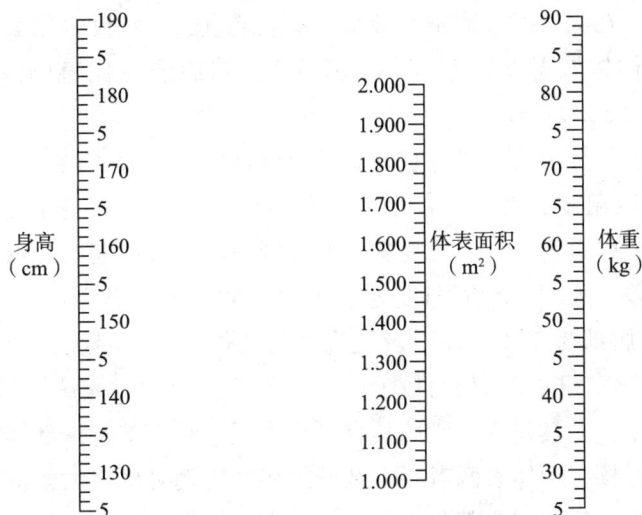

图 8 - 2　体表面积的测算

影响基础代谢率的因素很多，例如发热时，基础代谢率升高；睡眠时，因肌紧张减弱，神经系统活动降低均会导致基础代谢率降低。多种疾病状态也会伴随基础代谢率的改变。

第二节　体温及其调节

PPT

一、体温

（一）体温的概念

体温（body temperature）是指机体内部的温度。高等动物，包括人类从外界摄入能量的50%以上以热能形式释放，用于维持机体的温度。同时，人和高等动物又可通过各种调节方式维持体温的相对恒定。

高等脊椎动物，如鸟类和哺乳类，尤其是人类，在进化过程中形成其维持体温恒定的能力，能够在不同环境温度下保持体温相对稳定，称为**恒温动物**（homoiothermic animals）。只有体温维持在相对稳定的水平，体内酶的活性才能保持在正常的水平，机体的新陈代谢和各器官系统的生理功能才能正常进行，进而使机体能够适应外界环境的变化。正是由于这种完善的体温调节机制，人类才能在外界气温随四季和昼夜不断地变化时工作和生活，而体温一直维持恒定在37℃左右。

无脊椎动物和低等脊椎动物（爬行、两栖和鱼类）没有完善的体温调节机制，其体温随着环境温度或接受太阳辐射的多寡而发生改变，称为**变温动物**（poikilothermic animals）。变温动物只有在其适宜温度范围内才能生长、繁殖和进行正常活动。当环境温度过高或过低时，它们将隐蔽起来或进入休眠。

（二）体温的分类

一般情况下，身体各部位的温度并不相同，人体可分为核心和外壳两个层次，故通常把核心的温度称为体核温度（core temperature），外壳的温度称为体表温度（shell temperature）。体温一般是指机体核心部分的温度。

体核温度是相对稳定而又均匀的。然而，由于代谢水平不同，各个内脏器官的温度也略有差异。肝温度最高可达38℃；脑产热量较多，温度也接近38℃；肾、胰腺及十二指肠等处的温度略低。循环血液是传递体内热量的重要途径，因此，血液温度可代表身体内部器官温度的平均值，理论上，可用机体深部的血液温度指代体温。在测量时，通常用腋窝、口腔或直肠的温度来代表机体深部的体温。一般直肠温度最高，比较接近机体体核温度，为36.5～37.7℃。口腔温度比直肠温度低，为36.3～37.2℃。腋下温度比口腔温度低，为36.0～37.0℃。

体表温度低于体核温度，且由表及里存在显著的温度梯度。体表的最外层是皮肤的温度称为**皮肤温度**（skin temperature）。皮肤温度具有如下特点：明显低于体核温度；各部位皮肤有明显的温度梯度，由里及表温度逐渐降低；皮肤血管丰富，凡能影响血管舒缩的因素都能改变皮肤温度。

机体各部位的皮肤温差很大。当环境温度为23℃时，额部的皮肤温度为33～34℃，躯干的皮肤温度为32℃，手部为30℃，脚部为27℃。随着环境温度的变化，皮肤温度会相对发生较大的变化，尤其以手脚最为明显，头部皮肤温度的变动相对较少。

机体表层有一定的厚度，尤其是皮下脂肪具有隔热作用，对于维持深部体温的相对稳定起着重要作用。随着环境温度的变化，核心和体表两者所占区域的相对比例可出现大幅度的变化，在较冷的环境中核心温度分布区域缩小，主要集中在头部与胸腹内脏，而且体表与核心之间存在着明显的温度梯度。在炎热的环境中，核心温度可扩展到四肢（图8-3）。

（三）体温的生理波动

机体深部的温度比较稳定，但不是固定不变的，在一定范围内会发生波动。在正常生理情况下，体温可随昼夜、性别、年龄、环境温度、精神和体力活动等状况而发生一定幅度的变化。

1. 昼夜节律　人类体温具有昼夜周期性。一天当中的体温，清晨2：00~6：00时最低，黎明后开始上升，整个白天维持在较高的水平上，13：00~18：00达一日的高峰。这种以昼夜（24小时）为周期，往复出现高峰、低谷的生理现象，称为**昼夜节律**（circadian rhythm），又称为日节律。人类无论生活在地球的任何地区，体温均会呈现昼夜波动。表面看来，白天体温升高是由于活动多、代谢率高、产热增加所致，其实并非如此。长期卧床保持安静或彻夜不眠的人仍有同样的体温周期性变化。一般认为，这种节律的产生是内源性的，受昼夜节律起搏点，也称**生物钟**（biological clock）的控制。实验表明，下丘脑的视交叉上核很可能是生物节律的控制中心。

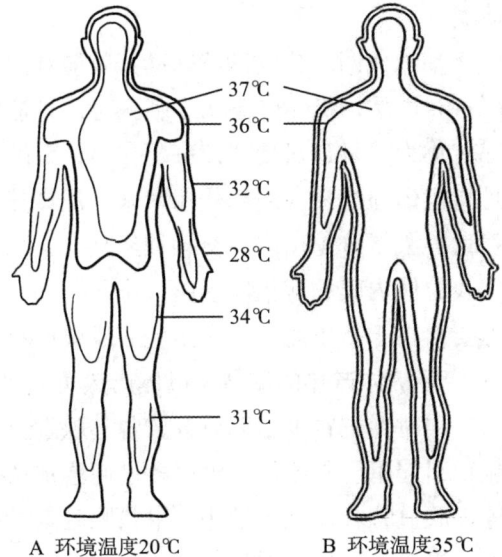

A 环境温度20℃　　B 环境温度35℃

图8-3　不同环境温度下体温分布示意图

2. 性别　女性的平均体温高于男性约0.3℃。除性别差异外，女性体温还有月节律的特性。成年女性体温水平随着月经周期发生波动。女性的基础体温（basal body temperature），指清晨醒后起床前测得的体温，在月经期和月经后的前半期较低，排卵日最低，排卵后体温升高0.3~0.6℃。临床上，将这种基础体温的改变作为判定排卵日期的标志之一。排卵后体温升高的原因可能与黄体分泌的孕激素有关。这种月周期变化，可能也是在生物钟的控制下进行的。

3. 年龄　新生儿和幼儿的体温调节机制尚未发育完全，故体温调节能力较差，易受外界环境温度的影响，应加强护理保温。出生后数月随着神经系统的健全和活动与休息规律的建立，逐渐形成体温的昼夜节律。老年人代谢活动减弱，体温较青壮年略低，对外界环境温度变化的代偿能力下降，不能耐受外界环境激烈变化的刺激，也要及时保温或散热。

4. 体力活动与情绪　肌肉活动可使产热量明显增高，导致体温上升。精神紧张和情绪激动也可使体温升高，而手术麻醉时体温下降，故要注意麻醉后保温。

二、产热与散热

在生命活动中机体在不断产生热量的同时，也不断地向外界环境散发热量。生理情况下，产热量和散热量两者处于动态平衡，因而能使体温维持在稳定的水平。若产热量大于散热量，将导致体温升高；反之，则导致体温下降。

（一）产热

1. 主要产热的器官　由于器官的代谢水平不同，其产热量有很大差异。机体内产热最多的器官为骨骼肌和肝，其次是脑、心和肾。安静时，热量主要来自体内代谢旺盛的器官，肝是体内物质代谢最旺盛的器官，产热量多，是基础状态下的主要产热器官。机体运动时，骨骼肌释放大量热量，其产热量比安静时显著增加，剧烈运动时可增加20~40倍。因此，骨骼肌是机体运动时的主要产热器官。褐色脂肪组织（brown adipose tissue，BAT）在寒冷环境下发挥重要的产热作用。

2. 产热的形式　机体的产热形式主要包括全身各组织器官的基础代谢、食物的特殊动力效应和骨骼肌的舒缩活动。在寒冷条件下，主要依靠战栗产热和加强非战栗产热两种形式增加产热量，维持体温。

基础代谢、食物的特殊动力效应和肌肉收缩产热等已在前文有所提及。**战栗产热**（shivering thermogenesis）是指机体受到寒冷刺激时，骨骼肌出现肌紧张，屈肌与伸肌同时收缩，基本不做外功，能量全部转化为热量，可使代谢率增加 4～5 倍。**非战栗产热**（non - shivering thermogenesis）又称代谢产热，是指机体通过提高组织代谢率来增加产热量。甲状腺激素、生长激素、雄性激素、肾上腺素和去甲肾上腺素等激素分泌增多或交感神经兴奋，均可作用于细胞引起代谢增加。褐色脂肪组织的产热量最大，与其线粒体内膜的解耦联蛋白（uncoupling protein，UCP）有关，约占非战栗产热的70%。褐色脂肪组织主要存在于新生儿体内，因此非战栗产热对新生儿尤为重要。

3. 机体产热的调节　机体产热可受神经及体液因素的调节。寒冷刺激下，可引起机体交感神经兴奋，同时促进肾上腺髓质释放肾上腺素及去甲肾上腺素。寒冷刺激还可通过下丘脑 - 腺垂体 - 甲状腺功能轴引起甲状腺激素分泌增多进而增加产热。交感神经兴奋还可通过肌紧张活动增强加强产热，同时促进皮肤血管收缩减少散热。甲状腺激素、肾上腺素和去甲肾上腺素均可使产热量增加。交感神经和甲状腺激素等也可显著增加解耦联蛋白的水平。此外，有意识地跺脚和搓手等肌肉活动也可增加产热。

（二）散热

皮肤是人体散热的主要部位，正常情况下由皮肤散发的热量占全身散热量的90%。其余小部分热量主要通过肺、肾和消化道等途径，随着呼出气体、尿和粪便等散出体外。散热方式以物理方式为主，主要包括辐射、传导、对流和蒸发等。

1. 辐射（radiation）散热　指机体以发射红外线的方式来散热。当环境温度低于皮肤温度时，机体的热量主要以辐射方式散发。辐射散热量的多少与两个因素有关，一是皮肤温度与环境温度的温差，此温差越大，散热就越多；二是机体的有效辐射面积，有效辐射面积越大，散热就越多。人体在裸体的情况下，21℃的温度环境中，约有60%的热量是通过辐射散热的方式散发出去。相反，如果环境温度高于皮肤温度，体热不但不能通过辐射散热散发，反而会吸收辐射热，导致体温异常升高，易发生中暑。如炼钢工人在炉前作业，炎热夏季农民在日照下田间劳动，均会遇到此情况。

2. 传导（conduction）散热　指机体通过传递分子动能的方式散发热量。当人体与低于皮肤温度的物体（如衣服、床、椅等）直接接触时，体热就会传给这些物体。临床上可利用此原理通过用冰帽、冰袋或冷毛巾等给高热患者冷敷降温。

3. 对流（convection）散热　指通过空气的流动来带走体热，这是以空气分子为介质的一种散热方式。与身体最接近的一层空气被体温加热而上升，周围较冷的空气随之流入。空气不断地对流，体热就不断地散发。对流散热量的多少主要取决于皮肤温度与环境温度的温差、机体有效散热面积和风速。

4. 蒸发（evaporation）散热　指机体通过液体汽化带走热量。体表面每蒸发 1g 水，可带走 2.43kJ 热量。当气温高于皮肤温度时，其他几种散热方式都失去了作用，此时蒸发便成了唯一的散热途径。蒸发散热分为不感蒸发和可感蒸发。

（1）不感蒸发（insensible evaporation）　指无论外界气温高低，人体的皮肤角质层和黏膜不断渗出水分，且在未形成明显水滴前就被汽化的情况。这种蒸发不形成汗液，故不被人察觉，且与汗腺无关。常温下每昼夜机体通过不感蒸发的水量约500ml，散出热量约1160kJ。

（2）可感蒸发（sensible evaporation）　指体内的水分从皮肤和黏膜表面不断渗出并汽化的过程，也称出汗（sweating）。汗液蒸发时，可从体表带走大量热量。当环境温度超过30℃时，便开始发汗；如果空气湿度大、衣着又多时，气温达25℃便可发汗；机体活动时，由于产热量增加，即使环境温度低于20℃亦可发汗。炎热的气候，发汗量可达 1.6L/h。如全部蒸发可带走 3600kJ 热量，所以应供给充分的水和盐。出汗可分为温热型出汗及精神性出汗：**温热型出汗**（thermal sweating）是指温热环境下引起全身各部位汗腺分泌汗液；**精神性出汗**（mental sweating）则是指由于精神紧张而引起的掌心、足底和腋窝等部位的汗腺分泌。

影响蒸发的因素主要包括环境温度、空气湿度和风速。

上述几种物理方式散失的热量，与空气流速和环境温度、湿度密切相关。尤其是体表与环境间温度的差异，不但决定着散热量的多少，还决定着热传递的方向。机体的产热与散热是在一系列生理调节下进行的。

三、体温的调节

体温调节的方式可分为行为性体温调节及自主性体温调节。

（一）行为性体温调节

行为性体温调节（behavioral thermoregulation）是指人类通过诸如调节身体姿势、增减衣着和环境寻找等措施，有意识地改变机体的产热或散热，从而达到维持体温的过程。这是一种有意识的行为，可使体温调节更加完善。人体的体温调节属于生物自动控制系统，控制的最终目标是深部体温的稳定。

（二）自主性体温调节

自主性体温调节（autonomic thermoregulation）是一种机体内在的、自主的体温调节过程。当环境温度发生变化时，感受温度变化的温度感受器通过有关传导通路将温度信息传达至体温调节中枢，该中枢进行整合后，通过自主神经系统调节皮肤血流量、竖毛肌和汗腺活动；通过躯体运动神经调节骨骼肌的活动；通过内分泌系统，改变机体的代谢率，进而维持体温的相对恒定。

1. 温度感受器　感受机体温度变化的神经元或神经纤维称为温度感受器，可分为外周温度感受器和中枢温度感受器两大类。

（1）**外周温度感受器**（peripheral thermoreceptor）　指存在于中枢神经系统之外的温度感受器，其主要分布在皮肤和黏膜中，均为游离神经末梢，按其功能可分为冷觉感受器和温觉感受器，分别感受温度下降及升高变化。腹腔内脏的温度感受器，可称为深部温度感受器。外周温度感受器主要负责感受局部温度的变化，然后将这些信息传给体温调节中枢。

（2）**中枢温度感受器**（central thermoreceptor）　指位于脊髓、延髓、脑干网状结构及下丘脑等处对温度变化敏感的神经元。温度升高时发放冲动增加者，称为温敏神经元；温度下降时发放冲动增加者，称为冷敏神经元。下丘脑前部和视前区温敏神经元数目较多，脑干网状结构中则主要是冷敏神经元，但两种神经元往往同时存在。中枢温度感受器可直接感受流经脑和脊髓的血液温度变化，并通过一定的神经联系，将冲动传给下丘脑体温调节中枢。

2. 体温调节中枢　体温调节的基本中枢位于下丘脑。视前区-下丘脑前部（preoptic anterior hypothalamus，PO/AH）在体温调节中起关键作用，尽管从脊髓到大脑皮质的整个中枢神经系统中都存在参与调节体温的神经元，但在多种恒温动物中进行横断脑干的实验显示，只要保持下丘脑及其下的神经结构完整，动物即可保持维持体温相对恒定的能力。此实验结果证明，调节体温的基本中枢位于下丘脑。

当外界环境温度改变时，可通过如下三条途径将信息送达中枢：①皮肤的温、冷觉感受器将温度变化的信息，沿躯体传入神经通过脊髓到达下丘脑；②外界温度改变可影响血液引起深部温度变化，并直接作用于下丘脑前部；③脊髓和下丘脑以外的中枢温度感受器亦可将温度信息传送至下丘脑前部。这些传入信息通过视前区-下丘脑前部和下丘脑后部的整理和加工，然后发出整合指令。其传出途径有：

①通过交感神经系统调节皮肤血管的舒缩反应和汗液分泌；②通过躯体神经改变骨骼肌的活动，如寒冷时发生寒战反应；③通过调控甲状腺和肾上腺髓质的激素分泌活动来调节机体的代谢率。

3. 体温调节机制　体温调节的机制通常用调定点（set point）学说进行解释（图 8-4）。该学说认为，人和高等恒温动物的体温调节类似于恒温器的调节，下丘脑 PO/AH 区的温敏神经元为维持体温恒定而预设了一个温度值，即温敏神经元活动引起的产热速率与冷敏神经元活动引起的散热速率恰好相等时的温度，称为体温调定点。

正常情况下，调定点对温度的感受阈值为37℃。若流经此处血液的温度超过37℃时，温敏神经元发放神经冲动增加引起散热过程加强，产热过程减弱；如流经此处的血液温度低于37℃时，则引起相反的变化，从而使机体的体温维持在37℃这个水平上。

在异常情况下，如细菌感染时，致热原可使温敏和冷敏两类神经元对温度的感受阈值发生改变，使调定点上移（如38℃）。调定点上移后，产热与散热过程则在较高的水平（38℃）上达到平衡，因而就会发热。解热镇痛药的作用机制就是使温敏和冷敏两类神经元对温度的感受阈值恢复正常，即调定点下移至37℃，从而使产热和散热过程在37℃这个水平达到平衡，使体温恢复到正常。

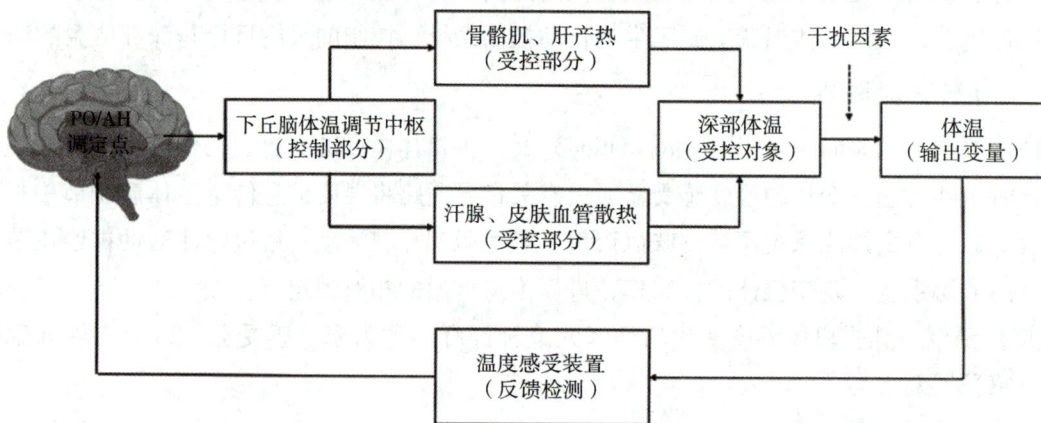

图 8-4　体温调定点学说

机体长期处于特殊温度环境中，逐渐产生对温度的耐受现象，称为**温度习服**（temperature acclimation）。温度习服是机体通过神经、体液等调节活动对环境做出的适应性改变，根据机体对炎热高温环境或寒冷环境的适应可分为热习服及冷习服。

知识拓展

褐色脂肪组织与能量代谢

脂肪组织由白色脂肪组织（white adipose tissue，WAT）和褐色脂肪组织（brown adipose tissue，BAT）组成。褐色脂肪组织在新生儿体内主要分布于肾、肾上腺、肩胛骨、腋窝、纵隔和脊柱周围等处，具有高度的血管化特征并受交感神经支配。褐色脂肪组织细胞通常较小，其特征表现为多房脂滴和大量表达解偶联蛋白-1（uncoupling protein 1，UCP1）的线粒体。

褐色脂肪组织的主要功能是参与调节非战栗性产热。正常温度下，线粒体膜中 UCP1 的活性可被胞质中的 ATP 抑制。寒冷刺激可引发交感神经兴奋性增强，通过激活 β-肾上腺素能受体导致三酰甘油水解和游离脂肪酸的产生，细胞质中游离脂肪酸的增加可与 UCP1 相互作用导致其激活。活化后的 UCP1 增加了穿过线粒体内膜的质子泄漏，以热能的形式释放能量。

近年来有研究发现，尽管与褐色脂肪组织的来源不同，但白色脂肪组织细胞可通过细胞中特殊分化程序的激活使其分化为具有某些褐色脂肪组织特性的"米色"脂肪细胞，其特征是细胞增强产热和脂肪分解，这一过程被称为脂肪细胞褐化。未来可考虑通过诱导白色脂肪组织褐化，促进组织产热，用于对抗肥胖及相关代谢紊乱。

（于　杨）

书网融合……

思维导图　　　　习题

第九章　泌尿系统的解剖和生理

📖 **学习目标**

　　1. 通过本章学习，掌握肾单位、肾小管及集合管的重吸收与分泌的过程，肾髓质渗透浓度的产生机制和尿量的影响因素；熟悉肾小球的滤过和影响滤过的因素和肾血液循环的特征及肾血流量的调节机制；了解肾脏的超微结构。

　　2. 具有理解尿液形成的机制和各种影响因素以及解释泌尿系统疾病产生原因的能力。

　　3. 养成独立钻研的科学精神、创新意识和批判性思维。

　　泌尿系统由肾、输尿管、膀胱和尿道组成。泌尿系统对于维持机体内环境的相对稳定具有重要意义。通过尿的生成与排出，可清除体内大部分的代谢废物及异物，在体内水、电解质和酸碱平衡的维持方面发挥重要的调节作用。肾是尿液生成的部位，生成尿液的基本功能单位称为肾单位，包括肾小体和肾小管。尿液的生成包括肾小球的滤过、肾小管和集合管的重吸收以及分泌三个基本过程。最终生成的终尿经肾盂收集后由输尿管送至膀胱，在膀胱中储存到一定量后，排出体外。

　　此外，肾还具有内分泌功能，可分泌促红细胞生成素、肾素、$1,25$-二羟维生素 D_3、激肽、前列腺素 E_2 和前列环素等。

　　本章重点讨论尿液的生成和排出过程，以及肾在机体水盐代谢中的调节功能。

第一节　泌尿系统的解剖

　　泌尿系统由四部分组成，分别是肾、输尿管、膀胱和尿道（图9-1）。其主要功能是排出尿液。肾是机体主要的排泄器官：通过尿液的生成和排出，清除机体的大部分代谢终产物以及进入机体过剩的物质和异物；调节细胞外液量和渗透压；保留体液中重要的电解质，如 Na^+、K^+、HCO_3^-、Cl^- 等，排出 H^+，维持酸碱平衡。肾也是一个内分泌器官：合成和释放肾素，参与动脉血压的调节；合成和释放促红细胞生成素，调节骨髓红细胞的生成；肾的 1α-羟化酶可使 25-羟维生素 D_3 转化为 $1,25$-二羟维生素 D_3，从而调节钙的吸收和血钙水平；肾还能生成激肽、前列腺素，参与局部或全身血管活动的调节。肾还是糖异生的重要场所之一。如果肾功能发生障碍，代谢产物则蓄积于体液中而破坏内环境的相对稳定，从而引起新陈代谢紊乱，严重时将危及生命。

一、肾

（一）肾的形态、位置和构造图

1. 肾的形态及位置　　肾（kidney）为成对的扁豆状器官，位于

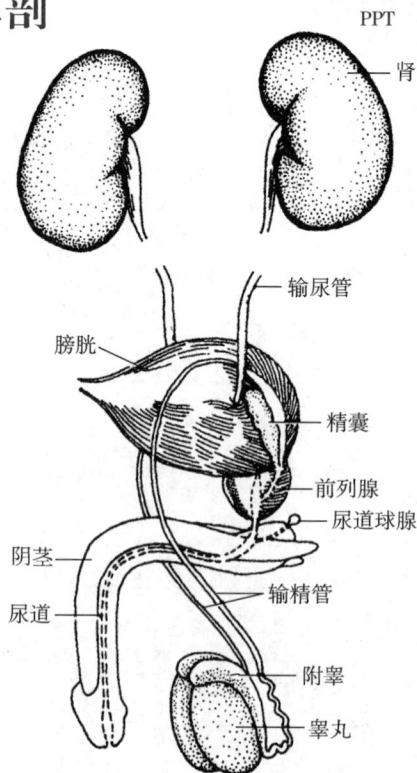

图9-1　泌尿系统解剖示意图

肾

输尿管

膀胱

精囊

前列腺

尿道球腺

阴茎

输精管

尿道

附睾

睾丸

PPT

腹膜后脊柱两旁浅窝中。长 10 ~ 12cm，宽 5 ~ 6cm，厚 3 ~ 4cm，重 120 ~ 150g；左肾较右肾稍大，肾纵轴上端向内、下端向外，因此，两肾上极相距较近，下极较远，肾纵轴与脊柱所成角度为 30°左右。新鲜的肾呈红褐色。

2. 肾的构造　肾可分为内、外侧两缘，前、后两面和上、下两端。肾的外侧缘隆凸，内侧缘中部凹陷称肾门，是肾盂、血管、神经、淋巴管出入的门户。这些出入肾门的结构，被结缔组织包裹，合称肾蒂。肾门向肾内部凹陷成一个较大的腔隙，称肾窦，它由肾实质围成，窦内含有肾动脉、肾静脉的主要分支和属支、肾小盏、肾大盏、肾盂以及淋巴管和神经等结构。肾的表面自内向外有三层被膜包绕，即纤维膜、肾脂肪囊和肾筋膜。肾的正常位置依靠肾被膜、肾血管、肾的邻近器官和腹内压来维持其固定，肾的固定装置不健全时，肾的位置可下移。

肾的冠状切面上可见肾分为外周呈褐色的肾皮质及中央色较淡的肾髓质。肾皮质富有血管，呈红褐色，其外观密布的细小颗粒相当于肾小体。肾髓质由许多小管道组成，色淡。它由 15 ~ 20 个肾锥体组成，切面呈三角形，基底朝向皮质，尖端朝向肾窦，称肾乳头，有时 2 ~ 3 个肾锥体合成一个肾乳头。肾乳头顶端有许多乳头孔为肾集合管的开口，肾形成的尿液由此孔流入肾小盏内。位于肾锥体之间的皮质部分称为肾柱（图 9 - 2）。

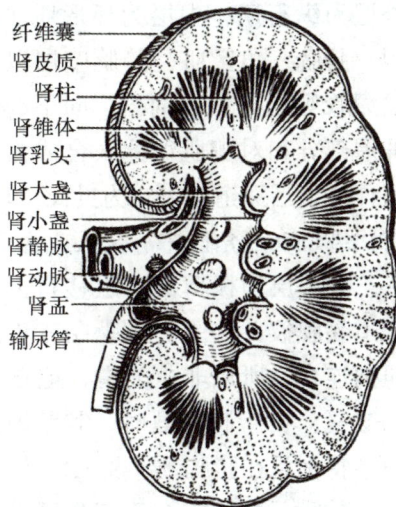

纤维囊
肾皮质
肾柱
肾锥体
肾乳头
肾大盏
肾小盏
肾静脉
肾动脉
肾盂
输尿管

图 9 - 2　肾脏结构示意图

二、输尿管

输尿管（ureter）是一对细长的肌性管道，长 20 ~ 30cm，上端与肾盂相连，沿腹后壁脊柱两侧下行进入小骨盆，下端在膀胱底的外上方斜行插入膀胱壁，开口于膀胱。在开口处有黏膜皱褶，膀胱充满时，由于膀胱内压力升高，输尿管开口因受压而关闭，可以防止尿液向输尿管倒流。输尿管壁由三层组织构成，由内向外为黏膜、平滑肌层和外膜。输尿管的功能是输送尿液。输尿管平滑肌具有缓慢地收缩和舒张的蠕动，使尿液向膀胱方向推进。

输尿管有 3 个狭窄：第一狭窄在肾盂与输尿管交界处；第二狭窄在跨越髂动脉入小骨盆处；第三狭窄在斜穿膀胱壁处。当肾结石随尿液下行时，容易嵌顿在输尿管的狭窄处，并产生输尿管绞痛和排尿障碍。

三、膀胱

膀胱（bladder）为锥体形肌性囊状器官，位于小骨盆的前部。成年人膀胱位于骨盆内，是储存尿液的器官。婴儿膀胱较高，位于腹部，其颈部接近耻骨联合上缘；到 20 岁左右，由于耻骨扩张，骶骨角色的演变，伴同骨盆的倾斜及深阔，膀胱即逐渐降至骨盆内。空虚时膀胱呈锥体形，充满时形状变为卵圆形，顶部可高出耻骨联合上缘。成人膀胱容量为 300 ~ 500ml 尿液。膀胱底的内面有三角区，位于两输尿管口和尿道内口三者连线之间，称为膀胱三角。膀胱三角的前下角，有尿道内口，两后上角是输尿管口（图 9 - 3）。

膀胱壁由三层组织组成，由内向外为黏膜层、肌层和外膜。肌层由平滑肌纤维构成，称逼尿肌，逼尿肌收缩，可使膀胱内压升高，压迫尿液由尿道排出。在膀胱与尿道交界处有较厚的环形肌，形成尿道内括约肌。括约肌收缩能关闭尿道内口，防止尿液自膀胱漏出。

膀胱壁分为四层，即浆膜层、肌肉层、黏膜下层和黏膜层。

浆膜层为蜂窝脂肪组织，包围着膀胱后上两侧和顶部。

肌肉层主要是逼尿肌和膀胱三角区肌。逼尿肌为膀胱壁层肌肉的总称，由平滑肌构成。分为三层、内、外层为纵行肌，中层为环形肌。环状肌最厚，坚强有力。膀胱三角区肌是膀胱壁层以外的肌肉组织，起自输尿管纵肌纤维，向内、向下、向前扇状展开。向内伸展部分和对侧肌彼此联合成为输尿管间嵴，向下向前伸展至后尿道部分，为贝氏（Bell）肌，另有一组左右肌纤维在三角区中心交叉成为三角区底面肌肉。

黏膜层为极薄的一层移行上皮组织，和输尿管及尿道黏膜彼此连贯。黏膜在三角区由于紧密地与下层肌肉连合，所以非常光滑，但在其他区域则具有显著的皱襞，在膀胱充盈时，皱襞即消失。黏膜层有腺组织，特别是在膀胱颈部及三角区。

黏膜下层只存在于三角区以外的区域，具有丰富血管，有弹性的疏松组织，它将黏膜和肌肉层彼此紧密相连。

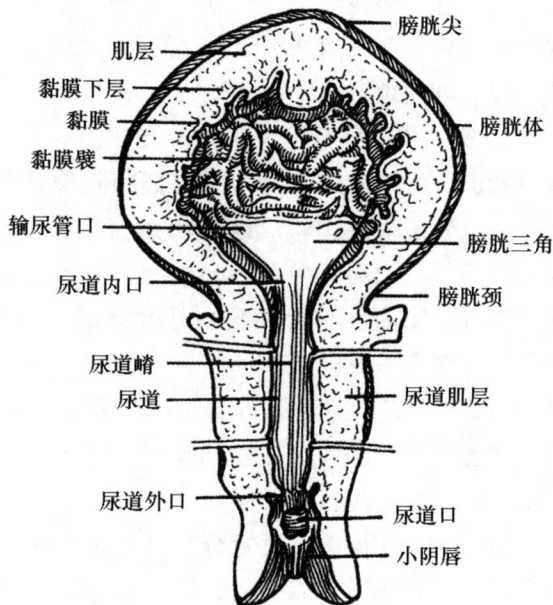

图 9 - 3　膀胱及女性尿道图（前面观）

四、尿道

尿道（urethra）是从膀胱通向体外的管道。男性尿道细长，长约 18cm，起自膀胱的尿道内口，止于尿道外口，行程中通过前列腺部、膜部和阴茎海绵体部，男性尿道兼有排尿和排精功能。女性尿道粗而短，长约 5cm，起于尿道内口，经阴道前方，开口于阴道前庭。男性尿道在尿道膜部有一横纹肌构成的括约肌，称为尿道外括约肌，由意识控制。女性尿道在会阴穿过尿生殖膈时，有尿道阴道括约肌环绕，该肌为横纹肌，也受意识控制。

第二节　肾的功能解剖和血液供应

一、肾的功能解剖

肾是尿液生成的器官。若要了解尿液是如何在肾内生成的，首先要对肾的微细结构，即组织结构进行研究。从肾实质的冠状切面可见，肾组织可分为浅层的皮质和深层的髓质。肾在组织学构成上，除少量结缔组织外，肾皮质和髓质内分布着大量非常相似的微小结构，分别称为肾单位和集合管。它们就像肾内加工尿液的一部部机器，只有对它们的基本结构有所了解，才能在此基础上研究它们的工作原理，进而才可能阐释尿液的生成过程。

（一）肾单位的构成

人的两肾共有 170 万 ~ 240 万个肾单位。肾单位是肾结构与功能的基本单位，与集合管共同完成尿的生成过程。**肾单位**（nephron）由肾小体和与之相连的肾小管两部分组成（图 9 - 4）。

1. **肾小体的结构**　肾小体（renal corpuscle）似球形，与肾小管相连，由肾小球（glomerulus）和肾小囊（renal capsule；Bowman's capsule）组成（图 9 - 5）。每个肾小体有两极，微动脉进入的一端称血管极，与肾小管相连的一端为尿极。

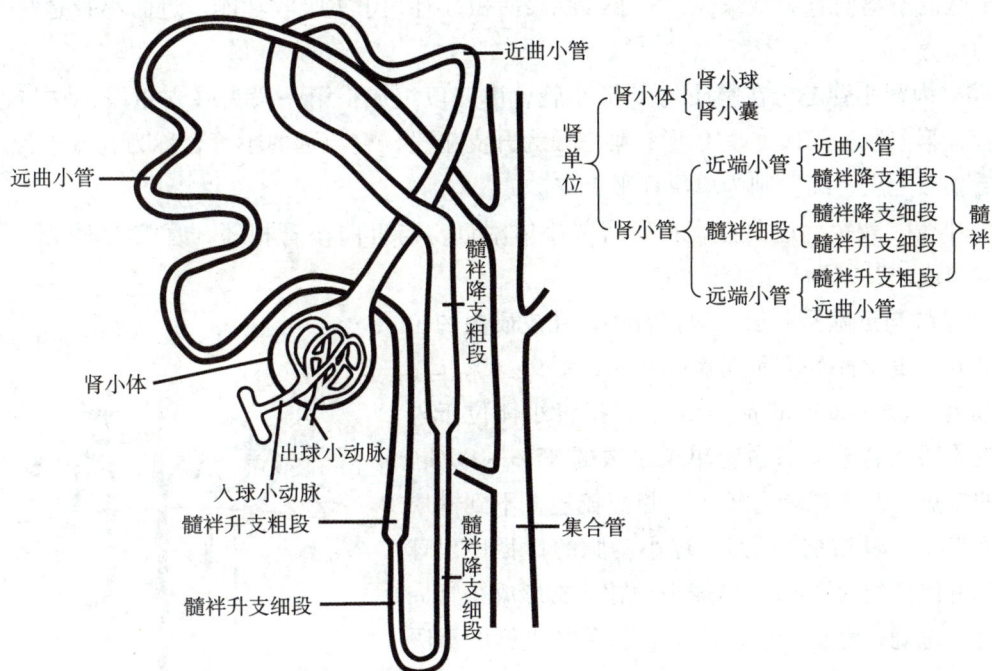

图9-4　肾单位和集合管

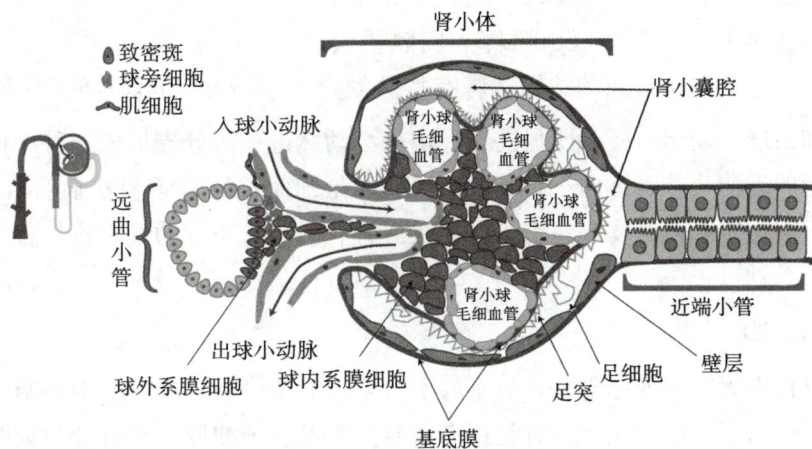

图9-5　肾小体结构示意图

肾小球由毛细血管丛构成，起源于入球小动脉。入球小动脉从血管极端进入，首先分4~5支，各支再分成许多相互吻合的毛细血管袢，最后再汇集成出球小动脉，从血管极处离开肾小体。肾小球的入球小动脉管径较出球小动脉大，故肾小球内毛细血管的血压较其他毛细血管高；且电镜下血管球毛细血管为有孔型，孔上大多无隔膜，有利于滤过功能。

肾小囊是肾小管起始部膨大并凹陷而成的双层杯状囊。外层称壁层，内层称脏层，两层间的腔隙称为肾小囊腔。壁层为单层扁平上皮，在尿极处与近端小管相连。脏层为多突状的足细胞组成，紧包在肾小球毛细血管外面。

2. 肾小管的结构　肾小管（renal tubule）平均长30~50mm，包括近曲小管（proximal convoluted tubule）、髓袢（loop of Henle）和远曲小管（distal convoluted tubule），均由单层上皮构成。各段形态特点如下。

（1）近曲小管　连接肾小囊腔，是肾小管中最粗的一段。管腔小而不规则。管壁由单层立方上皮细胞构成，细胞的游离面有刷状缘，扩大了细胞表面积，有利于重吸收功能。近曲小管是肾小管中重吸收功能最强的部分。

（2）髓袢   为肾小管走行在髓质的 U 形小管，由三段组成：第一段为降支粗段，它与近曲小管合称为近端小管；第二段为细段，呈 U 形；第三段为升支粗段，它与远曲小管合称为远端小管。髓袢粗段的管壁为单层立方上皮，细段则为单层扁平上皮。

（3）远曲小管   较短，迂曲盘绕在所属肾小体附近，与近曲小管相邻，管腔大而规则，管壁也由单层立方上皮构成。其末端与集合管相连。

3. 皮质肾单位与近髓肾单位   根据肾小体在皮质内的位置，肾单位又分为皮质肾单位和近髓肾单位（图 9 - 6）。

（1）**皮质肾单位**（cortical nephron）   指肾小体位于外皮质层和中皮质层的肾单位。占肾单位总数的 85% ~ 90%。这类肾单位的特点：肾小球相对较小，髓袢较短，不到髓质或仅达髓质外带（外髓质层）；其入球小动脉的口径比出球小动脉大，二者比例约为 2：1；出球小动脉分支形成小管周围毛细血管网，包绕在肾小管的外面，有利于肾小管的重吸收功能。

（2）**近髓肾单位**（juxtamedullary nephron）   指肾小体靠近髓质的内皮质层的肾单位。占全部肾单位的 10% ~ 15%。其特点为：肾小球较大，髓袢长，可深入内髓质层，有的可达肾锥体乳头，这类髓袢对尿的浓缩稀释有特殊的意

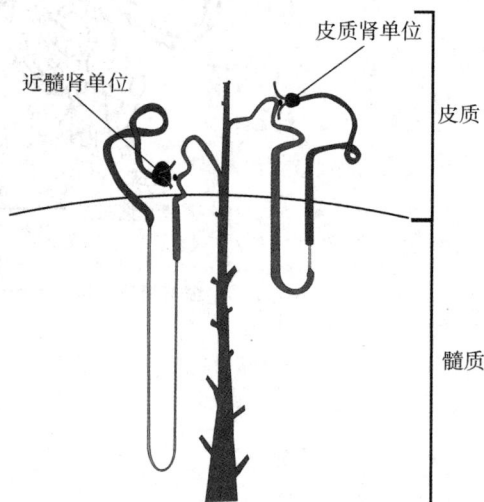

图 9 - 6   皮质肾单位和近髓肾单位示意图

义。其入球小动脉和出球小动脉口径无明显差异。出球小动脉进一步分支形成两种小血管，一种为网状小血管，缠绕于邻近的近曲小管和远曲小管周围；另一种是细而长的 U 形直小血管（vasa recta），深入髓质，形成毛细血管网包绕髓袢升支和集合管。网状血管有利于肾小管的重吸收，直小血管在维持髓质高渗中起重要作用。

（二）集合管的结构

集合管在胚胎发育中起源于输尿管芽，故不属于肾单位。集合管是由皮质走向髓质锥体乳头孔的小管，沿途与许多肾单位的远曲小管相连，管径逐渐变粗，管壁逐渐变厚。集合管与远曲小管同样具有重吸收和分泌的功能，在尿液浓缩过程中具有重要作用。

（三）球旁复合体

球旁复合体（juxtaglomerular complex）也称球旁器（juxtaglomerular apparatus），是由球旁细胞、致密斑和球外系膜细胞三者组成（图 9 - 5）。

1. 球旁细胞（juxtaglomerular cell）   也称颗粒细胞，是入球小动脉中层特殊分化的平滑肌细胞，体积较大，呈立方形或多边形，胞质内有许多分泌颗粒，分泌颗粒内含肾素（renin）。因此，球旁细胞可以合成、储存和分泌肾素。

2. 致密斑（macula densa）   位于入球小动脉和出球小动脉之间，与远曲小管起始处相接触。此处的上皮细胞变为高柱状细胞，局部呈现斑纹隆起，故称为致密斑。致密斑与球旁细胞和球外系膜细胞相接触，可感受小管液中 Na^+ 浓度的变化，并将信息传递至球旁细胞，调节球旁细胞对肾素的分泌。

3. 球外系膜细胞（extraglomerular mesangial cell）   指入球小动脉、出球小动脉和致密斑之间的一群细胞，具有吞噬和收缩等功能。

二、肾的血液循环及其功能特点

（一）肾的血液循环途径

两肾的血液供应来自腹主动脉分出的左、右肾动脉。肾内血液循环途径如下：肾动脉→叶间动脉→弓形动脉→小叶间动脉→入球小动脉→肾小球毛细血管网→出球小动脉→肾小管周围毛细血管网或直小血管→小叶间静脉→弓形静脉→叶间静脉→肾静脉。

（二）肾血液循环的功能特点

1. 肾血流量大并且肾内血流分布不均 成人两肾的血流量约占安静时心输出量的1/4。肾是机体内供血量最丰富的器官，其中肾皮质部的血流灌注最高，为4000～5000ml/（min·kg）。

2. 肾小球毛细血管血压比较高 由于肾动脉直接来自腹主动脉，血管短而粗，阻力消耗较少，加之皮质肾单位的出球小动脉比入球小动脉细，所以肾小球毛细血管血压比较高。这一高压有利于血浆中的水分和其中的溶解物由肾小球滤入肾小囊内。

3. 肾小管周围毛细血管血压较低且血浆胶体渗透压较高 肾小管周围毛细血管来自出球小动脉，血压大为降低。加之在肾小球处大量水分滤出而蛋白质保留，使血管内的血浆胶体渗透压升高，这两者有利于将肾小管中的液体重吸收入毛细血管中。

4. 肾血流量具有自身调节功能 在没有外来神经或体液影响的情况下，肾动脉血压在一定范围内变化时，肾血流量能保持恒定的现象称为**肾血流量的自身调节**（autoregulation of renal blood flow）。当人肾动脉灌注压在70～180mmHg范围内变动时，肾血流量保持在一个稳定的水平上不变。一般认为，自身调节只涉及肾皮质的血流量。肾血流量自身调节的生理意义在于，当心血管功能在一定范围内发生变化时，肾小球的滤过功能可保持相对稳定。

第三节 尿生成的过程

当血液随入球小动脉流经肾小球的毛细血管时，血浆中的水和小分子溶质，包括少量分子量较小的血浆蛋白，可以滤入肾小球囊腔，此过程称为肾小球的滤过，进入肾小囊的成分称为原尿。原尿继续流经肾小管和集合管，此时原尿中的部分成分可被肾小管和集合管上皮细胞重新转运回血液，此过程称为肾小管和集合管的重吸收；同时，一些血浆成分或上皮细胞本身产生的物质可由肾小管和集合管上皮细胞转运至肾小管管腔内，此过程称为肾小管和集合管的分泌。经过这些转运过程后，肾小管液的量和成分发生了很大的变化，最终离开集合管的液体称为终尿，即为最后排出体外的尿液。可见，尿的生成包括三个基本过程：肾小球的滤过、肾小管和集合管的重吸收和肾小管和集合管的分泌。

一、肾小球的滤过功能

肾小球的滤过是尿液生成的第一步。为了明确此过程的发生机制，采用微穿刺的方法抽取肾小囊内液并进行微量化学分析，发现囊内液具有以下特点：①只含有极微量的蛋白质；②主要含有小分子或离子，如葡萄糖、氨基酸、尿素、肌酐、Na^+、K^+、Cl^-等，并且这些物质在囊内液中的浓度和去蛋白血浆中的浓度完全一样；③分子量小于一定限度的物质，不论大小，都以同样的速度出现于囊腔中，这一点只能用滤过来解释，而不能用弥散说明。这些特点表明肾小囊内液（原尿）是一种血浆超滤液（ultrafiltrate）。

（一）肾小球滤过膜的结构和滤过功能

肾小球滤过膜（filtration membrane）是肾小球滤过的结构基础，血浆经过滤过膜进入肾小囊内形成原尿。滤过膜包括：毛细血管的内皮细胞（内层）、基底膜（中层）、肾小囊脏层上皮细胞（外层）（图9－7）。三层结构上均有极细小的孔，可以滤过血浆中的物质。

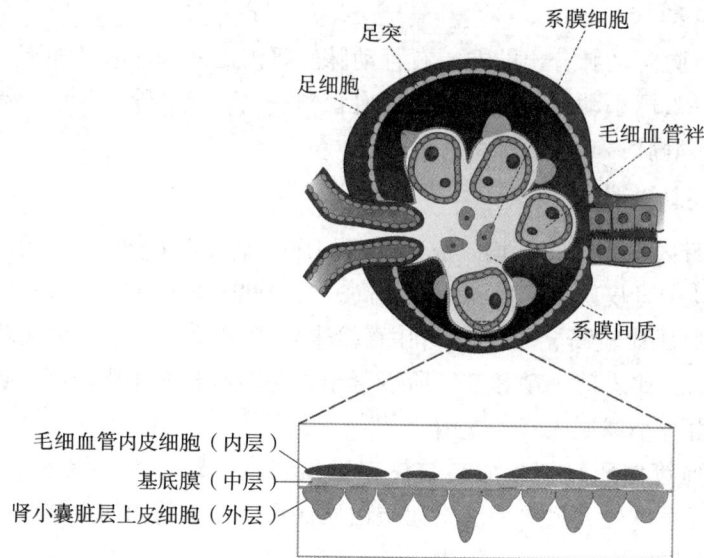

图9－7　滤过膜示意图

1. 毛细血管内皮细胞　电子显微镜下可见，内皮细胞上有许多直径为70～90nm的小孔，称为窗孔（fenestra）。水、小分子溶质以及小分子量的蛋白质可以自由通过，但血细胞不能通过；内皮细胞表面有唾液酸蛋白等带负电荷的糖蛋白，可阻碍带负电荷的蛋白质通过。

2. 基底膜　含有Ⅳ型胶原、层粘连蛋白和蛋白多糖等成分，带负电荷。膜上有直径为2～8nm的多角形网孔，决定何种大小的溶质分子可以通过。基底膜可以通过机械屏障和电荷屏障影响滤过。

3. 肾小囊脏层上皮细胞　肾小囊脏层上皮细胞又称足细胞，有很长的突起，相互交错对插，并且在突起之间形成滤过裂隙（slit），裂隙上覆盖一层薄膜称为滤过裂隙膜，膜上有4～11nm的小孔，是滤过膜的最后一道屏障。裂孔素（nephrin）是足细胞裂隙膜的主要蛋白质成分，作用是阻止蛋白质的漏出。

不同物质通过肾小球滤过膜的能力取决于被滤过物质的分子大小及其所带的电荷。一般来说，有效半径小于2.0nm的中性物质能自由通过滤过膜，如葡萄糖分子的有效半径为0.36nm，它可被完全滤过；有效半径介于2.0～4.2nm的各种物质，随着有效半径的增加，被滤过的量逐渐降低；有效半径大于4.2nm的大分子物质，则几乎完全不能滤过。若尿中发现大量高分子量的蛋白质，提示滤过膜受损，通透性增大。滤过膜各层含有许多带负电荷的物质，主要为糖蛋白。这些带负电荷的物质可限制带负电荷的分子滤过。如血浆白蛋白，虽然其有效半径为3.6nm，由于其带负电荷，因此，难于通过滤过膜而不会出现在尿中。在病理情况下，滤过膜上带负电荷的糖蛋白减少或者消失，就会导致带负电荷的血浆蛋白滤过量比正常时明显增加，从而出现蛋白尿。

（二）肾小球滤过的动力——有效滤过压

血浆成分流经肾小球毛细血管时能否被滤过，取决于有效滤过压（图9－8）。**有效滤过压**（effective filtration pressure，EFP）是指促进超滤的动力与对抗超滤的阻力之间的差值。超滤的动力是肾小球毛细血管血压和肾小囊内液胶体渗透压，在正常生理条件下，囊内液的蛋白浓度极低，囊内液胶体渗透压通常可以忽略不计。超滤的阻力是血浆胶体渗透压和囊内压。因此，有效滤过压可用以下公式计算：

$$有效滤过压 = 肾小球毛细血管血压 - （血浆胶体渗透压 + 囊内压） \tag{9-1}$$

对有效滤过压分析发现，从入球小动脉到出球小动脉，肾小球毛细血管全段的有效滤过压是逐渐变小的。这是因为在血液流经肾小球毛细血管时，血压下降不多，入球端和出球端的血压几乎相等。但由于不断生成滤过液，血液中血浆蛋白浓度会逐渐增加，血浆胶体渗透压也随之升高，用微穿刺法检测，代入有效滤过压公式，计算出入球端的有效滤过压是 10mmHg，出球端的有效滤过压是 0。

入球端：有效滤过压 = 45 − (25 + 10) = 10mmHg　　　(9 − 2)

出球端：有效滤过压 = 45 − (35 + 10) = 0mmHg　　　(9 − 3)

因此，肾小球在滤过过程中有效滤过压逐渐下降。当滤过阻力等于滤过动力时，有效滤过压下降到零，滤过停止，称为**滤过平衡**（filtration equilibrium）。正常情况下，肾小球毛细血管并非全长都有超滤液形成，这取决于滤过平衡点的位置。滤过平衡点越靠近入球小动脉端，肾小球毛细血管滤过的有效长度就越短，所生成超滤液的量就越低；相反，滤过平衡点越靠近出球小动脉端，肾小球毛细血管滤过的有效长度就越长，所生成超滤液的量就越高。如果至出球小动脉端仍达不到滤过平衡，则全段毛细血管都有滤过作用。

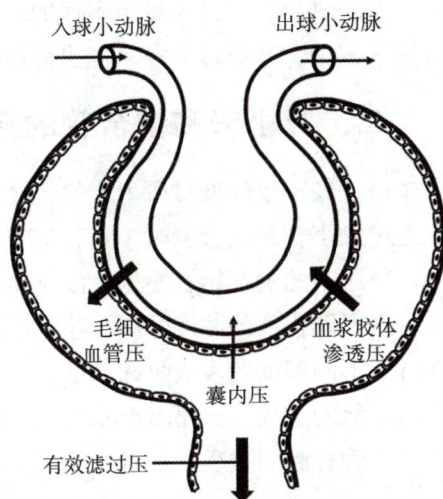

图 9 − 8　有效滤过压示意图

（三）评价肾小球滤过功能的指标

肾小球滤过率和滤过分数是评价肾小球滤过能力的常用指标。

1. 肾小球滤过率（glomerular filtration rate，GFR）　是指单位时间内（每分钟）经两肾所生成的原尿量。正常成人约为 125ml/min。

2. 肾小球滤过分数（filtration fraction，FF）　是指肾小球滤过率和每分钟肾血浆流量之比的百分数。若肾血浆流量为 660ml/min，那么滤过分数 = (125/660) × 100% = 19%，即流经肾的血浆中约 1/5 成为滤液滤过到肾小囊中。

（四）影响肾小球滤过的因素

1. 滤过膜的面积和通透性　当滤过膜面积减少时，肾小球滤过率降低。如急性肾小球肾炎时，由于肾小球毛细血管管腔变窄或完全阻塞，导致有滤过功能的肾小球数量减少，有效滤过面积也因此减少，肾小球滤过率降低，出现少尿甚至无尿。如果滤过膜的通透性增加，血浆蛋白和红细胞就会进入超滤液中，导致蛋白尿和血尿。

2. 有效滤过压　肾小球毛细血管血压、囊内压和血浆胶体渗透压，三者任何一个发生改变，都会影响肾小球滤过率。动脉血压在 70～180mmHg 范围内时，通过肾血流量的自身调节，肾小球毛细血管血压不会发生明显变化，使肾小球滤过率也保持相对稳定。动脉血压降到 70mmHg 以下时，肾小球毛细血管压才会明显降低，导致有效滤过压降低，肾小球滤过率下降而发生少尿；动脉血压下降至 40～50mmHg 以下时，肾小球滤过率可以降到零，引起无尿现象。正常生理条件下，囊内压稳定在 10mmHg。囊内压会因尿路阻塞而升高，使有效滤过压降低，滤过率减少而出现少尿。血浆胶体渗透压主要是由血浆白蛋白水平决定，正常生理情况下比较稳定。低蛋白血症时，血浆胶体渗透压下降，有效滤过压升高，肾小球滤过率增加，导致尿量增多。

3. 肾血浆流量　主要通过影响滤过平衡点的位置而影响肾小球滤过率。如果肾血浆流量加大，肾小球毛细血管内血浆胶体渗透压的升高速度减慢，肾小球毛细血管滤过的有效长度增加，肾小球滤过率将随之增加。相反，肾血浆流量减少时，肾小球毛细血管滤过的有效长度缩短，肾小球滤过率将减少。

在严重缺氧、中毒性休克等病理情况下，由于交感神经兴奋使入球小动脉收缩，肾血流量和肾血浆流量将显著减少，肾小球滤过率也明显降低。

二、肾小管和集合管的重吸收和分泌功能

每天经肾小球滤过所生成的超滤液（原尿）约有180L，但是排出体外的终尿约1.5L，这表明超滤液经过肾小管和集合管时，约有99%的水被重新吸收回血液。此外，将原尿和终尿的成分进行比较发现，原尿中的葡萄糖在终尿中没有出现，而Na^+、尿素等发生不同程度的浓度降低；肌酐、尿酸和K^+等则发生不同程度的浓度升高。这表明原尿在流经肾小管和集合管时，肾小管和集合管上皮细胞对其成分进行了不同程度的重吸收和分泌。重吸收（reabsorption）是指肾小管上皮细胞将原尿中某些成分重新摄取入血液的过程。分泌（excretion）是指肾小管上皮细胞将自身代谢产物或肾小管周围血液里的物质排入肾小管管腔的过程。二者都是由肾小管上皮细胞完成的物质转运过程。

（一）物质转运的方式和途径

肾小管和集合管的上皮细胞面向管腔的细胞膜称为**管腔膜**（luminal membrane）或者顶端膜（apical membrane），底部及其周壁的细胞膜称为**基底侧膜**（basolateral membrane）。

各种物质通过肾小管上皮细胞的转运方式包括被动转运（passive transport）和主动转运（active transport）两种。

1. 被动转运　包括单纯扩散、易化扩散和渗透等。该转运方式不需要代谢供能，溶质顺浓度梯度和电化学梯度通过肾小管上皮细胞。水的重吸收主要是通过水通道蛋白（aquaporin，AQP）完成的，渗透压之差是水的转运动力，使水从渗透压低的一侧通过细胞膜进入渗透压高的一侧。此外，当水分子通过渗透被重吸收时，有些溶剂分子可随水分子一起转运，称为**溶剂拖曳**（solvent drag），也属于被动转运。

2. 主动转运　原发性主动转运所需要的能量由ATP水解直接提供，如依赖小管上皮细胞膜上的钠泵、质子泵等水解ATP直接供能。继发性主动转运所需的能量不是直接来自ATP，而是来自某一溶质（通常为Na^+）顺电化学梯度转运时释放的能量，如上皮细胞基底侧膜上的钠泵利用ATP水解供能，将细胞内的Na^+泵至细胞外，造成细胞内的Na^+浓度明显低于细胞外；这样，肾小管液中的Na^+便顺电化学梯度通过管腔膜进入细胞，并释放能量提供其他物质如葡萄糖和氨基酸等的转运。

物质通过上皮细胞转运的途径有两种：跨细胞途径和细胞旁路途径。**跨细胞途径**（transcellular pathway）首先是小管液的溶质通过小管上皮细胞管腔膜进入上皮细胞内，然后再跨过基底侧膜进入细胞周围的组织间隙而入血。**细胞旁路途径**（paracellular pathway）是指小管液中的物质直接通过小管上皮细胞间的紧密连接进入细胞周围的组织间隙。

（二）肾小管和集合管的物质转运

肾小管平均长30～50mm，与形态结构相适应，各段肾小管和集合管的物质转运特点不同。与其他各段小管相比，近端小管在重吸收的质和量上是居于首位的，成为肾小管重吸收功能的主要部位。近端小管包括近曲小管和髓袢的降支粗段。近曲小管上皮细胞的管腔膜上有大量密集的微绒毛，形成刷状缘，这种结构极大地增加了重吸收的面积。

1. Na^+、Cl^-和水的重吸收　小管液中65%～70%的Na^+、Cl^-和水在近端小管被重吸收，约20%的Na^+、Cl^-和约15%的水在髓袢被重吸收，约12%的Na^+、Cl^-和不等量的水在远曲小管和集合管被重吸收。

（1）近端小管　在近端小管的前半段，Na^+为主动重吸收，主要有如下两种吸收方式（图9-9）。

1）Na^+-葡萄糖（氨基酸）的同向转运　由于上皮细胞基底侧膜钠泵的作用，Na^+被泵入细胞间隙，

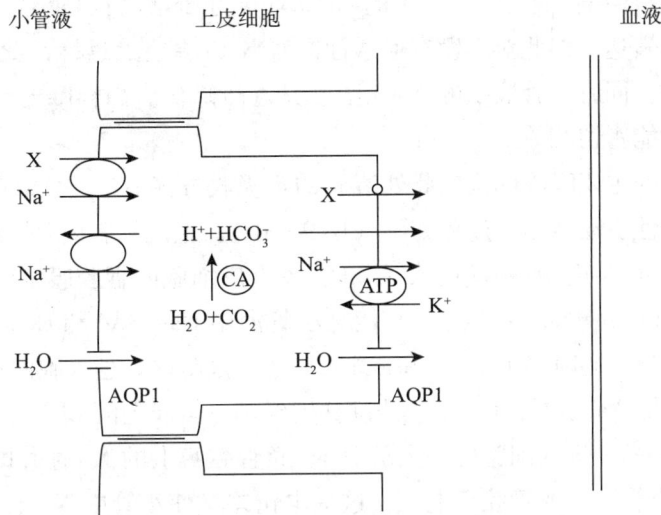

图 9-9　近端小管前半段重吸收钠离子示意图
X 代表葡萄糖、氨基酸等物质

使细胞内 Na^+ 浓度降低。因此，小管液中的 Na^+ 和葡萄糖与管腔膜上的共转运体结合后，Na^+ 顺电化学梯度通过管腔膜进入细胞内，同时释放能量使葡萄糖共转运入细胞内。进入细胞内的 Na^+ 随即被细胞基底侧膜上的钠泵转运至细胞间隙，以保持细胞内 Na^+ 的低浓度水平，这样小管液中的 Na^+ 和葡萄糖即可不断地转运入细胞内。进入细胞内的葡萄糖以易化扩散的方式经由细胞基底侧膜离开细胞回到组织液和血液中。

2）$Na^+ - H^+$ 的逆向转运　小管液中的 Na^+ 和细胞内生成的 H^+ 与管腔膜上的共转运体结合后，小管液中的 Na^+ 顺浓度梯度经由管腔膜进入细胞，同时释放能量，将细胞内的 H^+ 分泌入小管液中；进入细胞内的 Na^+ 随即被基底侧膜上的钠泵泵出至细胞间隙而主动重吸收。分泌到小管液中的 H^+ 将有利于小管液中 HCO_3^- 的重吸收。

在近端小管后半段，NaCl 主要通过细胞旁路途径被动重吸收。由于近端小管前半段 Cl^- 不被重吸收，且 HCO_3^- 重吸收速率较大，Cl^- 留在小管液内，造成近端小管后半段的 Cl^- 浓度比管周组织间液高 $20\% \sim 40\%$。因此，Cl^- 顺浓度梯度经细胞旁路（即通过紧密连接进入细胞间隙）而重吸收回血。由于 Cl^- 的被动重吸收是生电性的，使小管液中正离子相对较多，造成管腔内带正电，管外带负电，在这种电位差作用下，Na^+ 顺电位差通过细胞旁途径而被动重吸收。因此，NaCl 的重吸收都是被动的。

近端小管对水的通透性高，随着 Na^+、葡萄糖、氨基酸、Cl^- 和 HCO_3^- 被重吸收，小管液渗透压降低而细胞间液的渗透压增高，水在渗透压差作用下，通过跨细胞途径和细胞旁路途径进入细胞间隙。

水的跨细胞转运方式包括：①约 10% 的水以单纯扩散方式通过脂质双分子层；②约 85% 的水通过细胞膜上的水通道蛋白转运。在近端小管上皮细胞的水通道蛋白主要为 AQP1。同时，水的重吸收又以溶剂拖曳形式携带一些溶质（Ca^{2+} 和 K^+）一起被重吸收。

吸收入细胞间隙中的水和溶质使细胞间隙的静水压增加。较高的静水压有利于促进水和溶质经过基膜进入周围毛细血管而被重吸收；由于近端小管上皮细胞间的紧密连接对水和 Na^+ 有通透性，致使少量 Na^+ 和水也可在静水压的作用下，通过紧密连接回漏至小管腔内（称为回漏现象）。

（2）髓袢　髓袢重吸收小管液中约 25% 的 Na^+ 和 Cl^- 以及约 20% 的水。髓袢降支细段、升支细段和升支粗段三个节段功能不同。髓袢升支粗段上皮细胞代谢活性强，Na^+ 和 Cl^- 重吸收主要发生在髓袢升支粗段；髓袢降支和升支细段有很薄的上皮细胞层，无刷状缘，代谢水平低，因此升支细段仅被动重吸收少量 NaCl，对水不通透；降支细段对溶质不通透，主要重吸收水。

髓袢降支细段对溶质不易通透，对水有通透性，水主要以渗透方式通过上皮细胞的水通道蛋白

AQP1 重吸收。水的重吸收使小管液浓缩，其中的 NaCl 浓度逐步增高；当小管液流至髓袢升支细段时，升支细段没有水通道蛋白表达，因此对水没有通透性，对 NaCl 具有通透性，此时高浓度的 NaCl 可扩散到组织间液而被动重吸收，同时小管液中的 NaCl 浓度又逐步降低。髓袢降支细段与升支细段的重吸收特性与肾的浓缩和稀释功能密切相关。

髓袢升支粗段是溶质的主要吸收部位。此处溶质的重吸收方式有三：①Na^+、K^+ 和 Cl^- 以同向转运形式重吸收，是一种继发性主动转运。过程如下（图 9 - 10）：上皮细胞内 Na^+ 通过细胞基底侧膜的钠泵泵入管周组织液，以建立小管腔与细胞内 Na^+ 的浓度梯度。在上皮细胞的管腔膜上存在一种 Na^+-K^+-$2Cl^-$ 共转运体（Na^+-K^+-$2Cl^-$ cotransporter, NKCC），其能与小管液中 Na^+、K^+ 和 Cl^- 结合，利用 Na^+ 顺浓度梯度进入细胞内所释放的能量，同时将 1 个 K^+ 和 2 个 Cl^- 转运入胞内。进入胞内的 Na^+ 通过钠泵进入管周组织液，以保持细胞内的低 Na^+ 水平；Cl^- 则顺浓度梯度经基底侧膜上的 Cl^- 通道进入管周组织液；而由于管腔膜对 K^+ 的通透性很高，进入细胞内的大部分 K^+ 经管腔膜上的 K^+ 通道扩散回小管液中，再次参与转运。②由于 K^+ 返回小管中造成管腔正电位，这一电位差又使小管中 Na^+、K^+ 和 Ca^{2+} 等正离子经细胞旁路途径被动重吸收。③管腔膜上的 Na^+-H^+ 共转运体也介导 Na^+ 的重吸收和 H^+ 的分泌（HCO_3^- 的重吸收）。髓袢升支粗段也缺乏水通道蛋白表达，因此，此段可以重吸收 NaCl 而对水不通透，从而造成小管液低渗，而管周组织液高渗，这对尿液稀释和浓缩具有重要意义（详见后述）。呋塞米（furosemide）和依他尼酸（ethacrynic acid）通过抑制 Na^+-K^+-$2Cl^-$ 共转运体，减少髓袢对 Na^+ 和 Cl^- 的重吸收，增加水的排出，是临床常用的利尿剂。

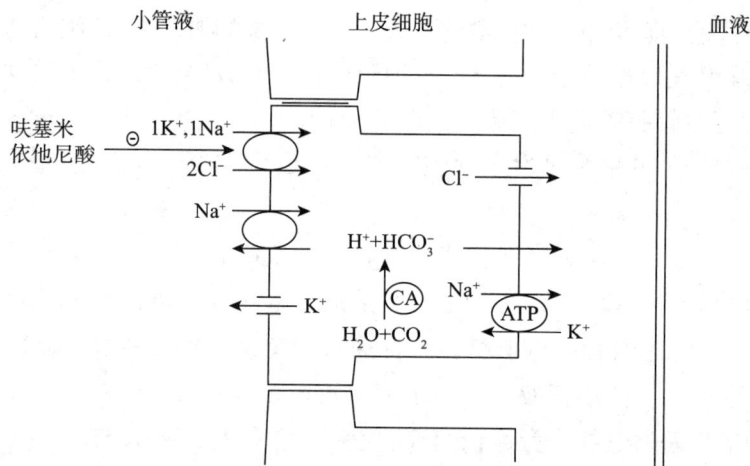

图 9 - 10 髓袢升支粗段主要溶质吸收的示意图
⊖代表抑制作用

（3）远曲小管和集合管　远曲小管和集合管对水和盐的转运是可被调节的。水的重吸收主要受血管升压素（vasopressin, VP）的调节，而 Na^+ 的重吸收主要受醛固酮的调节。当机体缺水或缺盐时，远曲小管和集合管可增加水、盐的重吸收；反之，当机体水、盐过剩时，则此处水、盐的重吸收明显减少，从而促进其从尿中排出。

远曲小管始段对水的通透性很低，但仍主动重吸收 NaCl，继续产生低渗小管液。Na^+ 和 Cl^- 是由管腔膜上 Na^+-Cl^- 共转运体（Na^+-Cl^- cotransporter, NCC）主动转运入细胞的，进入细胞的 Na^+ 由基底侧膜钠泵泵入管周组织液。Cl^- 则由基底侧膜上的 Cl^- 通道弥散入细胞间隙。Na^+-Cl^- 共转运体可被噻嗪类（thiazide）利尿药所抑制。

远曲小管后半段与集合管连接部分，称为连接小管（the connecting tubule, CNT）。连接小管和集合管含有两类不同的上皮细胞，即主细胞和闰细胞。主细胞重吸收 Na^+ 和水，分泌 K^+。闰细胞主要分泌 H^+（重

吸收 HCO_3^-)。主细胞的管腔膜上有 Na^+ 通道，由于其基底侧膜上的钠泵可维持细胞内较低的 Na^+ 浓度，小管液中的 Na^+ 可经管腔膜上的 Na^+ 通道进入细胞。而 Na^+ 的重吸收又造成小管液呈负电位，此负电位可以驱使小管液中的 Cl^- 经细胞旁途径被动重吸收，也成为 K^+ 从细胞内分泌入小管腔的动力（图 9－11）。主细胞基底侧膜有水通道蛋白 AQP3 和 AQP4 分布，管腔膜侧胞质内的囊泡含水通道蛋白 AQP2。血管升压素可通过控制含有 AQP2 的囊泡镶嵌到管腔膜上的数目，调节主细胞管腔膜对水的通透性，进而调节此处水的重吸收。上皮细胞对尿素的通透性取决于膜上的尿素通道蛋白（urea transporter，UT），集合管末端存在的 UT－A1/A3 依赖血管升压素的调控，对尿素高度通透。

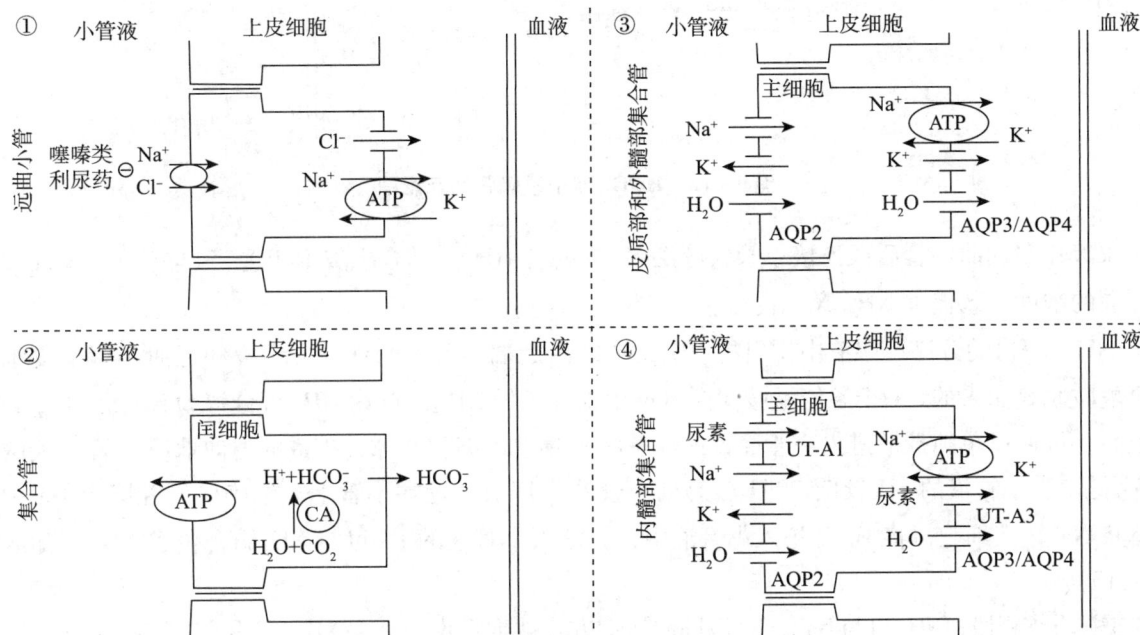

图 9－11 远曲小管和集合管重吸收 Na^+、Cl^- 示意图

2. HCO_3^- 重吸收和 H^+ 分泌 肾小球滤过的 HCO_3^- 有 80% ~ 85% 在近端小管重吸收。HCO_3^- 的重吸收与小管上皮细胞 H^+ 的分泌有密切关系。血浆中 $NaHCO_3$ 滤入肾小囊进入肾小管后，解离成 Na^+ 和 HCO_3^-。HCO_3^- 和近端小管上皮细胞分泌的 H^+（Na^+-H^+ 的逆向交换）结合而成 H_2CO_3，随后 H_2CO_3 在上皮细胞表面的碳酸酐酶（CA）作用下分解成 H_2O 和 CO_2。CO_2 是高度脂溶性物质，能迅速通过管腔膜进入细胞内，在细胞内碳酸酐酶的作用下与水结合生成 H_2CO_3，H_2CO_3 随后又解离成 H^+ 和 HCO_3^-。因此，肾小管重吸收 HCO_3^- 是以 CO_2 的形式，而不是直接以 HCO_3^- 的形式进行的。CO_2 透过管腔膜的速度明显高于 Cl^-，因此，HCO_3^- 的重吸收率大于 Cl^- 的重吸收率。HCO_3^- 与重吸收的 Na^+ 一起被转运回血液（图 9－12）。髓袢对 HCO_3^- 的重吸收主要发生在升支粗段，其机制与近端小管相同。远曲小管上皮细胞通过 Na^+-H^+ 交换，参与 HCO_3^- 的重吸收。

碳酸酐酶在重吸收中起重要作用。碳酸酐酶抑制剂乙酰唑胺可因抑制 Na^+ 和 HCO_3^- 的重吸收，促进 $NaHCO_3$、$NaCl$ 和水的排出，从而引起利尿。

H^+ 主要通过 Na^+-H^+ 交换或质子泵分泌入管腔。在近端小管，主要通过 Na^+-H^+ 的逆向交换进行，将 H^+ 分泌到小管液，近端小管是分泌 H^+ 的主要部位。在远曲小管后段连接小管和集合管，通过闰细胞管腔膜上的质子泵，即 H^+-ATP 酶，进行的主动转运是主要的 H^+ 分泌方式。远曲小管也存在 Na^+-H^+ 交换，且与 Na^+-K^+ 交换相互抑制。H^+ 的分泌在体内酸碱平衡中具有重要的生理意义。①排酸保碱：肾小管每分泌 1 个 H^+，可重吸收 1 个 HCO_3^- 和 1 个 Na^+，对保持酸碱平衡，维持血浆碱储备起重要作用；

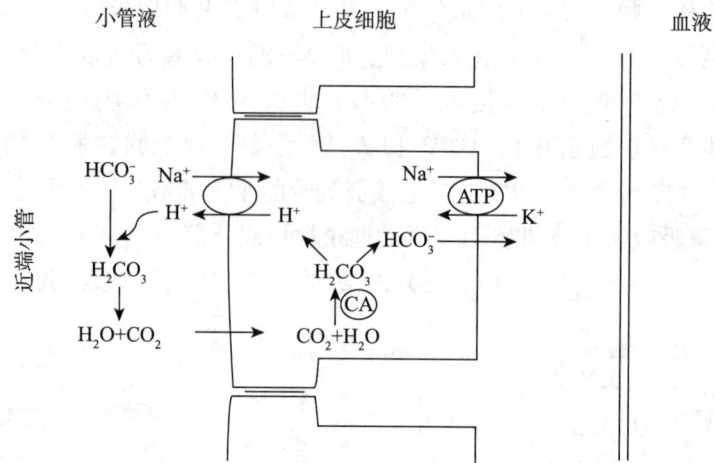

图 9 – 12 HCO_3^- 离子重吸收的示意图

②酸化尿液：在远曲小管后段连接小管，分泌 H^+ 主要与 HPO_4^{2-} 结合生成 $H_2PO_4^-$（酸性），增加尿液中可滴定酸的浓度；③促进 NH_3/NH_4^+ 的分泌。

3. NH_3/NH_4^+ 的分泌 尿液中排出的 NH_3 主要是由近端小管、髓袢升支粗段和远曲小管上皮细胞内的谷氨酰胺脱氨而来的。1 个谷氨酰胺代谢可产生 2 分子的 NH_4^+。胞内 NH_4^+ 可分解为 NH_3 和 H^+，NH_3 脂溶性很高，可通过单纯扩散进入小管腔，或经基底侧膜进入细胞间隙，扩散的方向取决于管腔膜两侧的 pH 的高低，当小管液的 pH 较低，NH_3 较易向小管液中扩散。近端小管上皮细胞的管腔膜上 Na^+-H^+ 共转运体将 Na^+ 转入细胞，将 H^+ 分泌入小管液中，分泌入小管液的 H^+ 可与 NH_3 结合生成 NH_4^+，随尿排出（图 9 – 13）。

在髓袢升支粗段，NH_4^+ 可与 Na^+、K^+ 以同向转运方式被重吸收。NH_4^+ 替代 Na^+、K^+，由 Na^+-K^+-$2Cl^-$ 共转运体从小管液中被重吸收。重吸收的 NH_4^+ 在髓质的组织间隙中与 NH_3 处于动态平衡。集合管上皮细胞膜对 NH_3 高度通透，对 NH_4^+ 的通透性差，且管腔内液体呈酸性，因此髓质组织间隙中的 NH_3 能扩散进入集合管腔内，在小管液中 NH_3 与 H^+ 结合又生成 NH_4^+，随尿排出（图 9 – 13）。

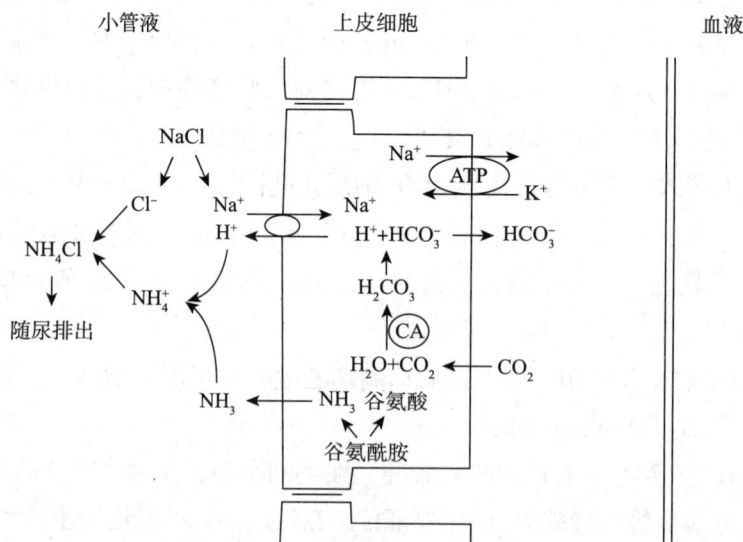

图 9 – 13 肾小管上皮细胞生成和分泌 NH_3 示意图

NH_3/NH_4^+ 的分泌在体内酸碱平衡中起重要作用。肾小管分泌的 NH_3 与 H^+ 结合生成 NH_4^+，一方面降低了小管液中的 NH_3 浓度，从而加速 NH_3 的分泌；另一方面，也降低了小管液中 H^+ 的浓度，有利于 H^+ 的进一步分泌。可见，NH_3 与 H^+ 的分泌是相互促进、密切相关的；同时，NH_3 的分泌也促进 HCO_3^- 的生成和重吸收，以补充血液中的碱储备。慢性酸中毒时，上皮细胞谷氨酰胺代谢增强，NH_3/NH_4^+ 的分泌增加，重吸收的 HCO_3^- 也增加。

4. K^+ 的重吸收和分泌　大约有 35g 的 K^+ 每天从肾小球滤过，而仅有 2~4g 的 K^+ 经终尿排出，大致相当于滤过量的 7%。可见，肾小球滤过出的 K^+ 几乎全部被重吸收。近端小管重吸收 K^+ 量占总吸收量的 65%~70%，髓袢升支粗段占 25%~30%，远曲小管集合管小于 1%。尿中排出的 K^+ 主要是由远曲小管和集合管分泌的。

近端小管对 K^+ 的重吸收是一个主动转运过程。小管液中 K^+ 浓度为 4mmol/L，远低于细胞内 K^+ 浓度（150mmol/L），因此，在管腔膜处 K^+ 重吸收是逆浓度梯度进行的，但 K^+ 主动重吸收的机制尚不清楚。在髓袢升支粗段，是通过 $Na^+-K^+-2Cl^-$ 同向转运进行的。远曲小管和集合管主细胞 K^+ 分泌的过程是与 Na^+ 主动重吸收相伴随的，称为 Na^+-K^+ 交换。基底侧膜上钠泵主动将 Na^+ 转运至细胞间隙，同时将 K^+ 泵入细胞，降低胞内 Na^+ 浓度，提高细胞内 K^+ 浓度。小管液中 Na^+ 顺着化学梯度通过 Na^+ 通道进入胞内，造成管腔内呈负电位（$-40~-10mV$），也构成了 K^+ 扩散进入小管液的电位梯度。上皮细胞内 K^+ 顺电化学梯度通过管腔膜 K^+ 通道进入小管液。Na^+ 进入主细胞后，可刺激基底侧膜上的钠泵转运功能，从而促进 K^+ 分泌。

凡能影响主细胞基底侧膜上钠泵活性及管腔膜对 Na^+ 和 K^+ 通透性的因素均可影响钾的分泌量。如 Na^+-K^+ 交换与 Na^+-H^+ 交换的动力均来源于细胞基侧膜上钠泵的转运，因此，二者之间存在竞争性抑制作用。若 Na^+-K^+ 交换作用增强，则 Na^+-H^+ 交换就会减弱，反之则相反。当某些原因引起机体高钾血症时，血钾的增高促进了肾小管的 Na^+-K^+ 交换，使 Na^+-H^+ 交换受到抑制，引起 H^+ 分泌量减少，血液 pH 降低，发生酸中毒。反之，低钾血症则造成碱中毒。同样，代谢性酸中毒伴随高钾血症，而代谢性碱中毒伴随低钾血症。再如，阿米洛利可抑制远曲小管和集合管上皮细胞管腔膜上的 Na^+ 通道，既减少了 Na^+ 和 Cl^- 的重吸收，也抑制了 K^+ 的分泌，称为保钾利尿剂（potassium sparing diuretic）。

5. 葡萄糖的重吸收　肾小球滤过液中的葡萄糖浓度与血糖浓度相同，但终尿中几乎不含葡萄糖，这说明葡萄糖全部被重吸收回血。肾小管重吸收葡萄糖的部位十分局限，仅限于近端小管（主要在近曲小管），其他各段肾小管都没有重吸收葡萄糖的能力。因此，如果近端小管以后的小管液中仍含有葡萄糖，则终尿中将出现葡萄糖。

正常情况下，近端小管对葡萄糖的重吸收是主动的，是和 Na^+ 的重吸收相伴联的继发性主动转运。在近端小管的刷状缘中，具有能与 Na^+ 和葡萄糖同时结合的载体蛋白，称为 Na^+-葡萄糖耦联转运体（sodium-glucose linked cotransporter，SGLT），又称钠依赖的葡萄糖共转运体（sodium-dependent glucose cotransporter）。当该转运体与葡萄糖、Na^+ 结合而形成复合体后，它就能迅速利用 Na^+ 顺浓度梯度进入细胞内所释放的能量，将葡萄糖同向转运入细胞。进入细胞内的葡萄糖由基底侧膜中的葡萄糖转运体 2（glucose transporter 2，GLUT2）以易化扩散的方式转运至组织间液后入血。

近端小管对葡萄糖的重吸收是有一定限度的。当血中的葡萄糖浓度超过（160~180）mg/100ml 时，部分近端小管上皮细胞对葡萄糖的吸收已达极限，葡萄糖就不能被全部重吸收，会随尿排出而出现糖尿。尿中开始出现葡萄糖时的血糖浓度称为**肾糖阈**（renal glucose threshold）。每一肾单位的肾糖阈并不完全相同。当血糖浓度继续升高时，尿中葡萄糖浓度也随之增高。当血糖浓度升至某一数值时（约 300mg/100ml）时，全部肾小管对葡萄糖重吸收均已达到极限，此值即为**葡萄糖的最大转运速率**（maximal rate of transport of glucose，T_m-G）。此时，每分钟葡萄糖的滤过量达到两肾重吸收葡萄糖的极限，随后尿糖排出率随血糖浓度升高而平行增加。

📎 **知识拓展** -

Na⁺–葡萄糖耦联转运体–2

Na⁺–葡萄糖耦联转运体–2（sodium –glucose linked cotransporter –2，SGLT2）是 SGLTs 家族最重要的成员之一，参与肾小球超滤液中 90% 葡萄糖的重吸收，是糖尿病治疗的新靶点。Na⁺– 葡萄糖耦联转运体–2 抑制剂（sodium – glucose linked cotransporter 2 inhibitor，SGLT2i）的作用机制主要是特异性地抑制肾近曲小管的 SGLT2，阻断葡萄糖的重吸收，增加尿糖排泄，从而发挥降糖作用，且不受胰岛素作用及胰岛功能的影响。抑制葡萄糖重吸收的同时，Na⁺ 的重吸收也同步减少，导致远曲小管液中 Na⁺ 浓度升高，致密斑感受到 Na⁺ 浓度升高后调节肾素的释放，重建管球反馈，延缓了糖尿病肾病的进展。第一个被发现的 SGLT 抑制剂是从苹果树的根皮中分离出来的根皮苷（phlorizin），目前 SGLT2 抑制剂包括达格列净（dapagliflozin）和卡格列净（canagliflozin）在内的多个品种已被批准上市，通过对代谢、心血管和肾等多角度调节使临床患者全面获益。基于 SGLT 的基本生理功能，开发并研究其特异性抑制剂开启了糖尿病治疗的新纪元。

- -

6. 其他物质的重吸收　小管液中氨基酸的重吸收与葡萄糖的重吸收机制相同，也需要 Na⁺ 的伴随吸收，吸收方式也是继发性主动重吸收，只是载体蛋白不同。SO_4^{2-}、HPO_4^{2-} 的重吸收也与 Na⁺ 重吸收相伴联。滤液中的少量蛋白质则是通过肾小管上皮细胞的吞饮作用而被重吸收的。

另外，除了激素的作用，肾小管对 Ca^{2+} 的重吸收是机体内钙代谢调节的重要环节。经肾小球滤过的 Ca^{2+}，约 70% 在近端小管被重吸收、20% 在髓袢、9% 在远端小管和集合管被重吸收，仅有小于 1% 的 Ca^{2+} 随尿液排出。近端小管对 Ca^{2+} 的重吸收约 80% 以溶剂拖曳的方式经细胞旁途径进入细胞间液，约 20% 经跨细胞途径被重吸收。髓袢降支细段和升支细段对溶质不通透，升支粗段重吸收 Ca^{2+} 存在被动重吸收和主动重吸收两种方式。在远曲小管和集合管，Ca^{2+} 的重吸收是跨细胞途径的主动转运。

第四节　尿液的浓缩和稀释

肾在生成尿液的过程中，可根据体内液体量的不同对尿液进行稀释或浓缩，这主要反映在终尿的渗透压变化上。将终尿的渗透压与血浆渗透压相比较，高于血浆渗透压的尿称为**高渗尿**（hypertonic urine），有时渗透压可达到血浆渗透压的 4 ~ 5 倍，见于体内缺水时；低于血浆渗透压的尿称为**低渗尿**（hypotonic urine），有时渗透压仅是血浆渗透压的 1/10，见于体内液体量过多时。由于原尿的渗透压接近于血浆，高渗尿或低渗尿的出现提示原尿在流经肾小管和集合管时进行了浓缩或稀释。肾的这种浓缩和稀释功能在维持体内液体量的平衡和渗透压的稳定方面发挥十分重要的作用。

尿液浓缩和稀释的发生前提是肾髓质组织间液中存在一个由外髓部向内髓部逐步增高的渗透浓度梯度。在此基础上，血浆中血管升压素通过调节肾集合管上皮细胞对水通透性，进而影响此处水的重吸收，控制着尿液的浓缩或稀释。

一、肾髓质渗透浓度的形成

（一）肾髓质渗透浓度梯度

用冰点降低法测定鼠肾组织间液（包括细胞内液和细胞外液）的渗透浓度，并与血浆的渗透浓度相比较，发现肾皮质部组织间液的渗透浓度与血浆渗透浓度之比为 1.0，说明皮质部组织间液是等渗的。

而髓质部组织间液与血浆渗透浓度之比由髓质外层向乳头部深入而逐渐升高，分别为 2.0、3.0、4.0（图 9-14）。这表明肾髓质组织间液是高渗的，且由髓质外层向内层存在逐步升高的渗透浓度梯度。在不同动物中，肾髓质越厚，内髓部的渗透浓度就越高，对尿液的浓缩能力也越强，人类肾最多能生成 4~5 倍于血浆渗透浓度的高渗尿。

存在于髓质内的渗透浓度梯度是尿液浓缩的前提和关键，其建立与髓袢的形态和功能特性密切相关。根据髓袢的 U 形结构、髓袢和集合管各段对水和溶质的通透性和重吸收能力的不同，以及小管液的流动方向，肾可通过逆流倍增（countercurrent multiplication）机制建立从外髓部至内髓部间液由低到高的渗透浓度梯度。

图 9-14　肾髓质渗透压梯度示意图

（二）外髓部渗透浓度梯度的形成

髓袢升支粗段位于外髓部。髓袢升支粗段能通过 Na^+-K^+-2Cl^- 共转运体主动重吸收 NaCl（图 9-15），而对水不通透使水不能被重吸收，NaCl 被重吸收到组织中使组织间液的渗透浓度升高。当升支粗段内小管液向皮质方向流动时，管内 NaCl 浓度逐渐降低，渗透浓度也逐渐下降；而小管外周组织间液 NaCl 的渗透浓度也呈梯度分布，愈靠近皮质部，渗透浓度越低；愈靠近内髓部，渗透浓度越高。可见，外髓部的渗透浓度梯度主要是由髓袢升支粗段 NaCl 的重吸收所形成的。

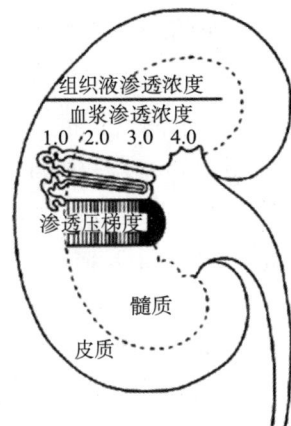

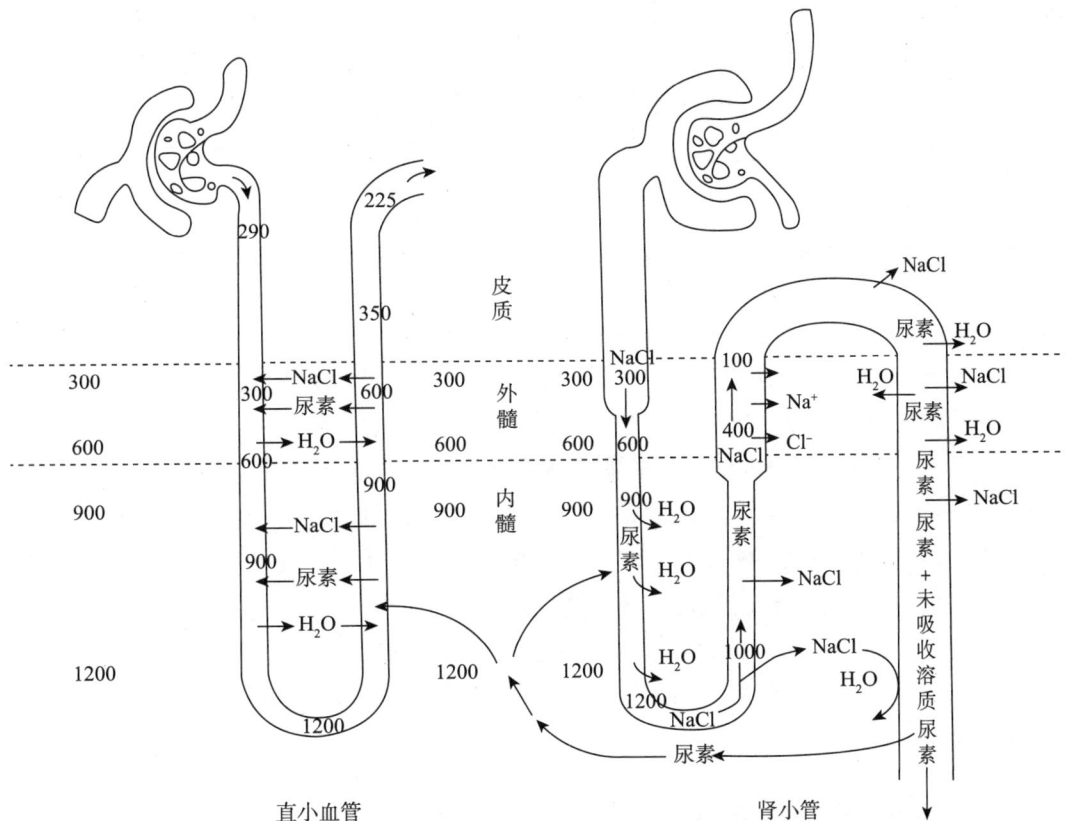

图 9-15　髓质浓缩机制示意图

左侧：直小血管在肾髓质渗透梯度维持中的作用；右侧：髓袢在肾髓质渗透梯度建立中的作用。

图中各数字表示该处的渗透浓度 [单位：$mOsm/(kg \cdot H_2O)$]

（三）内髓部渗透浓度梯度的形成

内髓部渗透浓度梯度的形成是由于髓袢升支细段对 NaCl 的重吸收和集合管内髓部和髓袢降支细段之间的尿素再循环。

1. 髓袢降支细段和髓袢升支细段所构成的逆流倍增系统对 NaCl 的重吸收 "逆流"是指两个并行管道中液体流动方向相反。在髓袢细段，逆流倍增现象形成过程如下。①髓袢降支细段对水高度通透，但对 NaCl 等溶质不易通透。当降支细段进入内髓部后，在周围组织间液渗透浓度梯度（由尿素重吸收形成）的作用下，小管液中的水不断向外渗透，小管液的 NaCl 浓度逐渐升高，渗透浓度也逐渐升高，到髓袢顶端达最大值。②当小管液绕过髓袢顶端折返而逆向流入髓袢升支细段后，与降支细段相反，升支细段对水不通透，而对 NaCl 有较大的通透性。故小管液内高浓度的 NaCl 不断扩散至管周，水则留在管内。随着升支细段上行，小管液渗透浓度逐渐降低，产生逆流倍增现象，而扩散至小管周围组织间液中的 NaCl 则参与内髓部渗透浓度梯度的形成。

2. 集合管内髓部和髓袢降支细段的尿素再循环 尿素再循环的过程如下。①尿素的浓缩：髓袢升支细段、髓袢升支粗段、远曲小管、皮质和外髓部集合管对尿素都不通透，在血管升压素的参与下，皮质和外髓部集合管对水的通透性增加。在外髓高渗透浓度的作用下，小管液中的水不断重吸收，致使小管内的尿素浓度不断升高，当小管液流到内髓部集合管时，尿素浓度已达到很高水平。②尿素的扩散：内髓部集合管上皮细胞对尿素通透性增加，尿素从集合管内扩散到内髓组织间液，使组织间液中尿素浓度升高，同时也使内髓部渗透浓度进一步增加。③尿素的再循环：髓袢降支细段对尿素具有中等程度的通透，从内髓部集合管透出的尿素可以进入髓袢降支细段，随小管液流经升支细段、升支粗段、远曲小管、外髓集合管，回到内髓部集合管时又重复上述过程，形成了尿素的再循环。

综上，内髓部组织间液的渗透浓度梯度，是由髓袢升支细段扩散出来的 NaCl 以及内髓部集合管扩散出来的尿素两个因素造成的。

二、肾髓质渗透浓度梯度的保持

在尿液的生成过程中，大量的溶质和水被重吸收进入小管周围的组织间隙；在髓质渗透浓度梯度的建立过程中，溶质重吸收的同时也伴有水的重吸收，这些均会改变髓质的渗透浓度梯度。但事实上，髓质渗透浓度梯度可以很好地维持，这主要依赖于髓质内直小血管的作用。

直小血管是 U 形血管袢，其伸入髓质内部，与髓袢平行走向。直小血管管壁对水和溶质的通透性高，其降支和升支也位于肾髓质高渗透浓度梯度的环境中，二者间形成了一个逆流交换系统，即伴随血液由降支流向升支，血液中的水不断从降支渗透到组织间液，再进入升支中而被升支的血液带走；而血液中的 NaCl 和尿素等溶质则由升支扩散至组织间液，再进入降支，这样，NaCl 和尿素在组织间液和直小血管的升、降支之间形成循环，从而保持了肾髓质的高渗环境。可见，通过直小血管的逆流交换作用，既可将肾小管重吸收的一部分溶质和水带回血液，又维持了肾髓质中渗透浓度的稳态，保证了肾浓缩和稀释尿液功能的正常进行。

三、尿液浓缩和稀释的过程

在上述肾髓质组织间液高渗透浓度的基础上，尿液浓缩抑或稀释主要取决于血浆中血管升压素的水平。血管升压素的主要功能是增加肾集合管对水的通透性，从而促进此处水的重吸收。当机体缺水或水过剩时，可反射性地引起血管升压素的释放增加或减少，进而改变集合管处水的重吸收量，引起尿量和尿渗透压的变化。

尿液浓缩的过程如下：当机体缺水引起血浆血管升压素水平升高时，在血管升压素的作用下集合管上皮细胞对水的通透性增加。由于集合管和髓袢平行，恰好走行于肾髓质的高渗透浓度梯度中，因此当小管液由外髓部集合管向内髓部集合管流动时，小管液中的水便不断进入高渗的组织间液，使小管液逐步被浓缩而变成高渗液，最后尿液的渗透浓度可高达 1200mOsm/（kg·H_2O），形成浓缩尿。

尿液稀释的过程如下：当机体内水过多时，血管升压素释放减少，使集合管上皮细胞对水的通透性降低。由于髓袢升支对水不通透，使流经髓袢升支的小管液仅有溶质的重吸收而无水的相伴吸收，小管液的渗透浓度逐渐下降，至升支粗段末端，小管液已为低渗液。当低渗的小管液继续流经远曲小管和集合管时，小管液中的 NaCl 继续被主动重吸收而水不被重吸收，小管液渗透浓度将进一步下降，最终形成低渗尿，同时尿量增多。

四、影响尿液浓缩和稀释的因素

尿液的浓缩和稀释，是在建立肾髓质组织间液的高渗透浓度梯度的基础上，通过血管升压素调节集合管对水的重吸收量而实现的。直小血管在维持渗透浓度梯度方面具有重要作用。在整个过程中，任何一个环节出了问题，都将影响到尿的浓缩或稀释。

（一）影响髓质渗透浓度梯度形成的因素

1. 髓袢结构与功能的完整　是形成髓质渗透浓度梯度所必需。婴儿由于髓袢尚未发育成熟，髓袢很短，不能很好地形成肾髓质渗透浓度梯度，故常排出低渗尿。慢性肾盂肾炎导致肾髓质萎缩，也使肾髓质渗透浓度梯度遭到破坏，使肾对尿的浓缩能力降低。

2. 髓袢升支粗段主动重吸收 NaCl　是形成渗透浓度梯度的主要动力。临床上使用的强效利尿剂（呋塞米、依他尼酸等），能抑制髓袢升支粗段 $Na^+-K^+-2Cl^-$ 共转运体的功能，使此处 NaCl 的重吸收受到抑制，导致外髓渗透浓度梯度的形成障碍，内髓的渗透浓度梯度也无法正常形成，从而干扰尿的浓缩机制而导致利尿作用。

3. 血浆尿素浓度　尿素是蛋白质代谢分解产物，其浓度影响渗透浓度梯度的形成。在低蛋白血症时，由于体内尿素生成减少，影响了肾髓质高渗浓度梯度的建立，所以尿的浓缩能力减弱。

（二）血管升压素的影响

血浆中血管升压素通过改变集合管对水的通透性，控制着尿液的浓缩和稀释。而血管升压素的分泌则主要受血浆晶体渗透压和血容量的调节（见本章第五节）。

（三）直小血管血流量和血流速度的影响

直小血管的逆流交换作用维持着髓质渗透梯度，而直小血管血流量和速度是维持髓质渗透梯度的关键因素。当直小血管的血流量增加或血流速度过快时，可从肾髓质组织液中带走较多的溶质，使肾髓质渗透浓度梯度下降；如果肾血流量明显减少，血流速度变慢，则可导致供氧不足，使肾小管转运功能发生障碍，影响髓质高渗梯度的维持。上述两种情况均可降低肾的浓缩功能。

第五节　尿生成的调节

PPT

一、肾内自身调节

（一）肾血流量的自身调节

当人肾动脉灌注压在 70～180mmHg 范围内变动时，肾血流量保持在一个稳定的水平上不变，这种肾血流量的自身调节机制目前主要用肌源学说和管－球反馈机制来解释。

1. 肌源学说（myogenic mechanism） 该学说认为，在一定范围内，动脉压的升高使肾小体入球小动脉管壁平滑肌因牵张刺激而紧张性增加，血管口径减小，血流阻力增加，因而肾血流量保持相对稳定。反之，当血压减小时则发生相反的变化。由于在血压低于70mmHg时，平滑肌已达舒张的极限；而血压高于180mmHg时，平滑肌已达收缩的极限，因此，在当动脉血压不在70～180mmHg范围内时，肾血流量的自身调节便不能维持，肾血流量将随血压的变动而变化。

2. 管－球反馈 又叫肾小管－肾小球反馈（tubulo－glomerular feedback，TGF），是指小管液流量变化影响肾血流量和肾小球滤过率的现象。当肾血流量减少，肾小球滤过率降低时，小管液在髓袢的流速变慢，NaCl在髓袢升支的重吸收增加，使流经远曲小管致密斑的小管液中NaCl浓度下降，致密斑将信息反馈至肾小球，一方面使入球小动脉舒张，另一方面通过促进球旁细胞释放肾素进而增加血管紧张素Ⅱ的生成，后者能选择性地使出球小动脉收缩。入球小动脉舒张和出球小动脉收缩的共同效应使肾血流量和肾小球滤过率增加至正常水平。相反，当肾血流量增加、肾小球滤过率增加时，流经远曲小管致密斑的小管液中NaCl浓度升高，致密斑将信息反馈至肾小球，使入球小动脉收缩，同时降低球旁细胞释放肾素进而减少血管紧张素Ⅱ的生成，从而使肾血流量和肾小球滤过率恢复至正常水平。管－球反馈的机制与肾局部的肾素－血管紧张素系统有关；肾局部产生的腺苷、一氧化氮和前列腺素等也可能参与管－球反馈的调节过程。

（二）球－管平衡

肾小球滤过量和肾小管（主要是近端小管）的重吸收量之间保持着一定的平衡状态，这个现象称为**球－管平衡**（glomerulo－tubular balance），也叫肾小球－肾小管平衡。当肾小球滤过率由于某些原因而增加时，肾小管（主要是近端小管）中溶质和水的重吸收也会相应地增加；反之亦然。其生理意义在于使尿钠的排出量和尿量不会因肾小球滤过率的变化发生明显改变。

球－管平衡现象的发生与近端小管对Na^+、水有相对恒定的重吸收比例（占肾小球滤过率的65%～70%）相关。在肾血流量不变的情况下，当肾小球滤过率增加时，进入近端小管旁毛细血管的血量就减少，而血浆蛋白浓度相对增高，致使毛细血管内血压下降而胶体渗透压升高。在这种情况下，小管旁组织间液就加速进入毛细血管，组织间隙内静水压随之下降，后者则使重吸收入小管上皮细胞间隙内的Na^+和水加速经过基底侧膜，进入小管旁的组织间隙随后入血，回漏的量则因此减少，最后导致Na^+和水重吸收量的增加，使重吸收百分率仍然可以达到肾小球滤过率的65%～70%；肾小球滤过率减少时发生相反的变化。所以，无论肾小球滤过率增加还是减少，近端小管对Na^+和水重吸收的百分率基本保持不变。

（三）小管液中溶质浓度

肾小管液的渗透压随着小管液中某种溶质浓度的增加而升高，从而阻碍水分的重吸收，使较多的水由终尿排出，此现象称为**渗透性利尿**（osmotic diuresis）。某些药物如甘露醇（mannitol），经静脉注射后可由肾小球滤过但不被肾小管重吸收，产生渗透性利尿；糖尿病由于血糖浓度升高导致原尿中的葡萄糖量超过近端小管对其最大转运率，小管液中葡萄糖含量增高可引起渗透性利尿。

二、神经调节

肾接受交感神经支配。肾交感神经主要从胸12至腰2脊髓节段发出，节前纤维进入腹腔神经节和主动脉、肾动脉部的神经节；节后纤维与肾动脉相伴，由肾门入肾，支配肾动脉、肾小管和释放肾素的球旁细胞。肾交感神经兴奋时，神经末梢释放去甲肾上腺素，与肾血管平滑肌α受体结合，引起肾血管收缩而减少肾血流量；通过结合β受体，促进球旁细胞释放肾素；通过与$α_1$肾上腺素能受体结合，促进肾近端小管对Na^+、Cl^-和水的重吸收。

肾交感神经活动调节肾血流量、肾小球滤过率、肾小管的重吸收和肾素的释放来调节尿液的生成。

三、体液调节

（一）血管升压素

肾对水排出量的控制主要受血管升压素的调节。血管升压素又称抗利尿素，是由下丘脑视上核、室旁核神经元合成的一种九肽激素，经下丘脑－垂体束运输到神经垂体储存，在受到特异性的刺激后释放入血。体内引起血管升压素释放的有效刺激主要包括血浆晶体渗透压和细胞外液量的变化。

1. 血浆晶体渗透压的变化　哺乳类动物下丘脑第三脑室前部有渗透压感受器（osmoreceptor），其通过感受血浆晶体渗透压的变化来调节血管升压素的分泌。当大量发汗、严重呕吐或腹泻等情况使机体失水时，血浆晶体渗透压的升高（上升 $1\% \sim 2\%$）刺激下丘脑渗透压感受器，引起血管升压素分泌增多。相反，大量饮清水后，血液被稀释，血浆晶体渗透压降低，引起血管升压素分泌减少。

2. 循环血量的改变　心房（主要是左心房）和胸腔内的大静脉处存在容量感受器。当循环血量过多时，心房和静脉扩张，牵拉其壁，使容量感受器受到刺激而兴奋，传入冲动沿迷走神经进入中枢，上传至下丘脑，反射性地抑制血管升压素的合成和释放。相反，由于失血而造成循环血量减少时，容量感受器所受的牵拉减少，则反射性地促进血管升压素的合成和释放。

此外，疼痛刺激、情绪紧张、恶心、呕吐等都能促进血管升压素的释放；心房钠尿肽和乙醇可抑制血管升压素的分泌；而血管紧张素 II 则可刺激血管升压素分泌。

血管升压素的受体有 $\mathrm{V_1}$、$\mathrm{V_2}$ 和 $\mathrm{V_3}$ 三种。$\mathrm{V_2}$ 受体是主要分布在肾集合管主细胞基底侧膜的受体，属于 G 蛋白耦联受体，血管升压素与其结合后可以增加水的重吸收，浓缩尿液。血管升压素增加肾集合管上皮细胞对水的通透性的机制如下：血管升压素与细胞上的 $\mathrm{V_2}$ 受体结合，激活膜内的腺苷酸环化酶，使上皮细胞中 cAMP 的生成增加；cAMP 生成的增加激活上皮细胞中的蛋白激酶 A，后者使位于管腔膜附近的含有水通道 AQP2 的囊泡镶嵌在管腔膜上，增加对水的通透性。当血管升压素移去后，细胞内 cAMP 的浓度下降，管腔膜上含有水通道的胞膜向内凹陷，形成吞饮小泡移入细胞内，故管腔膜又变得对水不通透（图 9 - 16）。小管上皮细胞基侧膜对水可自由通过，因此，在血管升压素存在下，水通过管腔膜进入细胞后可自由经过基侧膜进入毛细血管而被重吸收。

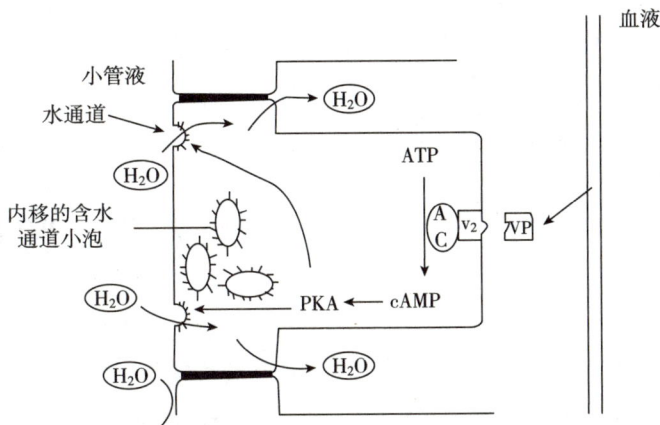

图 9 - 16　血管升压素作用机制

血管升压素对肾水平衡调节的主要作用是提高集合管上皮细胞对水的通透性，从而增加水的重吸收，使尿液浓缩，尿量减少。若下丘脑、下丘脑－垂体束发生病变，或者集合管缺乏 $\mathrm{V_2}$ 受体可引起血管升压素合成、释放或者功能障碍，则将出现多尿、低渗尿现象，每日尿量可达 20L 以上，临床上称为尿崩症（diabetes insipidus）。

（二）肾素－血管紧张素－醛固酮系统

肾素－血管紧张素－醛固酮系统（renin - angiotensin - aldosterone system，RAAS）在尿生成的调节中具有重要作用。当肾小球滤过率减少或者其他原因引起的机体血容量不足时，肾球旁细胞会分泌肾素，肾素能催化一系列血管紧张素（Ⅰ、Ⅱ、Ⅲ）的生成，刺激肾素释放的因素以及肾素－血管紧张素的来源与功能联系详见第五章。

血管紧张素Ⅱ和血管紧张素Ⅲ具有促进醛固酮合成和释放的作用。醛固酮可促进远曲小管和集合管对 Na^+ 的重吸收，同时促进 K^+ 的分泌，即醛固酮有保 Na^+ 排 K^+ 作用。醛固酮进入远曲小管和集合管上皮细胞胞质后，与胞质内受体结合，形成激素 – 受体复合物。激素 – 受体复合物进入核内，通过调节基因转录，生成多种醛固酮诱导蛋白。醛固酮的主要功能包括：①增加上皮细胞管腔膜 Na^+ 通道的数量，促进小管液中 Na^+ 进入细胞；Na^+ 重吸收的增加，可引起小管腔内负电位（绝对值）加大，间接促进 K^+ 的分泌和 Cl^- 的重吸收；②增加基底侧膜的钠泵以及线粒体中线粒体酶的合成，促进 ATP 的合成量，为钠泵的转运功能提供更多的能量，从而促进细胞内 Na^+ 的泵出和 K^+ 的泵入，有利于 Na^+ 的重吸收和 K^+ 分泌；③促进管腔膜上 K^+ 通道开放，增强 K^+ 分泌。

醛固酮的分泌除了受血管紧张素Ⅱ、Ⅲ调节外，血钾浓度升高和血钠浓度降低，可直接刺激肾上腺皮质球状带增加醛固酮的分泌，导致保 Na^+ 排 K^+，从而维持了血钾和血钠浓度的平衡；反之，血钾浓度降低或血钠浓度升高，则醛固酮分泌减少。

另外，机体摄入 Na^+ 量增加时，可因血容量的增加、动脉压升高等因素影响，引起肾素 – 血管紧张素 – 醛固酮系统活动减弱，醛固酮分泌减少；同时血钠浓度的升高亦可直接引起醛固酮分泌减少，从而使保 Na^+ 排 K^+ 作用减弱，Na^+ 排出量增多。

综上，肾素、血管紧张素Ⅱ和Ⅲ及醛固酮之间存在着密切的关系，肾素 – 血管紧张素 – 醛固酮系统除了在心血管活动中发挥着重要作用外（详见第五章），该系统对机体水盐代谢的调节也具有重要意义。

（三）其他激素

肾本身也可以产生多种局部激素，影响肾自身的血流动力学和肾小管的功能，如缓激肽可使肾小动脉舒张，抑制集合管对 Na^+ 和水的重吸收；一氧化氮可对抗血管紧张素Ⅱ和去甲肾上腺素的缩血管作用；前列环素能舒张小动脉，增加肾血流量，抑制近端小管和髓袢升支粗段对 Na^+ 的重吸收，导致尿钠排出量增加，同时可对抗血管升压素的作用，使尿量增加并刺激球旁细胞释放肾素。

另外，心房肌细胞合成并释放心房钠尿肽使血管平滑肌舒张，促进肾排钠、排水。

第六节　肾功能评价

PPT

在肾功能评价的各种方法中，清除率是其中最为重要的概念。早在 20 世纪初，有人观察到人每小时尿中排出的尿素量与血浆中尿素的浓度有一定的比例关系，在此基础上，逐步形成了清除率的概念。目前，清除率测定已经成为评价肾生理功能变化的一项重要指标。

一、清除率的概念和计算方法

清除率（clearance，C）指肾在单位时间（一般指每分钟）内能将多少毫升血浆中所含的某物质完全清除出去，这个被完全清除了某种物质的血浆毫升数就称作是该物质的清除率（ml/min）。由于肾在排泄某一物质时，并不一定能把该物质从血浆中完全清除，而常常只是清除其中的一部分，因此，所谓某物质的清除率是一个理论上的概念。在实际工作中，常需要从肾每分钟所清除该物质的量来推算这些物质相当于多少毫升血浆中所含的该物质的量。也就是说，清除率是一个推算的血浆相当量，推算方法如下：

$$U \cdot V = P \cdot C，即 C = U \cdot V / P \qquad (9-4)$$

式中，U 为尿中所含某物质的浓度，mg/100ml；V 为每分钟尿量，ml/min；P 为血浆中某物质的浓度，mg/100ml。

现以菊粉（inulin）为例说明清除率的计算过程。菊粉在体内不会被分解代谢，能自由通过肾小球，全部经肾小球滤过，且在肾小管既不被重吸收也不被分泌。测定菊粉的清除率时，给机体缓慢静脉滴注菊粉溶液，使其在血浆中的浓度保持在1mg/100ml，然后开始收集受试者的尿若干分钟，再计算每分钟的尿量（V，ml/min），并测定此尿中菊粉的浓度（U，mg/100ml）。

如测得V为1ml/min，U为125mg/100ml，P为1mg/100ml

则$C_I = 125 \times 1/1 = 125$ml/min，即菊粉的清除率$C_I$为125ml/min。

二、测定清除率的意义

通过测定不同物质的清除率，可分别获得肾小球滤过率、肾血流量和推测肾小管转运功能等，从而了解和评价肾的功能。

（一）测定肾小球滤过率

肾小球滤过率是评价肾滤过功能的一个很重要的指标，但它很难直接测量。从尿生成的过程可知，肾每分钟排出某物质的总量（$U \cdot V$）应等于肾小球滤过量与肾小管、集合管的重吸收量和分泌量的代数和。如下列公式所示：

$$U \cdot V = F \cdot P - R + S \tag{9-5}$$

式中，F代表每分钟肾小球滤过的血浆量，即肾小球滤过率；肾小囊超滤液中能自由滤过的物质浓度，应与其血浆中的浓度一致，即等于P；R代表重吸收量；S代表分泌量。

如果某一物质可自由滤过，但既不被重吸收也不被分泌，那么此物质的血浆清除率就是肾小球滤过率。如下列公式：

如果R和S均为0，则$U \cdot V = F \cdot P$，即$F = U \cdot V/P = C$（清除率）。

菊粉就是符合这个条件的一种物质，所以测定菊粉清除率（C_I），就可以获得肾小球滤过率。前文提到的肾小球滤过率平均约为125ml/min，就是根据菊粉的清除率测得的数值。

此外，内生肌酐（endogenous creatinine）清除率在数值上较接近肾小球滤过率，临床上常用它来评估肾小球滤过率。内生肌酐是指体内组织代谢所产生的肌酐。内生肌酐清除率可按下式计算：

$$内生肌酐清除率 = \frac{尿肌酐浓度(mg/L) \times 尿量(L/24h)}{血浆肌酐浓度(mg/L)} \tag{9-6}$$

由于肾小管和集合管能分泌少量肌酐，也可重吸收少量肌酐，故内生肌酐清除率的值可以大致评估肾小球滤过率。我国成年人内生肌酐清除率平均为128L/24h。

（二）对肾小管功能的推测

通过测定其他物质的血浆清除率，与菊粉的清除率（即代表肾小球滤过率）相比较，可以推测哪些物质能被肾小管重吸收，哪些能被肾小管分泌。当然，这些物质必须是能够自由通过滤过膜的。如尿素和葡萄糖的血浆清除率均小于C_I，尿素为70ml/min，葡萄糖为0，说明尿素部分被重吸收，而葡萄糖全部被重吸收。但是，不能由此推断该物质不存在分泌，只要重吸收量超过分泌量，其血浆清除率仍可以小于125ml/min；倘若重吸收量等于分泌量，其血浆清除率也可等于125ml/min；如果某物质重吸收量小于分泌量或者无重吸收时该物质的血浆清除率大于125ml/min。

（三）肾血流量的测定

如果血浆中某一物质（其血浆浓度为P），在经过一周肾循环后，即通过滤过和分泌两个过程后，可以完全被清除掉，即该物质在肾静脉血中的浓度接近于0，该物质每分钟从尿排出的量（$U \cdot V$），应该等于该物质在每分钟通过肾的血浆中所含有的量，即：

$$U \cdot V = X \cdot P, 即 X = U \cdot V / P = C \tag{9-7}$$

式中，X代表肾的血浆流量。

如碘锐特和对氨基马尿酸就是符合这个条件的物质。因此，这两种物质的血浆清除率可以代表血浆流量。据此计算出人体肾血浆流量约为 660ml/min，并可得到滤过分数，即滤过分数 = 125/660 = 19%。

从肾血浆流量，再根据红细胞比容，就可以计算出肾血流量。即肾血流量 = 肾血浆流量（ml/min）/（1 - 红细胞比容）。肾血流量约 1200ml/min，占心输出量的 1/5 ~ 1/4。

第七节　尿的排放

PPT

正常人尿量为（1000 ~ 2000）ml/24h，一般为 1500ml/24h。当尿量长期保持在 2500ml/24h 以上时称为多尿；若 24 小时尿量介于 100 ~ 500ml，称为少尿；若 24 小时尿量少于 100ml，称为无尿。正常尿液比重为 1.015 ~ 1.025，pH 为 5.0 ~ 7.0，呈弱酸性，最大变动范围 pH 为 4.5 ~ 8.0。

肾生成尿液的过程是连续不断的，但尿液排出体外的过程却是间断的。将持续的尿生成转变为间断的尿排放，是通过膀胱的功能实现的。

一、膀胱和尿道的神经支配

膀胱的逼尿肌和尿道内括约肌接受交感和副交感神经双重支配。副交感神经纤维来自从骶髓（S_2 ~ S_4）发出的盆神经，兴奋时使逼尿肌收缩、内括约肌舒张，促进排尿；交感神经纤维来自腰髓（L_2 ~ L_5），经腹下神经到达膀胱，此神经纤维在排尿功能中所起的作用并不明显。尿道外括约肌受阴部神经（躯体神经）的支配，它的兴奋可使外括约肌收缩，这一作用受意识控制。

上述诸神经中也含有传入纤维。膀胱充胀感觉引起排尿反射的传入纤维在盆神经中，传导膀胱痛觉的纤维在腹下神经中，传导尿道感觉的纤维在阴部神经中。膀胱的神经支配如图 9 - 17 所示。

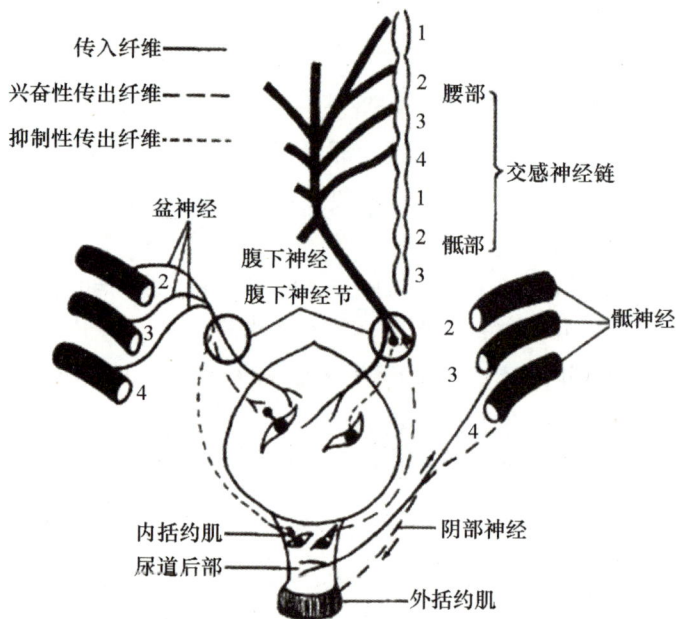

图 9 - 17　膀胱与尿道的神经支配

二、排尿反射

由肾生成的尿持续不断地进入肾盂，由于压力差以及肾盂的收缩而进入输尿管。通过输尿管的周期性蠕动，尿被送入膀胱并暂时贮存。当膀胱内贮存的尿液达到一定量时，可引起排尿反射，将尿液经尿道排出体外。

（一）输尿管的运动

肾生成的尿液，由开口于肾乳头的乳头管流出，进入肾盂内。当肾盂收缩时，一方面把尿送入输尿管腔，另一方面肾盂的收缩波可传递给输尿管壁，成为输尿管的蠕动运动（1 ~ 5 次/分钟），推动尿液进入膀胱。

（二）排尿反射及其障碍

排尿是一个反射过程。排尿反射（micturition reflex）是一种脊髓反射，脑的高级中枢可抑制或加强其反射过程。

　　在正常情况下，膀胱逼尿肌在副交感神经紧张性冲动的影响下，处于轻度收缩状态，使膀胱内压经常保持在10cmH$_2$O以下。由于膀胱具有较大的伸展性，当它的内容物增加时，膀胱内仍可保持较低的压力。当膀胱内容物容量达到400～500ml时，膀胱内压才较急剧地上升，并可超过10～15cmH$_2$O；当其中容量再增多时（如700ml），膀胱内压可达到35cmH$_2$O，此时逼尿肌便发生有力的节律性收缩，并伴有痛觉，不过此时还可以有意识地加以抑制；当膀胱内压达到70cmH$_2$O以上时，便出现明显的痛觉以致不得不排尿。

　　当膀胱尿量充盈到一定程度时（400～500ml），膀胱充胀会刺激膀胱壁上的牵张感受器，冲动沿盆神经的传入纤维传入，到达脊髓的腰骶部排尿反射初级中枢；同时，冲动上传至脑桥和大脑皮质的排尿反射高位中枢，并产生尿意。如果条件允许，则启动排尿反射。初级中枢的传出冲动沿盆神经传出，引起膀胱逼尿肌收缩、尿道内括约肌松弛；同时阴部神经的传出活动抑制，尿道外括约肌舒张，产生排尿。进入尿道的尿液还可以刺激尿道感受器，通过阴部神经冲动再次传到脊髓排尿中枢，这是一个正反馈过程，可进一步加强膀胱逼尿肌收缩和尿道外括约肌松弛，于是尿液被强大的膀胱内压驱出。正反馈过程反复进行，直至尿液排空。在排尿末期，残留于尿道的尿液，在男性通过尿道海绵体肌肉收缩将其排尽；在女性则依靠尿液的重力排尽。此外，在排尿时，腹肌和膈肌的强力收缩也产生较高的腹内压，协助克服排尿的阻力。

　　如果条件不允许，人可以有意识地通过高级中枢抑制排尿反射。在婴幼儿阶段，由于大脑皮质尚未发育完善，对脊髓初级中枢的控制能力较弱，故排尿次数多而不能由意识控制，且易发生夜间遗尿现象。

　　排尿是一个反射活动，因此该反射弧的任何一部分出现异常时，都可引起排尿异常（abnormality of micturition）。如膀胱炎症或机械性刺激（如膀胱结石）可引起排尿反射亢进，导致排尿次数过多，称为尿频。当脊髓腰骶部损伤使排尿反射初级中枢的活动发生障碍时，反射无法进行，导致膀胱中尿液充盈过多而不能排出，称为尿潴留（urine retention）。当脊髓由于急性外伤造成完全横断后，初级中枢与大脑皮质失去功能联系，此时排尿便失去意识控制，可出现尿失禁。

（崔　巍）

书网融合……

思维导图

习题

第十章 神经系统的解剖和生理

1. 通过本章学习，掌握神经纤维传导兴奋的特征、经典突触传递的过程及机制、神经中枢活动的一般规律、中枢抑制、丘脑和感觉投射系统和功能、内脏痛和牵涉痛、牵张反射以及自主神经对内脏活动调节的特点，熟悉神经系统的基本组成和结构、主要的神经递质和受体及其功能、脊休克以及各级中枢对肌紧张及肌运动的调节功能，了解神经的营养作用、非定向突触传递和电突触传递、大脑皮质的感觉和运动代表区、脑电活动、睡眠和觉醒以及学习与记忆。

2. 具有理解神经系统对机体调控的机制以及解释神经系统相关疾病的原因的能力。

3. 树立科研攻关和造福人类的精神。

神经系统是人体内起主导作用的调节系统，其基本活动方式为反射，反射的结构基础是反射弧。神经系统的基本功能可概括为协调、适应和思维，包括：①协调人体各器官系统的功能活动，保证人体内部的完整统一；②使人体活动能够适应外界环境的变化，维持人体与不断变化的外界环境之间的相对平衡；③参与语言、睡眠、学习和记忆等高级功能。

第一节 神经系统的解剖

神经系统根据部位，可分为**中枢神经系统**（central nervous system，CNS）和**周围神经系统**（peripheral nervous system，PNS）。二者在结构和功能上是密不可分的整体。

中枢神经系统包括脑和脊髓（图 10-1）。脑位于颅腔内，脊髓位于椎管内。

周围神经系统根据连接的部位，可分为 12 对脑神经和 31 对脊神经；根据分布的对象，又可分为躯体神经和内脏神经。躯体神经分布在皮肤、骨、关节和骨骼肌，内脏神经分布在内脏、心血管和腺体。躯体神经和内脏神经均含有感觉（传入）神经和运动（传出）神经，内脏运动神经根据其功能可分为交感神经和副交感神经。

在中枢神经系统内，神经元胞体及树突集中处色泽灰暗，称灰质；位于大、小脑表面的灰质，称皮质；形态和功能相似的神经元胞体集合成团，称神经核；神经纤维聚集的部位，因神经纤维外面包有髓鞘，色泽亮白，称白质；位于大、小脑深面的白质，称髓质；起止、行程和功能基本相同的神经纤维集集成束，称纤维束或传导束。

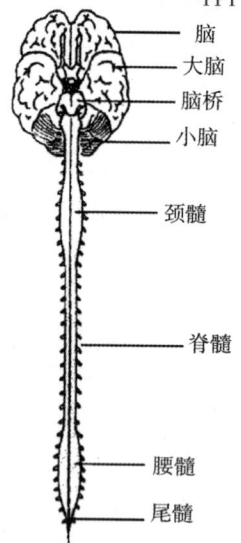

PPT
脑
大脑
脑桥
小脑
颈髓
脊髓
腰髓
尾髓

图 10-1 中枢神经系统

在周围神经系统内，神经元胞体聚集成团块状或结节状，称神经节；神经纤维聚集成束，称神经。

一、脊髓和脊神经

（一）脊髓

脊髓（spinal cord）位于椎管内（图 10-2），上端在枕骨大孔处与延髓相连，下端为圆锥状，称脊髓圆锥。成人脊髓圆锥末端平对第1腰椎下缘，新生儿平对第3腰椎下缘。临床上做腰椎穿刺时，多在第3至4或第4至5腰椎之间进行，不会损伤脊髓。

　　脊髓呈前后略扁的圆柱形，表面有6条纵沟，前面正中的沟较深，称前正中裂，后面正中的沟较浅，称后正中沟。前正中裂和后正中沟的两侧，分别有1对前外侧沟和1对后外侧沟。前外侧沟有脊神经的前根（anterior root）出脊髓，后外侧沟有脊神经的后根（posterior root）入脊髓，后根上有膨大的脊神经节。前根和后根在椎间孔处汇合，形成脊神经（图10-2）。与每一对脊神经相连的一段脊髓，称为一个脊髓节段。根据相连的31对脊神经，可将脊髓分为31个节段：颈段8节，胸段12节，腰段5节，骶段5节和尾段1节。

　　脊髓的横断面中央为灰质，周围是白质（图10-3）。

　　灰质呈"H"形或蝴蝶形，是脊髓内神经元胞体集中的地方。灰质纵贯脊髓全长，中间有中央管。

　　灰质前端膨大，称前角。前角内有运动神经元的胞体，其轴突组成前根，支配骨骼肌。后端窄细，称后角。后角内主要是联络神经元，接受由后根传入的感觉冲动。在脊髓的胸1至腰3节段，前、后角之间还有向外突出的侧角，侧角内为交感神经节前纤维的胞体所在处，其轴突加入前根，支配平滑肌、心肌和腺体。另外，骶2至骶4节段相当于侧角的部位，为副交感神经节前纤维的胞体所在处。

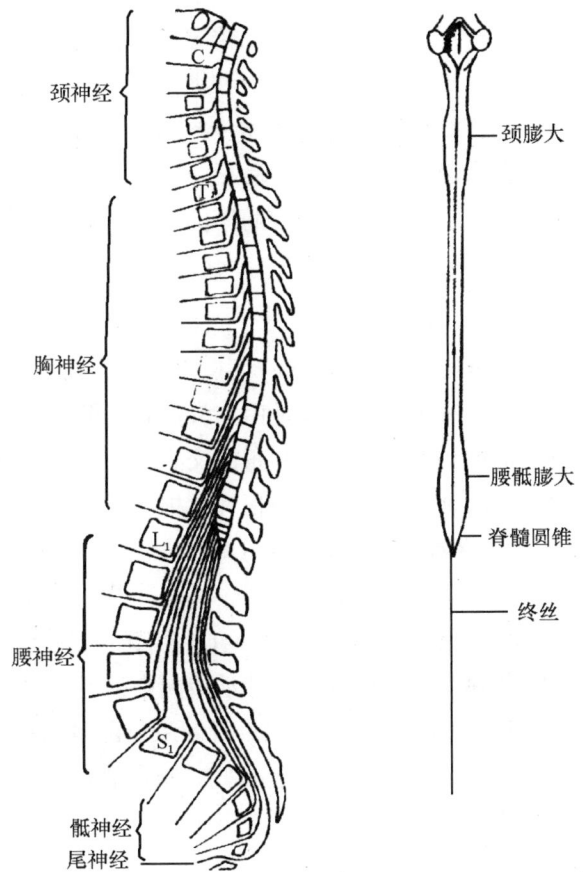

图10-2　脊髓与脊神经

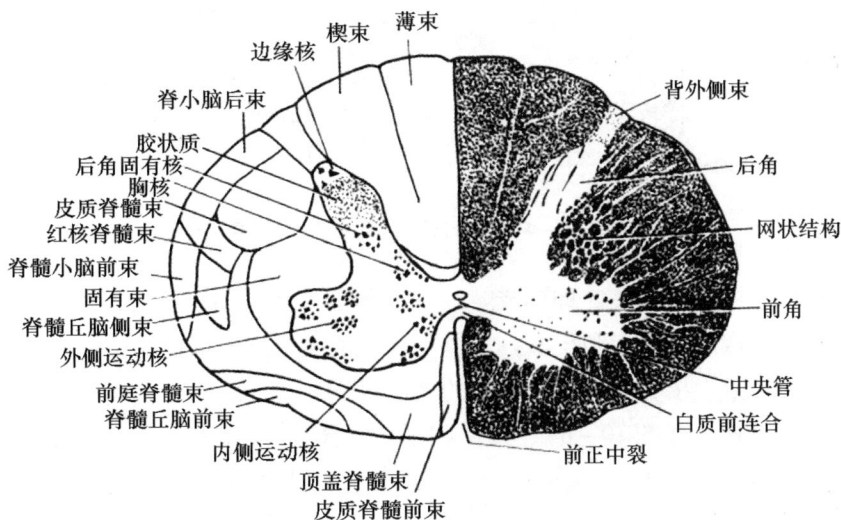

图10-3　脊髓的横断面（内部结构）

　　白质是神经纤维集中的地方，位于灰质的周围。借脊髓表面的纵沟分成前索、后索和外侧索。前正中裂与前外侧沟之间的白质为前索；前、后外侧沟之间为外侧索；后正中沟与后外侧沟之间为后索。索是由具有起始、终止、行程和功能相同的上、下行神经纤维束组成，纤维束一般按其起止命名。

脊髓固有束紧贴灰质边缘，具有联系脊髓本节段或邻近几个节段的作用。

上行纤维束，又称感觉传导束，包括在脊髓外侧索和前索内传导浅感觉至丘脑的脊髓丘脑束；在脊髓后索内传导深感觉的薄束和楔束。

下行纤维束，又称运动传导束，包括皮质脊髓束、红核脊髓束、网状脊髓束和前庭脊髓束等。

脊髓通过脊神经前、后根，脊髓灰质和固有束完成反射功能，即脊髓节段反射和节段间的反射，例如腱反射、屈肌反射等较简单的反射。此外，脊髓是感觉和运动神经冲动传导的重要通路，通过上、下行纤维束来完成其功能。

（二）脊神经

脊神经（spinal nerve）共 31 对，包括颈神经 8 对，胸神经 12 对，腰神经 5 对，骶神经 5 对和尾神经 1 对。每对脊神经都是由与脊髓相连的前根和后根在椎间孔处合并而成，前根是运动性的，由脊髓前角运动神经元的轴突及侧角的交感或副交感神经元的轴突所组成。后根是感觉性的，由脊神经节内感觉神经元的轴突组成。由前根和后根合成的脊神经是混合性神经，含有 4 种不同性质的纤维（图 10 - 4）。

1. 躯体感觉纤维 始于脊神经节的假单极神经元，其中枢突经后根入脊髓，周围突加入脊神经，分布于皮肤、肌、腱和关节，将躯体感觉冲动传向中枢。

2. 内脏感觉纤维 始于脊神经节的假单极神经元，其中枢突经后根入脊髓，周围突分布于心血管、内脏和腺体，将内脏感觉冲动传向中枢。

3. 躯体运动纤维 起自脊髓灰质前角运动神经元，分布于躯干、四肢的骨骼肌。

4. 内脏运动纤维 起自胸、腰段脊髓侧角和骶副交感核运动神经元，分布于心血管、内脏平滑肌和腺体。

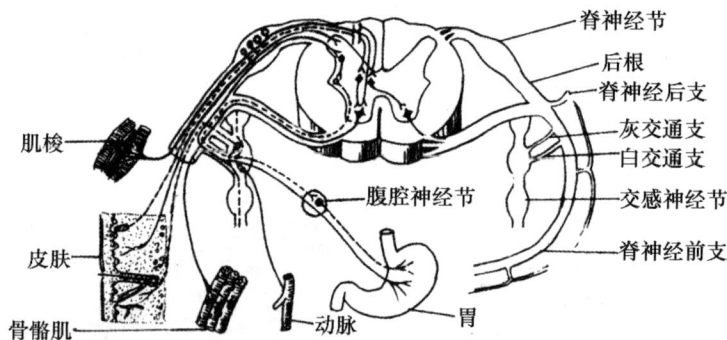

图 10 - 4　脊神经组成和分布模式图

脊神经出椎间孔后立即分为 4 支，即前支、后支、脊膜支和交通支（图 10 - 4）。其中，前支最粗大，分布于躯干前外侧和四肢的肌肉和皮肤。人体胸神经前支保持着明显的节段性分布，其余各部的前支则分别交织成丛，由丛再发出分支分布于相应的区域（图 10 - 5）。

神经丛包括：颈丛、臂丛（图 10 - 6）、腰丛和骶丛（图 10 - 7）。

颈丛（cervical plexus）由第 1 ~ 4 颈神经的前支组成，位于胸锁乳突肌上部的深面，发出肌支与皮支。肌支主要有膈神经，为混合神经，运动纤维支配膈肌，感觉纤维分布至胸膜、心包和一部分腹膜（例如肝被膜）。皮支在胸锁乳突肌后缘中点处穿出，其分支主要分布至颈前部、肩部、胸上部以及枕部的皮肤。

臂丛（brachial plexus）由第 5 ~ 8 颈神经前支和第 1 胸神经前支的大部分组成。各神经在锁骨后方

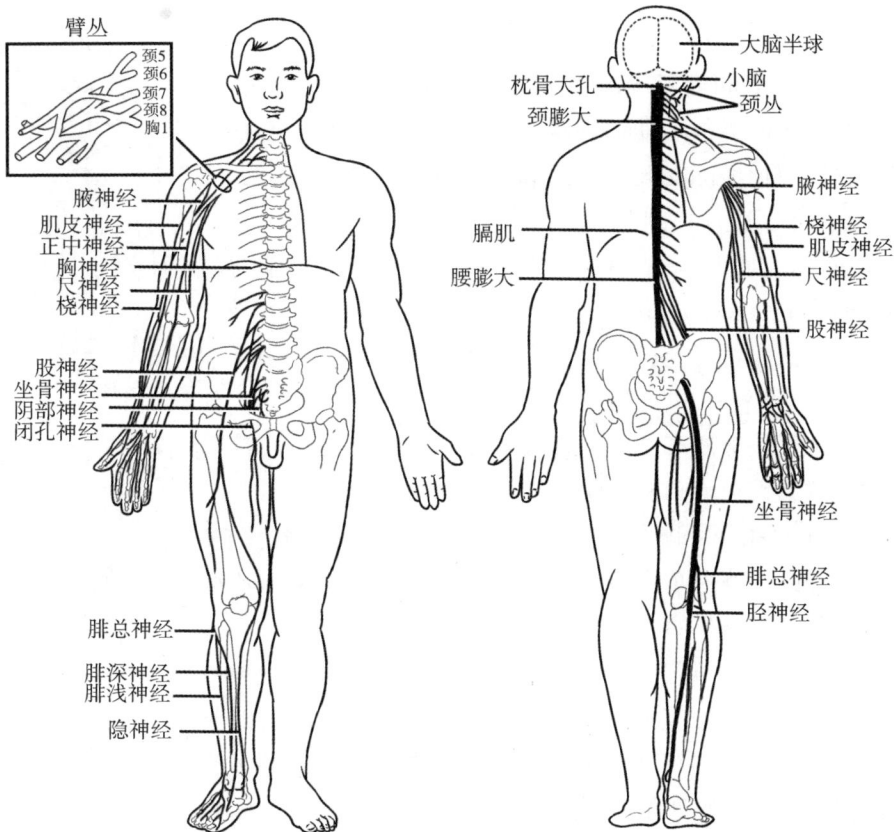

图 10-5 全身的主要神经

互相交织成丛，在腋窝内形成三束，分别从内侧、外侧、后方三面包绕腋动脉。臂丛的主要分支有肌皮神经、正中神经、尺神经、桡神经和腋神经。肌皮神经支配臂部屈肌（肱二头肌、喙肱肌和肱肌）和前臂外侧部皮肤，正中神经和尺神经支配前臂屈肌、手肌及皮肤，桡神经支配臂（肱三头肌）和前臂的全部伸肌及皮肤，腋神经支配部分肩肌（三角肌）和部分肩部、臂部皮肤。

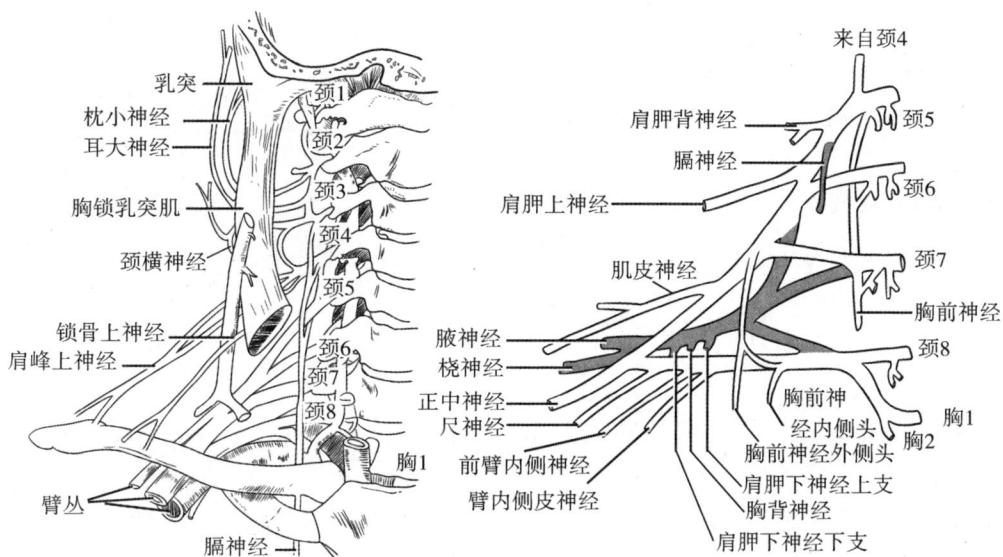

图 10-6 颈丛和臂丛

胸神经前支（anterior rami of thoracic nerves）共 12 对，第 1～11 对各自走行于相邻两肋骨之间，故名肋间神经。第 12 对位于第 12 肋的下方，故名肋下神经。肋间神经除支配肋间肌和胸壁皮肤及壁胸膜外，下 6 对的胸神经前支还分布于腹前外侧群肌和腹壁皮肤以及壁腹膜。

腰丛（lumbar plexus）由第 12 胸神经前支的一部分、第 1～3 腰神经前支和第 4 腰神经前支的一部分共同组成，位于腰大肌深面。其主要分支有股神经和闭孔神经。股神经是腰丛最大的分支，肌支支配大腿前肌群（缝匠肌、股四头肌）、髂肌和耻骨肌，皮支分布于大腿前面、内侧面，最长的皮支为隐神经，分布于小腿内侧面和足内侧缘的皮肤。闭孔神经支配大腿内收肌群和大腿内侧面的皮肤。

骶丛（sacral plexus）由第 4 腰神经前支的一部分、第 5 腰神经前支与全部骶神经、尾神经的前支组成，位于骨盆侧壁。其主要分支有坐骨神经和阴部神经。坐骨神经位于臀大肌深面，为全身最粗大的神经，经梨状肌下孔出盆腔，经坐骨结节与股骨大转子之间至股后部，发出肌支支配大腿后肌群，坐骨神经在腘窝上角处分为胫神经和腓总神经。胫神经为坐骨神经的直接延续，在腘窝下行至小腿后部，向下经内踝后方至足底，分为足底内侧神经和足底外侧神经。胫神经分支支配小腿后肌群、足底肌和皮肤。腓总神经沿腘窝外侧壁绕腓骨颈向前行至小腿前区，分为腓浅神经和腓深神经。腓总神经支配小腿前肌群、外侧肌群，以及小腿外侧面、足背和趾背的皮肤。阴部神经分布至肛门外括约肌、会阴、阴茎（阴蒂）海绵体肌及皮肤。

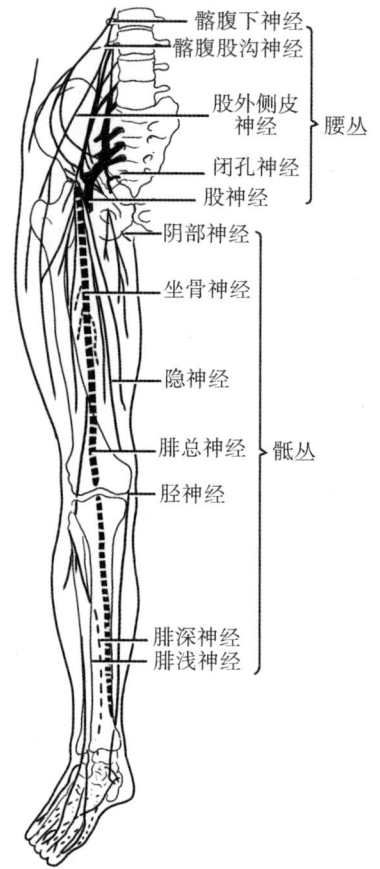

图 10-7　腰丛和骶丛

二、脑和脑神经

（一）脑

脑（encephalon；brain）位于颅腔内，包括端脑、间脑、小脑、中脑、脑桥和延髓（图 10-8）。其中，中脑、脑桥和延髓合称脑干。

1. 脑干（brain stem）　位于颅后窝，自下而上为延髓、脑桥、中脑。脑干下端在枕骨大孔处与脊髓相续，上端与间脑相邻，背侧与小脑相连。

（1）脑干的外形　呈不规则的柱状（图 10-9，图 10-10）。

延髓（medulla oblongata）居于脑干的最下部，与脊髓相连。延髓腹面的上方以延髓脑桥沟与脑桥分界，其下半部

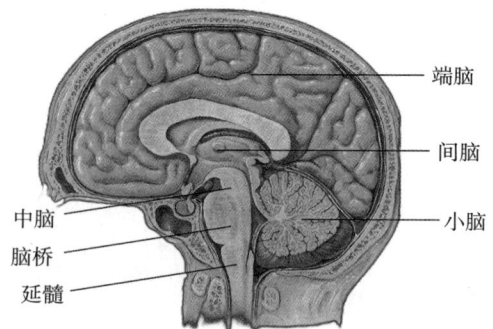

图 10-8　脑的组成（正中矢状面）

与脊髓外形相似，沿中线两旁有一对纵向隆起，称为锥体。锥体外侧有橄榄，锥体和橄榄之间有舌下神经根出脑。在延髓的侧面、橄榄的背侧，自上而下分布有舌咽神经、迷走神经和副神经。延髓背面下部与脊髓相似。其上部，中央管开放为第四脑室，它与脑桥背面共同形成宽大的第四脑室底，第四脑室向下通脊髓中央管，向上通中脑水管。

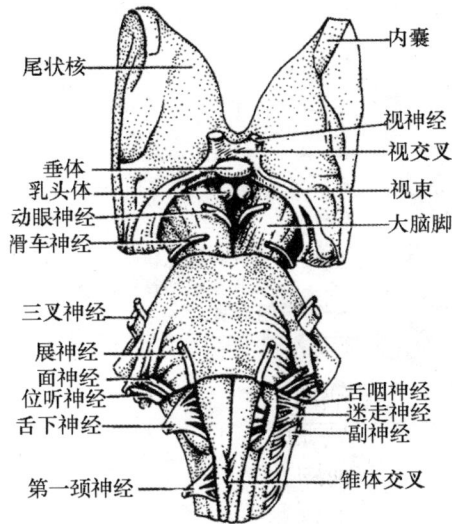

图 10-9　脑干的腹侧面

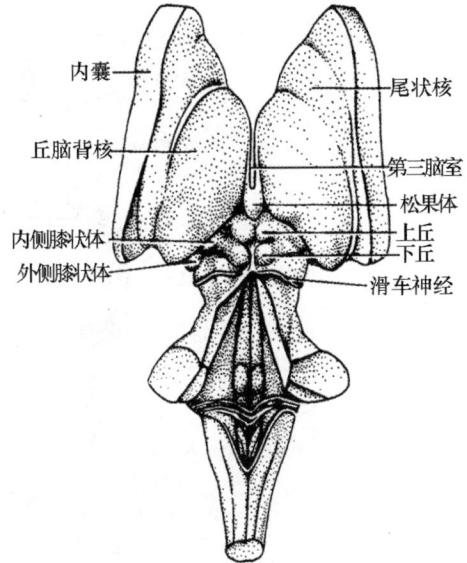

图 10-10　脑干的背侧面

　　脑桥（pons）位于中脑与延髓之间。脑桥的白质神经纤维，通到小脑皮质，可将神经冲动自小脑半球传至对侧，使之发挥协调身体两侧肌肉活动的功能。脑桥的腹面是宽阔的隆起，称为基底部，基底部向外逐渐变窄，称为小脑中脚，又称脑桥臂。小脑中脚与基底部之间有粗大的三叉神经根。脑桥与延髓交界处，由内到外有展神经、面神经和前庭蜗神经根。脑桥背面的外侧为左、右小脑上脚，两侧上脚之间形成第四脑室底的上部。

　　中脑（midbrain）位于脑桥之上，中脑是视觉与听觉的反射中枢，凡是瞳孔、眼球肌肉等活动，均受中脑控制。中脑腹侧有一对纵向隆起，称大脑脚，内有粗大的纵行纤维通过。两脚之间的深窝称脚间窝，脚间窝内有动眼神经根出脑。中脑背面有 4 个隆起，称四叠体，上方一对为上丘，下方一对为下丘。滑车神经在四叠体下方发出。中脑内的管腔为中脑水管，与上方的第三脑室和下方的第四脑室连通。

　　（2）脑干的内部结构　由灰质、白质和网状结构组成（图 10-11）。

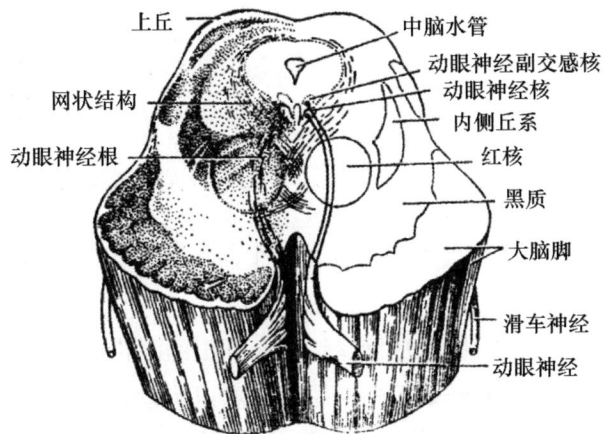

图 10-11　中脑切面（平上丘）

　　脑干中的灰质被纵横的纤维所贯穿，从而形成团状或柱状，称为神经核，分散在白质中。脑干的神经核可根据是否与脑神经相连，分为脑神经核和非脑神经核。

　　脑干各脑神经核的部位与其附着的脑神经的部位基本一致（图 10-12），即Ⅲ、Ⅳ对脑神经的核位于中脑，Ⅴ、Ⅵ、Ⅶ、Ⅷ对脑神经的核多在脑桥，而Ⅸ、Ⅹ、Ⅺ、Ⅻ对脑神经的核多位于延髓。脑神经核按其功能，可归纳为 4 类：躯体感觉核、躯体运动核、内脏感觉核及内脏运动核。

　　脑干的非脑神经核是上行传导通路的中继核团。例如，延髓内的薄束核与楔束核，为薄束与楔束的中继核。中脑还有上丘核和下丘核，为视觉和听觉的反射中枢。

　　脑干的白质多位于脑干的腹侧与外侧，有重要的上行、下行传导束。上行传导束（如脊髓丘脑束、内侧丘系）将感觉（传入）神经冲动自脊髓向上传至脑干、小脑和大脑皮质；下行传导束（如锥体束）

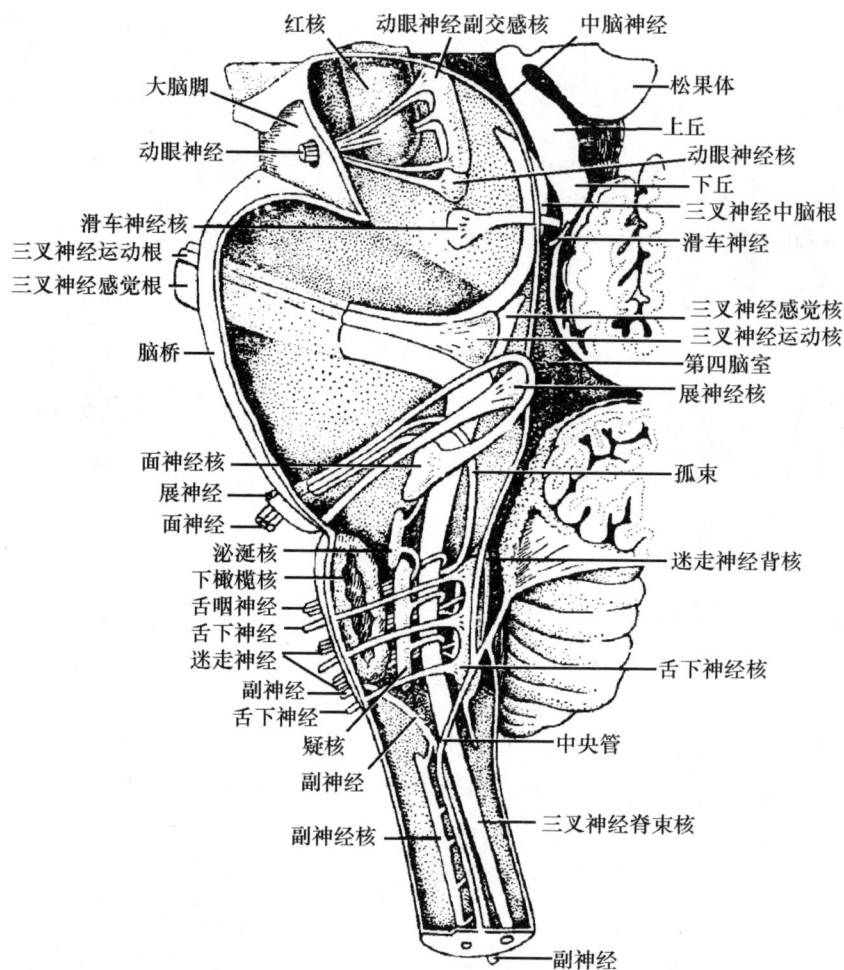

图 10 - 12　脑神经核在脑干内的部位（正中矢状面）

将运动（传出）神经冲动由上向下传至效应器。

在脑干内，除上述脑神经核、中继核和传导束外，还有很多纵横交错的神经纤维和散在的神经核团，它们共同构成网状结构。脑干的网状结构和中枢神经系统各部有着广泛的联系，主要功能是控制觉醒、注意和睡眠等不同层次的意识状态。

2. 间脑（diencephalon）　位于脑干与端脑之间，大部分被大脑半球所覆盖，并与两侧大脑半球紧密连接。在两侧间脑之间，有一狭小的腔隙，称第三脑室，第三脑室向下通中脑水管，向上经室间孔与两侧大脑半球内的侧脑室相通。间脑分为背侧丘脑、后丘脑、上丘脑、底丘脑和下丘脑。这里主要介绍背侧丘脑、后丘脑和下丘脑。

（1）背侧丘脑（dorsal thalamus）　又称丘脑，位于间脑的背部、第三脑室的两侧，主要由一对卵圆形的灰质核团连接而成。丘脑被"Y"形的白质纤维分为前核群、内侧核群和外侧核群。外侧核群可分为背侧部和腹侧部，其中腹侧部又可分为腹前核、腹外侧核和腹后核。腹后核是躯体感觉传导通路的最后中继站，又可分为内、外侧两部。腹后内侧核接受三叉丘系的纤维；腹后外侧核接受脊髓丘系和内侧丘系的纤维。

除嗅觉外，各种感觉传导束在丘脑内更换神经元后，投射到大脑皮质，所以丘脑是皮质下的高级感觉中枢。若一侧丘脑损伤，对侧半身可出现感觉消失、过敏或伴有剧烈的自发性疼痛。

（2）后丘脑（metathalamus）　位于背侧丘脑的后外侧，包括两对小突起，分别是内侧膝状体和外侧膝状体。内侧膝状体是听觉的皮质下中枢，外侧膝状体是视觉的皮质下中枢。

（3）下丘脑（hypothalamus） 位于大脑腹面、丘脑的下方，构成第三脑室侧壁下部和底部。脑的底面，下丘脑由前向后主要包括视交叉、灰结节、漏斗和乳头体，漏斗的下端与垂体相连。通常将下丘脑由前向后分为3个区，视上区（包括视上核和室旁核）位于视交叉的上方，结节区（包括腹内侧核和背内侧核）位于漏斗的后方，乳头体区（包括下丘髓后和乳头体核）位于乳头体部。各区都包含许多核团，其中大多数并无明显的界线。

下丘脑的结构与功能复杂，其纤维联系十分广泛，是神经内分泌中心，也是重要的皮质下内脏活动中枢，它把内脏活动与其他生理活动联系起来，调节体温、摄食、水平衡和内分泌腺活动等重要的生理功能。

3. 小脑（cerebellum） 位于颅后窝，延髓与脑桥的背侧，大脑半球的后下方。小脑皮质部分可按原裂及后外侧裂，横向分为前叶、后叶和绒球小结叶；也可按正中及外侧，纵向分为中间的小脑蚓和两侧的小脑半球（图10-13）。

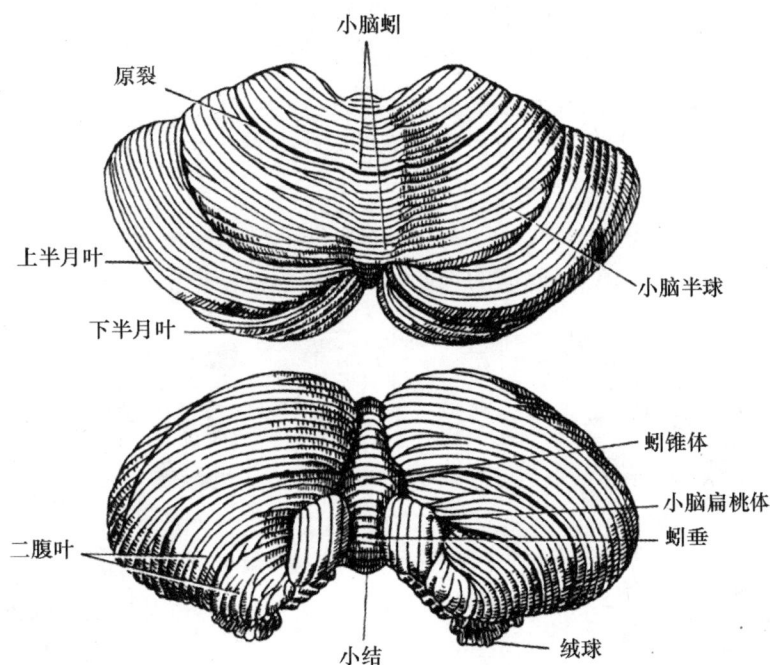

图 10 - 13 小脑外形

小脑表面的薄层灰质称小脑皮质，深部的白质称小脑髓质，髓质内埋有4对灰质核团，称小脑核，从外侧向内侧依次为齿状核、栓状核、球状核和顶核。

小脑是与运动调节有关的中枢，主要功能是维持身体平衡、调节肌张力和协调骨骼肌的随意运动。

4. 端脑（telencephalon） 又称大脑（cerebrum），主要包括左、右大脑半球，是中枢神经系统最高级的部分。左、右大脑半球由胼胝体相连。大脑半球表面为灰质，称皮质；深部为白质，称髓质；埋在髓质深部的灰质核团，称基底核。左、右大脑半球内各有一腔隙，称侧脑室，借室间孔与第三脑室相通。

（1）大脑半球的外形 大脑半球有三个面：膨隆的背外侧面、垂直的内侧面和凹凸不平的底面。大脑半球表面布满深浅不同的沟和裂，沟裂之间的隆起称为脑回。

大脑半球被3条重要的沟分为5个叶（图10-14）。3条沟是中央沟、外侧沟和顶枕沟。5个叶是额叶、顶叶、颞叶、枕叶和岛叶。额叶在中央沟前方、外侧沟上方；顶叶在外侧沟上方、中央沟与顶枕沟之间；颞叶在外侧沟下方；枕叶在顶枕沟后方；岛叶深藏在外侧沟深处。另外，以中央沟为界，中央沟与中央前沟之间为中央前回；中央沟与中央后沟之间为中央后回。在外侧沟的下壁上，有数条短而横行的脑回，为颞横回。

（2）大脑皮质　神经元在皮质中按照严格的层次分布，大脑半球内侧面的古皮质分化较简单，一般有三层：①分子层；②锥体细胞层；③多形细胞层。大脑半球外侧面的新皮质则分化程度较高，共有六层：①分子层（又称带状层）；②外颗粒层；③外锥体细胞层；④内颗粒层；⑤内锥体细胞层（又称节细胞层）；⑥多形细胞层。

大脑皮质不同的区域具有不同的功能，通常将执行特定功能的脑区，称为中枢。除具有特定功能的中枢外，大脑皮质的广泛区域，称为联络区。大脑皮质的主要功能分区如下。

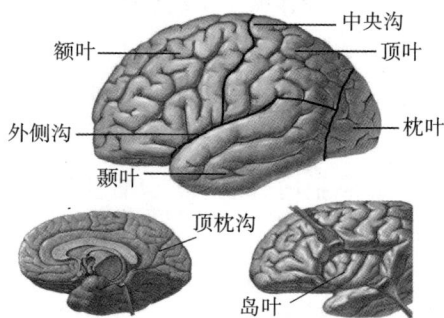

图 10 - 14　大脑半球背外侧面

1）躯体运动中枢　位于中央前回和中央旁小叶的前部，是控制骨骼肌随意运动的最高中枢（图 10 - 15）。身体各部在此区的投影特点是：①左、右交叉支配，一侧运动中枢支配对侧肢体运动，一些与联合运动有关的肌则受两侧运动中枢的支配。②身体各部上下颠倒支配，但头面部的投影为正。③身体各部位投影区域的大小，取决于该部位功能的重要性与运动的精细程度。

2）躯体感觉中枢　位于中央后回和中央旁小叶的后部，接受对侧身体痛觉、温度觉、触觉、压觉及本体感觉的神经冲动（图 10 - 16）。此区的投影特点与躯体运动中枢相似。

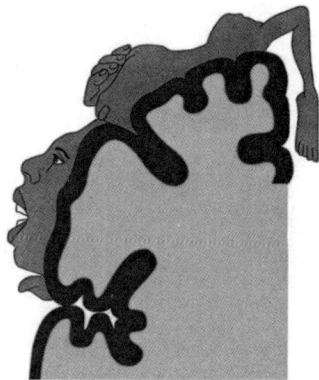

图 10 - 15　人体各部在躯体运动区的投影定位示意图

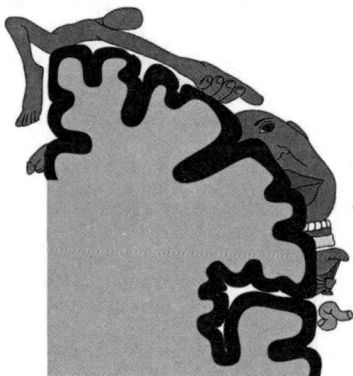

图 10 - 16　人体各部在躯体感觉区的投影定位示意图

3）视觉中枢　位于枕叶内侧面距状沟附近的皮质。一侧视觉中枢接受同侧视网膜颞侧半和对侧视网膜鼻侧半的纤维。

4）听觉中枢　位于颞横回。每侧听觉中枢接受来自双耳的听觉冲动。故一侧听觉中枢受损，不会引起全聋。

5）语言中枢　是人类大脑皮质所特有的，包括说话、听话、书写和阅读4个功能分区。

（3）基底核　是埋藏在大脑白质内的灰质团块，由于这些核团靠近脑底，故称为基底核，又称为基底神经节。

基底核包括尾状核（尾核）、豆状核（壳核、苍白球）、丘脑底核、黑质。尾状核、壳核在发生上较新称为新纹状体，苍白球在发生上较古老称为旧纹状体（图 10 - 17）。

（4）大脑白质　位于大脑皮质的深面，又称髓质，由大量神经纤维组成，可分为 3 类（图

10-18）。

　　1）连合纤维　是连合左右大脑半球皮质的纤维，主要有胼胝体。

　　2）联络纤维　是联络同侧大脑半球皮质的纤维。

　　3）投射纤维　是联系大脑半球皮质和皮质下各结构之间的上、下行纤维。大部分经过内囊。

　　内囊是位于背侧丘脑、尾状核与豆状核之间的上、下行纤维，含有皮质核束、皮质脊髓束、丘脑皮质束、视辐射和听辐射等。因此内囊是大脑皮质与下级中枢联系的"交通要道"。当一侧内囊出血，血块压迫内囊纤维束时，可出现"三偏综合征"，俗称"中风"。即对侧偏身感觉障碍（丘脑皮质束损伤）、对侧偏瘫（皮质核束和皮质脊髓束损伤）和偏盲（视辐射损伤）。

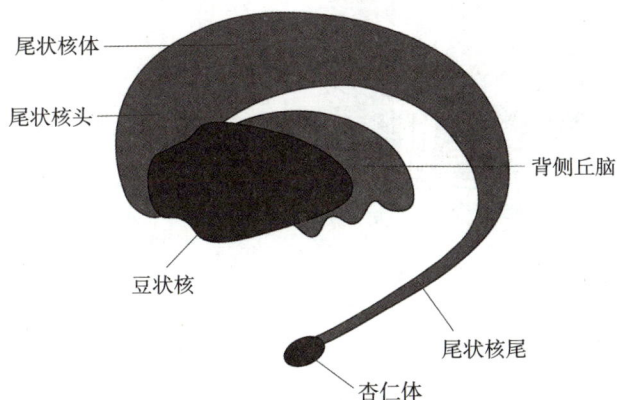

图 10-17　基底核的模式图

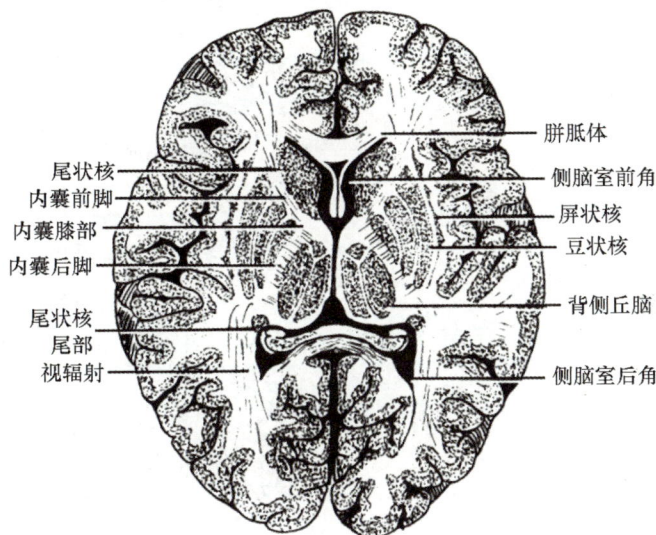

图 10-18　大脑半球水平切面

（二）脑神经

　　脑神经（cranial nerve）共 12 对（图 10-19），按其与脑相连的位置排序，用罗马数字表示：Ⅰ 嗅神经，Ⅱ 视神经，Ⅲ 动眼神经，Ⅳ 滑车神经，Ⅴ 三叉神经，Ⅵ 展神经，Ⅶ 面神经，Ⅷ 前庭蜗神经，Ⅸ 舌咽神经，Ⅹ 迷走神经，Ⅺ 副神经，Ⅻ 舌下神经。

　　脑神经纤维成分较脊神经复杂，可归纳为 4 种：躯体感觉纤维、内脏感觉纤维、躯体运动纤维和内脏运动纤维。根据 12 对脑神经所含纤维成分的不同，分为 3 类：第 Ⅰ、Ⅱ、Ⅷ 对脑神经是感觉神经；第 Ⅲ、Ⅳ、Ⅵ、Ⅺ、Ⅻ 对脑神经是运动神经；第 Ⅴ、Ⅶ、Ⅸ、Ⅹ 对脑神经是混合神经。

　　脑神经的运动纤维，是由脑干内的脑神经运动核发出的轴突构成；感觉纤维是由脑神经节内的感觉神经元的周围支构成，其中央支与脑干内的脑神经感觉核相连。凡是具有感觉纤维成分的脑神经，都有与脊神经相类似的神经节。脑神经节的位置就在相应的脑神经所穿过的颅底骨的孔、裂附近。节的大小、形态和名称各不相同。

　　脑神经与脊神经基本上相同，但也有一些具体差别：①每一对脊神经都是混合性的，但脑神经有感觉性、运动性和混合性三种；②头部分化出特殊的感觉器，随之也出现了与之相联系的第 Ⅰ、Ⅱ、Ⅷ 对脑神经；③脑神经中的内脏运动纤维，属于副交感成分，仅存在于 Ⅲ、Ⅶ、Ⅸ、Ⅹ 四对脑神经中。而脊神经所含有的内脏运动纤维，主要是交感成分，存在于 12 对胸神经和第 1~3 对腰神经中，仅在第 2~4 对骶神经中含有副交感成分。

　　12 对脑神经的走行及其主要功能见表 10-1。

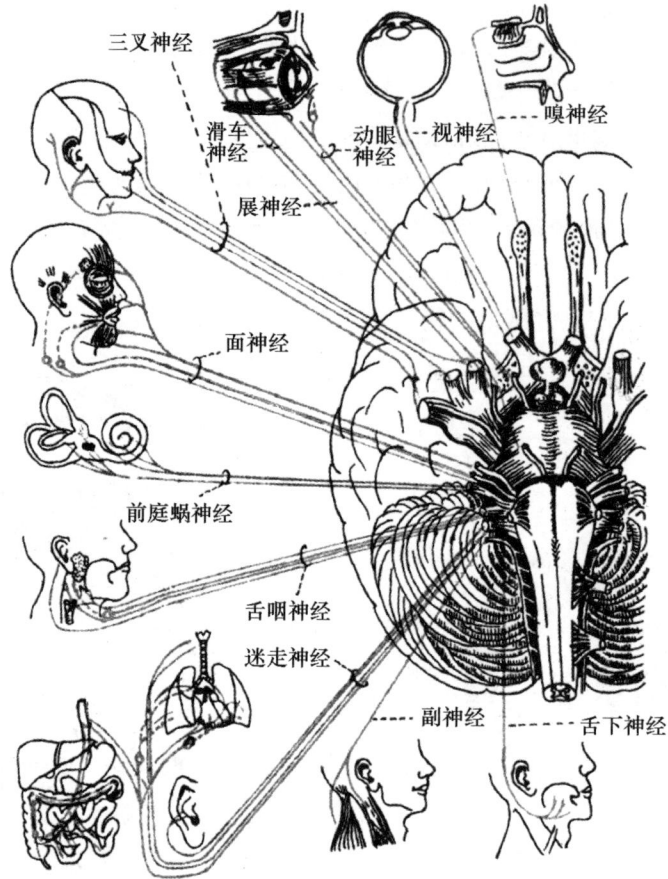

图 10-19 脑神经示意图

表 10-1 12 对脑神经的分布区及其主要功能

脑神经	性质	走行	功能
Ⅰ嗅神经	感觉性	经筛孔入颅，连于端脑	嗅觉
Ⅱ视神经	感觉性	经视神经管入颅，连于间脑	视觉
Ⅲ动眼神经	运动性	经眶上裂出颅，连于中脑	眼球及眼睑的运动；调节瞳孔
Ⅳ滑车神经	运动性	经眶上裂出颅，连于中脑	眼肌运动
Ⅴ三叉神经	混合性	眼神经经眶上裂入颅，上颌神经经眶下裂入颅，下颌神经经卵圆孔出入颅；连于脑桥	咀嚼食物；面部各器官的感觉
Ⅵ展神经	运动性	经眶上裂出颅，连于脑桥	眼球运动
Ⅶ面神经	混合性	经茎乳孔出入颅，连于脑桥	面肌运动；唾液腺及泪腺的分泌；耳部皮肤的感觉；味觉
Ⅷ前庭蜗神经	感觉性	经内耳门入颅，连于脑桥	听觉；平衡觉
Ⅸ舌咽神经	混合性	经颈静脉孔出入颅，连于延髓	咽喉肌的运动；唾液腺分泌；耳后皮肤的感觉；味觉
Ⅹ迷走神经	混合性	经颈静脉孔出入颅，连于延髓	内脏运动及感觉
Ⅺ副神经	运动性	经颈静脉孔出颅，连于延髓	咽喉肌、胸锁乳突肌和斜方肌的运动
Ⅻ舌下神经	运动性	经舌下神经管出颅，连于延髓	舌肌运动

（三）脑和脊髓的被膜、脑脊液和脑屏障

1. 脑和脊髓的被膜 脑和脊髓的被膜共有三层。由外向内，依次为硬膜、蛛网膜和软膜。三层膜在脑和脊髓互相连续。包在脊髓外的三层膜分别为硬脊膜、脊髓蛛网膜和软脊膜；包在脑外的三层膜分

别为硬脑膜、脑蛛网膜和软脑膜。它们具有保护和支持脑和脊髓的作用。

（1）硬膜　厚而坚韧，可保护脑和脊髓并防止细菌的入侵。有些部位的硬脑膜分成2层，形成含有静脉血的管道，称为硬脑膜静脉窦，它能收集脑的静脉血。

（2）蛛网膜　是一层无血管的透明薄膜，由很薄的结缔组织构成。蛛网膜在颅顶部形成颗粒状突起并伸入硬脑膜静脉窦内，称为蛛网膜颗粒。脑脊液主要经蛛网膜颗粒回到硬脑膜静脉窦内，汇入静脉。

（3）软膜　很薄且具有丰富的血管，紧贴脑和脊髓的表面，不易分离。在脑室的某些部位，软脑膜上的血管与室管膜上皮共同突向脑室形成脉络丛，产生脑脊液。

硬脊膜与椎管之间的腔隙称硬膜外隙；蛛网膜与软膜之间的腔隙称蛛网膜下隙，隙内含有大量透明的脑脊液。处于脊髓末端的蛛网膜下隙较为扩大，称终池，其内没有脊髓，临床抽取脑脊液或向脑脊液内注入药物时，常在此处行腰椎穿刺，不会损伤脊髓。

2. 脑脊液（cerebrospinal fluid，CSF）　是无色透明的液体，充满于蛛网膜下隙、脑室和脊髓中央管内，其与血浆和淋巴液的性质相似，略带黏性，有营养脑和脊髓的作用，并运走代谢产物。此外，脑脊液充满在脑和脊髓的周围，可以缓冲外力、分散压力、减少震荡，从而保护脑和脊髓。

正常成年人的脑脊液有100～150ml，由脑室中的脉络丛产生，处于不断产生、循环和回流的平衡状态。脑室是脑中的腔隙，主要包括左、右侧脑室，第三脑室和第四脑室。

脑脊液的循环途径如下（图10-20）：侧脑室产生脑脊液，经左、右室间孔流入第三脑室，与第三脑室脉络丛产生的脑脊液一起，经中脑水管流入第四脑室，再与第四脑室脉络丛产生的脑脊液一起，经第四脑室的正中孔和两个外侧孔流入蛛网膜下隙，由蛛网膜颗粒汇入硬脑膜静脉窦，最后回流入静脉。如果脑脊液循环途径发生阻塞，可导致脑积水或颅内压增高。

3. 脑屏障　脑脊液与脑组织的细胞周围间隙内的化学成分相同，但与血浆不同，脑脊液中含有的蛋白质量极少［（20～30）mg/100ml］，葡萄糖、胆固醇与K^+浓度较血浆低，Mg^{2+}与Cl^-浓度较血浆高。如果将少量台盼蓝（一种半胶质的活性染料）注入静脉内，可观察到体内所有的组织，包括脉络丛，都被染上蓝色，只有脑组织不着色。但若将少量台盼蓝直接注入脑脊液内，则脑组织也被染上蓝色。

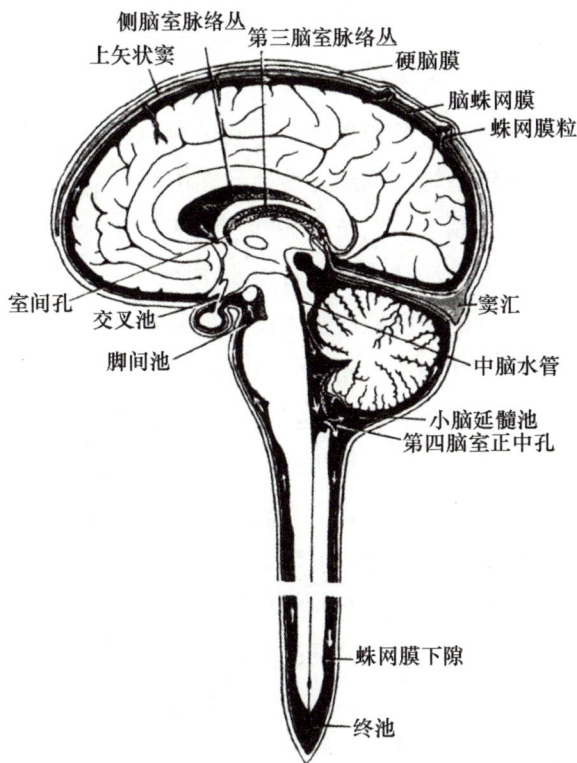

图10-20　脑脊液循环示意图

以上事实说明，中枢神经系统内存在一种结构，该结构对物质在毛细血管或脑脊液与组织液之间转运过程进行限制或选择，该结构称为"脑屏障"。这种结构可使脑组织少受甚至不受循环血液中有害物质的损害，从而保持脑组织内环境的基本稳定，对维持中枢神经系统正常生理状态具有重要的生物学意义。

根据物质通过脑与血管之间界面的弥散速度和物质在脑组织中的含量等，将脑屏障分成了3个部分：血-脑屏障、血-脑脊液屏障和脑脊液-脑屏障。

三、内脏神经

内脏神经系统是神经系统中分布于内脏、心血管和腺体的部分，包括内脏感觉和内脏运动两种纤维成分。

（一）内脏感觉神经

内脏感觉神经元的胞体位于脑神经节和脊神经节内，属于假单极神经元。周围突随交感神经和副交感神经分布于内脏和心血管等处的感受器，经内感受器接受刺激。中枢突一部分入脑干，止于孤束核，一部分入脊髓，止于灰质后角。内脏感觉神经一方面直接或间接借助中间神经元与内脏运动神经元联系，形成内脏 – 内脏反射，或与躯体运动神经元联系，形成内脏 – 躯体反射。另一方面经过一定的传导途径，将冲动传至大脑皮质，产生内脏感觉。

（二）内脏运动神经

内脏运动神经（图 10 – 21）主要功能是调节内脏、心血管的运动及腺体的分泌。通常不受人的意志控制，故又称自主神经系统；同时由于其主要控制和调节动、植物所共有的物质代谢活动，并不支配动物所特有的骨骼肌的运动，故也称为植物神经系统。内脏运动神经在中枢神经系统的控制下，调节内脏器官的活动，对于机体生命活动过程起着重要作用。

内脏运动神经与躯体运动神经在结构和功能上存在较大差异，主要包括：①支配的器官不同。躯体运动神经支配骨骼肌，受意识支配；内脏运动神经支配心肌、平滑肌和腺体，不受意识控制。②神经元数目不同。躯体运动神经只有 1 级神经元，自脑干和脊髓的中枢发出后，不交换神经元，直达骨骼肌；内脏运动神经由低级中枢到所支配的器官需要经过两级神经元。第 1 级神经元称节前神经元，胞体位于中枢内，其轴突称节前纤维；第 2 级神经元称节后神经元，胞体位于内脏神经节内，其轴突称节后纤维。③纤维成分不同。躯体运动神经只有一种纤维成分；内脏运动神经包括交感和副交感两种纤维成分。二者之间相互拮抗又相互协调，组成一个配合默契的有机整体，使内脏活动能适应内外环境的需要。

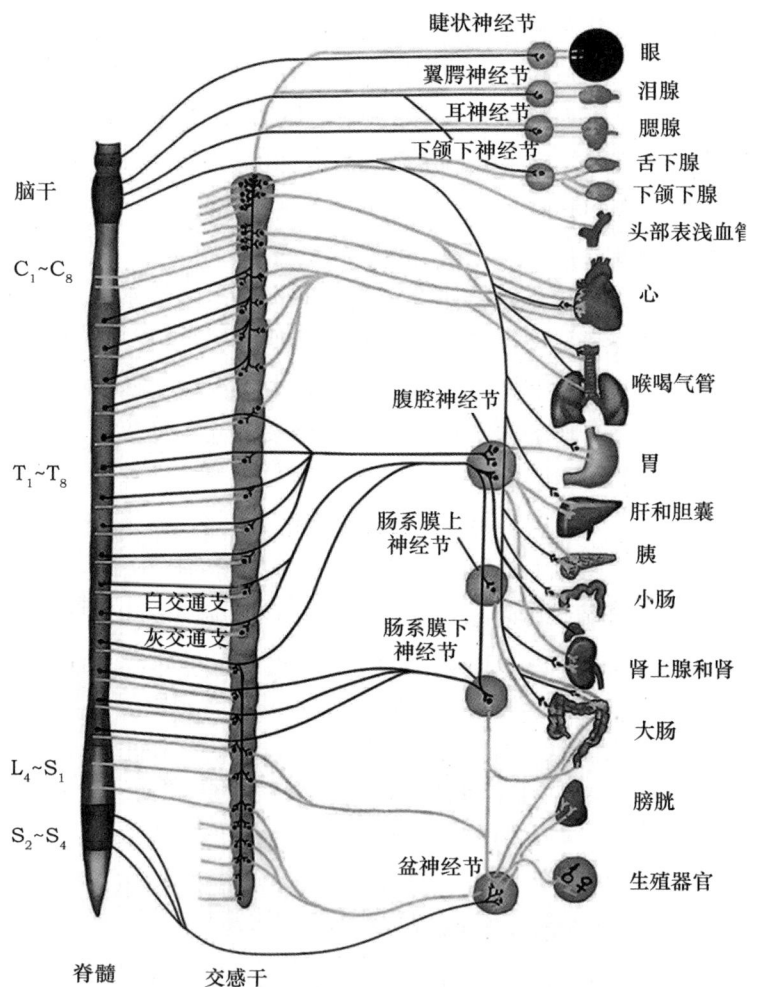

图 10 – 21　内脏运动神经分布示意图

1. 交感神经（sympathetic nerve）　其低级中枢位于脊髓胸 1 至腰 3 节段的灰质侧角内。从侧角细胞发出节前纤维，至交感神经节交换神经元，再由节后纤维分布至相应的器官。交感神经节根据位置分为椎旁神经节和椎前神经节。

椎旁节即交感干神经节，位于脊柱两侧，上自颅底，下至尾骨，由节间支连成两条交感干，两干在尾骨前合为单个奇神经节。交感干神经节通过交通支与相应的脊神经相连。交通支分为白交通支与灰交通支两种。白交通支是脊髓侧角细胞发出的具有髓鞘的节前纤维，离开脊神经进入交感干神经节的通路，因髓鞘反光发亮，故呈白色。灰交通支是交感干神经节发出的节后纤维进入脊髓的通路，由于多数为无髓鞘纤维，故颜色灰暗。

椎前神经节位于脊柱的前方，外形为不规则的节状团块，主要有腹腔神经节、肠系膜上神经节和肠系膜下神经节等。节后纤维从椎前神经节发出，攀附在动脉外面，形成神经丛（如腹主动脉丛、腹下丛等），随动脉分布至腹腔、盆腔各脏器。

2. 副交感神经（parasympathetic nerve）　其低级中枢位于脑干内的副交感神经核和脊髓骶 2~4 节段灰质的骶副交感核。由低级中枢发出节前纤维，至副交感神经节交换神经元，再由节后纤维分布至相应的器官。副交感神经节根据位置，分为器官旁节和器官内节。

3. 交感与副交感神经系统的比较　内脏大多接受交感与副交感神经的双重支配，但少数器官只有交感神经支配。在双重神经支配的器官中，交感神经与副交感神经的作用往往是拮抗的，这种拮抗作用在中枢神经的支配下对立统一，使机体更好地适应内外环境的变化。人体在正常情况下，功能相反的交感和副交感神经处于相互平衡制约中。当机体处于紧张活动状态时，交感神经活动起主要作用（表10-2）。

表 10-2　交感神经与副交感神经的主要区别

项目	交感神经	副交感神经
低级中枢的部位	脊髓胸 1~腰 3 节段的侧角	脑干内的副交感神经核和脊髓骶 2~4 节段的副交感神经核
周围神经节的位置	椎旁节和椎前节分别位于脊柱的两旁和脊柱的前方	器官旁节和器官内节分别位于所支配的器官近旁和器官壁内
节前、节后纤维	节前纤维短，节后纤维长	节前纤维长，节后纤维短
节前、节后神经元比例	一个节前神经元可与许多节后神经元形成突触，故作用范围较广	一个节前神经元只与少数节后神经元形成突触，故作用较局限
分布范围	广泛，包括头颈部、胸腹腔脏器及全身的血管、腺体和竖毛肌	局限，大部分血管、汗腺、竖毛肌和肾上腺髓质等处无分布
对同一器官所起的作用	心搏加强、心率加快，支气管平滑肌舒张，消化管蠕动减弱，瞳孔开大	心搏减弱、心率减慢，支气管平滑肌收缩，消化管蠕动增强，瞳孔缩小

四、神经系统的传导通路

传导通路是大脑皮质及皮质下中枢与外周的感受器或效应器之间，通过神经元组成传导神经冲动的通路。神经系统存在两大类传导通路：由感受器接受刺激，经过传入神经、皮质下各级中枢，最终到达大脑皮质的神经通路，称感觉传导通路，或上行传导通路；由大脑皮质发出传出纤维，经皮质下各级中枢、传出神经至效应器的神经通路，称运动传导通路，或下行传导通路。

（一）感觉传导通路

感觉传导通路具有以下特点：①由 3 级神经元组成。第 1 级位于脊神经节内或脑神经节内；第 2 级位于脊髓后角或脑干内；第3级位于丘脑内。②第2级神经元发出的纤维，交叉到对侧，经丘脑和内囊，最后投射到大脑皮质的相应感觉中枢。

1. 本体感觉传导通路　本体感觉又称深感觉，是肌肉、肌腱、关节和韧带等处的位置觉、运动觉和震动觉，如肌肉处于收缩还是舒张状态，肌腱和韧带是否被牵拉，以及关节处于屈还是伸的状态等。躯干和四肢本体感觉传导通路包括意识性和非意识性两种。

（1）躯干和四肢意识性本体感觉和精细触觉传导通路（图10－22）　第1级神经元的胞体位于脊神经节内，为假单级神经元，其周围突随脊神经分布于肌肉、肌腱及关节等处的本体感受器和皮肤的精细触觉感受器，中枢突随脊神经后根进入脊髓，在同侧后索内上行组成薄束和楔束，终止于延髓的薄束核和楔束核。

第2级神经元的胞体位于延髓的薄束核和楔束核，发出纤维交叉后继续上行，组成内侧丘系，经过脑桥和中脑止于背侧丘脑腹后外侧核。

第3级神经元的胞体位于背侧丘脑腹后外侧核，发出纤维参与组成丘脑皮质束，经内囊投射至中央后回的中、上部和中央旁小叶的后部。

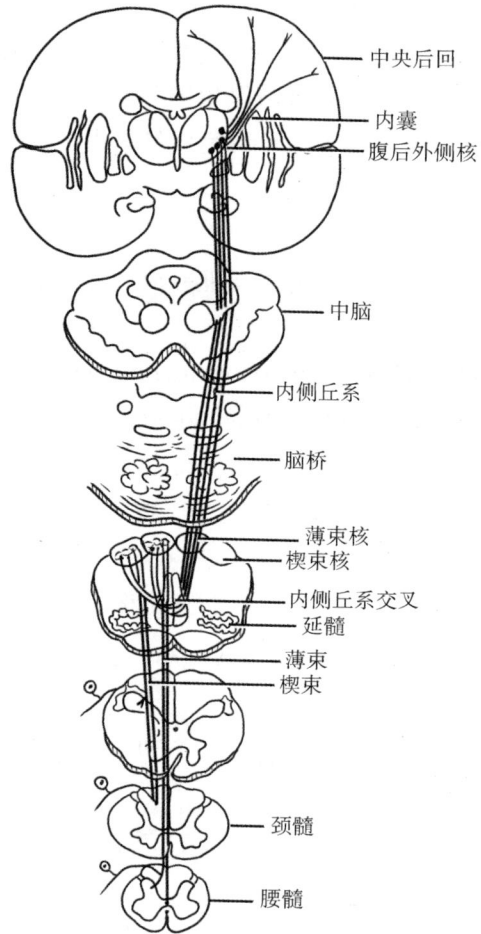

图10－22　躯干和四肢意识性本体感觉和精细触觉传导通路

（2）躯干和四肢非意识性本体感觉传导通路　非意识性本体感觉传导通路是指躯干和四肢本体感受器接受的信息传至小脑，不产生意识性感觉。本通路反射性调节躯干和四肢的肌张力和协调运动，从而维持身体的姿势和平衡。

2. 浅感觉传导通路　浅感觉是指皮肤与黏膜的痛觉、温度觉、粗触觉和压觉，包括躯干、四肢的浅感觉传导通路和头面部的浅感觉传导通路（图10－23）。

（1）躯干和四肢的浅感觉传导通路（图10－24）　第1级神经元胞体位于脊神经节内，其周围突随脊神经分布在躯干、四肢的皮肤、黏膜内的感受器，中枢突形成脊神经后根，进入脊髓后，止于脊髓灰质后角细胞。

第2级神经元胞体位于脊髓后角感觉性神经核，其纤维上升1~2个脊髓节段，再斜越到对侧。痛觉与温度觉经脊髓侧索上行，粗触觉和压觉经脊髓前索上行，二者共同组成脊髓丘脑束，经脑干止于背侧丘脑腹后外侧核。

第3级神经元胞体位于背侧丘脑腹后外侧核，发出纤维参与组成丘脑皮质束，再上行经内囊，投射至大脑皮质中央后回的上2/3和中央旁小叶后部。

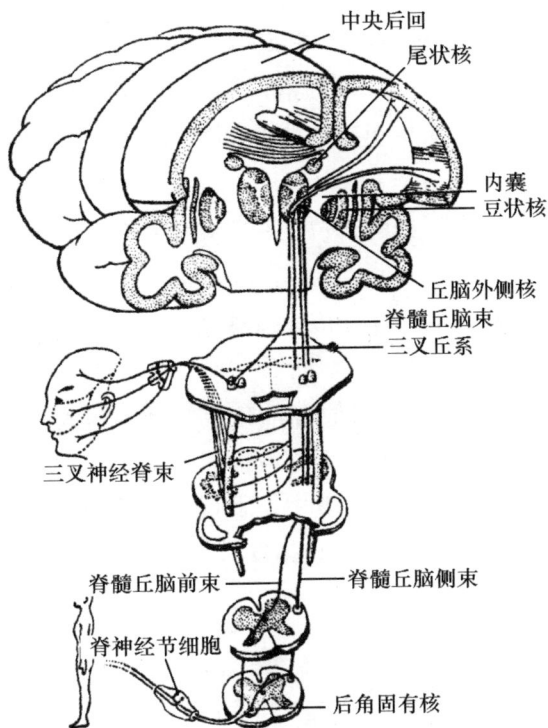

图 10 - 23　浅感觉传导通路

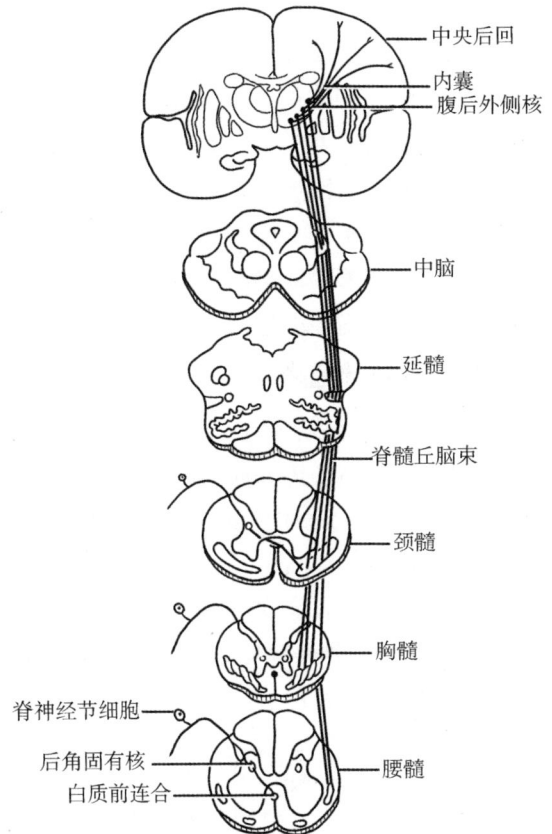

图 10 - 24　躯干、四肢的浅感觉传导通路

（2）头面部的浅感觉传导通路　第 1 级神经元胞体位于三叉神经节内，其周围突经三叉神经分布至头面部皮肤和黏膜内的感受器；中枢突经三叉神经根进入脑桥，其中传导痛觉、温度觉的纤维止于三叉神经脊束核，传导触觉和压觉的纤维止于三叉神经脑桥核。

第 2 级神经元胞体位于三叉神经脊束核和脑桥核，发出纤维交叉至对侧上行，组成三叉丘系，经脑干止于背侧丘脑腹后内侧核。

第 3 级神经元胞体位于背侧丘脑腹后内侧核，发出纤维参与组成丘脑皮质束，经内囊投射至中央后回下 1/3。

3. 视觉传导通路　眼球向前平视时看到的空间范围称视野，视野按照近鼻侧还是近颞骨侧，分为鼻侧半视野和颞侧半视野。由于眼球屈光系统对光线的折射作用，鼻侧半视野的物象投射到颞侧半视网膜，颞侧半视野的物象投射到鼻侧半视网膜。

（1）视觉传导通路（图 10 - 25）　第 1 级神经元为视网膜的双极细胞，视网膜的视锥细胞和视杆细胞是感光细胞，感受光刺激后，将冲动传至视网膜的神经节细胞。

第 2 级神经元为神经节细胞，其轴突在视神经盘处集合成视神经，视神经分别经两侧视神经管入

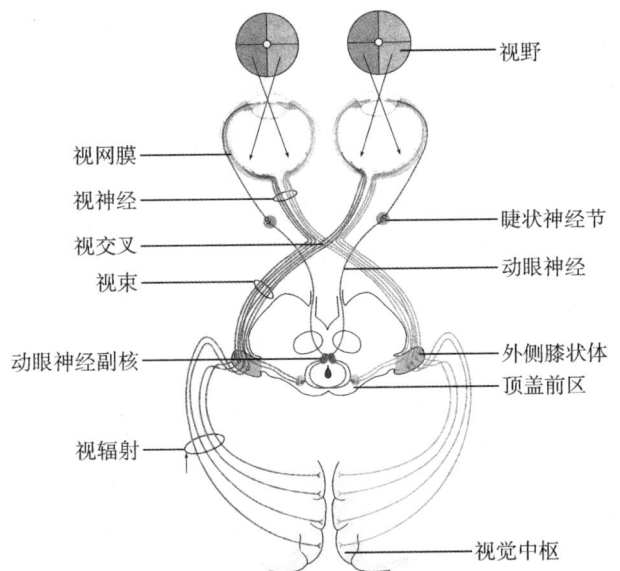

图 10 - 25　视觉传导通路和瞳孔对光反射通路

颅腔，汇合为视交叉。在视交叉处，来自双眼鼻侧视网膜的纤维交叉，颞侧纤维不交叉。对侧交叉而来的鼻侧纤维和同侧不交叉的颞侧纤维组成视束，止于外侧膝状体。

第3级神经元胞体位于外侧膝状体，发出轴突组成视辐射，经内囊投射到距状沟上下的视觉中枢。

（2）瞳孔对光反射（图10-25）　瞳孔对光反射指光照一侧眼球，引起双眼瞳孔缩小的反应。光照侧瞳孔缩小称直接对光反射；未照射侧瞳孔也缩小称间接对光反射。其传导通路为：视网膜感光细胞→视神经→视交叉→双侧视束→中脑顶盖前区→双侧动眼神经副核→动眼神经→睫状神经节→节后纤维→瞳孔括约肌收缩→双侧瞳孔缩小。

瞳孔对光反射的中枢位于中脑，临床通过检查这一反射，可以判断中脑有无损伤及麻醉的深度。

（二）运动传导通路

运动传导通路包括躯体运动传导通路和内脏运动传导通路。躯体运动传导通路是大脑皮质对骨骼肌运动进行调节和控制的传导通路，包括锥体系和锥体外系。

1. 锥体系　由上运动神经元和下运动神经元组成。下运动神经元为脊髓前角或脑神经运动核，其轴突分别构成脊神经和脑神经的躯体运动纤维成分，管理躯干、四肢和头面部骨骼肌的随意运动。上运动神经元的胞体位于大脑皮质躯体运动中枢，其轴突聚集，形成锥体束，其中，下行至脊髓的纤维束称皮质脊髓束，止于脑神经躯体运动神经核的纤维束称皮质核束。所以锥体系包括皮质脊髓束（图10-26）和皮质核束两部分（图10-27）。

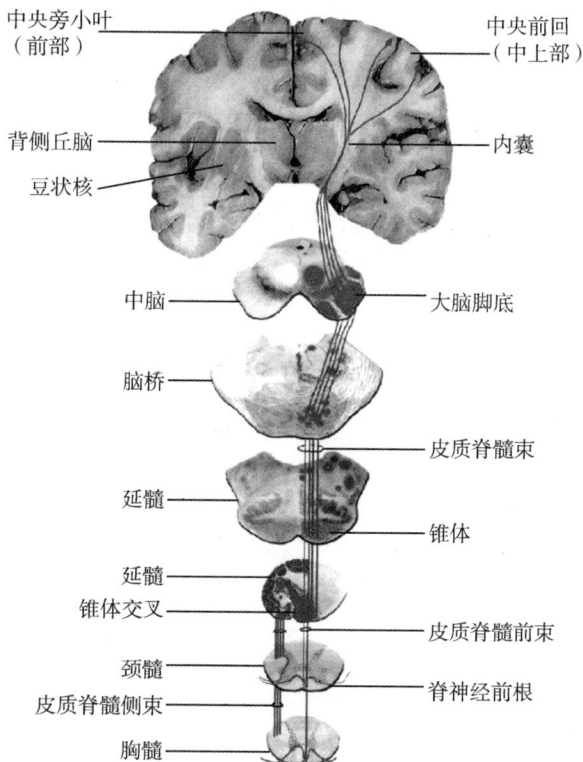

图10-26　皮质脊髓束

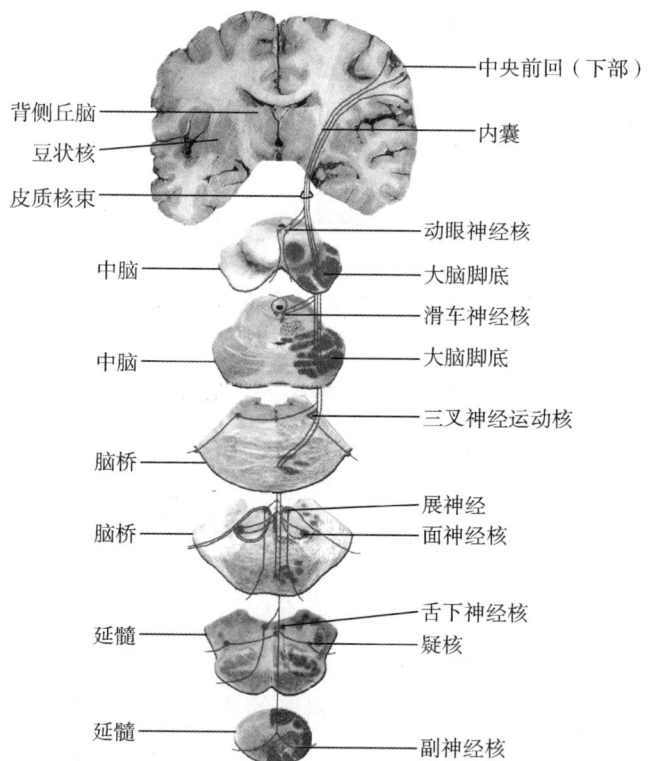

图10-27　皮质核束

（1）皮质脊髓束　管理躯干、四肢骨骼肌的随意运动。由中央前回上2/3和中央旁小叶前部皮质的锥体细胞轴突集中而成，下行至延髓锥体。在锥体下端，大部分纤维左右交叉，形成锥体交叉。交叉后的纤维在对侧脊髓外侧索下行，称皮质脊髓侧束，陆续终止于脊髓前角运动神经元，支配四肢肌。此外，少部分没有交叉的纤维，在同侧脊髓前索内下行，称皮质脊髓前束，该束仅达胸节，终止于双侧前角细胞，支配躯干肌。如一侧皮质脊髓束在锥体交叉以上损伤，主要引起对侧四肢肌的瘫痪，而躯干肌的运动不受明显影响。

（2）皮质核束　管理头面部骨骼肌的随意运动。由中央前回下1/3的锥体细胞轴突集合而成，其发出的纤维束经内囊，下行至脑干，陆续终止于脑神经躯体运动核。皮质核束大部分纤维终止于双侧脑神经躯体运动核，只有小部分纤维完全交叉到对侧，终止于面神经核下部和舌下神经核，支配面下部表情肌和舌肌。如一侧皮质核束受损时，可出现对侧眼裂以下的面肌和对侧舌肌瘫痪。

2. 锥体外系　指锥体系以外的所有影响和控制躯体运动的下行传导通路。锥体外系结构十分复杂，涉及脑内许多结构，在此不做详细讲述。

第二节　神经系统活动的基本规律

PPT

一、神经元和神经纤维

（一）神经元

神经系统的基本结构单位是神经元（neuron），它具有感受刺激和传导兴奋的功能。

1. 神经元的结构　虽然神经元的形态多种多样，但其基本结构相同，包括**胞体**（soma）和**突起**（process）（图10-28）。

胞体的中央有细胞核，核的周围为细胞质，胞质内除有一般细胞所具有的细胞器，如线粒体、内质网等外，还含有特有的神经原纤维及尼氏体，胞体是神经元的物质合成部位和代谢中心。

突起又可分为**树突**（dendrite）和**轴突**（axon）。神经元通常有一个轴突和多个树突。轴突细长，分支少，其起始部呈丘状隆起，称轴丘（axon hillock）。轴突和轴丘内没有尼氏体，轴突内无粗面内质网、游离核糖体和高尔基复合体，故不能合成蛋白质。轴突表面的细胞膜称轴膜（axolemma），里面的胞质称为轴浆（axoplasm）或轴质，内含有细长的线粒体、微丝、微管等，既能作为轴突的支架，又参与轴浆内物质的运输。轴突末端分成许多分支，各分支末端膨大呈球状，称为**突触小体**（synaptic knob），含有许多储存神经递质的突触囊泡。树突呈树枝状的分支，分支上可见大量树突棘，它们能与许多神经元发生联系。

功能上，神经元胞体和树突是主要接受和整合信息的部位，神经元的轴丘和轴突分别是动作电位产生和传导的部位，轴突末梢（突触小体）是释放递质、传递信息的部位。

2. 神经元的分类

（1）按突起数目　神经元按突起数目可分为假单极、双极和多极神经元三类。假单极神经元（pseudounipolar neuron），如脊神经细胞。这类细胞从胞体发出一个突起，在离开胞体不远处形成"T"形分支，一支分布到皮肤、运动系统或内脏等处的感受器，称周围突（树突）；另一支进入脊髓，称中枢突（轴突）。双极神经元（bipolar neuron），如视网膜双极细胞。这类细胞从胞体发出两个对称的突起，一个是树突，一个是轴突，分别与感光细胞和神经节细胞形成突

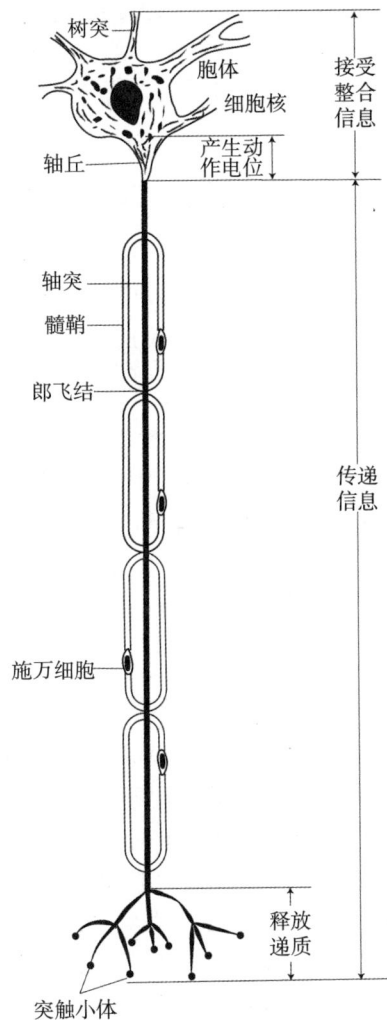

图10-28　运动神经元结构与功能示意图

触。多极神经元（multipolar neuron），多数神经元都归入此类，它们具有一个轴突和数目差别很大的多个树突（图 10 - 29）。

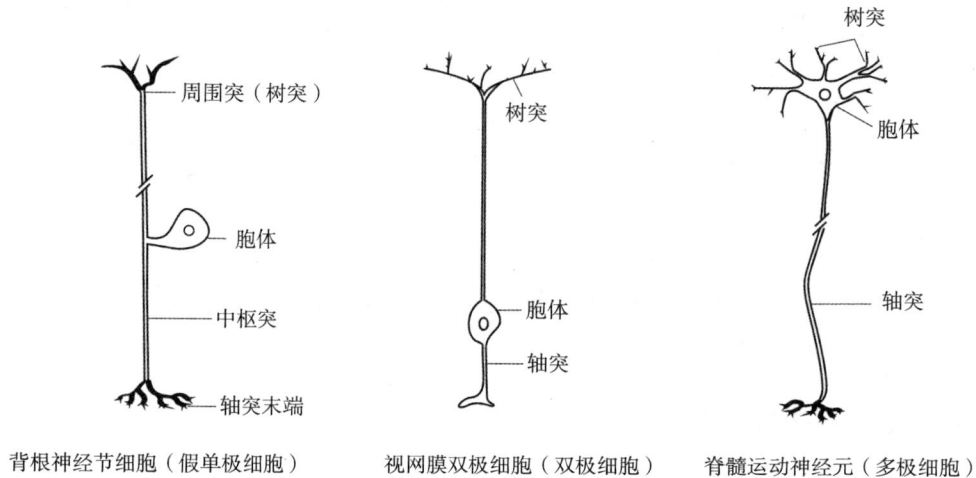

图 10 - 29　假单极、双极和多极神经元

（2）按所含递质　神经元通常含有不同的递质，据此可将其分为多巴胺能神经元、胆碱能神经元、肾上腺素能神经元和含有其他各种神经递质的神经元。

（3）根据在反射弧中的位置　同一反射弧中，神经元因其所在的位置不同而担当的角色不同，将其分为：①感觉（传入）神经元，接受刺激，并将神经冲动传入中枢。②运动（传出）神经元，把神经冲动从中枢传至效应器（肌肉或腺体）。③联络神经元或中间神经元，在中枢内起联络作用。

（二）神经纤维

神经纤维（nerve fiber）由轴突和包在其外面的神经胶质细胞组成。

1. 神经纤维的分类　根据神经纤维是否包有髓鞘，将神经纤维分为有髓神经纤维和无髓神经纤维。有髓神经纤维包有神经胶质细胞形成的髓鞘及神经膜，在周围神经系统构成髓鞘的神经胶质细胞主要是施万细胞（Schwann cells），而在中枢神经系统则是少突胶质细胞。无髓神经纤维则仅由神经膜包绕。髓鞘能加速神经冲动的传导。

根据神经纤维兴奋传导速度的差异，将周围神经纤维分为 A、B、C 三类，其中 A 类纤维又分为 α、β、γ 和 δ 四个亚类。A 类神经纤维有髓鞘，直径较大，神经冲动传导速度较快；而 C 类神经纤维通常没有髓鞘，直径最小，神经冲动传导速度最慢。目前这种分类方法多用于传出纤维。

根据神经纤维的直径和来源，将神经纤维分为 Ⅰ、Ⅱ、Ⅲ、Ⅳ 类，其中 Ⅰ 类纤维又分为 Ⅰ$_a$ 和 Ⅰ$_b$ 两个亚类。Ⅰ、Ⅱ、Ⅲ、Ⅳ 类神经纤维分别相当于 Aα、Aβ、Aδ、C 类纤维，但又不完全等同。目前这类分类方法多用于传入纤维。

2. 神经纤维传导冲动的特征　沿着神经纤维传导的兴奋（即动作电位）称为神经冲动（nerve impulse）。神经纤维传导冲动具有生理完整性、双向性、绝缘性和相对不疲劳性四个特征（详见第三章第二节）。

3. 神经纤维的轴浆运输　轴突内轴浆是双向流动的，这种流动具有运输物质的作用，称为轴浆运输（axoplasmic transport）。按照轴浆运输物质的方向，轴浆运输可以分为顺向轴浆运输和逆向轴浆运输。顺向轴浆运输的方向是自胞体向轴突末端进行，主要运输具有膜结构的细胞器，如线粒体、突触囊泡、分泌颗粒等；逆向轴浆运输的方向是自轴突末梢向胞体进行，主要运输一些被轴突末梢摄取的物质，如神经生长因子、狂犬病毒等。

4. 神经的营养作用　神经纤维末梢经常释放某些化学物质，持续地调整被支配组织的内在代谢活动，影响其持久性的结构、生化和生理的变化，这一作用称为神经的营养作用（trophic action）。这一作用与神经冲动无关。如果神经的营养作用被破坏，那么神经支配的组织将出现病变，如脊髓灰质炎患者的肌肉萎缩，就是由支配肌肉的运动神经元变性坏死从而失去其神经的营养作用所导致。

二、神经元之间的信息传递

神经元相互的接触部位称为**突触**（synapse），神经元在突触处进行信息传递。根据信息传递媒介的不同，突触可分为化学性突触和电突触。

（一）化学性突触传递

在神经系统中，化学性突触是最常见的，在功能上也是最重要的。在化学性突触中，神经递质作为媒介进行信息传递。化学性突触包括定向突触和非定向突触两种类型。

1. 定向突触传递　定向突触末梢释放的神经递质只作用在突触后范围极其局限的部分膜结构，典型例子是神经元之间的经典突触和神经-肌肉接头（详见第三章）。

（1）经典突触的结构和分类　按照神经元相互接触的部位，突触主要分为三种类型：轴突-树突突触、轴突-胞体突触、轴突-轴突突触（图10-30）。

经典突触的结构包括突触前膜、突触间隙和突触后膜。突触前膜和突触后膜的厚度一般只有7nm左右，间隙为20~40nm。在突触前膜内聚集突触囊泡，直径为20~80nm，其中含有神经递质。在突触前膜的内侧有致密突起和网格形成的囊泡栏栅，其空隙处正好容纳一个突触囊泡，它可能有引导突触囊泡与前膜接触的作用，促进突触囊泡内递质的释放。与突触前膜相对应的突触后膜分布着可以与神经递质特异结合的特异性受体（图10-31）。

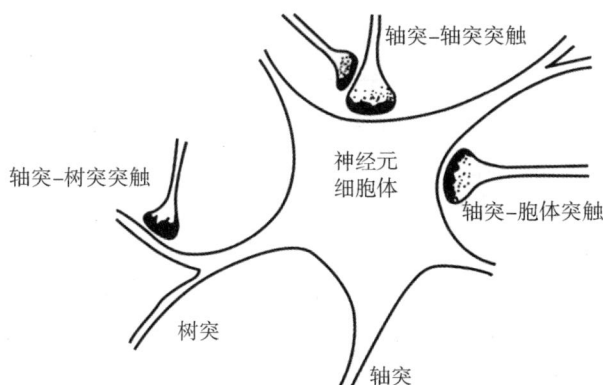

图10-30　突触类型

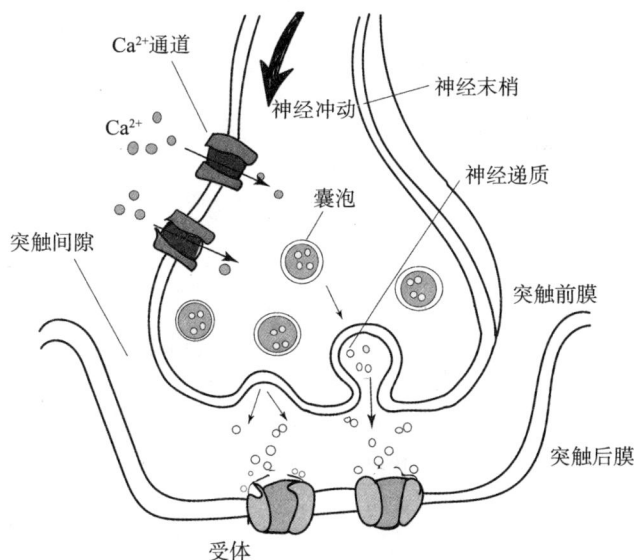

图10-31　突触结构

（2）经典突触的传递过程　突触的传递指的是突触前神经元的信号经过突触传递给突触后细胞的过程。首先，动作电位沿突触前神经元轴突传导到轴突末梢，突触前膜发生去极化，当去极化达到一定程度时，突触前膜上电压门控 Ca^{2+} 通道开放，细胞外 Ca^{2+} 流入突触前膜的轴浆内。于是突触前膜轴浆内 Ca^{2+} 浓度瞬间升高，触发突触囊泡与突触前膜接触、出胞。出胞时，每个囊泡内储存的上千神经递质分子会同时释放。神经递质这种以囊泡为单位的释放方式称为量子式释放。神经递质的释放量与进入轴浆内的 Ca^{2+} 浓度呈正相关。神经递质释放入突触间隙后，扩散至突触后膜，与突触后膜上特异性受体相结合，引起突触后膜对某些离子的通透性改变，使得突触后膜发生一定程度的去极化或者超极化。这种发生在突触后膜上的电位变化称为**突触后电位**（postsynaptic potential）。突触后电位可以总和，一旦总和达到阈电位，即可引起突触后神经元产生动作电位。神经递质作用于受体产生效应后，很快被清除。清除的方式包括突触前膜或神经胶质细胞重摄取、酶降解等。

在突触传递过程中，任何影响神经递质释放、神经递质与受体结合、神经递质清除等因素均可影响经典突触的传递过程。

（3）突触后神经元的电活动　根据突触后膜发生去极化或超极化，突触后电位可分为兴奋性突触后电位和抑制性突触后电位。

1）兴奋性突触后电位　突触后膜在神经递质的作用下发生去极化，突触后神经元的兴奋性提高，这种去极化电位称为**兴奋性突触后电位**（excitatory postsynaptic potential，EPSP）。

兴奋性突触后电位的产生原理：突触前膜释放的兴奋性神经递质，与突触后膜上的受体相结合，引起化学门控通道开放，突触后膜 Na^+ 和 K^+ 的通透性增大，尤其是 Na^+ 的通透性，由于 Na^+ 内流比 K^+ 外流速度快，从而引起突触后膜的去极化，出现兴奋性突触后电位（图 10-32）。兴奋性突触后电位是局部兴奋，不仅可以提高突触后神经元的兴奋性，使之容易发生兴奋，也可以通过总和达到阈电位水平后在突触后神经元诱发动作电位。如突触后神经元－脊髓前角运动细胞的静息电位约为 -70mV，产生兴奋性突触后电位后，膜电位上升到 -52mV 左右，即达到阈电位水平，此处随即暴发动作电位，并沿轴突向外传导，完成突触部位的兴奋传递。神经-肌肉接头传递过程中，骨骼肌所产生的终板电位是兴奋性突触后电位的特例，两者的产生原理完全相同。

2）抑制性突触后电位　突触后膜在神经递质的作用下发生超极化，突触后神经元的兴奋性下降，这种超极化电位称为**抑制性突触后电位**（inhibitory postsynaptic potential，IPSP）。

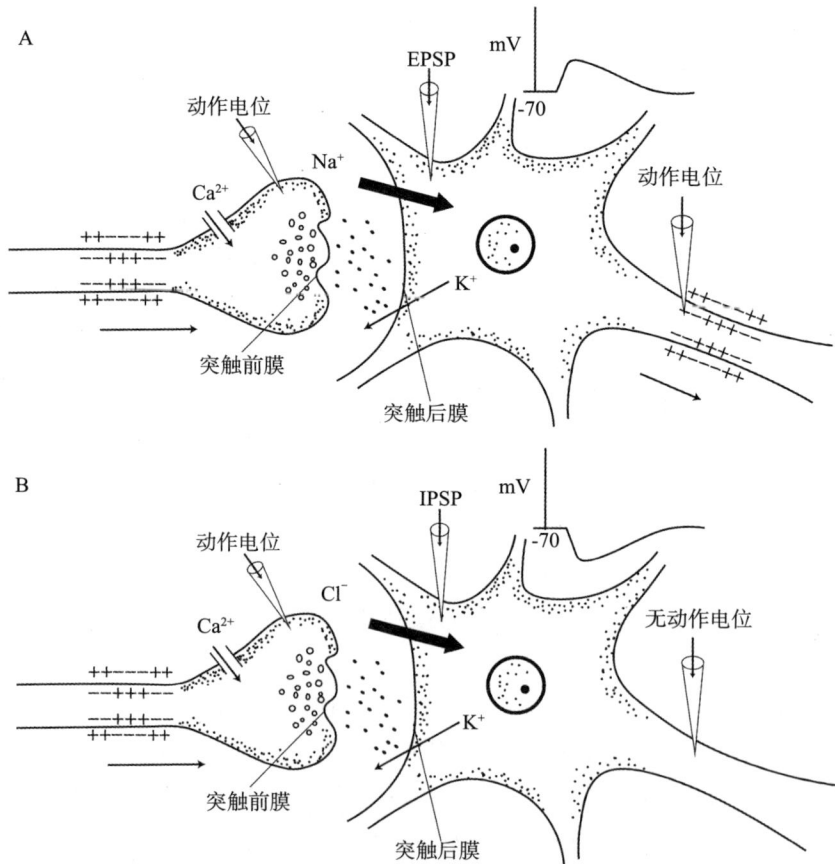

图 10-32　突触后电位产生机制示意图

抑制性突触后电位的产生原理：突触前膜释放的抑制性神经递质，与突触后膜上的受体相结合，引起化学门控 Cl^- 通道或 K^+ 通道开放，Cl^- 内流或 K^+ 外流，从而引起突触后膜超极化，出现抑制性突触后电位（图 10-32），突触后神经元兴奋性下降。

3）突触后神经元的兴奋和抑制　一个突触后神经元可以与其他神经元之间形成几百到上万个突触，而这些突触部位可产生不同的突触后电位，可以是兴奋性突触后电位，也可以是抑制性突触后电位。因此，突触后神经元的兴奋和抑制取决于同时产生的突触后电位的代数和。

2. 非定向突触传递　除经典的突触传递外，还有非定向突触传递。突触的前、后部分之间无紧密的解剖关系，即神经纤维的末端未与效应器构成经典的化学突触结构，而是在其末端的许多分支上形成大量的串珠状的膨大结构，称为**曲张体**（varicosity）。曲张体内含有大量的突触囊泡，是储存递质的部位。但是，曲张体并不与突触后神经元或效应细胞直接接触，而是位于它们的附近。当神经冲动抵达曲张体时，递质从曲张体释放出来，通过弥散作用到突触后细胞膜的受体，产生传递效应。这种传递方式在中枢神经系统内和交感神经节后纤维上都存在，称为非定向突触传递，也称为**非突触性化学传递**（non-synaptic chemical transmission）（图 10-33）。

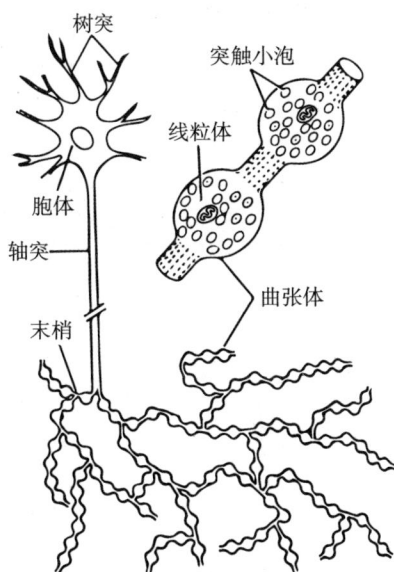

图 10-33　非突触性化学传递

与经典的突触相比，非定向突触传递具有以下特点：①不存在突触前、后膜的特化结构。②不存在 1∶1 支配关系，一个曲张体能支配多个效应器细胞。③曲张体与效应器细胞间隔大于 20nm，距离大的可达数十微米。④递质弥散的距离远，传递的时间长，常超过 1 秒。⑤递质弥散至效应器细胞，能否产生传递效应取决于效应器细胞上有无相应的受体。⑥除轴突末梢外，树突和轴突膜均可释放递质。

（二）电突触传递

神经元之间的信息联系还可通过电突触来完成，在电突触中，电信号作为媒介进行信息传递。电突触的结构基础是**缝隙连接**（gap junction），在缝隙连接处，两个神经元膜紧密接触，其间隙小于 3nm。局部电流可以通过缝隙连接，当一侧膜去极化时，可由于电紧张性作用导致另一侧膜也去极化（图 10-34）。电突触的功能是促进不同神经元产生同步性放电。电突触的信号传递具有双向性，且电传递的速度快，几乎不存在潜伏期。电突触可存在于树突与树突、胞体与胞体、轴突与胞体、轴突与树突之间。

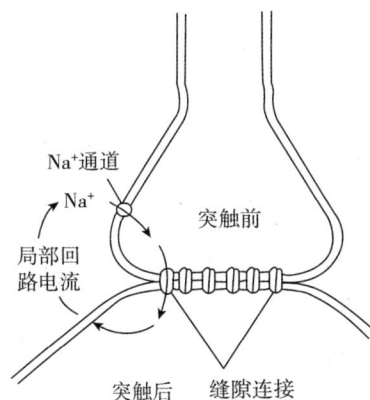

图 10-34　电突触

三、神经递质和受体

（一）神经递质

神经递质（neurotransmitter）指由突触前神经元合成并释放，作用于突触后神经元或者效应器细胞上的特异性受体，使突触后神经元或效应器细胞产生一定效应的信息传递化学物质。目前已知的哺乳动物神经递质约有 100 多种。

1. 神经递质确定的条件　一般认为，确认某化学物质为递质的条件如下：在突触前神经元内含有合成递质的前体物质和合成酶系，能够合成这一递质；递质储存在神经末梢内突触囊泡，以免被胞质内其他酶系所破坏，当冲动抵达末梢时，囊泡内的递质被释放入突触间隙；递质在突触间隙内弥散，作用于突触后膜的受体而发挥其生理效应；突触部位有使该递质失活的酶或摄取回收的环节；用受体激动剂或受体拮抗剂能加强或阻断该递质的作用。

2. 神经递质的分类　根据神经递质的化学结构，神经递质可分为胆碱类（如乙酰胆碱）、胺类（如去甲肾上腺素、肾上腺素、多巴胺、5-羟色胺、组胺）、氨基酸类（如谷氨酸、甘氨酸、γ-氨基丁酸）、肽类（如P物质）、嘌呤类（如腺苷、ATP）、气体类（如NO、CO）、脂类（如花生四烯酸）。

根据神经递质的释放部位，神经递质可分为中枢神经递质与外周神经递质两类。

（1）中枢神经递质　中枢神经系统内的递质包括四类，即乙酰胆碱、单胺类、氨基酸类和肽类（表10-3）。

表10-3　脑内主要神经递质

	神经递质	功能
胆碱类	乙酰胆碱	促进神经冲动在突触的传导
单胺类	肾上腺素，去甲肾上腺素	使脑保持觉醒
	5-羟色胺	调节温度，感觉整合，促进睡眠
	多巴胺	运动控制
氨基酸类	谷氨酸	学习、记忆、中枢神经系统疼痛
	γ-氨基丁酸	通过抑制某些神经元调节运动
	甘氨酸	抑制某些脊髓传导束的传导
肽（短链氨基酸）	脑啡肽，内啡肽	阻断疼痛的传导和接收
	P物质	促进痛觉效应器冲动的传导

（2）外周神经递质　主要有两种：乙酰胆碱和去甲肾上腺素。多数交感神经节后纤维释放的递质是去甲肾上腺素（支配汗腺和骨骼肌舒血管的交感节后纤维除外）。副交感节后纤维和交感或副交感节前纤维释放的递质是乙酰胆碱；躯体运动神经元释放的递质是乙酰胆碱。一小部分交感神经节后纤维释放乙酰胆碱（支配汗腺和骨骼肌舒血管的交感节后纤维）。凡是释放乙酰胆碱为递质的纤维称为胆碱能纤维，而释放去甲肾上腺素为递质的纤维称为肾上腺素能纤维。

3. 递质的共存　一个神经元内可以同时存在两种或两种以上递质，这种现象称为递质的共存（neurotransmitter coexistence）。如5-羟色胺和P物质可以共存，去甲肾上腺素和脑啡肽可以共存，肽类递质也常与其他递质同时存在。

4. 递质的失活　进入突触间隙的乙酰胆碱作用于突触后膜发挥生理作用后，即被胆碱酯酶水解，生成胆碱和乙酸，则乙酰胆碱被破坏而失去作用，这一过程称为失活。去甲肾上腺素进入突触间隙并发挥生理作用后，一部分被血液循环带走，再在肝脏中被破坏失活。另一部分在效应细胞内由儿茶酚氧位甲基转移酶和单胺氧化酶破坏失活。绝大部分是由突触前膜将去甲肾上腺素重摄取，回收到前膜处的轴浆内并重新加以利用。

（二）受体

神经递质必须与相应的受体结合才能发挥作用。

1. 受体的概念　受体是指位于细胞膜或者细胞内能与有生物活性的化学信号物质（配体）结合，从而激活或启动一系列生物化学反应，最后导致特定生物效应的特殊生物分子。

受体与配体结合的特异性，是受体的最基本特点，保证了信号传导的正确性。例如肾上腺素作用于皮肤黏膜血管上的α受体使血管平滑肌收缩，作用于支气管平滑肌的β受体使其舒张。受体和配体具有高度的亲和力。受体与配体结合存在饱和性，因为配体的数量是有限的。

与受体特异性结合并能增强受体的生物活性的化学物质，称为受体的激动剂。与受体特异性结合后不能改变受体的生物活性，同时因为占据受体而产生对抗激动剂效应的化学物质，称为受体的拮抗剂。

2. 受体的分类　根据作用于受体的神经递质名称，受体可以相应分为胆碱能受体、肾上腺素能受体和多巴胺受体等。根据受体在突触前膜和突触后膜的分布，受体可以分为突触前受体和突触后受体。突触前受体指位于突触前轴突末梢上的受体，激活后可以调节突触前膜神经递质的释放；而突触后受体指位于突触后膜与效应细胞膜上的受体，激活后可以介导细胞跨膜信号转导。

3. 受体的调节　受体蛋白的数量以及与递质结合的亲和力，在不同的生理或病理情况下均可发生变化。当神经递质释放减少时，受体蛋白的数量和与递质结合的亲和力均会逐渐增加，称为受体的**上调**（up regulation）；而当神经递质释放过多时，受体蛋白的数量和与递质结合的亲和力则会下降，称为受体的**下调**（down regulation）。

（三）递质和受体系统

1. 乙酰胆碱及其受体　乙酰胆碱（acetylcholine，ACh）是中枢和周围神经系统广泛分布的神经递质；其在脑内为兴奋性递质，主要对神经元有兴奋作用。其主要存在于：脊髓前角运动神经元（包括支配闰绍细胞产生回返性抑制的递质）、丘脑后腹侧核的特异感觉投射神经元与大脑皮质感觉区之间的突触传递、脑干网状结构中某些神经元之间、边缘系统的海马以及大脑皮质内部、尾核、壳核和苍白球内有许多对乙酰胆碱敏感的神经元。

胆碱能受体主要可分成两种类型，**毒蕈碱受体**（muscarinic receptor）（M 受体）和**烟碱受体**（nicotinic receptor）（N 受体）。

在中枢神经系统，分布有 M 和 N 两种受体，但主要是 M 受体，乙酰胆碱作用于神经元的 M 受体，主要表现为放电增多的兴奋效应，介导包括学习和记忆、觉醒与睡眠、感觉与运动、内脏活动以及情绪等多方面的活动。

在外周，M 受体分布于大多数副交感神经节后纤维（除少数释放肽类和嘌呤类递质的纤维外）支配的效应细胞，交感节后纤维支配的汗腺和骨骼肌内血管的平滑肌细胞上。当乙酰胆碱与 M 受体结合后，会使心脏活动受到抑制，支气管平滑肌、胃肠道平滑肌、膀胱逼尿肌、虹膜环形肌收缩，消化腺、汗腺分泌增加，以及骨骼肌血管舒张。M 受体激活时引起的作用统称为毒蕈碱样作用（M 样作用）。M 受体可分为 M_1、M_2、M_3、M_4、M_5 五种亚型，均为 G 蛋白耦联受体。M_1 受体主要分布在脑内，M_2 受体主要分布在心脏，M_3 和 M_4 受体存在于多种平滑肌上，M_4 受体还见于胰腺腺泡和胰岛组织，M_5 受体情况不详。阿托品是 M 受体的拮抗剂，临床上可以解除胃肠平滑肌痉挛，减少唾液分泌等。

N 受体分为 N_1 和 N_2 两种亚型，都是促离子型受体，具有递质门控特性，也称 N 型乙酰胆碱门控通道。N_1 分布于中枢神经系统和自主神经节后神经元上，N_2 分布于骨骼肌神经 – 肌肉接头处的终板膜上。乙酰胆碱与 N 受体结合后，会兴奋节后神经元，也会使骨骼肌收缩。N 受体激活时引起的作用统称为烟碱样作用（N 样作用）。筒箭毒能阻断 N_1 和 N_2 受体的功能，六烃季铵主要阻断 N_1 受体的功能，十烃季铵主要阻断 N_2 受体的功能。

2. 肾上腺素和去甲肾上腺素及其受体　肾上腺素（epinephrine，E；adrenaline，A）和**去甲肾上腺素**（noradrenalin，NA）均属儿茶酚胺类物质，都以酪氨酸为合成原料。以肾上腺素为递质的神经元称为肾上腺素能神经元，仅分布于中枢神经系统；以去甲肾上腺素为递质的神经元称为去甲肾上腺素能神经元，同时分布于中枢和周围神经系统。

在中枢，去甲肾上腺素能神经元主要位于脑桥的蓝斑以及延髓网状结构的腹外侧部分；其上行纤维投射到大脑皮质等部位，对大脑皮质的神经元起兴奋作用，维持皮质的觉醒状态。在外周，多数交感神经节后纤维的递质是去甲肾上腺素。

能与肾上腺素和去甲肾上腺素结合的受体称为肾上腺素能受体，它们同属于 G 蛋白耦联受体，可分为两类：α 受体和 β 受体（表 10-4）。α 受体可分为 α_1 和 α_2 两种亚型，β 受体可分为 β_1，β_2 和 β_3 三种亚型。心肌主要存在 β 受体，血管平滑肌上有 α 和 β 受体，但在皮肤、肾、胃肠的血管平滑肌以 α 受体为主，在骨骼肌和肝的血管平滑肌以 β 受体为主。儿茶酚胺（去甲肾上腺素、肾上腺素等）与 α 受体结合后产生的平滑肌效应主要是兴奋性的，包括血管收缩、子宫收缩、虹膜辐散状肌收缩等；但也有抑制性的，如小肠舒张。儿茶酚胺与 β 受体结合后产生的平滑肌效应是抑制性的，包括血管舒张、子宫舒张、小肠舒张、支气管舒张等；但产生的心肌效应却是兴奋性的。

哌唑嗪可以阻断 α_1 受体，育亨宾可以阻断 α_2 受体，美托洛尔、阿替洛尔可以阻断 β_1 受体，丁氧胺可以阻断 β_2 受体。

表 10-4　去甲肾上腺素受体的类型

受体类型	分布	兴奋的表现
α_1	平滑肌	血管收缩，子宫收缩，瞳孔扩大，肠括约肌收缩，竖毛肌收缩
α_2	肾上腺素能神经元轴突末梢	负反馈；抑制自身神经递质的进一步释放
β_1	心脏	心率加快，心肌收缩力增强
β_2	平滑肌	血管舒张，子宫舒张，肠平滑肌舒张，糖原分解

3. 多巴胺及其受体　多巴胺（dopamine，DA）属于单胺类神经递质，主要存在于中脑的黑质-纹状体、中脑-边缘系统和结节-漏斗三条通路，主要参与躯体运动、精神情绪活动、内分泌功能等调节。多巴胺受体可分为 5 种亚型，即 D_1、D_2、D_3、D_4 和 D_5 受体，均为 G 蛋白耦联受体。临床上多巴胺及其受体激动剂用于帕金森病的治疗，而多巴胺 D_2 受体拮抗剂用于精神分裂症的治疗。

4. 5-羟色胺及其受体　5-羟色胺（5-hydroxytryptamine，5-HT）属于单胺类神经递质，其神经元主要位于中缝核内，其上行纤维投射到边缘前脑、大脑皮质等部位；它的功能与情绪生理反应、睡眠的发生有关。5-HT 受体可分为 7 种亚型，即 $5-HT_1 \sim 5-HT_7$ 受体，大多数为 G 蛋白耦联受体，而 $5-HT_3$ 受体为离子通道型受体。临床上使用的选择性阻断 5-羟色胺重摄取的药物用于抑郁症的治疗。

5. 组胺及其受体　组胺（histamine）属于单胺类神经递质，其神经元主要位于下丘脑后部的结节乳头核，其上行纤维弥散投射到前脑的广泛区域，它的功能可能与觉醒、性行为等有关。组胺受体可分为 4 种亚型，即 H_1、H_2、H_3 和 H_4 受体，均为 G 蛋白耦联受体。

6. 神经肽及其受体　神经肽（neuropeptide）是神经元合成释放、可以进行信息传递或调节信息传递的肽类物质，可以通过调质、递质或激素的形式发挥作用。其受体均为 G 蛋白耦联受体。神经肽主要有阿片样肽、下丘脑调节肽和脑-肠肽等。

7. 氨基酸类递质及其受体　氨基酸类递质主要有谷氨酸、甘氨酸与 γ-氨基丁酸。

（1）**谷氨酸**（glutamic acid）　在大脑皮质和脊髓背侧部分含量较高，它可使突触后膜产生兴奋性突触后电位，因此是兴奋性递质。谷氨酸可能是感觉传入粗纤维的神经递质，也是大脑皮质神经元的兴奋性递质。谷氨酸受体主要包括离子型受体和代谢型受体两类。离子型受体分为 3 种亚型，即海人藻酸受体（kainate receptor，KAR）、α-氨基-3-羟基-5-甲基-4-异唑丙酸受体（α-amino-3-hydroxy-5-methyl-4-isoxazole-proprionate receptor，AMPAR）和 N-甲基-D-天冬氨酸受体（N-methyl-D-aspartate receptor，NMDAR），激活这些受体会让 Na^+、K^+、Ca^{2+} 进行跨膜流动，在突触后膜或者效应器细胞膜产生去极化作用。代谢型受体分为 8 种亚型，即 $mGluR_1 \sim mGluR_8$。

（2）**甘氨酸**（glycine）能够使突触后膜产生抑制性突触后电位，因此是抑制性递质。脊髓前角内闰绍细胞（Renshaw cells）的轴突末梢可能就是释放甘氨酸从而对前角运动神经元起抑制作用的。甘氨酸受体是离子型受体，介导 Cl^- 的跨膜流动，在突触后膜或效应器细胞膜产生超极化作用。

（3）γ-氨基丁酸（γ-aminobutyric acid，GABA）　　在大脑皮质与小脑皮质中含量较高，也是抑制性递质，而纹状体 - 黑质的投射纤维也是释放 γ-氨基丁酸的。γ-氨基丁酸受体分为 2 种亚型，即 $GABA_A$ 和 $GABA_B$ 亚型，其中 $GABA_A$ 亚型为离子型受体，介导 Cl^- 的跨膜流动，在突触后膜或效应器细胞膜产生超极化作用，而 $GABA_B$ 亚型为代谢型受体，是一种 G 蛋白耦联受体。

第三节　神经中枢活动的一般规律

一、反射中枢

神经调节的基本方式是反射。反射是机体在中枢神经系统的参与下，对内外环境刺激所发生的规律性反应。反射中枢是由调节某一特定生理功能的神经元群构成，控制调节某一特定生理功能。

（一）反射弧的组成

反射弧是反射的结构基础，反射弧包括感受器、传入纤维、反射中枢、传出纤维和效应器 5 个部分。反射活动的途径可简单表示如下：感受器→传入纤维→反射中枢→传出纤维→效应器，又称反射弧。如果反射弧中任何一环被中断，反射活动将不能发生。

（二）反射中枢

在反射活动过程中，反射中枢的活动是关键，决定了反射的性质、形式与强度。反射中枢是指调节某一特定生理功能、参与某一反射活动的神经元群，如角膜反射中枢和吞咽反射中枢等。简单的反射一般其反射中枢的范围较窄，如膝反射的中枢在腰髓；而调节复杂生命活动的反射中枢，其范围则较广泛，如呼吸中枢分布于延髓、脑桥、下丘脑以至大脑皮质等部位。

二、中枢神经元的联系方式

神经元按照其在反射弧中的不同地位可分为传入神经元、中间神经元和传出神经元。中间神经元存在于中枢，人体中枢神经系统内有亿万个神经元，其中传出神经元的数目总计为数十万个，传入神经元较传出神经元多 1 ~ 3 倍，中间神经元的数目最大。自然条件下，机体被淹没在总是彼此联系着的各种刺激中，故任何反射都是对综合刺激成分的反应。如进食，会同时感受到色、香、味的刺激作用。同样，参加反应活动的效应器也并非单一。在大多数效应活动中，许多反射成分被组合在一起，可有拮抗与协同、兴奋与抑制、主要与辅助之分别。总之，反射弧既是多信息的传入通道，也是多效应的传出机构。而在这个复杂的系统中，中枢神经元之间联系方式多样，不同联系方式产生不同的传递效应，主要联系方式包括以下几种。

（一）单线式联系

单线式联系（single line connection）是指一个突触前神经元仅与一个突触后神经元发生突触联系的方式。该联系方式可以产生高分辨能力的传递效果。例如，视网膜中央凹的视锥细胞、双极细胞和神经节细胞之间的联系就采用这种单线式联系，可以使视锥系统具有较高的分辨能力。

（二）辐散式联系

辐散式联系（divergent connection）是指一个神经元的轴突可以通过分支与许多神经元形成突触联系。辐散式联系是传入神经元与其他神经元的主要联系方式。这种联系方式可使一个神经元的兴奋引起许多神经元同时兴奋或抑制，形成兴奋或抑制的扩散（图 10-35A）。例如，传入脊髓的感觉神经元，既有分支与脊髓的运动神经元及中间神经元发生联系，又有侧支上传至延髓或丘脑与其他神经元发生突触联系。

（三）聚合式联系

聚合式联系（convergent connection）是指一个神经元可接受来自多个神经元轴突末梢的投射而建立突触联系。这种联系方式将来源不同的神经元的兴奋和抑制信息汇聚在同一神经元上，产生整合性的传递效果。在中枢神经系统内，传出神经元接受其他神经元的突触联系，主要是聚合方式；例如脊髓前角运动神经元，它接受许多不同来源的突触联系，其最终表现为兴奋还是抑制，以及程度大小，均取决于不同来源的兴奋和抑制作用相互拮抗和整合的结果（图 10-35B）。

（四）链锁状和交互式联系

链锁状联系（chain connection）是指在中间神经元之间辐散和聚合式联系同时存在的突触联系方式。兴奋通过链锁状联系，在空间上扩大其作用范围（图 10-35C）。**交互式联系**（recurrent connection）是指神经环路中，传出通路上的神经元发出侧支返回最初被传入刺激兴奋的神经元，与之形成反馈通路（图 10-35D）。兴奋通过交互式联系时，由于环路中神经元的性质不同而表现出不同的效应。如果环路中各种神经元的生理效应都是兴奋性的，则兴奋反复在环路中传导，导致兴奋活动时间延长。如果环路中存在抑制性中间神经元，则兴奋经过环状联系导致原来的神经元活动减弱或及时终止。前者是正反馈，而后者是负反馈。在交互式联系中，即使最初的刺激已经停止，传出通路上冲动发放仍能持续数毫秒至数分钟，这种现象称为后发放或后放电。

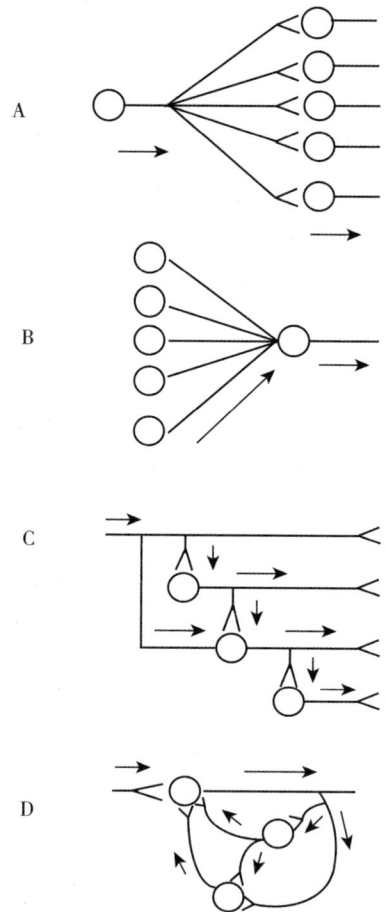

图 10-35　中枢神经元的连接方式示意图
A. 辐散式联系　B. 聚合式联系
C. 链锁状联系　D. 交互式联系

三、反射中枢兴奋传递的特征

1. 单向传递　突触传递的单向性（突触小泡仅存在于突触前膜内）决定了反射活动进行时兴奋只能由传入神经元传向传出神经元，而不能逆向传布。

2. 中枢延搁　从刺激感受器起至效应器开始出现反射活动为止，所需的全部时间称为反射时，兴奋通过一个突触所需要的时间为 0.3~0.5 毫秒。兴奋通过中枢部分比较缓慢，称为中枢延搁。这主要是因为兴奋越过突触要耗费比较长的时间。在反射活动的途径中通过的突触数量愈多，则中枢延搁的时间就愈长，所以中枢延搁主要是突触延搁。

3. 兴奋总和　单个神经末梢传入的一次冲动几乎不能引起突触后神经元的兴奋，因为一次冲动在突触后膜上引起的兴奋性突触后电位很小，是局部电位，达不到神经元兴奋所需要的阈电位。在反射活动中，若干神经纤维的传入冲动同时到达中枢的同一神经元，或单根纤维上连续快速发生的冲动传入中枢的同一神经元，均可能兴奋突触后神经元，产生传出效应。这种由若干传入纤维引起的多个突触后电位互相叠加而产生的突触后效应称为空间总和；而由单根纤维上连续快速的冲动引起的多个突触后电位互相叠加而产生的突触后效应称为时间总和。当突触后电位达到阈电位时细胞兴奋，暴发动作电位，产生传出效应。

4. 兴奋节律的改变　在反射活动中，传入神经与传出神经的冲动频率不相同，即经过神经中枢的活动，其兴奋的节律会发生改变。这是由于传出神经元的兴奋节律不但取决于传入冲动的节律，还与其本身及中间神经元的功能状态有关。因此，最后传出冲动的节律取决于各种影响因素的综合效应。

5. 后发放　如前所述，后发放是指在传入神经环路的刺激已经停止后，传出通路仍有冲动持续发放的现象。在反射途径中，中间神经元的交互式联系是后发放的结构基础。传入冲动经过交互式联系的反复兴奋反馈，可使传出冲动的发放延长。此外，在各种神经反馈活动中，如随意运动时中枢发出的冲动到达骨骼肌引起肌肉收缩后，骨骼肌内的肌梭不断发出传入冲动，将肌肉的运动状态和被牵拉的信息传入中枢，这些反馈信息用于纠正和维持原先的反射活动，并且也是产生后发放的原因之一。

6. 对内环境变化敏感和易疲劳性　神经递质必须在突触间隙从突触前膜扩散到突触后膜才能发挥信息传递作用，因此内环境中理化因素的变化，如 pH 变化、缺氧、二氧化碳过多、麻醉剂、细胞外液 Ca^{2+} 浓度的变化等，均可影响突触传递。同时，突触部位也是反射弧中最易疲劳的环节。

四、中枢抑制和中枢易化

反射中枢的各类神经元通过在空间和时间上的多重复杂组合，可产生抑制和易化两种效应。在任何反射中，中枢活动总是既有抑制又有易化。正因为如此，反射活动才得以协调进行。**中枢抑制**（central inhibition）和**中枢易化**（central facilitation）均为主动过程，且具有同样重要的生理意义。

（一）突触后抑制

突触后抑制（postsynaptic inhibition）是由抑制性中间神经元释放抑制性递质，使突触后神经元产生抑制性突触后电位，从而使突触后神经元产生抑制。突触后抑制有传入侧支性抑制（图 10 - 36）和回返性抑制两种形式。

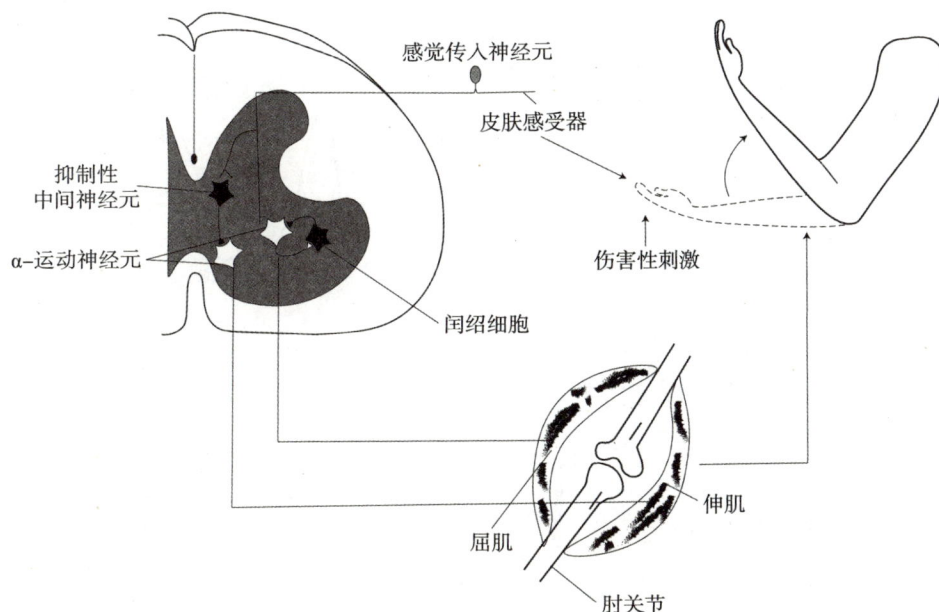

图 10 - 36　传入侧支性抑制示意图

1. 传入侧支性抑制   神经冲动沿传入纤维进入中枢后，一方面通过突触联系直接兴奋某一中枢神经元，另一方面经其侧支兴奋一个抑制性中间神经元，再通过后者所释放的递质在另一中枢神经元产生抑制性突触后电位，从而抑制另一个中枢神经元，这种抑制称为**传入侧支性抑制**（afferent collateral inhibition），也称交互性抑制（reciprocal inhibition）。传入侧支性抑制能使不同中枢之间的活动得以协调。例如，伸肌肌梭的传入冲动进入脊髓后，直接兴奋支配该肌的运动神经元，同时发出侧支兴奋一个抑制性中间神经元，并通过它抑制与该肌相拮抗的屈肌的运动神经元，导致伸肌收缩而屈肌舒张。

2. 回返性抑制   中枢神经元兴奋，传出冲动沿轴突外传，同时又经轴突侧支兴奋一个抑制性中间神经元，后者释放抑制性递质，反过来抑制原来发生兴奋的神经元及同一中枢的其他神经元，这种抑制称为**回返性抑制**（recurrent inhibition）。回返性抑制可使神经元的活动及时终止，或使同一中枢内许多神经元的活动同步化。例如，脊髓前角运动神经元发出轴突直接支配骨骼肌的同时，其侧支与抑制性中间神经元——闰绍细胞（释放甘氨酸）构成突触联系。闰绍细胞再通过其轴突回返性抑制该运动神经元和同类的其他运动神经元（图 10 - 37）。士的宁和破伤风毒素可破坏闰绍细胞的功能，阻断回返性抑制，导致骨骼肌发生痉挛。

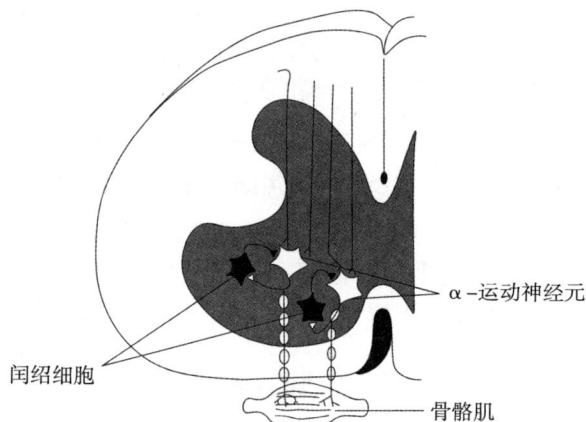

图 10 - 37   回返性抑制示意图

（二）突触前抑制

突触前抑制（presynaptic inhibition）广泛存在于中枢神经系统内，尤其多见于感觉传入途径中，对调节感觉传入活动有重要作用。当一个感觉传入纤维兴奋时，冲动传入脊髓后沿特定的途径传向高位中枢，同时由侧支通过多个神经元的接替，转而对其近旁的感觉传入纤维的活动发生突触前抑制，限制其他感觉的传入。

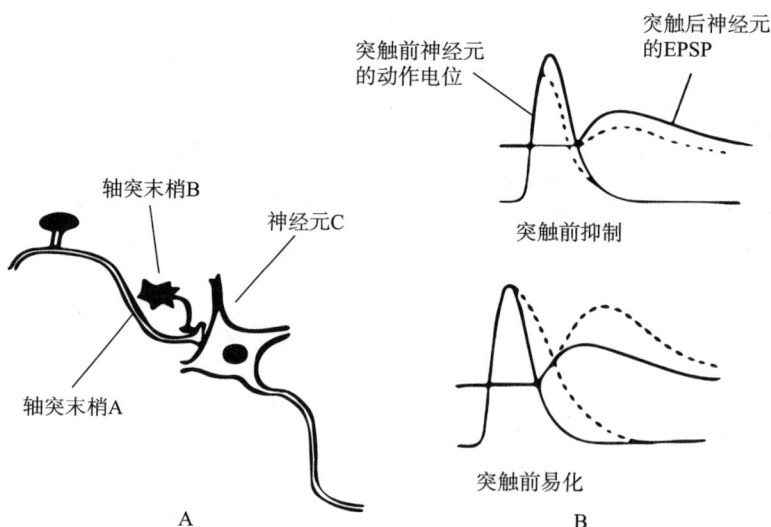

图 10 - 38   突触前抑制和突触前易化模式图

A. 神经元连接方式   B. 电生理机制

虚线表示突触前抑制或突触前易化时电生理变化情况

如图 10-38A 所示，在脊髓中央灰质背角，源自脊神经背根感觉神经纤维的轴突末梢 A 与脊髓内第一级感觉上行投射神经元 C 构成轴突胞体式突触；背角内中间神经元的轴突末梢 B 与末梢 A 构成轴突-轴突式突触，但与神经元 C 不直接形成突触。若仅兴奋末梢 A，则引起神经元 C 产生一定大小的兴奋性突触电位；若仅兴奋末梢 B，则神经元 C 不发生反应。若末梢 B 先兴奋，一定时间后末梢 A 兴奋，则神经元 C 产生的兴奋性突触电位将明显减小。这是因为突触前轴突末梢 B 释放抑制性递质 γ-氨基丁酸所致。末梢 B 兴奋时，释放的抑制性递质 γ-氨基丁酸，引起末梢 A 去极化，这使得传到轴突末梢 A 的动作电位幅度变小，时程缩短，进入末梢 A 的 Ca^{2+} 减少，由此引起递质释放量减少，最终导致神经元 C 的兴奋性突触后电位明显变小（图 10-38B）。

因此，突触前抑制是通过中间神经元的活动，使突触前膜发生去极化、释放递质量减少来实现的，是突触前膜向突触后膜传递信息的作用减弱所造成的传递抑制，减少了兴奋性突触后电位。

（三）突触后易化

突触后易化（postsynaptic facilitation）是指突触后的兴奋性突触后电位总和。在突触后神经元，同时或先后发生的单个兴奋性突触后电位总和在一起，使总的兴奋性突触后电位幅度增大而更接近于阈电位。相对于任何单个兴奋性突触后电位而言，其他与其发生总和的兴奋性突触后电位均是其诱发突触后神经元暴发动作电位的易化因素。

（四）突触前易化

突触前易化（presynaptic facilitation）与突触前抑制具有相同的结构基础。如图 10-38 所示，如果末梢 B 预先兴奋释放某种递质（如 5-羟色胺）使末梢 A 内 cAMP 水平升高，钾通道发生磷酸化而关闭，结果导致到达末梢 A 的动作电位时程延长，则钙通道开放的时间延长，进入末梢 A 的 Ca^{2+} 量增多，末梢 A 释放递质就增多，最终使运动神经元的兴奋性突触后电位增大，即产生突触前易化。

第四节　神经系统的感觉功能

反射活动进行时，首先要通过各种感受器接受内、外环境的刺激，再转换成神经冲动由感觉神经传入中枢，除直接产生各种反射效应外，有的冲动还上达大脑皮质，经过大脑的分析与综合，产生相应的意识感觉。形成感觉的任何一部分损伤都会引起感觉障碍。

一、脊髓的感觉传导功能

躯体浅感觉（包括痛觉、温度觉和轻触觉）和深感觉（精细触压觉、本体感觉和关节的位置觉）的初级传入纤维进入脊髓，经脊髓神经元上传投射到丘脑。其中，深感觉传入纤维进入脊髓后，沿后索的薄束和楔束上行至延髓的薄束核和楔束核更换神经元。浅感觉的传入纤维进入脊髓后在中央灰质后角换元，之后发出的纤维经白质前联合交叉至对侧，在脊髓前外侧部上行，形成前外侧索；其中传导痛觉和温度觉的纤维走行于外侧形成脊髓丘脑侧束，传导轻触觉的纤维走行在腹侧形成脊髓丘脑前束，最终上行至丘脑。

二、丘脑的感觉投射系统

丘脑是感觉传导的换元接替站，除嗅觉外，各种感觉的传导通路均在丘脑内更换神经元，而后投射到大脑皮质。丘脑对感觉进行粗糙的分析与综合，大脑皮质对感觉进行精细的分析与综合。丘脑向大脑皮质的投射分为两大系统，即特异性投射系统与非特异性投射系统。

（一）特异性投射系统

特异性投射系统（specific projection system）是指丘脑感觉接替核接受深、浅感觉、视觉、听觉、味觉（嗅觉除外）的感觉传入，换元后将其纤维投射到大脑皮质特定区域的纤维投射系统。特异性投射系统的功能是引起特定的感觉，并激发大脑皮质发出神经冲动。特异性投射系统由丘脑感觉接替核发出的纤维点对点地投射到大脑皮质的特定感觉区，每种感觉的传导都有其专一的途径。

（二）非特异性投射系统

上述感觉传导通路的纤维上传经过脑干时，发出侧支与脑干网状结构的神经元发生突触联系，反复换元后抵达丘脑中线核、板内核和网状核，再换元后发出纤维弥散地投射到大脑皮质的广泛区域，丘脑这一纤维投射系统称为**非特异性投射系统**（non‑specific projection system）。它是不同感觉的共同上传路径，其投射纤维广泛终止于大脑皮质各层，不具有点对点的投射关系。非特异性投射系统的主要功能是维持与改变大脑皮层的兴奋状态。

从脑干网状结构到丘脑的传入通路称为脑干网状结构上行激活系统（ascending activating system）。中脑头端网状结构切断的动物及脑干网状结构损害的患者将处于昏睡状态。

感觉传入的特异和非特异性投射系统在功能上相互作用和配合，使大脑皮质既能处于觉醒状态，又能产生特定的感觉。

三、大脑皮质的感觉分析功能

各种感觉传入冲动最后到达大脑皮质，通过分析和综合，产生感觉。因此，人类大脑皮质是中枢神经系统感觉功能的最高级部位。不同性质的感觉在大脑皮质都有不同的代表区。

（一）体表感觉区

大脑皮质的体表感觉代表区主要有以下两个部分。

1. 第一体感区 位于中央后回，主要接收对侧腹后核的纤维投射，其感觉投射规律为：①交叉性投射，即躯体一侧的传入冲动投射到对侧皮质，头面部投射为双侧；②投射区域的大小与躯体表面的感觉分辨精细程度有关，分辨愈精细的部位，其代表区的面积愈大；③投射区域有一定的分野，下肢的代表区在中央后回的顶部，膝部以下的代表区在中央旁小叶后部，上肢代表区在中央后回的中间部，头面部代表区在中央后回的底部。躯体总的安排是倒置的，而头面部代表区内部的排列是正立的。

中央后回皮质的6层细胞呈纵向柱状排列，构成感觉柱（sensory column）。位于同一感觉柱内的神经元接受同感受野的同一类感觉信息并分析整合，感觉柱是感觉皮质最基本的功能单位。

2. 第二体感区 位于大脑外侧沟的上壁。由中央后回底部延伸到岛叶的区域。身体各部分向第二体感区的感觉投射和定位都不如中央后回完善和具体。该区对感觉做粗略分析，但与痛觉尤其是慢痛有密切的关系。人类第二躯体感觉区被切除或损伤时，并不产生显著的感觉功能障碍。

（二）本体感觉区

人类本体感觉的投射区位于中央前回，中央前回也是运动区。在猫、兔等较低等的哺乳类动物，体表感觉区与运动区基本重合在一起，称为感觉运动区，也是本体感觉代表区；在灵长类动物，体表感觉区与运动区逐渐分离，前者位于中央后回，后者位于中央前回。

（三）特殊感觉的皮质代表区

视觉代表区在枕叶皮质内侧面距状裂的上、下缘；听觉代表区位于颞叶皮质颞横回和颞上回；听觉投射是双侧性的，即一侧皮质代表区可接受双侧耳蜗感受器的听觉投射；嗅觉皮质投射区在边缘叶的前底部区域；味觉皮质投射区在中央后回头面部感觉投射区的下部。

四、痛觉

痛觉（pain sensation）是与实际或潜在组织损伤相关联的不愉快感觉和情绪体验。痛觉也是机体受到伤害性刺激时的一种警报信号，往往产生痛觉并发生一定的防卫反应，这对于机体有很大的保护意义。疼痛常作为许多疾病的一种主要症状而被临床医生所重视。长期而剧烈的疼痛还伴有不愉快的情绪反应，并影响食欲和睡眠，因此应及时使之缓解。

（一）皮肤痛

当伤害性刺激作用于皮肤时，可先后出现快痛与慢痛两种性质不同的痛觉。**快痛**（fast pain）是一种尖锐而定位清楚的"刺痛"，在刺激时很快产生，刺激撤除后很快消失。**慢痛**（slow pain）是一种定位不明确、强烈而又难忍受的"烧灼痛"，在刺激作用后 $0.5 \sim 1.0$ 秒产生，刺激撤除后还会持续数秒钟，并伴有情绪、心血管与呼吸等方面的反应。临床上可用普鲁卡因等局部麻醉药封闭神经来阻断痛觉冲动传入中枢，也可用吗啡等镇痛药作用于中枢达到镇痛的效果。

（二）深部痛觉

深部痛觉是指机体的深部组织，如肌（腱）、关节和韧带等受到伤害性刺激时引起的疼痛感觉，具有慢痛的性质，疼痛持久，定位不明确，常伴有情绪、血压升高等反应。

（三）内脏痛和牵涉痛

1. 内脏痛（visceral pain） 是指内脏组织器官受到机械牵拉、缺血、炎症、痉挛及化学物质等刺激时产生的疼痛感觉。内脏痛与皮肤痛相比较，有下列特征：①由内脏传入所产生的感觉比较模糊、弥散、定位不精确，有时甚至不引起主观感觉。产生内脏痛时，也不易明确指出疼痛的确切部位，而且内脏痛比较缓慢而持久。②引起皮肤痛的刺激（如刀割、烧灼等），一般不会引起内脏痛，而脏器的过度膨胀、牵拉、缺血、痉挛、炎症等刺激则能产生内脏痛。③疼痛缓慢，持续时间较长。④有明显的情绪反应，并伴有牵涉痛。

2. 牵涉痛（referred pain） 是指某些内脏疾病往往可引起远隔的体表部位发生疼痛或痛觉过敏的现象。如心绞痛患者常感到左肩、左臂内侧、左侧颈部疼痛和心前区疼痛，了解牵涉痛的发生规律对于临床诊断有一定意义（表 10 - 5）。

表 10 - 5　常见内脏疾病牵涉痛的部位

患病脏器	体表疼痛部位
心脏（心肌缺血）	心前区，左臂内侧区
胃（溃疡）、胰（胰腺炎）	左上腹部，肩胛间区
胆（胆囊炎、胆结石）	右肩胛区
肾（肾结石）	腹股沟区
阑尾（阑尾炎）	上腹部，脐周区

牵涉痛产生的原因有两种学说，一是会聚学说，二是易化学说。会聚学说认为，由于内脏和体表的痛觉传入纤维在脊髓同一水平的同一个神经元会聚后再上传至大脑皮质，由于平时疼痛刺激多来源于体表，因此，大脑习惯性地将内脏疼痛误认为是体表疼痛，于是产生牵涉痛。易化学说认为，内脏传入纤维的侧支在脊髓与接受体表痛觉传入的同一后角神经元构成突触联系，从患者内脏来的冲动可提高该神经元的兴奋性，从而对体表传入冲动产生易化作用，使微弱的体表刺激成为致痛刺激，从而产生牵涉痛。

第五节　神经系统对躯体运动的调节

躯体的各种运动和姿势都是骨骼肌在神经系统的控制协调下完成的，一旦其失去神经系统的控制协调，就会出现相应的躯体运动障碍。

一、脊髓对躯体运动的调节

调节躯体运动的最基本中枢是脊髓，其功能包括传导功能和反射功能。

（一）脊髓前角的运动神经元和运动单位

脊髓前角灰质中存在与运动相关的 α 和 γ 运动神经元。

α 运动神经元支配梭外肌，同时接受来自皮肤、肌肉和关节等外周传入的信息和来自于大脑皮质、基底神经节、小脑和脑干等高位中枢下传的信息，这些信息在 α 运动神经元会聚整合后，最终由 α 运动神经元发出冲动到其支配的骨骼肌完成随意运动。α 运动神经元是躯体运动反射的最后公路。α 运动神经元的轴突末梢分为许多小支，每一小支支配骨骼肌的一根梭外肌纤维；当一个 α 运动神经元兴奋时，会引起其所支配的所有肌纤维同时收缩。由一个 α 运动神经元和其支配的所有肌纤维所组成的功能单位，称为运动单位。

γ 运动神经元支配梭内肌，与 α 运动神经元不同，其只接受来自大脑皮质和脑干等高位中枢下传的信息，调节肌梭对牵拉刺激的敏感性。

（二）脊髓反射

脊髓单独存在时完成的简单运动反射，称为脊髓反射，如牵张反射等。

1. 脊休克

（1）脊动物　为研究脊髓自身对躯体运动的调节作用，需将动物的脊髓与延髓的联系切断（切断平面一般在脊髓第 5 节段以下，以保持呼吸功能正常），这种脊髓与高位中枢离断的动物称为脊动物。

（2）脊休克的定义　当动物的脊髓与高位中枢离断后，横断面以下的脊髓暂时丧失反射活动的能力而进入无反应状态，这种现象称为**脊休克**（spinal shock）。

（3）脊休克的主要表现　在横断面以下的脊髓所支配的骨骼肌紧张性减低甚至消失，外周血管扩张，血压下降，发汗反射不出现，直肠和膀胱中粪和尿积聚，说明动物躯体与内脏反射活动均减退以至消失。之后，脊髓反射活动可以逐渐恢复，恢复的速度与动物种类有着密切关系；低等动物如蛙在脊髓离断后数分钟内反射即恢复，犬则需几天，而在人类则需数周以至数月（人类由于外伤等原因也可出现脊髓休克）。反射恢复过程中，首先是一些比较简单、原始的反射先恢复，如屈肌反射、腱反射等；然后才是比较复杂的反射逐渐恢复，如对侧伸肌反射等。反射恢复后的动物，血压也逐渐上升到一定水平，动物可具有一定的排粪与排尿反射，发汗反射甚至亢进。脊休克的产生与恢复，说明脊髓能够完成某些简单的反射活动，但正常时它们是在高位中枢调节下进行活动的。

2. 牵张反射　有完整神经支配的骨骼肌，当受到外力牵拉而伸长时，能反射性地引起受牵拉的同一块肌肉发生收缩，称为**牵张反射**（stretch reflex）。

（1）牵张反射的反射弧　牵张反射的感受器是骨骼肌的肌梭。肌梭的外形呈梭状，长约数毫米，其外层为一结缔组织囊。囊内含 6~12 根肌纤维，称为梭内肌纤维；囊外的肌纤维则称为梭外肌纤维。肌梭附着于梭外肌旁，与梭外肌平行排列，两者呈并联关系。梭内肌纤维分核袋纤维和核链纤维两类。核袋纤维的细胞核多集中在中央部，而核链纤维的细胞核则较分散。梭内肌纤维的收缩成分位于肌梭的两端，而感受装置位于其中间，两者呈串联关系。

肌梭的传入神经纤维有 I_a、II 类纤维两类，前者的末梢呈螺旋形缠绕于核袋纤维和核链纤维的感受装置部位；后者的末梢呈花枝状，主要分布于核链纤维的感受装置部位。两类纤维都终止于脊髓前角 α 运动神经元。α 运动神经元发出 α 传出纤维支配梭外肌纤维。γ 运动神经元发出的 γ 传出纤维支配梭内肌纤维，其末梢有两种：一种为板状末梢，支配核袋纤维；另一种为蔓状末梢，支配核链纤维。

当肌肉受外力牵拉时，梭内肌感受装置被动拉长，使螺旋形末梢发生变形而导致 I_a 类纤维的传入冲动增加，冲动的频率与肌梭被牵拉的程度成正比。肌梭的传入冲动可引起支配同一肌肉的 α 运动神经元兴奋，从而引起梭外肌收缩，形成一次牵张反射。当刺激 γ 传出纤维时，梭内肌纤维两端的收缩成分收缩，其收缩强度不足以使整块肌肉缩短，但可牵拉肌梭感受装置，引起 I_a 类传入纤维放电增加，再通过上述环路使梭外肌收缩。与前两种情况相反，当刺激 α 运动神经元使梭外肌纤维收缩而肌梭缩短时，肌梭感受装置所受到的牵拉刺激减少，因而 I_a 类传入纤维放电减少或消失。可见肌梭是一种长度感受器，是中枢神经系统了解肢体或体段相关位置的结构。

除肌梭外，在骨骼肌肌腱的胶原纤维之间还有另一种牵张感受装置，称为腱器官（tendon organ）。与梭外肌纤维呈串联关系，兴奋阈值高，属于张力感受器。传入冲动经 I_b 类纤维传导，对同一肌肉和神经元起抑制作用，避免肌肉被过度牵拉而受到损伤。

（2）牵张反射的类型　包括腱反射和肌紧张。

1）**腱反射**（tendon reflex）　是快速牵拉肌腱时发生的牵张反射，表现为被牵拉肌肉迅速而明显地缩短。例如，叩击膝关节以下的股四头肌肌腱，使该肌受到牵拉，则股四头肌发生一次快速收缩，称为膝反射；叩击跟腱，使小腿腓肠肌受到牵拉，则该肌发生一次快速收缩，称为跟腱反射。

腱反射的特点是：叩击肌腱时，肌肉内的肌梭几乎同时受到牵拉，其传入冲动进入中枢后又几乎同时使该肌的运动神经元发生兴奋，于是该肌的肌纤维几乎发生一次同步性收缩。临床上常检查腱反射来了解脊髓的功能状态，如果某一腱反射减弱或消失，则说明相应节段的脊髓功能受损；如果腱反射亢进，则提示相应节段的脊髓失去高位中枢的制约。

2）**肌紧张**（muscle tonus）　是指缓慢而持续的牵拉肌腱引起的牵张反射，表现为受牵拉肌肉处于持续、轻度的收缩状态。肌紧张常表现为同一肌肉的不同运动单位交替收缩，故能持久收缩，不易疲劳，肌肉张力增加而不出现明显的肌肉缩短，因此肌紧张是维持身体姿势最基本的反射，也是随意运动的基础。如人体处于直立位时，抗重力肌（伸肌）对抗重力的持续牵拉而发生的牵张反射。肌紧张与腱反射的反射弧基本相似，感受器都是肌梭，但肌紧张中枢的突触接替不止一个，属多突触反射。

3. 屈肌反射和对侧伸肌反射

（1）屈肌反射　脊动物的皮肤受到伤害性刺激时，受刺激一侧的肢体屈肌收缩而伸肌舒张，肢体屈曲，称为**屈肌反射**（flexor reflex）。如火烫、针刺皮肤时，该肢体立即缩回，其目的在于避开刺激，因而屈肌反射具有保护性意义。屈肌反射的强度与刺激强度有关，例如，足部较弱的刺激只引起踝关节的屈曲；刺激强度加大，则膝关节和髋关节也可发生屈曲。

（2）对侧伸肌反射　如刺激强度更大，则可在同侧肢体发生屈肌反射的基础上，出现对侧肢体的伸直，称为**对侧伸肌反射**（crossed-extensor reflex）。动物的一侧肢体屈曲，对侧肢体伸直，以利于支持体重，维持姿势。屈肌反射与对侧伸肌反射的中枢均在脊髓。

二、脑干对肌紧张的调节

（一）脑干网状结构的抑制区和易化区

电刺激脑干网状结构的不同区域，可发现网状结构中分别存在抑制和易化肌紧张以及肌肉运动的区域，分别称为抑制区（inhibitory area）和易化区（facilitatory area）（图 10-39A）。抑制区较小，仅位于延髓网状结构的腹内侧部分。此区接受大脑皮质运动区、纹状体和小脑前叶蚓部等的传入神经冲动。抑制区神经元没有自发放电，其主要受来自其他区域的传入冲动的驱动。易化区较大，贯穿整个脑干，包括延髓网状结构的背外侧部分、脑桥的被盖、中脑的中央灰质及被盖，也包括脑干以外的下丘脑和丘脑中线核群等部位。易化区神经元兴奋性高，有自发放电活动。此外，易化区还受到来自前庭核、小脑前叶两侧等部位传入神经冲动的兴奋性作用。因此，一般情况下，易化区的活动相对比较强，抑制区的活动比较弱，二者相互拮抗，调节肌紧张的平衡。

（二）去大脑僵直

在麻醉动物，手术暴露动物的脑干后，在动物中脑上、下丘之间横切脑干后，动物肌紧张出现明显亢进，出现四肢伸直、坚硬如柱、头尾昂起、脊柱挺硬等伸肌过度紧张的现象，称为**去大脑僵直**（decerebrate rigidity）（图10–39B）。

去大脑僵直是由于在中脑上、下丘之间切断脑干以后，来自大脑皮质、纹状体等高位中枢对脑干网状结构抑制区的神经支配被阻断，导致抑制肌紧张的活动减弱，而易化肌紧张的活动占绝对优势，导致易化区和抑制区的平衡被打破，因此出现伸肌紧张性明显亢进的表现。

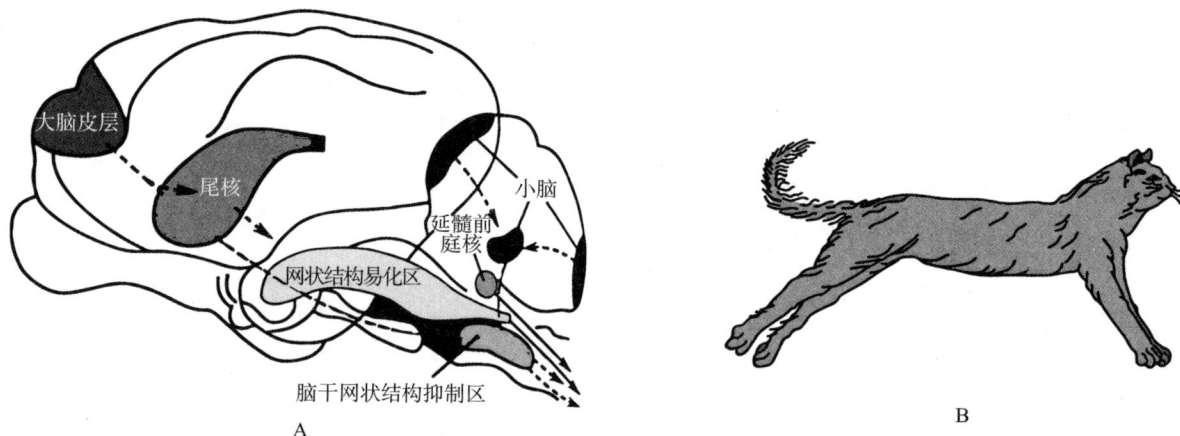

图 10 – 39　去大脑僵直示意图
A. 脑干网状结构抑制区和易化区　　B. 去大脑僵直

三、小脑对躯体运动的调节

根据小脑的传入和传出纤维联系，通常将小脑分为前庭小脑、脊髓小脑和皮质小脑三个功能部分，分别行使维持身体平衡、协调随意运动和调节肌紧张、参与随意运动设计等重要作用（图10–40）。

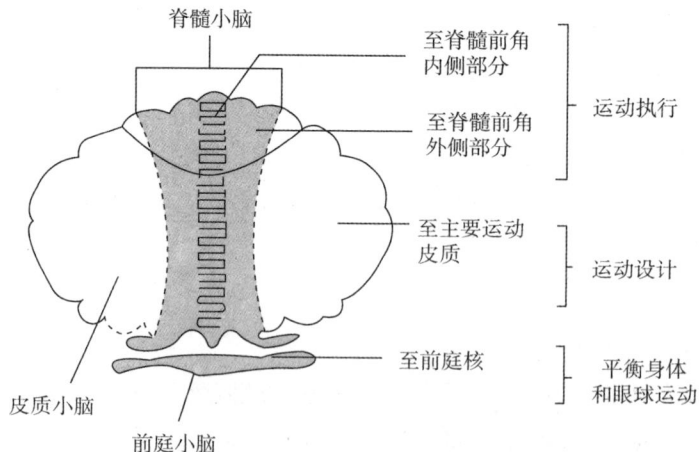

图 10 – 40　小脑的功能分区示意图

（一）维持身体平衡

前庭小脑的主要功能是控制躯体的平衡和眼球的运动，其主要由绒球小结叶构成。由于前庭小脑主要接受前庭器官传入的有关头部位置改变和直线或旋转加速度运动情况的平衡感觉信息，而传出冲动主要影响躯干和四肢近端肌肉的活动，因而前庭小脑具有控制躯体平衡的作用。切除绒球小结叶的猴，以及第四脑室附近患肿瘤而压迫绒球小结叶者，均有步基宽（站立时两脚之间的距离增宽）、站立不稳、步态蹒跚和容易跌倒等症状，但在躯体得到支持物扶持时，其随意运动仍能协调进行。

此外，前庭小脑也接受经脑桥核中转的来自外侧膝状体、上丘和视皮质等处的视觉传入，并通过对眼外肌的调节而控制眼球的运动，从而协调头部运动时眼的凝视运动。在切除绒球小结叶的猫，可出现位置性眼震颤（positional nystagmus），即当头部固定于某一特定位置时出现眼震颤。这种小脑性眼震颤常发生在眼凝视头部一侧的某一场景时。

（二）协调随意运动和调节肌紧张

脊髓小脑与脊髓及脑干有大量的纤维联系，其主要功能是调节正在进行过程中的运动，协助大脑皮质对随意运动进行适时的控制。目前认为，当运动皮质向脊髓发出运动指令时，还通过皮质脊髓束的侧支向脊髓小脑传递有关运动指令的"副本"；另外，运动过程中来自肌肉与关节等处的本体感觉传入以及视、听觉传入等也到达脊髓小脑。脊髓小脑将来自这两方面的反馈信息加以比较和整合，察觉运动执行情况和运动指令之间的误差，一方面向大脑皮质发出矫正信号，修正运动皮质的活动，使其符合当时运动的实际情况；另一方面通过脑干－脊髓下传途径调节肌肉的活动，纠正运动的偏差，使运动能按运动皮质预定的目标和轨道准确进行。脊髓小脑受损后，由于不能有效利用来自大脑皮质和外周感觉的反馈信息来协调运动，故运动变得笨拙而不准确，表现为随意运动的力量、方向及限度不能得到很好的控制。如患者不能完成精巧的动作，在动作进行过程中肌肉发生抖动而把握不住方向，特别在精细动作的终末出现震颤，故称为**意向性震颤**（intention－tremor）；行走时，跨步过大而躯干落后，以致容易发生倾倒，或走路摇晃呈酩酊蹒跚状，沿直线行走则更不平稳；不能进行拮抗肌轮替快复动作（如上臂不断交替进行内旋与外旋），动作越迅速，则协调障碍越明显；但在静止时则无异常的肌肉运动出现。以上这些动作协调障碍称为**小脑性共济失调**（cerebellar ataxia）。

此外，脊髓小脑还具有调节肌紧张的功能。小脑对肌紧张的调节具有抑制和易化双重作用，分别通过脑干网状结构抑制区和易化区发挥作用。抑制肌紧张的区域是小脑前叶蚓部，其空间分布是倒置的，即其前端与抑制动物尾部及下肢肌紧张有关，后端及单小叶与抑制上肢及头面部肌紧张有关。加强肌紧张的区域是小脑前叶两侧部和半球中间部，前叶两侧部的空间安排也是倒置的。在进化过程中，小脑抑制肌紧张的作用逐渐减退，而易化作用逐渐增强。所以，脊髓小脑受损后可出现肌张力减退、四肢乏力等情况。

（三）参与随意运动设计

皮质小脑的主要功能是参与随意运动的设计和程序的编制。如前所述，一个随意运动的产生包括运动的设计和执行两个阶段。作为从皮质联络区到运动皮质信息流主要通路上的两个回路，皮质小脑与基底神经节参与随意运动的设计过程，而脊髓小脑则参与运动的执行过程。要完成一个随意运动，通常需要组织多个不同关节同时执行相应的动作，这种协调性动作需要脑的设计，并需要脑在设计和执行之间进行反复的比较，使动作能完成得协调流畅。这个系统是通过"做"来"学习"的。例如，在学习某种精巧运动（如打字、体操动作或乐器演奏）的开始阶段，动作往往不甚协调。在学习过程中，大脑皮质与小脑之间不断进行联合活动，同时脊髓小脑不断接受感觉传入信息，不断纠正运动过程中发生的偏差，使运动逐步协调起来。在此过程中，皮质小脑参与了运动计划的形成和运动程序的编制。待运动熟练后，皮质小脑内即储存了一整套程序。当大脑皮质发动精巧运动时，首先通过大脑－小脑回路从皮质小脑提取程序，并将其回输到运动皮质，再通过皮质脊髓束发动运动。这样，运动就变得非常协调、精巧和快速。但在切除小脑外侧部的犬或猴，并不出现明显的运动缺陷；小脑外侧部受损的患者也无特殊临床表现。但也有报道，小脑外侧部损伤后可出现运动起始延缓和已形成的快速而熟练动作的缺失等表现。

四、基底神经节对躯体运动的调节

（一）基底神经节的组成及神经联系

基底神经节包括尾核、壳核、苍白球、丘脑底核、黑质。尾核、壳核在种系发生上较新称为新纹状体，苍白球在种系发生上较古老，称为旧纹状体（图 10-41）。基底神经节新纹状体接受大脑皮质的纤维投射，其传出纤维经丘脑前腹核和外侧腹核接替后，又回到大脑皮质运动前区和前额叶，从而构成基底神经节与大脑皮质之间的回路。在此回路中，从新纹状体到苍白球外侧部的投射有两条途径，即直接通路和间接通路（图 10-42）。

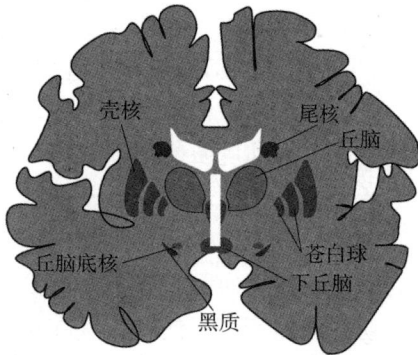

图 10-41 基底神经节的组成

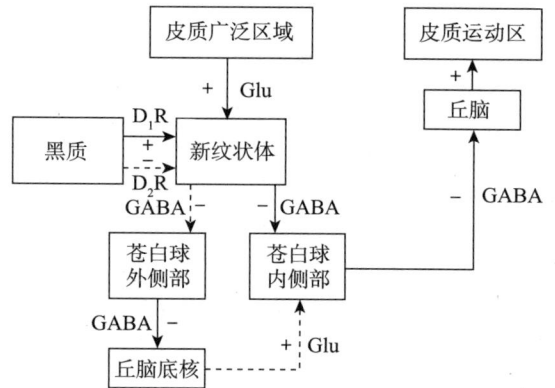

图 10-42 基底神经节的通路

虚线所示为间接通路

1. 直接通路（direct pathway） 是指大脑皮质的纤维投射到新纹状体后，新纹状体传出纤维直接投射到苍白球内侧部。大脑皮质对新纹状体的作用是兴奋性的，其释放的递质是谷氨酸（glutamate，Glu）。从新纹状体经苍白球内侧部到丘脑的纤维是抑制性的，释放的递质是 γ-氨基丁酸（aminobutyric acid，GABA）。大脑皮质的神经冲动激活直接通路时，苍白球内侧部的活动被抑制，其对丘脑的抑制作用减弱，丘脑活动加强，这种现象称为**去抑制**（disinhibition）。直接通路活动的结果是易化大脑皮质发动运动。

2. 间接通路（indirect pathway） 是指在上述直接通路中的新纹状体与苍白球内侧部之间插入苍白球外侧部和丘脑底核两个中间接替过程的通路。即大脑皮质的纤维投射先投射到苍白球外侧部，再投射到丘脑底核，之后由丘脑底核传出的纤维再投射到苍白球内侧部。在该通路上，投射到苍白球外侧部和丘脑底核的纤维都是抑制性的，而丘脑底核投射到苍白球内侧部的纤维则是兴奋性的。因此，当大脑皮质的神经冲动激活间接通路时，苍白球外侧部的活动被抑制，使其对丘脑底核的抑制性作用减弱，苍白球内侧部的活动被加强，从而使苍白球内侧部对于丘脑的抑制增强，引起丘脑的活动减弱，导致丘脑到皮质的投射系统的活动减弱。故间接通路的活跃结果是抑制大脑皮质发动运动。

新纹状体还接受来自黑质致密部的多巴胺能纤维投射，构成黑质-纹状体投射系统。黑质-纹状体多巴胺纤维末梢释放的多巴胺激活 D_1 受体时可增强直接通路的活动，而激活 D_2 受体时则可抑制间接通路的活动。故多巴胺对这两条通路的传出效应都能使丘脑-皮质投射系统的活动加强，从而易化大脑皮质的活动，使运动增多。

（二）基底神经节损伤有关的运动障碍

基底神经节病变可产生两类运动功能障碍疾病：一类是具有运动过少而肌紧张过强的综合征（如帕

金森病），另一类是具有运动过多而肌紧张不全的综合征（如亨廷顿舞蹈病）。

1. 帕金森病（Parkinson disease）　又称震颤麻痹（paralysis agitans），是一种常见于中老年的神经系统变性疾病，最早是由英国医生帕金森进行系统描述而被命名。其主要临床表现为全身肌紧张增高、肌肉强直、随意运动减少、动作缓慢、面部表情呆板，常伴有静止性震颤（static tremor）。运动症状主要表现在动作的准备阶段，而动作一旦发起，则可以维续进行。

现已明确，帕金森病的病因是双侧黑质病变，多巴胺能神经元变性受损，可致黑质纹状体多巴胺系统受损。黑质纹状体多巴胺递质系统的作用在于抑制纹状体内乙酰胆碱递质的作用，当黑质多巴胺神经元受损后，对纹状体内胆碱能神经元的抑制作用减弱，导致乙酰胆碱递质系统功能亢进，进而影响新纹状体传出神经元的活动而引起一系列症状。因此，黑质多巴胺系统与纹状体乙酰胆碱系统之间的功能失衡可能是帕金森病发病的原因之一。

黑质－纹状体多巴胺递质系统可作用于新纹状体 D_1 受体增强直接通路的活动，亦可作用于 D_2 受体抑制间接通路的活动，所以该递质系统受损可引起直接通路活动减弱而间接通路活动增强，使大脑皮质对运动的发动受到抑制，从而出现运动减少和动作缓慢的症状，而肌张力的改变可能与黑质多巴胺神经元受损后改变了直接和间接通路的功能，进而引起脑桥核的功能异常有关。因此，临床上给予多巴胺的前体左旋多巴能明显改善帕金森患者的症状。应用 M 受体拮抗剂东莨菪碱或苯海索等也有一定的疗效。

2. 亨廷顿病（Huntington disease）　也称舞蹈病（chorea），是一种神经变性的遗传性疾病，由亨廷顿医生首次进行系统报道而得名。其主要表现为不自主的上肢和头部的舞蹈样动作，伴肌张力降低等症状。其病因是双侧新纹状体病变，由于新纹状体内 γ-氨基丁酸能中间神经元变性或遗传性缺损，使新纹状体对苍白球外侧部的抑制作用减弱，进而又使苍白球外侧部抑制丘脑底核的活动增强，从而引起间接通路活动减弱而直接通路活动相对增强，对大脑皮质发动运动产生易化作用，从而出现运动过多的症状。临床上用利血平耗竭多巴胺可缓解其症状。

五、大脑皮质对躯体运动的调节

大脑皮质是躯体运动调节的最高级中枢。大脑皮质中与躯体运动调控有密切关系的区域，称为大脑皮质运动区，其损伤将引起随意运动障碍。

（一）大脑皮质运动区

中央前回和运动前区为主要的运动皮质，相当于布鲁德曼（Brodmann）分区第 4 区和第 6 区，是控制躯体运动最重要的区域。它们接受本体感觉冲动，感受躯体的姿势和躯体各部分在空间的位置及运动状态，并根据机体的需要和意愿调整和控制全身的运动。运动区有以下功能特征：①对躯体运动的调节为交叉性支配；在头面部，除下部面肌和舌肌主要受对侧支配外，其余部分均为双侧性支配。②有精细的功能定位，其安排大体呈身体的倒影，即下肢的代表区在皮质顶部，膝关节以下肌肉的代表区在半球内侧面；上肢肌肉的代表区在中间部；头面部肌肉的代表区在底部，但头面部代表区内部的安排是正立的。③运动愈精细复杂的部位其代表区也愈大，例如手和五指的代表区很大，几乎与整个下肢所占的区域同等大小。

（二）运动传导通路

大脑皮质主要通过皮质脊髓束（corticospinal tract）和皮质脑干束（corticobulbar tract）控制肌肉的活动，发动随意运动。皮质脊髓束又分为皮质脊髓侧束和皮质脊髓前束。皮质脊髓侧束在种系发生上较新，其作用是控制四肢远端肌肉的活动，调节肌肉的精细、技巧性运动。皮质脊髓前束在种系发生上较古老，支配躯干和四肢近端的肌肉，参与姿势和粗略运动的调节。皮质脑干束是由皮质发出，经内囊到达脑干内各脑神经运动神经元的传导束，其主要支配头面部的随意运动。

运动传导通路损伤后，在临床上常出现柔软性麻痹（软瘫）和痉挛性麻痹（硬瘫）两种表现。两者都有随意运动的丧失。脊髓和脑运动神经元损伤，如脊髓灰质炎，在随意运动丧失的同时，伴有牵张反射的减弱或消失，肌肉松弛并逐渐萎缩，在临床上称为软瘫。而脑内控制肌紧张的高位中枢损伤，如内囊出血引起的中风，随意运动丧失，牵张反射亢进，在临床上称为硬瘫。

第六节　神经系统对内脏活动的调节

自主神经系统接受内脏下意识的感觉信息经中枢整合后其传出神经支配内脏平滑肌、心肌和腺体，调节内脏活动，维持内环境稳态。

一、交感与副交感神经系统的功能

（一）交感和副交感神经活动支配的部位

调节内脏功能的自主神经系统，分交感神经系统和副交感神经系统两部分。内脏器官一般都接受交感神经和副交感神经双重支配，但少数器官只有交感神经支配。例如，皮肤和肌肉内的血管、竖毛肌、一般的汗腺和肾上腺髓质就只有交感神经支配。交感神经和副交感神经的节前纤维神经递质均为乙酰胆碱。大多数交感神经的节后纤维神经递质是去甲肾上腺素，但舒血管和支配汗腺的交感神经的节后纤维神经递质是乙酰胆碱。副交感神经的节后纤维神经递质是乙酰胆碱。这些经典神经递质均是通过与相应的受体结合发挥效应（表 10-6）。

（二）交感和副交感神经系统功能特点

1. 功能相互协调　在受双重神经支配的器官中，交感和副交感神经的作用往往是相拮抗的。当机体运动时，不仅有交感神经活动的增强，还有副交感神经活动的抑制，使机体的心输出量增多，血压升高，腹腔内脏的功能活动被抑制，从而有利于机体在运动时满足心、脑和运动中的肌肉对氧气和能量物质的需求。交感与副交感神经系统的作用也可能是一致的。如交感与副交感神经都可以促进唾液分泌，交感神经促进黏稠的唾液分泌，而副交感神经促进稀薄的唾液分泌。另外，交感神经中枢与副交感神经中枢之间还存在交互抑制，当交感神经系统活动加强时，副交感神经系统处于相对抑制状态；但它们也可能同时增强或减弱，此时，其中之一会占相对优势。

2. 紧张性作用　在安静时，自主神经系统经常发放低频神经冲动，使效应器官处于一种微弱的持续活动状态，称为紧张性作用（tonic action）。自主神经的紧张性作用可通过切断神经后观察其效应器官的活动来验证。例如，切断心迷走神经后心率加快，切断心交感神经心率减慢；切断支配虹膜的副交感神经引起瞳孔散大，切断其交感神经导致瞳孔缩小。

3. 外周作用与效应器官所处的功能状态有关　交感神经和副交感神经对效应器官的作用是兴奋还是抑制，取决于效应器官当时所处的功能状态。例如，子宫无孕时，交感神经兴奋使其舒张；而子宫受孕时，交感神经兴奋则使其收缩。这是因为不同状态下的子宫表达不同的受体，无孕的子宫平滑肌上表达的是 β_2 受体，而受孕的子宫平滑肌上表达的是 α_1 受体。

4. 作用范围和生理意义不同　交感神经和副交感神经的起源不同，节前纤维和节后纤维的比例不同，分布范围也不同。例如，几乎所有内脏器官均受交感神经调控，但有些器官却缺乏副交感神经的支配，包括皮肤和肌肉的血管汗腺、竖毛肌、肾上腺髓质和肾等。

交感神经系统常作为一个整体发挥作用，因而其活动比较广泛，其生理意义主要在于使机体适应内、外环境的急剧变化。如剧烈运动、窒息、失血或寒冷时，交感神经系统整体活动加强，引起心率加快、皮肤与腹腔内脏器官的血管收缩、体内血库释放血液、外周血液红细胞数量增加、支气管扩张、肝糖原分解加速、血糖浓度升高、肾上腺素分泌增加，从而动员各器官以适应机体自身或环境的急剧变化。同时，交感神经系统兴奋时，通常还引起肾上腺髓质释放肾上腺素和去甲肾上腺素，这种继发性的体液调节使交感神经的兴奋效应得到加强，兴奋时间更为持久，作用范围也更广泛。

　　副交感神经系统的活动比较局限，其生理意义主要在于促进消化、积蓄能量、加强排泄和生殖，从而使机体得到休整、恢复和保护。如机体在安静时，副交感神经系统的活动加强，引起心脏活动减弱、瞳孔缩小、消化功能增强，达到促进营养物质吸收和补充能量的目的。

表 10-6　自主神经系统肾上腺素能和胆碱能受体的分布及其功能

效应器	肾上腺素能系统		胆碱能系统	
	受体	效应	受体	效应
眼				
瞳孔括约肌			M	收缩（缩瞳）
瞳孔开大肌	α_1	收缩（扩瞳）		
睫状肌	β_2	舒张（视远物）	M	收缩（视近物）
心脏				
窦房结	β_1	心率加快	M	心率减慢
传导系统	β_1	传导加快	M	传导减慢
心肌	β_1	收缩力增强	M	收缩力减弱
血管				
冠状血管	α_1	收缩	M	舒张
	β_2	舒张（为主）		
脑血管	α_1	收缩	M	舒张
皮肤黏膜血管	α_1	收缩	M	舒张
腹腔内膜血管	α_1	收缩（为主）	M	舒张
	β_2	舒张		
骨骼肌血管	α_1	收缩	M	舒张（交感胆碱能纤维）
	β_2	舒张（为主）		
支气管				
平滑肌	β_2	舒张	M	收缩
腺体	α_1	抑制分泌	M	促进分泌
	β_2	促进分泌		
胃肠道				
胃平滑肌	β_2	舒张	M	收缩
小肠平滑肌	α_2	舒张	M	收缩
	β_2	舒张		
括约肌	α_1	收缩	M	舒张
腺体	α_2	抑制分泌	M	促进分泌
胆囊和胆道	β_2	舒张	M	收缩
膀胱				
逼尿肌	β_2	舒张	M	收缩
括约肌	α_1	收缩	M	舒张
输尿道平滑肌	α_1	收缩	M	收缩（可能是突触前受体调制递质释放所致）
子宫平滑肌	α_1	收缩（妊娠）	M	可变 *
	β_2	舒张（非妊娠）		
皮肤				
汗腺	α_1	促进精神性发汗	M	促进温热性发汗（交感胆碱能纤维）
竖毛肌	α_1	收缩		
唾液腺	α_1	分泌少量黏稠唾液	M	分泌大量稀薄唾液

注：* 因月经周期、雌孕激素、妊娠以及其他因素而发生变动。

二、各级中枢对内脏活动的调节

自主神经系统对内脏活动的调控主要通过反射完成，这一过程也受从脊髓到大脑各级神经中枢的调控。

（一）脊髓对内脏活动的调节

由于交感神经和部分副交感神经发源于脊髓外侧柱和相当于外侧柱的部位，因此脊髓是部分内脏反射活动的初级中枢。脊动物在脊休克恢复后，血压可恢复到一定水平，说明脊髓中枢可以完成血管张力反射，以维持血管紧张性，保持一定的外周阻力；也能完成基本的排便反射、排尿反射及发汗反射等。但是，这些都是初级的反射调节功能，并不能很好适应生理功能的需要。例如，基本的排尿反射可以进行，但排尿不受意识控制，而且排尿也不完全。因此，内脏活动更完善的调节必须有较高级中枢的参与。

（二）低位脑干对内脏活动的调节

脑干有许多内脏活动的中枢。延髓是生命活动的基本中枢，调节心血管活动和呼吸运动的基本中枢部位均位于延髓。而且，恶心、呕吐、咳嗽、唾液分泌等内脏反射的基本中枢也位于延髓。此外，中脑是瞳孔对光反射的中枢。

（三）下丘脑对内脏活动的调节

下丘脑是大脑皮质下调节内脏活动的高级中枢，它把内脏活动与其他生理活动联系起来，调节着体温、摄食、水平衡和内分泌腺活动等重要的生理功能。

1. 调节体温　下丘脑有体温调节的基本中枢，位于视前区-下丘脑前部。此处的温度敏感神经元既能感受局部的温度变化，又能整合其他部位传入的温度信息，从而调节机体的产热与散热活动，维持体温的相对恒定。

2. 调节摄食行为　下丘脑外侧区存在摄食中枢；下丘脑腹内侧核存在饱中枢。这两个中枢存在交互抑制作用。

3. 调节水平衡　水平衡包括水的摄入与水的排出两个方面，人体通过渴感引起摄水，而排水则主要取决于肾的活动。下丘脑饮水中枢与摄食中枢极为靠近。破坏下丘脑外侧区后，动物除拒食外，饮水也明显减少。刺激下丘脑外侧区某些部位，则可使动物饮水增多。另一方面，下丘脑前部还存在着渗透压感受器，能感受血浆的晶体渗透压变化来调节血管升压素的分泌，以控制肾脏对水的排出。

4. 调节腺垂体激素分泌　下丘脑的神经内分泌细胞能合成、分泌多种调节肽。经垂体门脉系统到达腺垂体，促进或抑制某种腺垂体激素的分泌。

5. 调节情绪反应　人们的喜、怒、哀、乐等情绪变化，实际上是由于事件、情景或观念所引起的心理反应，并伴有一系列生理变化，包括内脏功能变化和躯体运动变化，称为情绪反应。下丘脑对于情绪反应有重要的调节作用。例如，电刺激清醒动物下丘脑的腹内侧区，可诱发防御反应；电刺激下丘脑外侧区，可引起攻击、格斗行为；电刺激下丘脑背侧区，则引起逃避行为。

6. 控制生物节律　机体内的各种活动常按一定的时间顺序发生变化，这种变化的节律称为生物节律（biorhythm）。机体内的许多生理活动，如睡眠、觉醒、体温和激素分泌等，都常按一定的时间顺序发生周期性变化。而其中表现为以24小时为一个周期的节律性波动，称为日节律或昼夜节律。下丘脑视交叉上核可能是日周期节律活动的控制中心。破坏动物的视交叉上核，原有的一些日周期节律性活动，如睡觉和觉醒等日周期丧失。

（四）大脑皮质对内脏活动的调节

1. 新皮质　大脑皮质是调节内脏活动的高级中枢。如电刺激布鲁德曼分区4区的内侧面，会引起直肠和膀胱的变化；而刺激其外侧面则会影响呼吸和血管活动的变化。如果破坏动物的大脑皮质，很多自主性功能的调节将发生异常，例如血压、体温等。

2. 边缘系统　在大脑半球内侧面皮质与脑干连接部和胼胝体旁的环周结构（包括海马、海马旁回、扣带回等）称为边缘叶；边缘叶和岛叶、颞极、眶回以及杏仁核、隔区、下丘脑和丘脑前核等结构，称为边缘系统。边缘系统也是内脏活动调节的重要中枢，参与调节呼吸、血压、心率、消化和吸收等多方面内脏活动。

第七节　脑的高级功能

除产生感觉、调节躯体运动和内脏活动外，大脑还能完成更为复杂的一系列高级功能，如情绪、学习与记忆、思维与语言等。

一、大脑皮质的电活动

（一）脑电图

大脑皮质神经元在无明显刺激情况下经常自发产生节律性的电位变化，称为**自发脑电活动**（spontaneous electric activity of the brain）。应用电极在头皮表面记录到的自发脑电活动称为脑电图（electroencephalogram，EEG）。脑电图的波形在不同条件下（如激动、困倦、睡眠等）表现不同，根据其频率的不同可以划分为 α、β、θ 和 δ 等波型（图 10-43）。

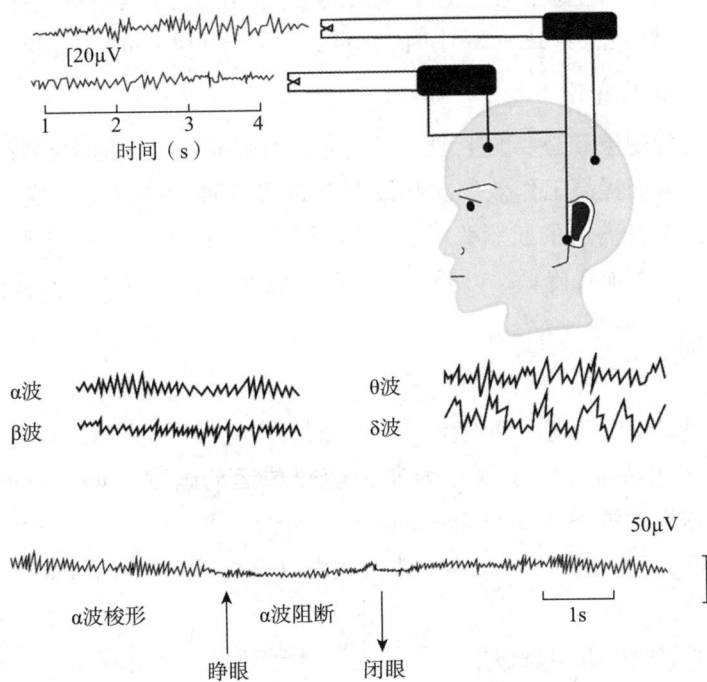

图 10-43　脑电图记录方法与正常脑电图波形

α 波：频率为 8 ~ 13Hz，幅度为 20 ~ 100μV，是成年人安静时的主要脑电波，在枕叶皮质最为显著。正常人在清醒、安静、闭眼时出现，其波幅由小变大、再由大变小反复出现，形成 α 梭形波。当受试者睁开眼睛或接收其他刺激时（如令其心算），α 波立即消失转为快波，这一现象称为 α 波阻断。α 波被认为是大脑皮质处于清醒安静状态时电活动的表现。

β波：频率为 14~30Hz，幅度为 5~20μV，β波在受试者睁眼视物，进行思考时出现，在额叶和顶叶较显著。β波被认为是大脑皮质处于紧张活动状态时脑电活动的主要表现。

θ波：频率为 4~7Hz，幅度为 20~150μV，可见于成年人困倦时，在枕叶皮质和顶叶显著。幼儿时期的脑电波频率较低，一般常见到 θ 波，到青春期开始时才出现成人型 α 波。

δ波：频率为 0.5~3Hz，幅度为 20~200μV，常见于成年人睡眠时，以及极度疲劳或麻醉状态下。婴儿期脑电波频率比幼儿还慢，常可见到 δ 波。一般认为，高幅度的慢波（δ 波或 θ 波）可能是大脑皮质处于抑制状态时电活动的主要表现。

（二）脑电波形成机制

大量皮质神经元的电活动形成脑电波。因为皮质的锥体细胞排列整齐，其顶树突相互平行并垂直于皮质表面，因此其同步产生的突触后电位易总和而形成较强的电场，从而改变皮质表面的电位。脑电图的幅度可反映在一定时间内记录电极下相似类型的电活动数目的多少，即高幅度的脑电波表示许多神经元同步活动，低幅度脑电波则表示较少的神经元活动或神经元非同步化活动；脑电图的频率可反映脑电波形周期性变化的快慢，一般认为，低频代表皮质的反应状态较低（如睡眠），而高频则代表皮质警觉程度增高。一些脑疾患发生时，如癫痫或皮质占位病变（如肿瘤等），脑电波也会发生改变。因此在临床上，脑电图检测可作为辅助手段用于脑疾病的诊断。

二、睡眠和觉醒

睡眠与觉醒是人体两种不同的功能状态，人们只有在觉醒状态下才能进行活动，而充足的睡眠则对恢复脑力和体力、保证机体正常生理活动等起着至关重要的作用。睡眠是每人每天都必需的。成人一般每天需要睡眠 7~9 小时，婴儿需要 18~20 小时，小儿需要 12~14 小时，而老人仅需 5~7 小时。

（一）睡眠时生理活动的变化

睡眠是一种重要的生理现象和必要的生理过程。通过睡眠能使机体消除疲劳，恢复体力和精力，然后保持良好的觉醒状态，从而提高工作效率。睡眠时有许多生理功能发生了变化，表现为：①嗅、视、听、触等感觉功能减退；②骨骼肌的肌紧张降低，腱反射减弱；③自主神经系统功能出现一系列的变化。如瞳孔缩小、心率减慢、血压降低、呼吸变慢、尿量减少、代谢率降低、体温下降、发汗增多而唾液分泌减少等。

（二）睡眠时相

在睡眠过程中，除一般生理功能活动发生了系列变化外，机体的脑电、肌电和眼动等活动也发生了特征性变化。根据这些变化特征，将睡眠分为**非快速眼球运动睡眠**（non-rapid eye movement sleep，NREM sleep）和**快速眼球运动睡眠**（rapid eye movement sleep，REM sleep）两个不同时相。前者又称为慢波睡眠（slow wave seep，SWS），后者又称为快波睡眠（fast wave sleep，FWS）或异相睡眠（paradoxical sleep，PS）。

非快速眼球运动睡眠时脑电波呈现慢波，无快速眼球运动，肌反射减弱，但肌肉没有完全松弛，仍有较多的肌紧张，心率和呼吸频率有所减慢但不显著，血压降低但较稳定，偶尔做梦，唤醒阈值低。生长激素释放明显增多，有利于消除疲劳、恢复体力和促进儿童生长。快速眼球运动睡眠时脑电波呈现快波，出现快速眼球运动，肌肉几乎完全松弛，部分肢体会有抽动，心率和呼吸频率加快，血压可升高或降低，做梦较多，唤醒阈值较高。脑内蛋白合成增加，促进幼儿神经系统的发育、成熟，促进成人建立新的突触联系，增强记忆功能。

非快速眼球运动睡眠与快速眼球运动睡眠是两个能相互转化的时相。睡眠一开始，一般先进入非快速眼球运动睡眠，持续 80 ~ 120 分钟后就转入快速眼球运动睡眠，快速眼球运动睡眠持续 20 ~ 30 分钟后又转入非快速眼球运动睡眠，如此反复进行。在整个睡眠过程中，这种反复转化进行 4 ~ 5 次，越接近睡眠后期，快速眼球运动睡眠持续时间逐渐加长。在成年人，非快速眼球运动睡眠和快速眼球运动睡眠均可直接转为觉醒状态，但入睡时一般只能进入非快速眼球运动睡眠再转化成快速眼球运动睡眠。

（三）睡眠发生的机制

睡眠是中枢神经系统主动活动的结果，而不是大脑活动的简单抑制。非快速眼球运动睡眠的控制中枢比较复杂，涉及许多部位，包括位于脑干尾端延髓网状结构的脑干睡眠诱导区（也称为上行抑制系统，ascending inhibitory system）、下丘脑后部、丘脑髓板内核群邻旁区和丘脑前核的间脑睡眠诱导区，以及位于视前区和布洛卡（Broca）斜带区的前脑基底部睡眠区。对以上前两个睡眠诱导区施以低频电刺激可引起非快速眼球运动睡眠，而施以高频电刺激则引起觉醒；而对后一个睡眠诱导区无论施加低频或高频刺激，均可引起非快速眼球运动睡眠的发生。

腹外侧视前区在非快速眼球运动睡眠中也有重要作用。在非快速眼球运动过程中，腹外侧视前区以及周边的基底前脑区神经元放电频率增高，并且 c-fos 表达增加。腹外侧视前区存在大量跟睡眠相关的神经元，内含 γ-氨基丁酸抑制性神经递质，这些 γ-氨基丁酸能神经元广泛投射到中枢内与觉醒有关的部位，尤其是下丘脑后部的结节乳头体觉醒区的组胺能神经元。当睡眠相关神经元激活时，γ-氨基丁酸对觉醒脑区的神经元产生抑制作用，从而促进觉醒向睡眠转化，促进慢波睡眠产生。

产生快速眼球运动睡眠的关键部位在脑桥网状结构及其邻近区，这些神经元通过向前脑的投射引起快速眼球运动睡眠特征性的脑电改变。在脑桥被盖、蓝斑和中脑中缝核还存在快速眼球运动睡眠关闭神经元。这些神经元为去甲肾上腺素能（蓝斑）和 5-羟色胺能（中缝核）神经元，在觉醒时有规律性放电，在非快速眼球运动睡眠时放电明显减少，而在快速眼球运动睡眠时则处于静止状态，它们可能通过引起觉醒而抑制快速眼球运动睡眠。

（四）觉醒状态的维持

觉醒是指大脑皮质保持一定的兴奋水平而处于某种程度的清醒状态。实验表明，觉醒状态的维持与中脑网状结构上行激动系统的唤醒作用有关。如果刺激动物中脑网状结构，可以唤醒睡眠中的动物；如果破坏动物中脑网状结构，动物则会立即进入昏睡状态。临床上应用的抗失眠巴比妥类药物，就是通过阻断上行激动系统来实现的。

三、学习和记忆

学习与记忆是脑的重要功能之一，学习和记忆是两个相联系的神经活动过程。学习是指机体通过神经系统不断接受环境刺激而获得新经验和行为习惯的过程，而记忆则是获得的信息加以保留和读出的神经过程。学习是记忆的前提和基础，而记忆是学习的结果，二者的过程是联系在一起的。

（一）学习的形式

学习包括非联合型学习和联合型学习两种形式。

1. 非联合型学习（non - associative learning）　是通过单一刺激重复进行即可产生的学习形式，比较简单，例如习惯化和敏感化。习惯化就是机体对反复温和的刺激引起的反应逐渐减弱的过程，通过习惯化，人们可以避免对许多无意义信息的应答。而敏感化则是在受到较强的伤害性刺激后，机体对之前弱刺激引起的反应明显增强的过程，通过敏感化，人们可以避开伤害性刺激。

2. 联合型学习（associative learning） 是由两种刺激或一种行为与一种刺激之间在时间上很接近的重复发生，最终在脑内形成联系的过程。联合型学习是人类学习的最主要方式。联合型学习包括两种类型：经典条件反射和操作性条件反射。

（1）经典条件反射 条件反射的概念是20世纪初由俄国生理学家巴浦洛夫提出的。经典条件反射是在非条件反射的基础上，由大脑皮质参与下建立的高级反射活动。该反射建立后，如果不反复强化，就会逐渐减弱，甚至消失，这叫作条件反射的消退。经典条件反射建立的基本条件是条件反射与非条件反射在时间上反复、多次结合。例如，先给予铃声再给予动物食物，反复多次以后，单独给予铃声，也会引起动物分泌唾液，这时候由铃声刺激引起的反射性唾液分泌就是经典条件反射。

（2）操作性条件反射 是将一种行为与一种刺激联系起来，动物或者人必须主动采取这种行为才能完成的反射活动。例如，马戏团的动物必须通过表演节目才能获得食物，这一反射就是操作性条件反射。

（二）记忆的过程和形式

1. 记忆的过程 记忆可以分成四个连续的阶段：感觉性记忆、第一级记忆、第二级记忆和第三级记忆（图10-44）。前两个阶段相当于短时记忆，后两个阶段相当于长时记忆。这两种记忆不仅在处理信息保存时间和数量等方面有所不同，记忆的保存方式也不一样，但两者之间有存在着一定的关系，如建立长时记忆必须经过短时记忆阶段。

（1）**短时记忆**（short-term memory） 包括感觉性记忆和第一级记忆。感觉性记忆是记忆系统的开始阶段，是指外界信息传入脑后，没有对信息进行加工处理，短暂地（一般不超过1秒）储存在脑的感觉区，之后很快消失，瞬现即逝，人们往往感觉不到，多属于视觉和听觉的记忆。如果大脑将上述传入信息进行加工处理、整合，感觉性记忆即进入第一级记忆。第一级记忆保留的时间仍然很短暂，可保留数秒到数分钟，如当查到一个新的电话号码，可以马上根据记忆来拨号，但当打完电话数分钟后就会忘掉该号码。此外，听课时边听边记笔记也是依靠短时记忆。短时记忆是一种形成快但不稳定的记忆形式，记忆的容量有限，信息储存时间短。但是，这种短时记忆如果经过多次强化，就可以形成稳定的容量巨大的长时记忆。

（2）**长时记忆**（long-term memory） 是对短时记忆反复加工的结果。也就是说，短时记忆可以向长时记忆转化，而促使转化的因素是经历事件的反复运用和强化。比如，背单词时，需要反复看、反复背才能记住。其实，这是符合大脑记忆规律的，大脑通过这样的重复过程，将短时记忆转变为长时记忆。与短时记忆相比，长时记忆容量大，保留时间长，可持续数天到数年，有些记忆甚至可保持终身（如与自己和最亲近人密切相关的信息）。

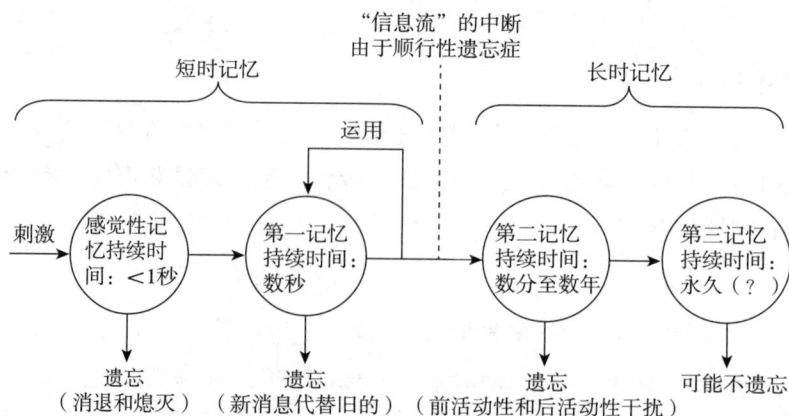

图10-44 记忆过程的四个阶段

2. 记忆的形式　外界环境中常有大量的信息通过感觉进入大脑。然而，据估计只有1%的信息能较长期地被贮存起来，大部分都会被遗忘。能被长期贮存的信息都是反复作用于大脑，并且对个体具有重要意义的信息。

根据信息在脑中储存和回忆的方式，记忆分为陈述性记忆和非陈述性记忆两类。

（1）**陈述性记忆**（declarative memory）　生活中，我们能记得许多事件，如记得"早餐吃了油条""昨天和朋友看了一场精彩的歌舞"等。这种与特定时间、地点和任务有关的事实或事件的记忆叫作陈述性记忆。它能进入人的主观意识，易于形成也容易忘却，可以用语言表述出来或作为影像形式保持在记忆中。我们日常所说的记忆，常指陈述性记忆，它包括短时记忆和长时记忆。

（2）**非陈述性记忆**（non-declarative memory）　是与实际操作和实践有关的记忆，它需要反复从事某种技能的操作，经过长期的经验积累才能缓慢地保存下来。这种记忆不进入人的主观意识，也不容易遗忘。如学习弹钢琴、打篮球、开车等技巧性动作的记忆均属于非陈述性记忆。

陈述性记忆和非陈述性记忆可同时参与学习过程，并且两种记忆可以转化，如在学习开车过程中，首先要有意识地记住开车的原理程序，这种记忆可以用语言表述出来，这是陈述性记忆的过程。然后，在反复驾驶训练过程中，这种有意识的活动不断减少，而反射行为逐渐增加，开车就成为一种技巧性动作被掌握，由陈述性记忆转化成了非陈述性记忆。

3. 遗忘（loss of memory）　是与记忆对应的一种现象，指部分或完全失去记忆和再认的能力。大脑可通过感官系统接受大量来自外界的信息，但只有少量的信息被保留在记忆中，大部分信息都会被忘记。因此，遗忘是一种正常的、不能回避的生理现象。遗忘在学习后就开始，在学习的最初阶段（感觉性记忆和第一级记忆阶段），遗忘的速率很快。但如果对信息进行整理、反复运用，甚至与已形成记忆的事件相结合，可减慢遗忘的速率，并使一些信息进入长时记忆。然而，遗忘并不意味着记忆痕迹的完全消失，复习已经遗忘的信息比学习新的知识会更容易。产生遗忘的主要原因是条件刺激长时间得不到强化而引起反射的消退，另一原因是后来信息的干扰。

知识拓展

为何我们会"遗忘"？

遗忘并非单纯的"丢失"信息，而是大脑在不断筛选、整理和优化记忆的过程。早在19世纪，德国心理学家赫尔曼·艾宾浩斯（Hermann Ebbinghaus）通过实验绘制出了著名的"遗忘曲线"，揭示了记忆在最初几小时内迅速衰退的现象。然而，从人体解剖生理学的角度来看，遗忘的发生涉及多个大脑结构及生理过程，主要包括神经元突触可塑性的变化、大脑皮质与海马的协作、神经递质的平衡等因素。

首先，海马在记忆的形成和巩固中起着关键作用。它是短时记忆转化为长时记忆的重要"中继站"。当大脑接收到新的信息时，海马会整合这些信息，并通过长时程增强机制加强神经元之间的突触连接，使记忆得以巩固。然而，如果这些突触连接未能得到足够的强化，突触的稳固性会降低，导致信息遗忘。此外，海马并非存储记忆的最终场所，记忆需要转移到大脑皮质进行长期储存，因此，如果海马功能受损（如阿尔茨海默病患者），则新信息的存储能力会严重下降。

其次，遗忘还受到神经递质的影响。例如，乙酰胆碱是维持注意力和记忆的重要神经递质，其水平的下降可能导致记忆存储效率降低。这也解释了为什么老年人由于乙酰胆碱系统功能下降，容易健忘。此外，多巴胺等神经递质在学习过程中能够增强神经元的可塑性，促进记忆巩固，而压力荷尔蒙（如皮质醇）过高则可能削弱记忆能力，使人更容易遗忘。

遗忘是大脑的一种主动机制，有助于清除无关或冗余的信息，使我们能够专注于更重要的内容。因此，适度的遗忘并非坏事，而是维持大脑健康、优化认知功能的重要方式。

（三）学习和记忆的机制

1. 学习和记忆的神经结构和生理学基础 中枢神经系统有多个脑区与学习和记忆有密切关系，涉及大脑皮质联络区、海马及其邻近结构、杏仁核、丘脑及脑干网状结构等。

学习和记忆还可能和新的突触联系的建立和脑的形态学改变有关。如生活在复杂环境的大鼠的皮质较厚，而生活在简单环境中的大鼠的皮质较薄。说明学习和记忆活动较多的大鼠的大脑皮质比较发达，突触联系较多。

由于中枢神经元间的环路联系，即使传入冲动停止后传出神经元的活动也不会立即消失，即出现神经元活动的后发放，这可能是感觉性记忆的基础。通过神经元间形成的神经环路（如海马环路），传入信息在环路中循环运行，可使记忆保存较长的时间。

突触可塑性是学习和记忆的神经生理学基础。突触可塑性包括习惯化、敏感化、长时程增强和长时程抑制等形式，它们发生在中枢神经系统的许多部位，尤其是与学习和记忆功能有关的海马等脑区。习惯化的发生是由于突触传递出现了改变，突触前末梢的神经递质释放量减少导致突触后电位减少，从而使反应逐渐减弱；敏感化是由于突触传递效能增强，突触前末梢的递质释放量增加；高频电刺激海马的传入纤维可在海马记录到长时程增强现象，许多学者把长时程增强与学习记忆联系起来。在训练大鼠进行旋转平台的空间分辨学习过程中，记忆能力强的大鼠海马长时程增强反应强，而记忆能力差的大鼠长时程增强反应弱。

2. 学习和记忆与脑内蛋白的合成有关 从神经生物化学的角度来看，较长时间的记忆必然与脑内的物质代谢有关，尤其是与脑内蛋白质的合成有关。动物实验证明，在每次学习训练后的 5 分钟内，如果使动物接受麻醉、电击或低温处理，或给予阻断蛋白质合成的药物，则长时程记忆将丧失。如果将干预时间延长到每 4 小时一次，则不影响长时程记忆的建立，表明蛋白质的合成是学习记忆过程中必不可少的物质基础。此外，脑内某些中枢神经递质含量变化也与学习和记忆有关。动物实验和临床研究发现，乙酰胆碱是加强学习记忆的重要递质。对老年人健忘症，可通过给予拟胆碱药而改善其记忆功能；正常人长期服用抗胆碱药可引起记忆减退。其他神经递质如儿茶酚胺、γ-氨基丁酸、血管升压素、缩宫素和脑啡肽等，都可影响脑的学习和记忆功能。

四、大脑皮质的语言功能

（一）大脑皮质的语言中枢

语言是人类特有的一种功能，其机制非常复杂，是一种高级神经活动。大脑皮质与语言相关的区域称为语言中枢，其损伤会导致相应的语言功能障碍。临床上常见的语言功能障碍包括：①感觉失语症，由于颞上回后部损伤，患者能讲话和书写，能看懂文字，能听见别人说话，但是听不懂；②运动失语症，由于中央前回底部的布洛卡区损伤，患者能看懂文字，能听懂别人说话，能发音，但不会讲话，不能用词语进行口头表达；③失读症，由于角回损伤，患者能听懂别人说话，能讲话，能书写文字，能看见，但是看不懂文字；④失写症，由于额中回后部接近中央前回手部代表区的部位损伤，患者能听懂别人说话，能看懂文字，能讲话，手可以动，但是不会书写。

（二）大脑皮质的一侧优势

人类两侧大脑半球的功能是不对称的，脑的高级功能向一侧半球集中的现象称为一侧优势。对于大多数右利手的成人，语言活动功能主要集中在大脑左半球，而右半球认为在非词语性认识功能上占优势，如对空间的辨认与音乐欣赏等。而对于左利手的成人，语言活动功能可在右侧，也可在左侧大脑半球。一般将语言活动功能占优势的半球称为优势半球或主要半球。这种一侧优势现象仅见于人类，主要是在后天生活实践中逐渐形成。人类两侧大脑半球通过胼胝体进行功能的各种联系和协调，一侧半球的学习活动功能可以传送到另一侧皮质。

（刘羽丹 史婷婷）

书网融合……

思维导图

习题

第十一章　感觉器官的解剖和生理

📖 学习目标

　　1. 通过本章学习，掌握感受器的概念和一般生理特性、眼的调节、视网膜的感光换能系统和声音传入内耳的途径，熟悉眼的基本结构、眼的折光能力异常、与视觉有关的生理现象和耳的基本结构，了解视网膜的结构特点、外耳和中耳的功能以及平衡感觉功能。
　　2. 具有掌握感觉器官发挥作用的原理和解释相关疾病的发病机制的能力。
　　3. 树立仁心仁术和科研攻关的精神。

　　感觉（sensation）是内、外环境的各种刺激作用于机体的感受器或感觉器官，转换为相应的神经冲动，再沿特定的神经传导通路传至大脑皮质的特定区域，经分析处理而产生的主观反应。感觉的产生需要感受器或感觉器官、神经传入通路和大脑皮质三部分共同完成。人体的感觉包括视觉、听觉、嗅觉、味觉、躯体感觉和内脏感觉等，本章主要介绍感受器或感觉器官的结构和功能，重点讨论人体的视觉、听觉和平衡感觉。

第一节　感受器和感觉器官

PPT

一、感受器和感觉器官的定义

　　感受器（sensory receptor）是指分布于组织内或体表专门感受机体内、外环境变化的结构和装置。感受器的结构具有多样性，最简单的是感觉神经末梢，如痛觉和温度感受器；有的是神经末梢周围包绕的一些被膜样结构，如环层小体和肌梭等；还有一些是结构和功能上高度分化的感受细胞，如视网膜中的视杆细胞、视锥细胞和内耳中的毛细胞等。

　　感觉器官（sense organ）是由某些感受细胞及其附属结构构成专门感受某一特定感觉的器官。人和高等动物主要的感觉器官包括眼、耳、前庭、鼻和舌等，均位于头部，常称为特殊感觉器官。

二、感受器的一般生理特性

（一）感受器的适宜刺激

　　某种感受器通常只对某一特定形式的刺激最敏感，这种形式的刺激称为该感受器的**适宜刺激**（adequate stimulus），如视网膜感光细胞的适宜刺激是可见光。

（二）感受器的换能作用

　　感受器接受刺激时，能将各种刺激形式转换为相应传入神经末梢或感受器细胞的电位变化，这种转换称为感受器的**换能作用**（transduction of receptor）。在换能过程中，刺激先引起感受器细胞产生一种过渡性的局部膜电位变化，即**感受器电位**（receptor potential）。感受器电位属于局部电位，其电位大小在一定范围内与刺激强度成正比，可进行总和，并以电紧张的形式扩布，从而引起邻近部位暴发动作电位，沿感觉神经向远处传导。

（三）感受器的编码功能

感受器在将刺激转换为电位变化时，还把刺激所包含的环境变化信息转移到动作电位的序列中，称为感受器的**编码**（coding）功能。刺激的强度和持续时间是由感受器电位的幅度和时程，以及被激活的感受器数目来反映，再通过感觉神经上动作电位频率的高低来编码的。刺激的性质则由特定的感受器和神经传导通路，以及大脑皮质的感觉中枢等来决定，如刺激视神经或枕叶皮层，会引起光亮的感觉。

（四）感受器的适应现象

当刺激长时间作用于感受器时，传入神经纤维上的动作电位频率会逐渐降低，这一现象称为感受器的**适应**（adaptation）。根据适应出现的快慢，感受器可分为两类：快适应感受器和慢适应感受器。快适应感受器，如皮肤触觉感受器；慢适应感受器，如肌梭牵张感受器、颈动脉窦压力感受器和痛觉感受器等。

第二节　眼的解剖和功能

PPT

眼（eye）又称为**视器**（visual organ），是形成视觉的感觉器官，人眼的适宜刺激是波长 380～760nm 的电磁波，即可见光。外界物体发出或反射的可见光经眼的折光系统，在视网膜上形成物像，视网膜感光细胞把这些光所含的视觉信息转变成电信号，由视神经传入大脑视觉中枢，进而形成视觉。视觉是人从外界环境获得信息最主要的途径，因此眼是人体最重要的感觉器官。

一、眼的解剖

眼由眼球和眼副器组成。

（一）眼球

眼球位于眼眶内，是眼的主要部分。眼球前部稍凸，后部略扁，后部鼻侧发出视神经与脑相连。当眼平视前方时，眼球前面正中点称为前极，后面正中点称为后极，通过前、后极的直线称为眼轴，而光线经瞳孔中央至视网膜中央凹的连线称为视轴。眼球由眼球壁和眼球内容物组成（图 11-1）。

1. 眼球壁　由外向内分为纤维膜、血管膜和视网膜三层。

（1）纤维膜　主要由致密结缔组织构成，厚而坚韧，具有维持眼球形状和保护眼球内容物的作用，可分为角膜和巩膜两部分。**角膜**（cornea）位于眼球前壁，约占纤维膜的前 1/6，具有折光作用，无色透明，无血管，富含神经末梢，感觉灵敏。**巩膜**（sclera）位于纤维膜的后 5/6，白色不透明，表面附有三对眼外肌。在巩膜与角膜交界处的内部有一环形小管，称为巩膜静脉窦，是房水流出的通道。

（2）血管膜　富含血管和色素细胞，从前向后可分为虹膜、睫状体和脉络膜三部分。

1）**虹膜**（iris）　位于角膜后方，是圆盘形的薄膜，其颜色因人种不同而存在差异。虹膜中央有一圆孔，为光线入眼的通道，称为**瞳孔**（pu-

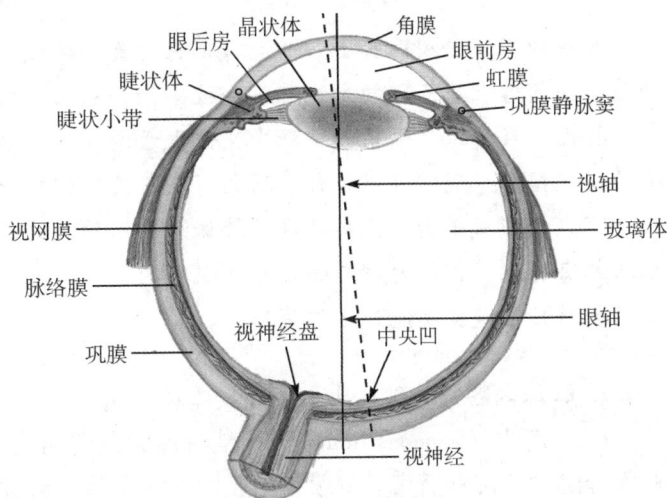

图 11-1　眼球的水平切面（右眼）

pil)。虹膜内有两种排列方向不同的平滑肌，一种环绕瞳孔周围，称瞳孔括约肌，受副交感神经支配，收缩时使瞳孔缩小；另一种呈放射状排列，称瞳孔开大肌，受交感神经支配，收缩时使瞳孔扩大。

2）**睫状体**（ciliary body） 位于虹膜外后方。其前端较厚，表面有放射状突起称睫状突。由睫状突发出睫状小带（又称晶状体悬韧带）与晶状体相连。睫状体内有平滑肌称为睫状肌，受副交感神经支配，收缩时可松弛睫状小带。睫状体有调节晶状体曲度和产生房水的作用。

3）**脉络膜**（choroid） 位于巩膜的内面，内有丰富的血管和色素，其功能是供给眼球营养和吸收眼内散射的多余光线以避免干扰视觉。

（3）**视网膜** 位于血管膜的内面，由前向后可分为虹膜部、睫状体部和脉络膜部（视部）。视网膜视部分为内外两层，外层为色素上皮层，内层为神经细胞层。神经细胞层由外向内依次为感光细胞、双极细胞和神经节细胞（图11-2）。感光细胞分为视锥细胞和视杆细胞。

神经节细胞的轴突即为视神经纤维，组成视神经。在视神经起始处呈白色圆形隆起，称**视神经盘**（optic disc），也称为视神经乳头，此处无感光细胞，故称**盲点**（blind spot）。视网膜中心有一卵圆形黄色小点称黄斑，在盲点的颞侧。黄斑中央下陷处称中央凹，仅有视锥细胞，是视力（辨色力、分辨力）最敏锐的地点。视网膜的血液供给来自视网膜中央动脉。中央动脉在盲点中心进入眼球分成许多分支。临床上高血压和糖尿病患者的视网膜血管会发生特殊变化，可用眼底镜观察。

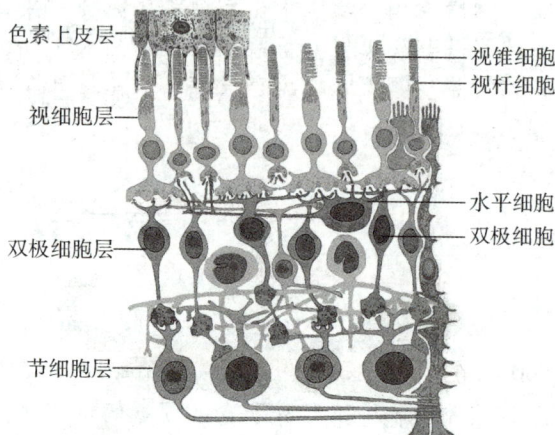

图11-2 视网膜的结构

色素细胞层含有黑色素颗粒和维生素A，可营养和保护相邻的感光细胞。视网膜脱离是视网膜最外层的色素细胞层与其他层的分离。视网膜脱离后得不到脉络膜的血液供应，色素细胞易游离、萎缩，如不及时复原，视力将不易恢复。

知识拓展

眼睛的"盲点"——为什么我们看不见自己视网膜上的空白？

人眼的盲点是视网膜上一个没有光感受器的区域，即视神经盘。由于这个区域没有视杆细胞和视锥细胞，任何落在盲点上的光线都不会被感知，从而形成一个视觉盲区。

盲点存在于每只眼睛的视野中，但由于两只眼睛的位置和视角不同，大脑能够综合处理来自两只眼睛的视觉信息，通常可以弥补单眼的盲点，使我们在正常情况下不会察觉到这个盲区。

盲点的形成是由于视神经盘的特殊解剖结构，这是视神经通过并连接到大脑的地方。虽然每个人的眼睛都有盲点，但因为盲点的位置在视野的外周，且大脑会利用邻近区域的图像信息进行补偿，盲点通常不会对日常视觉功能产生显著影响。

2. 眼球内容物 包括房水、晶状体和玻璃体。

（1）**房水**（aqueous humor） 是一种无色透明液体，充填于角膜与晶状体间的腔隙，即充填于由虹膜分隔的前房和后房。虹膜与角膜间的夹角称为虹膜角膜角（又称前房角）。房水由睫状体上皮细胞分泌，从后房经瞳孔流入前房，再经虹膜角膜角渗入巩膜静脉窦，最后汇入眼静脉。房水对晶状体、玻璃体及角膜有营养和运送代谢产物的作用。房水的生成与回流呈动态平衡，从而维持正常的房水量和眼内压。眼内压的相对恒定，对保证眼球的正常形状和屈光能力具有重要作用。当眼球受外伤刺破时，房水流出，眼内压不能维持，引起眼球变形，角膜不能保持正常的曲率半径，而明显改变眼的屈光能力。

如房水回流发生障碍，造成房水量积留过多，眼内压过高，导致视力减退甚至失明，临床上称为继发性青光眼。使用缩瞳药（如毛果芸香碱），可扩大虹膜角膜角，促进房水回流，从而降低眼内压。

（2）晶状体　位于虹膜后方，是富有弹性的双凸透镜形透明体，由晶状体囊和晶状体纤维组成。外周的晶状体囊通过睫状小带与睫状体相连，睫状体收缩或舒张可调节其曲度，以适应不同距离视物的需要。如发生晶状体混浊（即白内障），则影响视力。

（3）玻璃体　呈透明胶冻样，填充于晶状体和视网膜之间，具有折光和支撑视网膜的作用。

（二）眼的辅助装置

眼的辅助装置有眼睑、结膜、泪器、眼外肌等，具有保护、支持和运动眼球的作用。

1. 眼睑　位于眼球前方，可分上睑和下睑。上、下睑间的裂隙称为睑裂。睑裂的内、外侧端分别称为内眦与外眦。眼睑的游离缘生有睫毛，可防止灰尘进入眼内和减弱强光照射。

2. 结膜　为一层透明的黏膜。被覆在眼睑内面的称睑结膜，衬在眼球表面的称为球结膜，睑结膜与球结膜相互移行处为结膜穹窿。睑结膜为沙眼发病部位。

3. 泪器　由泪腺、泪小管、泪囊和鼻泪管组成。泪腺位于眼眶的上外侧，可分泌泪液，具有湿润角膜、冲洗眼内异物和杀菌作用。

4. 眼球外肌　共有七块，即上直肌、下直肌、内直肌、外直肌、上斜肌、下斜肌和上睑提肌，均为骨骼肌。眼球的正常运动是眼球外肌协同作用的结果。

二、眼的折光系统

（一）眼的折光系统的光学特性

外界物体发出的光线到达视网膜之前，依次经过角膜、房水、晶状体和玻璃体四个结构。眼的折光系统即由角膜、房水、晶状体和玻璃体组成的复合透镜。如果把复合透镜简化一下，其成像原理类似凸透镜的成像。

透镜的折光能力以屈光度（diopter 或 D）为单位来表示：折光能力（D）=1/焦距（m），通常规定凸透镜的焦距为正值，凹透镜的焦距为负值。如焦距为10cm时折光能力为10D。由于在静息状态时折光系统的后焦点恰好落在视网膜上，来自6m以外物体发出的光为平行光，能清晰地成像于视网膜上，故人眼在看6m以外的物体时不需调节。

（二）眼的调节

眼注视6m以内的物体（近物）时，从物体发出的入眼光线呈散射状，经过眼的折光系统会成像于视网膜的后方，产生一个模糊的图像。为了清晰视物，眼就会对晶状体和瞳孔等进行调节。眼在视近物时通过晶状体变凸、瞳孔缩小和双眼会聚进行调整的反应称为**眼的近反射**（near reflex）。

1. 晶状体的调节　当眼视远物时，睫状肌处于松弛状态，使睫状小带保持一定紧张度，晶状体被牵引而形状相对扁平；当眼视近物时，可反射性地引起睫状肌收缩，使得悬韧带松弛，晶状体因自身的弹性而前凸和后凸，尤以前凸更明显，使其表面曲率增加，折光力增强，从而使物像前移成像于视网膜上。

正常人眼在安静未作调节的情况下就可使平行光线聚焦于视网膜上，因而能看清远处的物体，通常将眼不做任何调节时所能看清楚的最远物体所在之处称为**远点**（far point）。远点在理论上可在无限远处。但

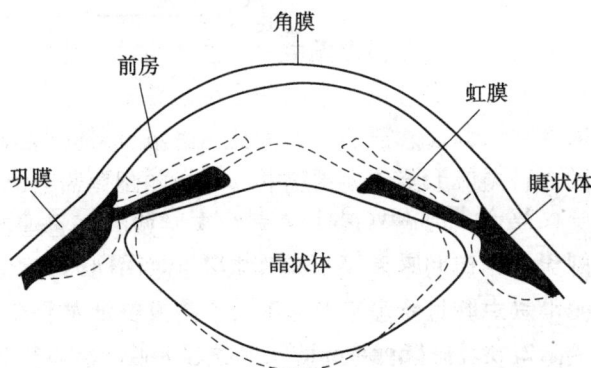

图11-3　晶状体调节示意图

离眼太远的物体发出的光线过弱，由于这些光线在空间和眼内传播时被散射或吸收，它们在到达视网膜时已不足以兴奋感光细胞；或由于被视物体太远而使它们在视网膜上形成的物像过小，以至于超出感光细胞分辨能力的下限，在这些情况下，眼将不能看清楚这些离眼太远的物体。

眼做充分调节时所能看清楚物体的最近距离称近点（near point），表示晶状体的最大调节能力。近点离眼越近，说明晶状体的弹性越大，即眼的调节能力越强。随着年龄的增长，晶状体的弹性逐渐减弱，导致眼的调节能力降低，近点逐渐远移。例如，10 岁儿童的近点平均约为 9cm，20 岁左右的成人约为 11cm，而 60 岁时可增大至 83cm。老年人由于晶状体弹性减小，硬度增加，导致眼的调节能力降低，这种情况称老视，俗称**老花眼**（presbyopia）。老花眼看远物不受影响，但看近物需用凸透镜矫正。

2. 瞳孔的调节　瞳孔的大小受自主神经的调控。交感神经兴奋时瞳孔开大肌收缩，瞳孔便扩大；副交感神经兴奋时瞳孔括约肌收缩，瞳孔则缩小。当眼视近物时，可反射性地引起双侧瞳孔缩小，称为**瞳孔近反射**（near reflex of the pupil）。

正常人眼的瞳孔直径可在 1.5～8.0mm 之间变动。在上述晶状体变凸的反射中，由缩瞳核发出的副交感纤维也到达瞳孔括约肌，使之收缩，引起瞳孔缩小。其意义在于减少折光系统的球面像差和色像差，使视网膜成像更加清晰。睫状肌与瞳孔括约肌均受副交感神经支配，临床上眼科检查需放大瞳孔时，可用阿托品类眼药阻断瞳孔括约肌收缩而产生扩瞳效应；但因同时阻断了睫状肌收缩，可导致视网膜成像变模糊。

3. 双眼会聚　当双眼注视某一近物或被视物体由远移近时，两眼视轴向鼻侧会聚的现象，称为**辐辏反射**（convergence reflex）。在上述调节晶状体的反射活动中，当冲动传至动眼神经核后，经动眼神经的活动能使两眼球内直肌收缩，引起视轴会聚。其意义在于使物像始终能落在两眼视网膜的对称点上，从而产生清晰的视觉，防止复视（diplopia）。

（三）眼的折光能力异常

当眼的折光系统与眼球的前后径不匹配，平行光线无法聚焦于静息状态眼的视网膜上，称为屈光不正，包括近视眼、远视眼和散光眼（图 11-4）。

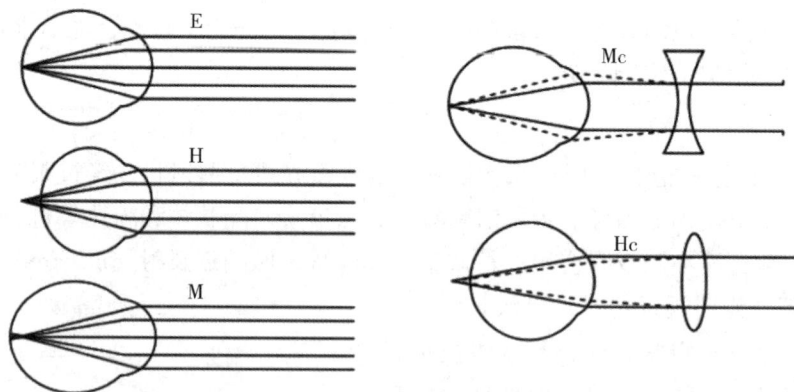

图 11-4　近视与远视及其矫正示意图

1. 近视（myopia）　是由于眼球前后径过长或折光系统的折光力过强，使远处物体发出的平行光线聚焦在视网膜的前方，因此物像是模糊的。近视眼在看近物时则不需或仅需少量调节即能看清。近视眼的远点和近点都移近，可用凹透镜矫正。

2. 远视（hyperopia）　是由于眼球前后径过短或折光系统的折光力太弱使远处物体发出的平行光线聚焦在视网膜的后方，形成模糊的物像。远视眼看近物时，则需更大程度的调节才能看清，故容易发生调节疲劳。新生儿的眼轴往往过短，多呈远视，在发育过程中，眼轴逐渐变长，一般至 6 岁时成为正视眼。远视眼的近点比正视眼远，可用凸透镜矫正。

3. 散光（astigmatism） 是由于角膜表面不同方向上的曲率半径不等，导致经折射后的光线不能聚焦成单一的光点，而是形成焦线，造成物像变形或视物不清。正常眼的屈光表面如同圆球面的一部分，各个方向上的曲率半径都相等，屈光力一致，经屈光表面折射后的平行光线能聚焦在视网膜上，因此可以清晰视物。规则散光可用柱面镜矫正。

三、眼的感光换能系统

（一）视网膜的两种感光换能系统

视网膜是眼的感光系统，其功能是感光和换能，即感受光的刺激，并把光的刺激转换成传入神经冲动。

人类和大多数哺乳动物的视网膜含有视杆细胞和视锥细胞两种感光细胞。这两种细胞均由外段、内段、核部和终足四个部分构成。外段含有对光敏感的物质（感光色素），在感光换能中起重要作用。两种感光细胞的不同主要在于外段。视杆细胞的外段含有视紫红质，视锥细胞的外段含有视锥色素。两种感光细胞的分布也不同。视杆细胞在中央凹处不存在，而在中央凹旁 $10° \sim 20°$ 视角外最多，愈向视网膜周缘部也愈少；视锥细胞在视网膜中央凹处高度密集，愈向视网膜周缘部愈少。

（二）视杆细胞的感光换能作用

视杆细胞对光的敏感度较高，无色觉，在弱光下起的作用较大，使得人在较暗的环境中视物时能看到物体。视杆细胞所含的感光物质是视紫红质。

视紫红质是结合蛋白，由视蛋白与视黄醛结合而成。视黄醛以 11 - 顺型异构体的形式存在，是视紫红质的生色基团。视紫红质在光照时迅速分解为全反型视黄醛和视蛋白，在酶的作用下，视蛋白和视黄醛又可重新合成视紫红质。人在暗处视物时，既有视紫红质的分解，又有它的合成。光线愈暗，合成过程愈超过分解过程，这是在暗处人能不断看到物体的基础。相反，在强光下，视紫红质合成减少，分解增强，视网膜中视紫红质大大减少，因而对光的敏感度降低。故视杆细胞对弱光敏感，与黄昏暗视觉有关。视紫红质在分解和再合成过程中，有一部分视黄醛被消耗，主要靠血液中的维生素 A 来补充。如维生素 A 缺乏，将影响人在暗处的视力，称为夜盲症。

视杆细胞在未受到光照时，由于其外段膜上一种 cGMP 门控通道开放，造成持续的 Na^+ 内流，称为暗电流，使膜发生去极化，故其静息电位只有 $-40 \sim -30mV$。与此同时，内段膜上的钠泵不停将 Na^+ 泵出胞外，K^+ 就经内段膜上的钾通道外流，从而维持膜两侧 Na^+ 和 K^+ 浓度相对稳定。光照引起的视紫红质的分解，可使细胞内发生连续的生化反应，最后细胞内 cGMP 浓度下降，视杆细胞钠通道关闭，Na^+ 内流停止，钾通道仍然允许 K^+ 外流，由此产生超极化型感受器电位。

视杆细胞没有产生动作电位的能力，但其外段膜上产生的超极化型感受器电位能以电紧张形式扩布到细胞的终足部分，影响递质（主要是谷氨酸）释放，最终在神经节细胞产生动作电位，实现光 - 电换能作用。

（三）视锥细胞的感光换能作用

视锥细胞对光的敏感度较低，有色觉，在强光环境中起的作用大。视锥细胞含有感光物质即视锥色素。视锥色素也由视蛋白和视黄醛构成，不同视锥色素的差异在于视蛋白的分子结构不同。人的视网膜含有三种不同的视锥细胞，其视锥色素分别为感红色素、感蓝色素和感绿色素，它们分别对波长约为 $564nm$、$420nm$ 和 $534nm$ 的光最为敏感。不同的色觉是这三种视锥细胞按不同比例受到刺激引起的。色盲可能由于缺乏相应的视锥细胞所致。视锥细胞的光化学反应及换能作用与视杆细胞类似。

四、与视觉有关的若干生理现象

（一）暗适应和明适应

当从亮处进入暗室时，最初任何东西都看不清楚，经过一段时间，逐渐恢复了暗处的视力，称为**暗适应**（dark adaption）。相反，从暗处到强光下时，最初感到一片耀眼的光亮，不能视物，只有稍等片刻，才逐渐恢复视觉，这称为**明适应**（light adaption）。暗适应的产生与视网膜中感光色素绝对量增多、再合成增强有关。从暗处到强光下，所引起的耀眼光感是由于在暗处所蓄积的视紫红质在亮光下迅速分解所致，之后视物的恢复说明视锥细胞恢复了感光功能。

（二）视野

视野（visual field）指单眼固定注视前方一点时能看到的最大空间范围。正常人鼻侧和上方视野较小，颞侧和下方视野较大。在同一光照条件下，白色视野最大，黄色、蓝色次之，红色再次之，绿色视野最小。临床上检查视野有助于诊断和监测视网膜、视神经或视传导通路上的某些疾病。

（三）视力

视力（visual acuity）也称视敏度，指眼对物体细微结构的分辨能力，即眼分辨物体两点之间最小距离的能力。

（四）双眼视觉

两眼观看同一物体时所产生的感觉为**双眼视觉**（binocular vision）。双眼视觉可以扩大视野，弥补单眼视野中的生理性盲点，并可产生立体感。

第三节　耳的解剖和功能

耳（ear）又称前庭蜗器或位听器，包括感受声波刺激的听觉感受器和感受头部空间位置和运动速度刺激的位觉感受器。耳由外耳、中耳和内耳三部分组成（图 11 - 5）。外耳和中耳是收集和传导声波的装置，内耳则是听觉感受器和位觉感受器的所在部位。

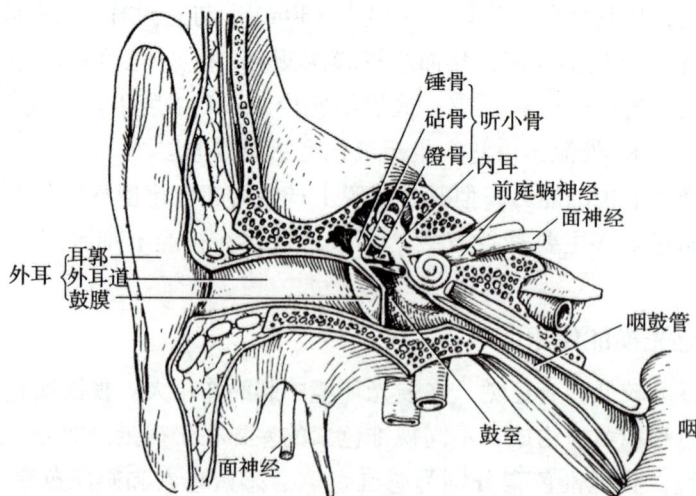

图 11 - 5　耳的基本结构

一、耳的解剖

（一）外耳

外耳包括耳郭、外耳道和鼓膜三部分，具有收集和传导声波的功能。

1. 耳郭 位于头部两侧，以弹性软骨为支架，外面被覆皮肤而构成。皮下组织很少，但血管神经丰富。耳郭下部为耳垂，无软骨，仅含结缔组织和脂肪。

2. 外耳道 为外耳门至鼓膜的"S"形弯曲管道，成人长 2.0～2.5cm，外侧 1/3 为软骨部，内侧 2/3 为骨性部。婴儿外耳道的骨部和软骨部发育尚未完全，短而狭窄。

3. 鼓膜 为椭圆形半透明膜，是外耳道和中耳的分界。其外侧面向前、向下、向外倾斜，与外耳道底成 45°～50°角，因而外耳道的前、下壁较长。婴儿鼓膜更为倾斜，接近于水平。鼓膜的周缘附于颞骨上，中心向内凹陷，称为鼓膜脐。鼓膜上 1/4 薄而松弛，称为松弛部，在活体上呈淡红色；下 3/4 则坚实而紧张，称为紧张部，呈灰白色。鼓膜脐的前下方有一个三角形的反光区，称为光锥。当鼓膜内陷时，此光锥可变形或消失。

（二）中耳

中耳位于外耳和内耳之间，包括鼓室、咽鼓管、乳突窦和乳突小房。

1. 鼓室 位于颞骨岩部内一不规则的含气小腔，内有听小骨、听小骨肌、血管和神经等。

（1）**鼓室各壁**

上壁：由颞骨岩部前上面的外侧构成，称盖壁。

下壁：称颈静脉壁，是分隔鼓室和颈内静脉起始部的薄层骨板。

前壁：称颈动脉壁，上部有咽鼓管的开口。

后壁：称乳突壁，上有乳突窦口，通向乳突窦及乳突小房。窦口的下缘处有锥状隆起，称锥隆起，镫骨肌藏于其内。

外侧壁：称鼓膜壁。

内侧壁：称迷路壁（图 11-6），壁的中部隆凸，称岬。岬的后上方有卵圆形的孔，称前庭窗（卵圆窗）；岬的后下方有较小的圆孔，称蜗窗（圆窗），通耳蜗的基部，在活体有结缔组织膜将之封闭。前庭窗的后上方有弓形的隆起，称面神经管凸，内有面神经走行。

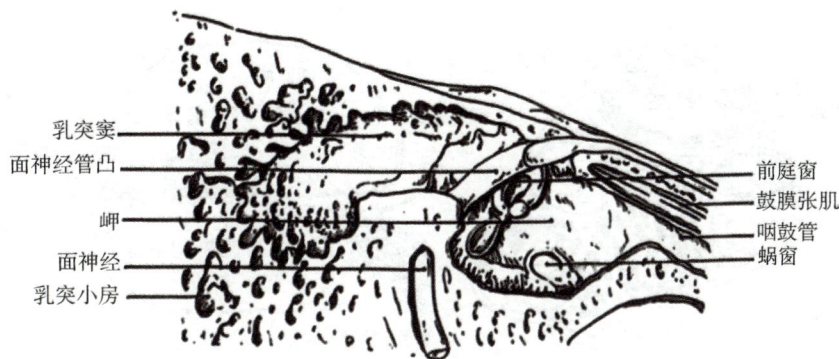

图 11-6 鼓室内侧壁

（2）**听小骨** 听小骨一侧有三块，即锤骨、砧骨和镫骨，三者以关节和韧带连接成听小骨链。当声波振动鼓膜时，经听小骨链的运动，使镫骨底在前庭窗上摆动，将声波的振动传入内耳。

（3）**运动听小骨的肌** 鼓膜张肌位于鼓膜张肌半管内，肌收缩时牵拉锤骨柄使鼓膜紧张。镫骨肌位于锥状隆起内，收缩时，减小镫骨底对内耳的压力。

2. 咽鼓管 是连通鼻咽部与鼓室的管道，长约4cm，可分为内侧2/3的软骨部和外侧1/3的骨部（即颞骨岩部的咽鼓管半管）。咽鼓管鼓室口开口于鼓室的前壁，咽鼓管咽口开口于鼻咽部侧壁。

3. 乳突窦和乳突小房 是鼓室向后方延伸于乳突内的含气腔。乳突窦向前经乳突窦口通向鼓室，向后则与乳突小房相连。这些腔内均衬以黏膜，该黏膜与鼓室黏膜、咽鼓管黏膜和咽黏膜相延续。

（三）内耳

内耳位于颞骨岩部的骨质内，包括骨迷路和膜迷路两部分。骨迷路为骨性管道，膜迷路位于骨迷路内，为膜性结构，彼此形状相似。膜迷路内含有内淋巴，骨迷路与膜迷路之间的腔隙内充满外淋巴，内、外淋巴互不相通。

1. 骨迷路 为骨密质构成的复杂隧道，沿岩部长轴从前向后依次排列着耳蜗、前庭和骨性半规管三部分（图11-7）。

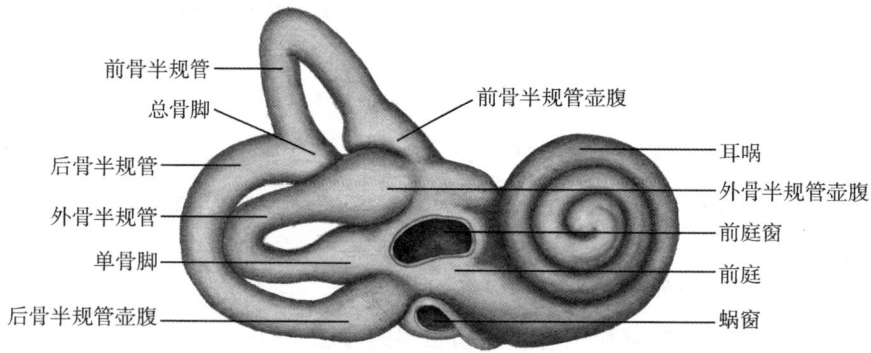

图11-7 骨迷路

耳蜗形似蜗牛壳，蜗底对向内耳道底，蜗顶朝向前外方，由蜗螺旋管环绕蜗轴两圈半左右构成。蜗螺旋管起于前庭，终于蜗顶。蜗轴呈圆锥形，位于耳蜗中央，骨质较疏松，有血管、神经穿行其间。蜗螺旋管则由骨密质构成，两者之间质地明显不同。由蜗轴发出骨性螺旋板，突入蜗螺旋管内，但板的游离缘并未达到蜗螺旋管的对侧壁，空缺处由膜迷路的膜性蜗管填补，从而将蜗螺旋管分为两半，上半称前庭阶，下半称鼓阶，二者以蜗孔相通。故耳蜗内实际由蜗管、前庭阶和鼓阶等三条并列的管道系统构成（图11-8）。

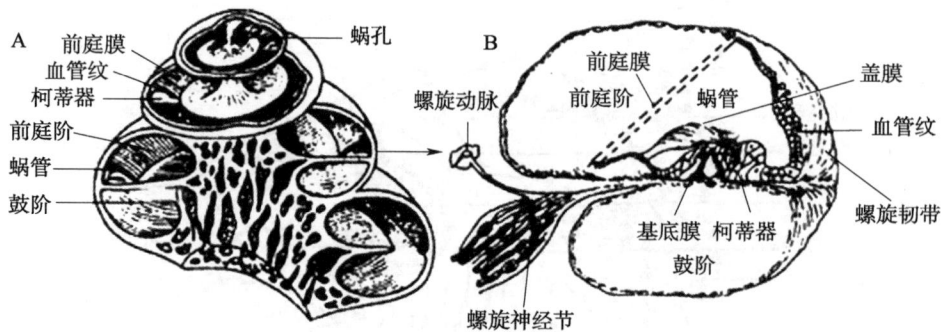

图11-8 耳蜗（轴切面）

前庭为位于骨迷路中部的近似于椭圆形的腔隙，内藏膜迷路的椭圆囊和球囊，其前部连通耳蜗，后部有5个小孔，与3个骨半规管相通。

骨半规管为3个C字形的弯曲骨管，三者在三维方向互相垂直。其中外半规管位置与水平面一致，凸向外侧，又称水平半规管。前半规管与颞骨岩部的长轴垂直，凸向上方。后半规管与岩部的长轴平行，凸向后方。每个半规管有2个脚与前庭后部相通。

2. 膜迷路 为骨迷路内封闭的膜性管和囊，包括蜗管、球囊和椭圆囊，以及膜半规管。

蜗管位于耳蜗内，紧靠耳蜗的外侧壁（以蜗轴为中心），填补了骨性螺旋板与耳蜗外侧之间的空隙，随螺旋板环绕约两圈半，顶端为盲端，起端借连合管通球囊。截面呈三角形，上壁为前庭壁（前庭膜），对向前庭阶，将前庭阶和蜗管隔开；外侧壁紧贴蜗管外侧壁的骨膜，较厚，含有丰富的血管，又称为血管纹；下壁由骨性螺旋板和蜗管鼓壁（螺旋膜或基底膜）构成，其上有螺旋器（spiral organ），又称科蒂器（organ of Corti），是听觉感受器。

球囊和椭圆囊位于前庭内，球囊位于前下方，借连合管与蜗管相通；椭圆囊居于后上方，其后壁有5个开口，与膜性半规管相连。两囊之间有椭圆球囊管相连。球囊的前壁有球囊斑，椭圆囊的底有椭圆囊斑，两斑能感受直线变速运动的刺激。当这些刺激作用于毛细胞后，耳石膜与毛细胞的相对位置就会发生变化，因为耳石膜的比重大于内淋巴，因此耳石膜就向一个方向牵拉毛细胞的纤毛，使纤毛发生弯曲倒向某一方向，对毛细胞的刺激引起传入纤维发放的神经冲动变化，这些信息传入中枢后，可引起运动觉和位置觉，同时引起姿势反射以保持身体平衡。

膜半规管与骨半规管形态一致，但管径较小。每管有一端膨大，称为膜壶腹，在壶腹处管壁隆起形成壶腹嵴，嵴与壶腹的长轴相垂直，是位置觉感受器，嵴上的毛细胞能感受旋转运动开始和终止时的刺激。人脑通过对来自两耳水平半规管传入信息的不同来判断旋转运动的方向和状态。三条半规管互相垂直，因此它们可以接受人体在不同平面和不同方向的旋转变速运动的刺激，产生不同的运动觉和位置觉，引起姿势反射，维持身体平衡。

二、听觉功能

耳是听觉器官，也是位置和平衡感觉器官。与听觉有关的结构是外耳、中耳和内耳的耳蜗。外耳和中耳组成传音系统，耳蜗为感音系统。听觉感受器是位于蜗管基底膜上螺旋器中的毛细胞，其适宜刺激是 $16 \sim 200000 Hz$ 的声波。

（一）声波传入内耳的途径

外界的声波可通过气导和骨导两条途径传入内耳。

1. 气导 为声波传入内耳的主要途径（图11-9）。声波经外耳的收集和传导至中耳，引起鼓膜的同步振动并传至与其相连的听骨链。听骨链是由锤骨、砧骨和镫骨构成的，锤骨连接鼓膜，镫骨连接卵圆窗，三块听小骨结合成一交角杠杆。此杠杆的作用是将高幅低强的振动变为低幅高强的振动即减幅增压效应，其意义为既可保证声波的有效传导又可避免高幅振动对内耳的损伤。鼓室空气的振动亦可直接引起圆窗振动，在听骨链功能障碍时，有一定的代偿作用。

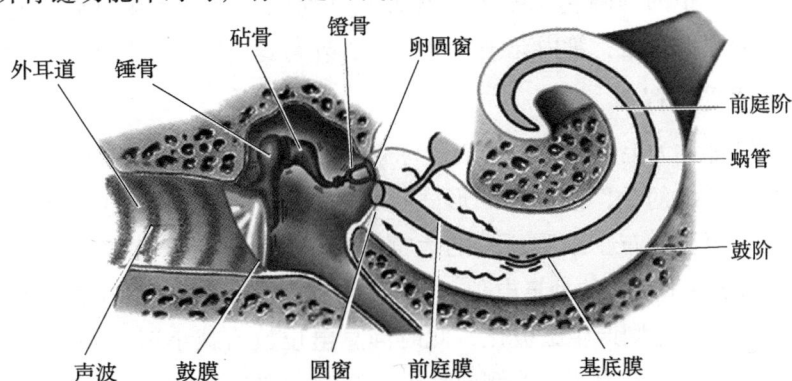

图11-9 气导示意图

2. 骨导　声波振动经颅骨传入内耳的过程称为骨导。正常情况下，此途径基本不起作用。

（二）外耳和中耳的功能

耳郭具有集音作用。有些动物的耳郭可以转动，以探测声源的方向。人的耳郭不活动，但可通过转动颈部来判断声源方向。

外耳道是声波传入的通路，其一端开口于耳郭，另一端终止于鼓膜。根据物理学原理，一端封闭的管道对于波长为其长度 4 倍的声波能产生最大的共振作用，即增压作用。人类的外耳道长约 2.5cm，其共振频率约 3800Hz，在外耳道口与鼓膜附近分别测量不同频率声波的声压时，当频率为 3000～5000Hz 的声波传至鼓膜时，其强度要比外耳道口增强 10dB。

中耳的主要功能是将空气中的声波振动能量高效地传递到内耳淋巴液，其中鼓膜和听小骨链在传音过程中起着重要作用。

（三）耳蜗的功能

内耳包括耳蜗和前庭器官两部分，与听觉有重要关系的结构是耳蜗，耳蜗是一形似蜗牛壳的骨管，长约 30mm，盘曲成螺旋状，其内被前庭膜和基底膜分隔成三个管道，即前庭阶蜗管和鼓阶。前庭阶和鼓阶内充满着外淋巴，蜗管内充满着内淋巴（图 11－8）。前庭阶底端有卵圆窗，鼓阶底端有圆窗，两窗均与鼓室相接。声音感受器——螺旋器位于基底膜上，内有支持细胞、漂浮于内淋巴的盖膜及听毛细胞。听毛细胞表面有纤毛，称**听毛**（auditory hair），其顶端为盖膜并插入其中，底部与耳蜗神经建立突触联系。当声波传到内耳，引起内外淋巴振动，继而基底膜与螺旋器振动，听毛因与盖膜发生相对位移而屈曲，听毛细胞由此兴奋而产生电位变化（感受器电位），最终演变为耳蜗神经上的动作电位，传入大脑听觉中枢产生听觉。

耳蜗的主要功能是把内耳的机械振动转换为蜗神经上的神经冲动。在这一换能过程中，耳蜗基底膜的振动是一个关键因素。当声波经中耳听小骨链传递使前庭窗膜内移时，通过外淋巴使前庭膜下移，通过内淋巴使基底膜向下移，最后通过鼓阶的外淋巴压向蜗窗，使蜗窗膜外移；相反，当前庭窗膜外移时，上述结构又做相反方向移动，于是形成振动。在这个振动过程中，蜗窗膜实际起着缓冲耳蜗内压力变化的作用。基底膜的振动又引起螺旋器的振动，从而使毛细胞顶端和盖膜之间相对位移，发生相切运动，引起毛细胞的听纤毛变化。听纤毛的弯曲再引起耳蜗的电位变化，最后引起与毛细胞相联系的耳蜗神经纤维产生神经冲动频率的改变，以不同形式的编码传入中枢。

三、平衡感觉功能

内耳中前庭器官是人体自身运动状态和头部在空间的位置觉感受器，对调节姿势和维持平衡起着重要作用。前庭器官包括内耳中的椭圆囊、球囊（两者合称前庭）和三个半规管。它们和耳蜗同位于颞骨岩部的骨迷路之中，为膜性管道，管内充满内淋巴，管外与骨迷路的间隙则充满外淋巴。

（一）前庭器官的感受装置

前庭器官的感受细胞都称为毛细胞，椭圆囊、球囊、三个半规管中的毛细胞结构十分类似。在毛细胞顶部通常有 60～100 条纤细的毛，按一定的形式排列；其中有一条最长，位于细胞顶端的一侧边缘处，称动毛；其余的毛较短，分布于细胞顶端的大部分区域，称静毛。当静毛和动毛都处于静止状态时，毛细胞膜内外存在着约 －80mV 的静息电位，此时神经纤维上有中等频率的自发持续放电。当外力使静毛倒向动毛一侧时，毛细胞则产生去极化，此时静息电位数值减小至 －60mV 左右，同时神经冲动发放的频率明显增加。相反，如外力使动毛倒向静毛一侧时，则产生膜电位的超极化，此时神经冲动频率大大减小。这可能是前庭器官中所有毛细胞感受外界刺激时的一般规律。

在正常条件下，由于各前庭器官中毛细胞所在位置的不同，不同形式的变速运动都能以特定的方式改变毛细胞纤毛的倒向，使相应的神经纤维冲动发放频率发生改变，把机体运动状态和头在空间位置的信息进行编码处理，最终在皮层中枢引起特殊的运动觉和位置觉，并出现各种躯体和内脏功能的反射性改变。

（二）前庭器官的适宜刺激

1. 椭圆囊和球囊的适宜刺激　椭圆囊和球囊内各有一个特殊的结构，分别称为椭圆囊斑和球囊斑，囊斑中含有感受性毛细胞，其顶端的纤毛穿插在耳石膜内。耳石膜是一小块胶质板，内含碳酸钙与蛋白质所形成的耳石，耳石比重大于内淋巴，因而有较大的惯性。人在直立位时，椭圆囊中囊斑平面位置呈水平位，耳石膜在毛细胞顶部纤毛之上方；而球囊中的囊斑平面呈垂直位，毛细胞的纤毛向水平方向伸出，耳石膜悬在纤毛外侧，与囊斑相平行。椭圆囊和球囊的适宜刺激为重力与直线加减变速运动。当头部位置改变时，耳石膜与毛细胞在空间的相对位置也就发生了改变，这样在不同情况下可以发生耳石膜对毛细胞纤毛不同程度的牵拉。由于耳石膜的牵拉作用刺激着毛细胞，因而与毛细胞相连的前庭神经末梢便有相应的冲动发放频率的改变。

椭圆囊和球囊的囊斑平面上，纤毛排列的方向几乎都不相同，这种装置的特点是可以感受身体由各方向直线加减变速运动的刺激。例如人体在水平方向以任何角度作直线变速运动时，在椭圆囊的囊斑中存在一些毛细胞的静毛向动毛所在的方位作最大的弯曲，由此产生神经冲动并在相应中枢引起在该方向上的变速运动的感觉。直线加减速度刺激还可反射性引起颈肌及四肢肌肉紧张度改变，以维持身体平衡。人在乘电梯升降变速过程中亦存在相似反射活动。头在空间的位置和重力作用方向的变化亦可以通过对球囊斑上的毛细胞刺激来感受。

2. 半规管及其适宜刺激　人体两侧内耳各有三个相互垂直的半规管，分别称为前、后、外（或水平）半规管，均开口于前庭。每管各有一端膨大，称为壶腹。各半规管的壶腹内各有一个隆起，称为壶腹嵴。壶腹嵴上竖有毛细胞，面对管腔，毛细胞顶部的纤毛较长，包埋于圆顶形胶质结构的终帽之中。前庭神经分布在嵴的底部，连接毛细胞。

半规管的适宜刺激是旋转变速运动，即正负角加速度运动。以水平半规管为例，当人体向左侧旋转时，由于内淋巴的惯性作用，左侧半规管中内淋巴压向壶腹，而右侧半规管中内淋巴则离开壶腹，结果使得左侧水平半规管内的终帽弯曲而牵拉毛细胞的纤毛，引起毛细胞兴奋性的改变。而右侧壶腹嵴毛细胞传向中枢的神经冲动减少。如果旋转以匀速持续进行下去，内淋巴惯性运动逐渐停止，终帽也逐渐复位，对毛细胞的刺激也消失。而旋转停止时，内淋巴会产生与旋转开始时相反的惯性移动，终帽出现相反方向弯曲位移，右侧半规管毛细胞又受到新的刺激。因此，在旋转过程中，旋转开始和停止时的变速运动会因内淋巴的惯性作用而使终帽弯曲刺激毛细胞。毛细胞的兴奋不仅会引起相应中枢产生旋转运动感觉，而且还引起躯干、四肢肌紧张改变，以调节身体平衡，同时伴有一系列自主性功能反应。

（三）前庭反应

来自前庭器官的传入冲动到达有关中枢后，除引起运动觉和位置觉外，还引起各种姿势调节反射和自主神经功能的改变，这种现象称为**前庭反应**（vestibular response）。

1. 前庭器官的姿势反射　前庭器官受到刺激时，会出现一些姿势调节反应，称为前庭器官的姿势反射。如人乘电梯突然上升时，会出现肢体的屈肌收缩而两腿屈曲，其意义是维持身体的平衡和一定的姿势。

2. 前庭自主神经反射　前庭器官受到过强或过长时间的刺激，或前庭器官过于敏感，常会引起自主神经功能紊乱，导致恶心、呕吐、眩晕和皮肤苍白等现象，称为前庭自主神经反射。严重时会出现晕车、晕船和航空病等。

3. 眼震颤 当前庭迷路受到刺激时，特别是躯体作旋转运动时，会反射性地改变了眼肌的活动，导致眼球出现不自主的节律性运动，这种现象称为**眼震颤**（nystagmus）。旋转、电刺激乳突、温水或冷水注入外耳道以及前庭迷路的各种疾病都能引起眼震颤。

眼震颤按其性质可分为水平震颤、垂直震颤与旋转式震颤，以水平震颤最为常见。受试者坐在旋转椅上，头前倾30°使水平半规管完全处于水平位，如果此时受试者绕垂直轴向左旋转，则可见两侧眼球先是向右缓慢转动，这称为眼震颤的慢动相；当慢动相眼球移动到眼裂右侧端时，又快速返回眼裂正中，这称为眼震颤的快动相。之后再出现新的慢动相和快动相。如此反复出现。当身体开始左旋转时，两侧水平半规管中的内淋巴因惯性向右侧冲击，导致两侧壶腹嵴的毛细胞向右弯曲，左侧前庭神经纤维冲动增加，右侧减少。通过前庭－眼球运动反射，使左眼的内直肌紧张度增强，外直肌紧张度减弱；右眼出现相反变化。因此两眼球都向右缓慢偏转（慢动相）；偏转到一定程度后，由视觉中枢进行矫正，使眼球迅速复位（快动相）。临床上，为了便于观察，把快动相规定为眼震颤的方向，故眼震颤仅在旋转开始和停止阶段出现。正常人眼震颤持续 15 ~ 40 秒，过长或过短常提示前庭功能异常。

（汪　胜）

书网融合……

思维导图　　　　　习题

第十二章　内分泌系统的解剖和生理

📘 学习目标

　　1. 通过本章学习，掌握激素的运输方式和作用特征，下丘脑与腺垂体及神经垂体的结构和功能联系，下丘脑促垂体区分泌的调节肽，腺垂体和神经垂体分泌的激素及其生理功能，甲状腺激素、糖皮质激素、胰岛素的生理功能和分泌调节；熟悉激素的作用机制，降钙素、肾上腺髓质激素、胰高血糖素的生理作用和分泌调节以及应激反应和应急反应的异同点；了解内分泌系统的组成和主要内分泌腺的形态与结构。

　　2. 具有理解体液调节对机体生命活动的重要性和解释内分泌系统相关疾病的发病机理的能力。

　　3. 树立科学的辩证思维方法，全面的健康观念，有一定的创新思维、创新能力，能不断将新理论付诸实践。

　　内分泌系统是机体的功能调节系统，通过分泌激素，调控与个体生存密切相关的基础功能活动，如细胞的新陈代谢，调节生长发育、生殖及衰老过程等。内分泌系统与神经系统的调节功能相辅相成，共同维持机体的内环境稳态。

第一节　内分泌系统的解剖

PPT

一、内分泌系统的组成

　　具有内分泌功能的细胞称为**内分泌细胞**，其构成的组织称为**内分泌组织**。由内分泌组织构成并主要行使内分泌功能的器官称为**内分泌腺**（endocrine gland）。内分泌腺将激素直接分泌进入血液、淋巴液或局部组织液，由体液运送到所作用的靶器官，影响其功能活动。此外，内分泌组织以细胞团或散在的细胞形式存在于一些器官组织中。人体的内分泌腺包括垂体、甲状腺、甲状旁腺、肾上腺、松果体和胸腺等（图 12 - 1）。

　　内分泌组织包括胰岛、胸腺网状上皮细胞、睾丸间质细胞、卵巢内的卵泡颗粒细胞和黄体等。

二、主要的内分泌腺

（一）垂体

　　垂体（pituitary gland）是体内最复杂、最重要的内分泌腺，不但与身体骨骼和软组织的生长有关，还影响其他内分泌腺的功能。

　　垂体位于颅底部蝶骨的蝶鞍内，重量不到 1g。垂体在第三脑室底部通过垂体柄（漏斗）与下丘脑

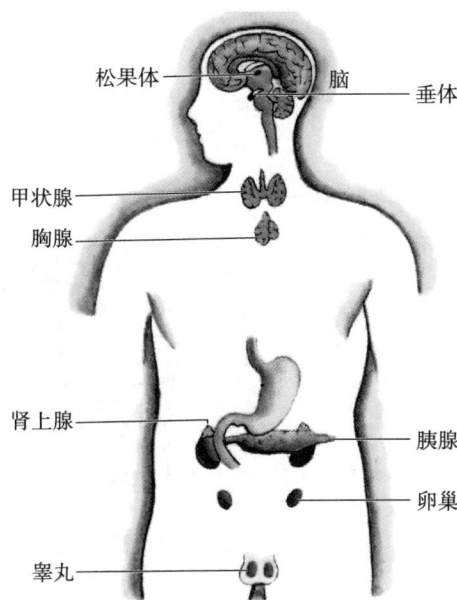

图 12 - 1　内分泌腺概况

相连。垂体分为前叶、中间部、后叶和垂体柄，垂体柄包括结节部和漏斗。前叶、中间部和结节部内主要是腺细胞，后叶充满神经组织，因此，将前叶、中间部和结节部合称为腺垂体，后叶和漏斗称为神经垂体。

垂体的血供来自颈内动脉和大脑前动脉的分支。垂体前叶经下丘脑－垂体门脉系统接受来自下丘脑的静脉血流，静脉血将下丘脑释放的激素从下丘脑的下端传递至垂体。垂体静脉回流至海绵窦。

传统上，根据细胞染色不同将垂体前叶细胞分为嫌色细胞、嗜酸性细胞和嗜碱性细胞。随着免疫化学和电子显微镜等现代技术的出现，目前分辨出 5 类细胞：分泌生长激素的生长激素细胞、分泌催乳素的催乳细胞、分泌促甲状腺激素的促甲状腺细胞、分泌黄体生成素和卵泡刺激素的促性腺激素细胞，以及分泌促肾上腺皮质激素的促皮质激素细胞。这些激素广泛控制着机体的多种功能。在垂体内也存在无活性细胞。

垂体后叶是由神经纤维和神经垂体细胞（一种神经胶质细胞）构成的，其神经纤维就是下丘脑视上核和室旁核神经元的轴突。这些轴突末梢内储存着两种激素，即血管升压素和缩宫素，当受到适宜刺激时即释放出来。

（二）甲状腺和甲状旁腺

甲状腺（thyroid gland）重 20 ~ 30g，是人体内最大的内分泌腺。位于颈前区，呈"H"形，分为左右两个侧叶，中间以峡部相连。侧叶呈锥体形，贴附在喉下部和气管上端的侧面，上达甲状软骨中部，下抵第 6 气管软骨环，峡部横跨第 2 ~ 4 气管软骨环的前方（图 12 - 2，图 12 - 3）。腺体由于血供丰富，呈现棕红色。

甲状腺由许多大小不等的圆形或椭圆形滤泡组成。显微镜下所见，滤泡由单层立方腺上皮细胞环绕而成，中心为滤泡腔。腺上皮细胞是甲状腺激素合成和释放的部位，滤泡腔内充满均匀的胶性物质，是甲状腺激素的储存库。腺体活动减弱时，腺上皮细胞呈扁平状，滤泡腔内储存物增加；如果活动亢进，滤泡上皮呈柱状，滤泡腔内储存物减少。在滤泡之间的结缔组织内存在着一种细胞称为滤泡旁细胞（甲状腺 C 细胞），分泌降钙素。

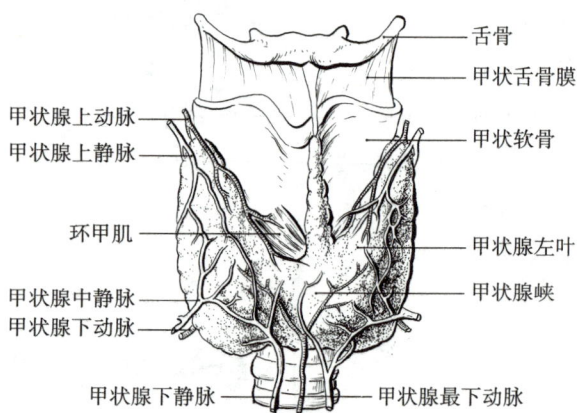

图 12 - 2　甲状腺的位置和形态（前面观）

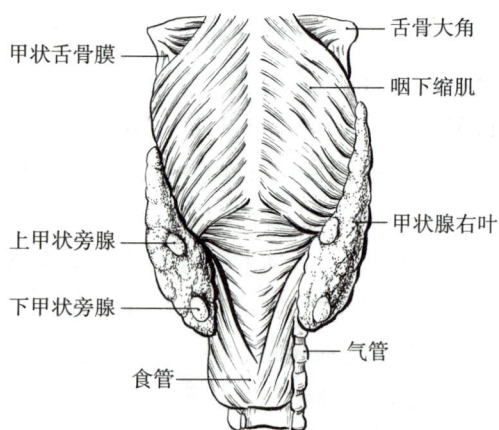

图 12 - 3　甲状腺和甲状旁腺（后面观）

甲状旁腺（parathyroid gland）为上下两对棕黄色扁椭圆形腺体，大小略似黄豆，位于甲状腺两侧叶的后面，每个重约 50mg。上面一对多位于甲状腺侧叶后面的上、中 1/3 交界处，下面一对多位于甲状腺下动脉附近。甲状旁腺的作用是分泌甲状旁腺激素。

（三）肾上腺

肾上腺（adrenal gland）位于腹膜之后，肾的内上方，与肾共同包在肾筋膜内，呈橙黄色。肾上腺左右各一，左侧为半月形，右侧似三角形或椭圆形。腺的前面有不明显的门，为神经、血管的出入之处。

肾上腺分为皮质和髓质两部分。肾上腺皮质由外向内可分为三层带，即球状带、束状带和网状带。肾上腺髓质位于肾上腺的中央，主要由排列成索状或团状的髓质细胞组成，其间有血窦和少量结缔组织。髓质细胞体积较大，呈圆形或多边形，用铬盐处理标本，胞质内可见黄褐色颗粒，故又称嗜铬细胞。从胚胎发生来看，髓质与交感神经同一来源，相当于一个交感神经节，受内脏神经节前纤维支配（属交感神经）。

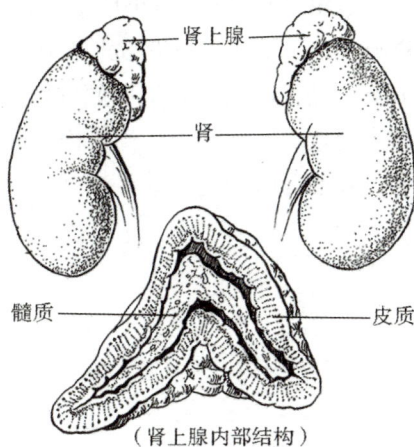

图 12 - 4　肾上腺结构

（四）胰岛

胰岛（islets of Langerhans）是胰腺的内分泌部分，呈许多大小不等、形状不定的细胞团，形如浮于海洋上的小岛屿，故称胰岛。散布在胰腺的各处，以胰尾最多。胰腺中有数十万到一百多万个胰岛，占胰腺总体积的 1% ~ 2%。胰岛细胞按其染色和形态学特点，分为 A（α）、B（β）、D（δ）及 PP 细胞。

（五）胸腺

胸腺（thymus）位于胸骨上部的后方、主动脉的前方。胸腺在出生前可达到 10 ~ 15g，出生后继续发育。到青春期后，胸腺开始退化萎缩，且逐渐被纤维组织和脂肪组织取代。

（六）松果体

松果体（pineal body）又称松果腺（pineal gland），因形似松果而得名。松果体位于胼胝体的后下方，中脑的左右上丘形成的凹陷内，第三脑室的后上方，通过松果体柄与第三脑室后丘脑顶部相连接（图 12 - 5）。

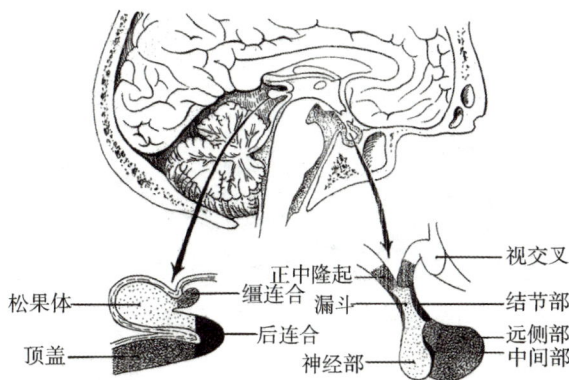

图 12 - 5　垂体和松果体

第二节　激　素

PPT

激素（hormone）是由内分泌腺或器官组织的内分泌细胞所合成和分泌，以体液为媒介，在细胞之间递送调节信息的高效能生物活性物质。激素通过其特有的传递方式和作用机制，参与调节机体的新陈代谢、生长发育和生殖等功能活动，对维持机体稳态发挥重要作用。

多数内分泌细胞通常只分泌一种激素，但也有少数可合成和分泌多种激素，如腺垂体的促性腺激素细胞可分泌卵泡刺激素和黄体生成素。同一内分泌腺也可以合成和分泌多种激素，如腺垂体；同一种激素又可由多部位组织细胞合成和分泌，如生长抑素分别可在下丘脑、甲状腺、胰岛和肠黏膜等部位合成和分泌。

一、激素的传递方式

经典概念认为，激素通过血流将所携带的调节信息递送至机体远处的靶细胞，实现长距细胞通讯，因此内分泌也称远距分泌。但现代研究表明，充当远程信使不再是激素传输调节信息的唯一途径，激素还可通过旁分泌、自分泌、神经分泌等短距细胞通讯方式传递信息（图 12 - 6）。

远距分泌（telecrine）是指激素被分泌入血液后，经血液循环运输到远距离的靶细胞发挥作用。**旁分泌**（paracrine）是指激素被分泌至细胞外后，通过组织液扩散而作用于邻近的靶细胞。**自分泌**（autocrine）是指激素被分泌后原位作用于分泌该激素的细胞。有的时候，激素可以不释放，直接在分泌该激素的细胞内发挥作用，称为**内在分泌**（intracrine）。**神经分泌**（neurocrine）是指某些神经元可以合成激素，激素可沿轴突借轴浆流动运送至末梢而释放入血液，经血液输送发挥作用。

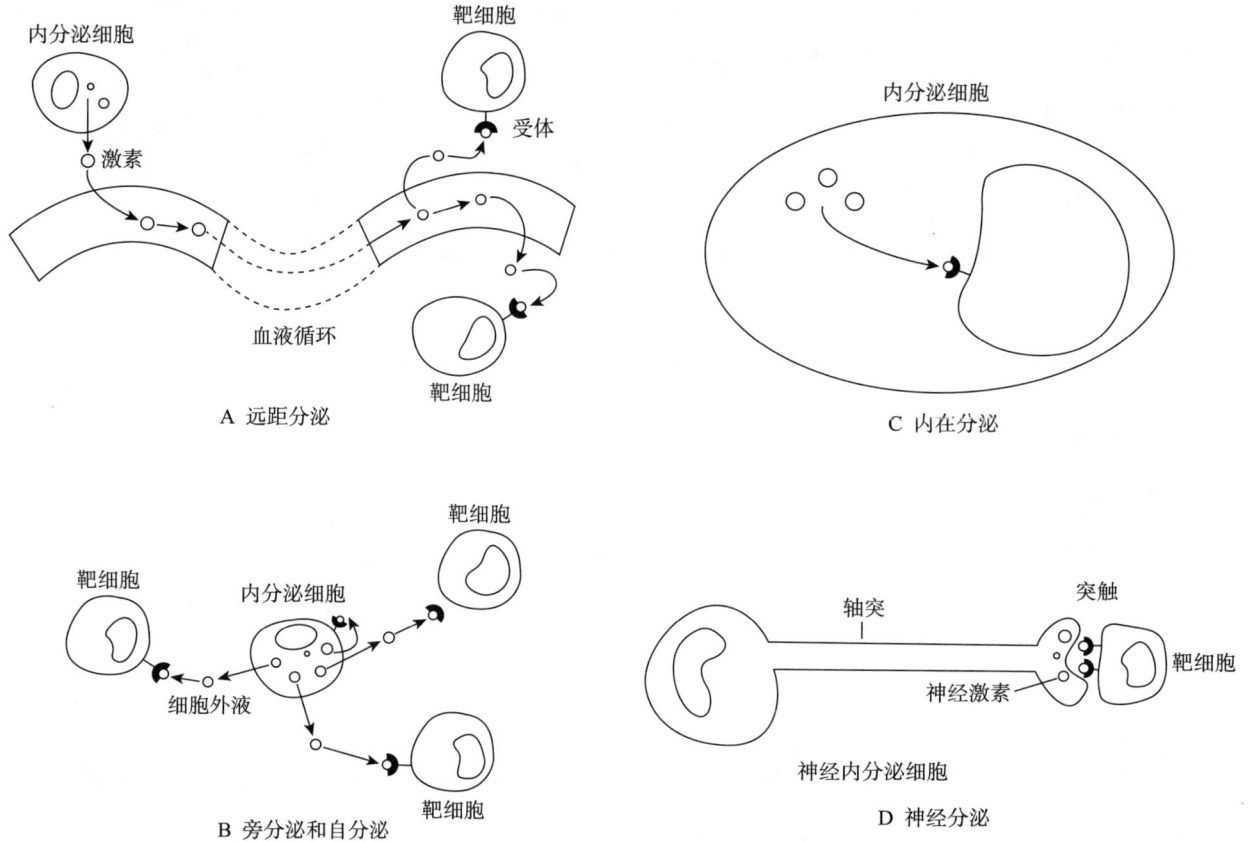

图 12 - 6　激素传递的方式

二、激素的分类

激素的分类方法有多种，按化学结构，将激素分为三大类：第一类是胺类激素，如肾上腺素、去甲肾上腺素和褪黑素；第二类是肽类和蛋白质类激素，如血管升压素和缩宫素是肽类激素，胰岛素是蛋白质类激素；第三类是脂类激素，包括类固醇激素、固醇类激素和脂肪酸衍生物二十烷酸类（eicosanoid）激素等，如皮质醇、睾酮属于类固醇激素，花生四烯酸（arachidonic acid，AA）转化而成的前列腺素族（prostaglandin，PG）和白三烯类（leukotriene，LT）物质属于二十烷酸类激素。

三、激素作用的共同特征

激素虽然种类很多，作用复杂，但它们在对靶组织发挥调节作用的过程中，具有一些共同的特点。

（一）信息传递作用

激素是一种信使物质，它携带了某种特定含义的信号，仅起传递某种信息的作用。由内分泌细胞发布的调节信息以分泌激素的方式递送给靶细胞，启动靶细胞固有的、内在的一系列生物效应，激素并不作为底物或产物直接参与细胞的物质与能量代谢反应过程。在发挥作用过程中，激素对其所作用的细胞既不赋予新功能，也不提供额外能量。例如，生长激素促进细胞增殖与分化，甲状腺激素增强多数细胞的物质与能量代谢，胰岛素降低血糖等，这些都是通过诱导靶细胞的固有功能而实现的。

（二）相对特异性

激素被分泌进入血液运送到全身各个部位，但只选择性地作用于某些器官、组织和细胞。激素选择作用的细胞称为靶细胞，激素与靶细胞膜上受体特异识别结合后，经细胞信号转导产生特定的生理效应。有些激素作用的特异性很强，如促性腺激素只作用于性腺。有些激素作用广泛，如甲状腺激素、生长激素等，受体存在于多种靶细胞上，因此它们几乎对全身组织细胞的代谢过程都发挥调节作用。

（三）高效能生物放大效应

生理状态下，激素在血中浓度很低，一般为 $10^{-12} \sim 10^{-7}$ mol/L，但其生物作用显著。激素与受体结合后，在细胞内发生一系列酶促放大作用，一个接一个，逐级放大效应，形成一个效能极高的生物放大系统。例如，1mol 胰高血糖素通过 cAMP – PKA 通路引起肝糖原分解，可生成 3×10^6 mol 葡萄糖，其生物效应约放大 300 万倍。生物放大效能也表现在激素的轴系调节系统，如在下丘脑 – 腺垂体 – 肾上腺皮质轴系的活动中，$0.1\mu g$ 促肾上腺皮质激素释放激素可使腺垂体释放 $1\mu g$ 促肾上腺皮质激素，后者再引起肾上腺皮质分泌 $40\mu g$ 糖皮质激素，最终可产生约 $6000\mu g$ 糖原储备的细胞效应。因此，体液中激素含量虽低，但其作用十分强大，所以体液中激素浓度维持相对的稳定，对发挥激素的正常调节作用极为重要。

若内分泌腺分泌的激素增多或减少，都会引起机体功能明显异常，分别称为该内分泌腺功能亢进或减退。

（四）激素间的相互作用

内分泌腺体和分泌激素的细胞遍布全身，各种激素又都以体液为媒介递送信息，所产生的效应总会相互影响，彼此关联。

协同作用（synergistic action）是指多种激素联合作用对某一生理功能所产生的总效应大于各激素单独作用所产生效应的总和。例如，生长激素、肾上腺素、糖皮质激素和胰高血糖素都具有升高血糖的作用，它们共同作用时，在升高血糖的效应上远远超过了它们各自单独的作用，所以它们有着协同作用。

拮抗作用（antagonistic action）是指不同激素对某一生理功能产生相反的作用。例如，胰高血糖素的升血糖效应与胰岛素的降血糖效应相拮抗；甲状旁腺激素的升血钙效应与降钙素的降血钙效应相拮抗。

允许作用（permissive action）是指激素对其他激素的支持作用，有些激素虽然本身不影响组织器官的某些功能，但它的存在却是其他激素作用的必要基础。糖皮质激素是广泛发挥允许作用的一种激素，它的存在是其他许多激素呈现调节效应的基础，例如糖皮质激素本身无缩血管作用，但它缺乏或不足时，儿茶酚胺类激素对心血管的作用就难以充分发挥，这可能是由于糖皮质激素可调节儿茶酚胺类受体的表达或者调节受体后的信号转导通路，而表现出对儿茶酚胺类激素作用的调节和支持。

竞争作用（competitive action）是指化学结构相类似的激素通过竞争结合同一受体，而发生竞争性作用。一些化学结构相类似的激素能竞争同一受体的结合位点。如盐皮质激素（醛固酮）与孕激素在结构上有相似性，盐皮质激素和孕激素都可结合盐皮质激素受体，但盐皮质激素与盐皮质激素受体的亲和力远高于孕激素，因此盐皮质激素在较低浓度就可发挥作用。当孕激素的浓度较高时，可竞争结合盐皮质激素受体，而减弱盐皮质激素的作用。

四、激素的作用机制

激素作为细胞间的化学信使物质，将信息传递到靶细胞并产生调节效应是通过激素与靶细胞的受体结合；启动细胞信号转导过程；细胞功能活动发生相应的改变。激素发挥其生物学作用，需要识别并结合特异性受体，激素的受体有的分布在细胞膜表面，如多数含氮类激素的受体；有的则分布在细胞内，如类固醇激素和甲状腺激素的受体。

（一）含氮类激素的作用机制

多数含氮类激素不能通过细胞膜进入细胞，只能与靶细胞膜表面的特异性受体结合，启动细胞的跨膜信号转导过程，发挥生物效应。这种跨膜信号转导过程借助 G 蛋白耦联受体介导的跨膜信号转导、酶耦联型受体或通道介导的跨膜信号转导等来实现。

（二）类固醇激素作用机制

类固醇激素的分子量小、脂溶性高，可透过细胞膜进入细胞。激素与胞内受体结合成激素－受体复合物。受体蛋白发生构型变化，获得进入核内的能力，由胞质转移至核内，以二聚体形式与靶基因上特定位置的激素反应元件结合，促进或抑制特定基因的转录，进而增加或减少特殊功能蛋白质的合成而引起相应的生物效应。

甲状腺激素虽属含氮激素，但它可进入细胞，与核受体结合调节基因表达。近年发现，一些细胞膜上也存在某些类固醇激素受体或结合位点，如在神经元上发现糖皮质激素的膜受体。

（三）靶细胞激素受体的敏感性

激素与受体的结合是其发挥生物效应的关键。激素与受体间的相互作用取决于：血中激素的浓度、靶细胞的受体密度和激素与受体的亲和力。三种因素可相互影响，引起激素作用的增强或减弱。靶细胞受体的数量及与受体的亲和力会随激素浓度的变化出现相应的改变。如果激素使受体数量和与激素的亲和力增加，称为上调；反之，称为下调。一种激素还可能对其他激素的受体进行调节，如孕激素可使子宫内膜细胞的雌激素受体减少，从而对抗雌激素的作用；而雌激素却使细胞产生更多的孕激素受体，从而增强靶细胞对孕激素的反应。

五、激素分泌的调节

激素是实现内分泌系统整合功能的基础，其分泌不仅表现自然的节律性，也受多种机制的调节。调节激素分泌的因素包括体液调节、神经调节及其他多种因素的调节。

（一）激素的基础分泌具有生物节律性

许多激素具有节律性分泌的特征，短者以分钟或小时为周期的脉冲式分泌，多数表现为昼夜节律性分泌；长者以月、季度等为周期的分泌。如一些腺垂体激素为脉冲式的分泌，且与下丘脑调节肽的分泌同步；生长激素和皮质醇等的分泌具有明显的昼夜节律性；女性的性激素呈月周期性分泌；甲状腺激素的分泌甚至存在季节性周期波动。激素分泌的这种节律性受到体内生物钟的控制，下丘脑视交叉上核可能具有生物钟的作用。

（二）激素分泌的调节

机体通过神经和体液途径调节激素分泌以适应整体功能的需求。

1. 激素的调节

（1）直接反馈调节　很多激素都参与体内物质代谢的调节，这些物质代谢导致的血液中理化性质的变化，又反过来调节相应激素的分泌水平，形成直接反馈效应。如甲状旁腺激素可促进骨钙入血，引起血钙升高；而血钙升高则可负反馈性引起甲状旁腺激素分泌减少，从而维持血钙水平的稳态。这种激素作用所致的终末效应对激素分泌的影响能更直接、及时地维持血中某种成分浓度的相对稳定。

有些激素的分泌受自我反馈的调控，例如，当钙三醇生成增加到一定程度时即可抑制细胞内的 1α-羟化酶活性，限制钙三醇的生成和分泌，从而使血中钙三醇水平维持稳态。此外，有些激素的分泌直接受功能相关联或相抗衡的激素的影响，如胰岛 A 细胞分泌的胰高血糖素和 D 细胞分泌的生长抑素可以抑制 B 细胞分泌胰岛素，胰岛素和生长抑素也可以通过旁分泌方式影响 A 细胞分泌胰高血糖素。通过这些激素的相互作用，共同维持血糖的相对稳定。

（2）轴系反馈调节　一些激素常可影响其他激素的分泌，最典型的是腺垂体激素的分泌受下丘脑激素的调节，而腺垂体激素又调节其他靶腺的分泌活动，形成下丘脑－垂体－靶腺轴。通过此调节轴可以把下丘脑的信息转达到其他腺体，在此过程中还可实现生物效应的放大。

下丘脑－垂体－靶腺轴内高位激素对下位内分泌活动具有促进作用，而下位激素对高位内分泌活动多起抑制性作用，从而形成具有自动控制能力的反馈环路，使血中激素的浓度不至于过高或过低，维持激素分泌量的稳定。利用这种反馈调节模式，可人为干预激素的分泌。例如，用雌激素类似物可反馈抑制下丘脑－垂体－性腺轴上的垂体促性腺激素的分泌，阻碍卵泡发育成熟和抑制雌激素分泌，从而达到避孕的目的。

2. 神经调节　
神经系统活动可直接调控体内多种内分泌腺或内分泌细胞的分泌功能。如在应急状态下，交感神经兴奋，使肾上腺髓质分泌肾上腺素增多；餐后副交感神经兴奋，刺激胰岛素分泌，进而促进糖原、脂肪和蛋白质合成。婴儿吸吮乳头通过神经反射引起催乳素分泌增加，胎儿分娩过程中对宫颈刺激可以反射性引起缩宫素释放，这些神经－内分泌调节方式调控生理功能，共同维持机体内环境稳态。

第三节　下丘脑与垂体的结构和功能联系

研究表明，神经系统的活动能引起内分泌功能的变化，例如，情绪紧张可以使妇女月经失调，紧张的考试可以使血中促肾上腺皮质激素增多。控制内分泌活动的主要部位位于下丘脑。下丘脑和垂体位于大脑底部，两者在结构和功能上都有着密切的联系。垂体可分为腺垂体和神经垂体。

一、下丘脑与垂体的结构联系

（一）下丘脑与腺垂体的联系－垂体门脉系统

下丘脑和腺垂体之间没有直接的神经结构联系，但存在独特的血管网络，即垂体门脉系统。垂体上动脉自基底动脉环发出后进入下丘脑，在正中隆起处形成毛细血管网（第一级毛细血管），随后汇集成数条垂体门微静脉，通过垂体柄下行至腺垂体，于腺垂体再次分成毛细血管网（第二级毛细血管），形成**垂体门脉系统**（hypophyseal portal system）。由第二级毛细血管网汇合而成的垂体静脉出腺垂体汇入邻近的静脉。下丘脑神经内分泌细胞的轴突末梢与垂体门脉系统的第一级毛细血管网接触，其释放的神经激素可通过第一级毛细血管进入垂体门微静脉，运送到腺垂体，再从第二级毛细血管网透出，作用于腺垂体的内分泌细胞。这样，垂体门脉系统完成了下丘脑与腺垂体之间的激素运送（图12-7）。下丘脑与腺垂体之间的结构联系构成了一个完整的功能单位。

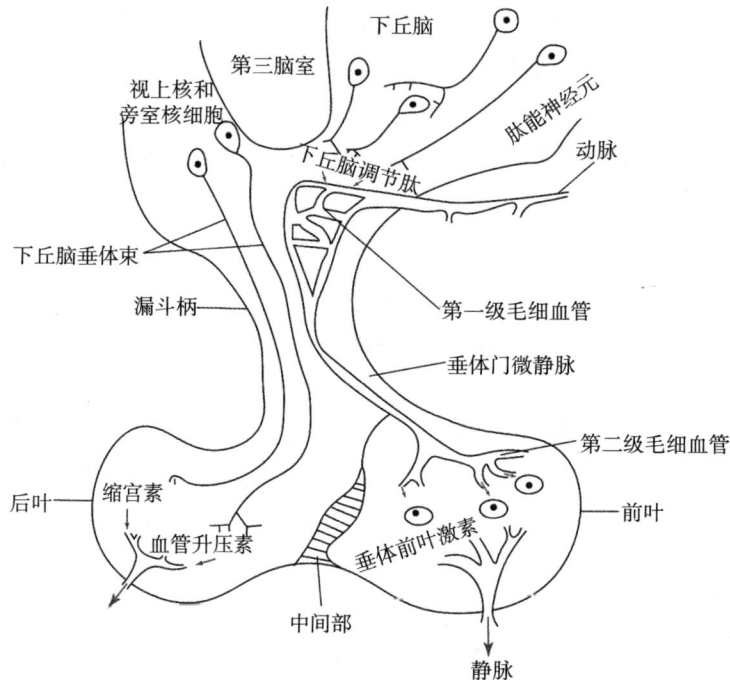

图 12-7　下丘脑与垂体间联系示意图

（二）下丘脑与神经垂体的联系－下丘脑垂体束

下丘脑视上核和室旁核等核团的神经元发出神经纤维，经垂体柄下行至神经垂体，终止于神经垂体内的毛细血管壁上，这些神经纤维构成下丘脑垂体束。神经垂体由神经纤维和神经胶质细胞组成，无腺细胞，不具有分泌功能。

视上核与室旁核合成的血管升压素和缩宫素与同时合成的神经垂体激素运载蛋白形成复合物，经下丘脑垂体束运到神经垂体，并在此储存，受到适宜刺激时，由神经垂体释放入血。因此，下丘脑的视上核、室旁核和神经垂体构成一个完整的分泌单位。

二、下丘脑促垂体区分泌的调节肽

下丘脑内侧基底部主要由正中隆起和弓状核等组成，属于下丘脑的促垂体区。此区域的肽能神经元可分泌一些神经肽，这些肽经垂体门脉到达腺垂体，调节腺垂体的分泌功能，称为下丘脑调节肽，或者下丘脑神经激素。这些激素的命名是根据它所调节的腺垂体激素名称加上其功能，即促释放激素或释放抑制激素。

1. 促甲状腺激素释放激素（thyrotropin - releasing hormone，TRH）　是由 3 个氨基酸组成的肽，主要作用于腺垂体，促进促甲状腺激素分泌，形成下丘脑－腺垂体－甲状腺功能轴。此外，TRH 也可促进催乳素的分泌，但是否参与催乳素的生理调节，尚不能肯定。

2. 促肾上腺皮质激素释放激素（corticotropin - releasing hormone，CRH）　是由 41 个氨基酸组成的肽，其主要作用是促进腺垂体合成与释放促肾上腺皮质激素，促进肾上腺皮质分泌肾上腺皮质激素，形成下丘脑－腺垂体－肾上腺皮质功能轴。

3. 促性腺激素释放激素（gonadotropin - releasing hormone，GnRH）　是由 10 个氨基酸组成的

肽，促进腺垂体合成与释放促性腺激素——卵泡刺激素和黄体生成素。卵泡刺激素和黄体生成素促进女、男性腺分别生成卵子、精子以及分泌雌、雄性激素，形成下丘脑－腺垂体－性腺功能轴。

4. 生长激素释放激素（growth hormone–releasing hormone，GHRH）　是由 44 个氨基酸组成的肽，仅促进腺垂体分泌生长激素。

5. 生长激素释放抑制激素（growth hormone release–inhibiting hormone，GHIH）　也称生长抑素（somatostatin，SS），其分子形式多样，主要为环状的 14 肽（SS14），还有 28 肽（SS28）。生长抑素主要是抑制垂体生长激素的分泌，还可抑制卵泡刺激素、黄体生成素和促甲状腺激素等的分泌以及抑制胰岛素、胰高血糖素、肾素、甲状旁腺激素以及降钙素的分泌。

6. 催乳素释放激素（prolactin–releasing hormone，PRH）　是由 31 个氨基酸组成的肽，可以促进腺垂体分泌催乳素。

7. 催乳素释放抑制激素（prolactin release–inhibiting hormone，PIH）　即多巴胺，可以抑制腺垂体分泌催乳素。

8. 促黑素细胞激素释放激素（melanophore stimulating hormone–releasing hormone，MRH）可以促进腺垂体分泌促黑素细胞激素（melanocyte stimulating hormone，MSH）。

9. 促黑素细胞激素抑制激素（melanophore stimulating hormone release–inhibiting hormone，MIH）　可以抑制腺垂体分泌促黑素细胞激素。

三、腺垂体分泌的激素

腺垂体含三类内分泌细胞：嗜酸性细胞、嗜碱性细胞和嫌色细胞。嗜酸性细胞包括生长激素分泌细胞和催乳素分泌细胞；嗜碱性细胞包括促甲状腺激素、促肾上腺皮质激素和促性腺激素分泌细胞；嫌色细胞约占细胞总数的 50%，可分泌多种细胞因子。腺垂体结节部很小，中间部能分泌促黑素细胞激素。

腺垂体可分泌 7 种激素：生长激素、催乳素、促黑素细胞激素、促甲状腺激素、促肾上腺皮质激素、卵泡刺激素和黄体生成素。

（一）生长激素

人生长激素（growth hormone，GH）是由 191 个氨基酸残基构成的多肽，生长激素具有种属特异性，不同种属的生长激素化学结构及免疫特性有较大差别。人生长激素和人催乳素有较高的结构同源性，两者作用有一定的交叉重叠。生长激素有较弱的泌乳启动作用，而催乳素有较弱的促生长作用。

1. 生长激素的作用

（1）促进生长发育　生长激素几乎对所有组织和器官的生长都有促进作用。一方面促进骨骼的生长，使身材高大；另一方面促进蛋白质合成使肌肉发达。生长激素可使肝合成生长介素（somatomedin，SM），也称胰岛素样生长因子（insulin–like growth factors，IGFs）的多肽。生长激素通过生长介素发挥其促生长作用，生长介素可以促进细胞摄取氨基酸，加速细胞蛋白质合成，促进全身多数器官细胞的数目和大小增加；促进软骨组织生长和骨化，同时促进骨基质沉积，促进骨骼生长。生长激素对肝细胞、骨骼肌细胞和成纤维细胞等其他细胞也有促生长的作用，但对神经细胞的生长和发育没有明显影响。

摘除垂体的幼年动物生长会迟滞，但及时补充生长激素则可使之恢复生长发育。幼年时期生长激素分泌不足将导致生长停滞，身材矮小，但智力正常，这类患者被称为**侏儒症**（dwarfism）。相反，幼年期生长激素分泌过多，则使身材发育过于高大，称为**巨人症**（gigantism）。成年后，如果生长激素分泌过多，表现为手足粗大，指趾末端如杵状、鼻大唇厚、下颌突出及内脏器官增大等现象，称为**肢端肥大症**（acromegaly）。这主要由于骨骺已闭合，长骨不再生长，但结缔组织中的透明质酸和硫酸软骨素聚集则会使面部和内脏器官肥大，肢端的短骨、颅骨及软组织异常生长。

（2）对代谢的影响　生长激素参与对物质代谢和能量代谢的调节，此作用生长介素无关。生长激素通过使 DNA、RNA 合成加速，促进蛋白质的合成，有利于机体的生长和修复。同时使储存状态的脂肪进入细胞，将脂肪作为燃料供应能量，减少葡萄糖的消耗。促进脂肪分解氧化，使机体由糖提供能量转向由脂类提供能量。生长激素通过对抗胰岛素的作用使外周组织细胞对糖的摄取和利用减少，糖原分解增加，导致血糖升高。

2. 生长激素分泌的调节

（1）下丘脑对生长激素分泌的调节　生长激素的分泌受下丘脑生长激素释放激素和生长激素抑制激素的双重调节，生长激素释放激素促进生长激素分泌，而生长激素抑制激素则抑制生长激素的分泌，通常以生长激素抑制激素作用占优势。

（2）反馈调节　不仅生长激素对下丘脑和腺垂体产生负反馈调节作用，而且生长激素释放激素对其自身释放也有反馈调节作用。研究证明，胰岛素样生长因子对生长激素的分泌也有负反馈调节作用。

（3）其他因素影响　①睡眠：生长激素在慢波睡眠时相分泌增加，故生长激素分泌模式与慢波睡眠同步；②代谢因素：血糖降低、血中氨基酸浓度和脂肪酸浓度升高，都可使生长激素分泌增多；③激素的作用：甲状腺激素、胰高血糖素、雌激素和雄激素均能促进生长激素的分泌，皮质醇则抑制生长激素分泌。此外，应激反应时生长激素分泌增加，运动可促进生长激素的分泌。

（二）催乳素

1. 催乳素的作用　催乳素（prolactin，PRL）是含有 199 个氨基酸的多肽，结构与生长激素相似，其作用广泛，主要有以下生理作用。

（1）促进泌乳　催乳素能促进乳腺生长发育，引起并维持乳腺泌乳。在女性青春期，乳腺的发育主要是性激素和其他激素的协同作用。妊娠时，催乳素与雌激素、绒毛膜生长素以及孕激素等进一步促进乳腺发育，使泌乳条件逐渐成熟，但并不泌乳，待分娩后，催乳素才发挥始动和维持乳腺分泌的作用。

（2）对性腺的作用　催乳素可刺激黄体生成素受体的生成，促进排卵、黄体生成及孕激素与雌激素的分泌。在男性体内，催乳素促进前列腺及精囊的生长，还可增强黄体生成素对间质细胞的作用，使睾酮合成增加。

（3）影响机体免疫功能　促进 B 细胞分泌抗体，还可以刺激巨噬细胞的吞噬功能。

（4）影响胎儿生长发育　调节羊水量和其中的渗透压，使胎儿肺泡卵磷脂增加，从而影响胎儿的生长和发育。

（5）参与应激反应　在应激状态下，血中催乳素浓度可有不同程度的升高，是应激反应中腺垂体分泌的激素之一。

2. 催乳素分泌的调节

（1）催乳素受下丘脑双重控制　催乳素释放激素促进其分泌；催乳素抑制激素抑制其分泌，后者功能占优势。

（2）神经内分泌反射　婴儿吸吮母亲乳头时刺激乳头感觉神经末梢，冲动传到下丘脑促使催乳素释放激素分泌，接着引起催乳素分泌。刺激停止后催乳素的分泌减少或停止。

（3）应激时的调控　在应激状态，催乳素往往与促肾上腺皮质激素、生长激素分泌增加同时出现，应激刺激停止后，三者都逐渐恢复正常水平。

四、神经垂体释放的激素

（一）血管升压素

生理状态下，血管升压素（vasopressin，VP）浓度很低，几乎没有收缩血管引起血压升高的作用，对正常血压调节没有重要意义，但在机体脱水或大失血等病理情况下，血浆中血管升压素浓度显著增加，引起全身小动脉收缩，使血压升高。通常在生理情况下，血浆中血管升压素主要表现为抗利尿作用，因此又称为抗利尿激素（antidiuretic hormone，ADH）。

（二）缩宫素

缩宫素（oxytocin，OXT）的主要靶器官是乳腺和子宫。

1. 缩宫素的作用

（1）对乳腺的作用　缩宫素是排乳的关键激素。哺乳分为两个过程：泌乳和排乳。哺乳期乳腺主要在催乳素的作用下不断分泌乳汁，并储存于腺泡内；排乳则是典型的神经内分泌反射，称为排乳反射。婴儿吸吮乳头时通过刺激乳头感觉神经末梢，神经冲动传到下丘脑后，兴奋缩宫素神经元，神经冲动经下丘脑－垂体束传至神经垂体，使缩宫素释放入血，引起乳腺周围肌上皮细胞收缩，促进乳腺排乳。此外，缩宫素还有维持哺乳期乳腺生长发育的作用。

（2）对子宫的作用　缩宫素可使子宫平滑肌收缩，妊娠晚期的子宫对其敏感，可促进由子宫底向子宫颈方向的节律性收缩，有助于胎儿的娩出。雌激素能增加子宫对缩宫素的敏感性，而孕激素的作用则相反。临床上缩宫素用于诱导分娩及防止产后出血。未孕子宫对其不敏感。

2. 缩宫素分泌的调节　缩宫素的分泌调节以神经调节形式为主。下丘脑视上核与室旁核合成的缩宫素与同时合成的神经垂体激素运载蛋白形成复合物，经下丘脑垂体束运到神经垂体，并在此储存。受到适宜刺激时（如婴儿吸吮乳头），神经冲动经下丘脑－垂体束传至神经垂体，使缩宫素释放入血。

第四节　甲状腺

甲状腺是人体最大的内分泌腺，其基本组织结构是由许多大小不等的圆形或椭圆形滤泡构成。滤泡壁由单层立方上皮围成，中心为滤泡腔，滤泡腔内存有胶质，主要成分为甲状腺球蛋白。滤泡上皮细胞能合成和释放甲状腺激素。在甲状腺滤泡之间和滤泡上皮之间有滤泡旁细胞，又称 C 细胞，可分泌降钙素。

一、甲状腺激素的合成和代谢

（一）甲状腺激素的合成

甲状腺激素（thyroid hormone，TH）主要包括甲状腺素（thyroxine）［又称四碘甲腺原氨酸（3,5,3′,5′-tetraiodothyronine，T_4）］和三碘甲腺原氨酸（3,5,3′-triiodothyronine，T_3）两种，它们都是酪氨酸碘化物。甲状腺激素合成的基本过程是对甲状腺球蛋白（thyroglobulin，TG）上的酪氨酸残基进行碘化，所以合成甲状腺激素的原料为碘和酪氨酸。人每天从食物中摄碘 100~200 μg，甲状腺含碘总量约 8000 μg，占全身碘量的90%。因此，甲状腺与碘代谢的关系极为密切。甲状腺激素的合成过程包括以下五步（图 12-8）。

1. 甲状腺球蛋白的合成　甲状腺球蛋白在甲状腺滤泡上皮细胞合成，然后被释放到甲状腺滤泡中储存。

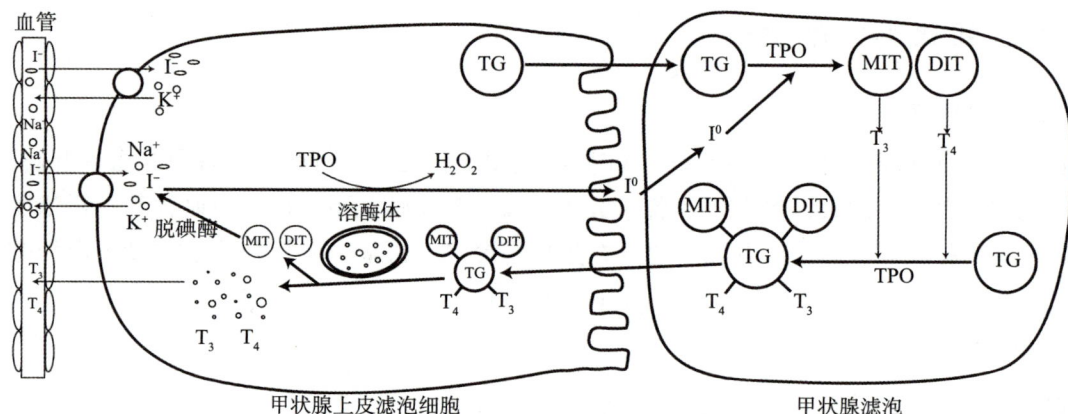

图 12 - 8　甲状腺激素的合成和分泌

2. 甲状腺滤泡的聚碘　在甲状腺滤泡上皮细胞基底侧膜上存在着碘转运蛋白，依赖钠泵活动提供能量，将血液中的碘主动转运至滤泡上皮细胞内。

3. 碘的活化　摄入滤泡上皮细胞的碘离子，在甲状腺过氧化酶（thyroid peroxidase，TPO）的催化下被氧化为活化碘，活化的部位在滤泡上皮细胞顶端膜微绒毛与滤泡腔交界处。I^- 的活化是碘得以取代酪氨酸残基上氢原子的先决条件。如先天缺乏过氧化酶，I^- 不能活化，将使甲状腺激素合成发生障碍。

4. 酪氨酸碘化　活化的 I^- 再在甲状腺过氧化酶催化下使甲状腺球蛋白上的酪氨酸残基碘化，首先在酪氨酸苯环的 3 位加碘生成一碘酪氨酸（monoiodotyrosine，MIT），再在 5 位加碘形成二碘酪氨酸（diiodotyrosine，DIT）。

5. 碘化酪氨酸的耦联　在甲状腺球蛋白分子上，两个分子的二碘酪氨酸在甲状腺过氧化酶催化下，耦联生成 T_4；一个分子的一碘酪氨酸与另一个分子的二碘酪氨酸发生耦联，形成 T_3。甲状腺过氧化酶的作用是促进碘活化、酪氨酸残基碘化及碘化酪氨酸的耦联等，所以甲状腺过氧化酶对甲状腺激素的合成起关键作用。抑制甲状腺过氧化酶活性的药物，如硫脲嘧啶可抑制甲状腺激素的合成，可用于治疗甲状腺功能亢进。

（二）甲状腺激素的储存、释放、运输和代谢

1. 储存　甲状腺激素在滤泡腔内以胶质的形式储存，储存的量很大，可供机体利用 50~120 天，因此应用抗甲状腺药物时，用药时间需要较长才能起效。

2. 释放　甲状腺受到促甲状腺激素刺激，通过吞饮作用将 T_4、T_3 及其他含碘化酪酸残基的甲状腺球蛋白胶质小滴吞入滤泡上皮细胞内，然后在溶酶体蛋白水解酶的作用下，甲状腺球蛋白水解，使 T_4、T_3 及一碘酪氨酸/二碘酪氨酸得以释放。释放的 T_3 和 T_4 迅速进入血液。T_4 每日分泌量为 80~100μg，T_3 为 4~6μg，一碘酪氨酸和二碘酪氨酸则在脱碘酶的作用下脱碘，脱下的碘再重新利用。

3. 运输　T_4 释放入血后，在血液中运输形式有两种：一种是与血浆蛋白结合，一种则呈游离状态，两者之间可互相转化；游离的甲状腺激素在血液中含量甚少，然而正是这些游离的激素才能进入细胞发挥作用，结合型的甲状腺激素是没有生物活性的。能与甲状腺激素结合的血浆蛋白有三种：甲状腺激素结合球蛋白（thyroxine - binding globulin，TBG）、甲状腺激素结合前白蛋白（thyroxine - binding prealbumin，TBPA）与白蛋白。它们可与 T_4 和 T_3 发生不同程度的结合。血液中 T_4 有 99.8% 是与蛋白质结合。血中 T_4 与甲状腺激素结合球蛋白的结合受甲状腺激素结合球蛋白含量与 T_4 含量变化的影响，甲状腺激素结合球蛋白在血浆中的浓度为 10mg/L，可以结合 T_4 的量为 100~260μg。T_3 与各种蛋白的亲和力小得多，主要与甲状腺激素结合球蛋白结合，但也只有 T_4 结合量的 3%。所以，T_3 主要以游离形式存在。

4. 代谢　血浆 T_4 半衰期为 7 天，T_3 半衰期为 1.5 天，20% 的 T_4 与 T_3 在肝内降解，与葡萄糖醛酸或

硫酸结合后，经胆汁排入小肠，在小肠内重吸收极少，绝大部分被小肠液进一步分解，随粪便排出。其余 80% 的 T_4 在外周组织脱碘酶的作用下，转变为 T_3。血液中的 T_3 有 75% 由 T_4 转化而来，其余来自甲状腺。T_4 脱碘变成 T_3，是 T_3 的主要来源。由于 T_3 的活性比 T_4 大 5 倍，所以脱碘酶的活性将影响 T_4 在组织内发挥作用。

二、甲状腺激素的作用

甲状腺激素可与全身大多数细胞的特异受体结合发挥生物效应，是维持机体功能活动的基础性激素。T_3 与受体的亲和力约为 T_4 的 10 倍，因此 T_3 的作用更强。

（一）产热效应

甲状腺激素可提高大多数组织的耗氧率，增加产热效应。这种产热效应可能由于甲状腺激素能增加细胞膜上钠泵的合成及其活力，后者是一个耗能过程。T_4 使基础代谢率增高，1mg 的 T_4 可增加产热 4300kJ。甲状腺激素也能促进脂肪酸氧化，产生大量的热能，提高基础代谢率。甲状腺功能亢进患者的基础代谢率可增高 35% 左右；而功能低下患者的基础代谢率可降低 15% 左右。

（二）对三大营养物质代谢的影响

1. 蛋白质代谢　甲状腺激素促进蛋白质与各种酶的生成，特别是肌肉、肝与肾的蛋白质合成，这对儿童的生长、发育十分重要。甲状腺激素分泌不足时，蛋白质合成减少，组织间黏蛋白沉积，可引起黏液性水肿；但甲状腺激素分泌过多时，则加速蛋白质分解，特别是促进骨骼肌和骨的蛋白质分解，因而消瘦无力、血钙升高和骨质疏松。

2. 糖代谢　甲状腺激素能够促进小肠黏膜对糖的吸收，加速糖原分解，促进肝糖异生，并能增强肾上腺素、胰高血糖素、皮质醇和生长激素的升糖作用。但同时，甲状腺激素还可加强外周组织对糖的利用，提高糖氧化相关酶的活性，促进糖氧化，又起到降低血糖的作用。甲状腺功能亢进时，血糖常先升高，甚至出现糖尿，但随后血糖又迅速降低。

3. 脂肪代谢　甲状腺激素促进脂肪酸氧化，增强儿茶酚胺与胰高血糖素对脂肪的分解作用；既促进胆固醇的合成，又可通过肝加速胆固醇的降解，且分解的速度更快。所以，甲状腺功能亢进患者血中胆固醇含量低于正常。甲亢时，由于蛋白质、糖和脂肪的分解代谢增强，患者常感饥饿，食欲旺盛，但明显消瘦。

（三）对生长发育的影响

甲状腺激素是促进生长发育必需的激素。促进生长发育作用最明显是在婴儿时期，在出生后 4 个月内影响最大。它主要促进骨骼、脑和生殖器官的生长发育。若没有甲状腺激素，垂体的生长激素也不能发挥作用。并且，当甲状腺激素缺乏时，垂体生成和分泌生长激素也减少。所以先天性或幼年时缺乏甲状腺激素，可引起**克汀病**（cretinism，又称呆小症），表现为患者的骨生长停滞而身材矮小，上、下半身的长度比例失常，上半身所占比例超过正常人，并且智力低下（神经细胞树突、轴突、髓鞘以及胶质细胞生长发生障碍，所以导致脑发育不全），以及性器官发育不成熟。患者必须在出生后 3 个月左右即补充甲状腺激素，迟于此时期，则治疗往往无效。

（四）对神经系统的影响

甲状腺激素除在胚胎和婴儿时期对中枢神经系统的发育起重要作用外，对已分化成熟的神经组织也有作用。甲状腺功能亢进时，中枢神经系统的兴奋性增高，出现失眠、易怒、注意力不集中及肌肉颤动等症状。相反，甲状腺功能低下时，中枢神经系统兴奋性降低，出现记忆力减退，说话和行动迟缓，淡漠无情与终日嗜睡状态。甲状腺激素除影响中枢神经系统活动外，还能增加交感神经系统的效应。

（五）对心血管系统的影响

甲状腺激素可使心率增快，促进心肌细胞肌浆网释放 Ca^{2+}，增强心肌收缩力、心输出量与心脏做功。甲状腺功能亢进患者心动过速，心肌可因过度耗竭而致心力衰竭。甲状腺激素能增加心肌细胞膜上 β 受体的数量，提高心肌细胞对儿茶酚胺的敏感性。

此外，甲状腺激素对血液、消化、呼吸、泌尿、运动和内分泌与生殖系统均有调节作用。

三、甲状腺激素分泌的调节

甲状腺功能活动主要受下丘脑与腺垂体的调节。下丘脑、腺垂体和甲状腺之间紧密联系，组成下丘脑－腺垂体－甲状腺轴。此外，甲状腺还有一定程度的自身调节和神经调节。

（一）下丘脑－腺垂体－甲状腺轴的调节

腺垂体分泌的促甲状腺激素（thyroid - stimulating hormone，TSH）是调节甲状腺功能的主要激素。促甲状腺激素是一种糖蛋白，由 α 和 β 两个亚单位组成，其生物活性主要取决于 β 亚单位。血液中促甲状腺激素浓度为 $0.4 \sim 4.2 mU/L$，半衰期约 30 分钟。腺垂体促甲状腺激素分泌受下丘脑促甲状腺激素释放激素的控制，促甲状腺激素又控制甲状腺激素的分泌，从而形成下丘脑－腺垂体－甲状腺轴。寒冷等刺激或机体能量消耗的增加均可刺激下丘脑分泌促甲状腺激素释放激素，再通过促甲状腺激素与甲状腺滤泡上的受体结合，增加甲状腺激素的分泌。促甲状腺激素浓度在白天很低，入睡前出现高峰，整个夜晚，促甲状腺激素维持在较高水平。当血中游离的 T_3 与 T_4 浓度增高时，通过负反馈分别抑制促甲状腺激素释放激素和促甲状腺激素分泌从而控制外周甲状腺激素的水平（图 12 -9）。

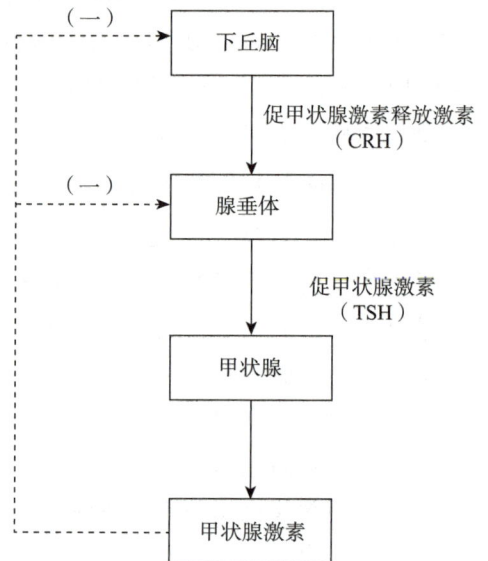

图 12 -9　下丘脑－腺垂体－甲状腺功能轴

（二）自身调节

甲状腺功能的自身调节是指甲状腺自身可根据机体碘供应的多少，调节其摄碘及分泌甲状腺激素的能力。血碘含量不足时，甲状腺的碘转运机制增强，并加强甲状腺激素的合成，以维持甲状腺激素浓度的正常。如果长期碘摄入不足，甲状腺激素合成减少，造成甲状腺功能低下。当血碘浓度增加时，甲状腺激素的合成有所增加；但当血碘浓度超过 $1 mmol/L$ 时，甲状腺激素合成速度降低；若血碘浓度达到 $10 mmol/L$ 时，甲状腺激素合成减少。这种过量的碘所产生的抗甲状腺效应称为**碘阻滞效应**（iodine blocking effect），又称**沃尔夫－柴可夫效应**（Wolff - Chaikoff effect）。如果持续加大供碘量，其抑制甲状腺激素合成的效应消失，使甲状腺激素的合成增加，即发生碘阻断的"脱逸现象"。因此，碘对甲状腺激素的合成非常重要。在甲状腺手术前，给患者服用大剂量碘，可抑制甲状腺功能，使腺体萎缩便于手术。

（三）自主神经对甲状腺功能的调节

甲状腺接受交感神经和副交感神经双重支配。交感神经兴奋可使甲状腺激素合成增加；副交感神经兴奋则抑制甲状腺激素的分泌。

（四）免疫调节

甲状腺滤泡上皮细胞膜上存在许多免疫活性物质和细胞因子的受体，因此相关的免疫活性物质可以影响甲状腺激素的分泌和功能。

另外，雌激素促进甲状腺激素的分泌，而生长激素和糖皮质激素抑制其分泌。

PPT

第五节　甲状旁腺和调节钙磷代谢的激素

钙、磷是生物体内重要的无机物，具有广泛的生理作用。人体内的钙调节激素主要包括甲状旁腺激素（parathyroid hormone，PTH）、降钙素（calcitonin，CT）和 $1,25-$ 二羟维生素 D_3，此外，雌激素、甲状腺激素、生长激素和胰岛素也参与机体钙、磷代谢的调节。

一、甲状旁腺激素

人体有两对甲状旁腺，分泌甲状旁腺激素。甲状旁腺激素是由甲状旁腺主细胞合成并分泌的含有 84 个氨基酸的直链肽，其主要生理功能是升高血钙和降低血磷。一方面，甲状旁腺激素使破骨细胞数量增加，将骨质溶解，使 Ca^{2+} 迅速转移入血，从而升高血钙；另一方面，促进肾小管 Ca^{2+} 的重吸收和磷酸盐的排出。此外，甲状旁腺激素通过活化维生素 D 间接促进钙的吸收，从而使血钙升高。

甲状旁腺激素的分泌主要受血浆 Ca^{2+} 浓度变化的调节。血钙浓度降低可直接刺激甲状旁腺细胞释放甲状旁腺激素，甲状旁腺激素动员骨钙入血，增强肾重吸收钙，结果使已降低的血钙浓度迅速回升。相反，血钙浓度升高时，甲状旁腺激素分泌减少。

二、降钙素

降钙素是由甲状腺 C 细胞（又称滤泡旁细胞）合成分泌。降钙素的主要作用是降低血钙和血磷。它抑制破骨细胞的活动，减弱溶骨过程，增强成骨过程，使骨组织释放的钙、磷减少，钙磷沉积增加，因而血钙与血磷含量下降。降钙素还可以对抗甲状旁腺激素的作用，抑制肾小管对钙、磷的重吸收，尿钙、磷排出增多，从而降低血中钙、磷水平。

降钙素分泌主要受血钙浓度的调节。当血钙浓度升高时，降钙素的分泌亦随之增加，降钙素与甲状旁腺激素对血钙的作用相反，共同调节血钙浓度的相对稳定。

降钙素与甲状旁腺激素对血钙的调节作用，有两个主要的差别：①降钙素分泌启动较快，在 1 小时内即可达到高峰，而甲状旁腺激素分泌则需数小时；②降钙素只对血钙水平产生短期调节作用，其作用很快被有力的甲状旁腺激素作用所克服，后者对血钙浓度发挥长期调节作用，由于降钙素的作用快速而短暂，所以，对高钙饮食引起的血钙升高恢复到正常水平起着重要作用。进食可刺激降钙素的分泌。这可能与几种胃肠激素，如促胃液素、促胰液素以及胰高血糖素有促进降钙素分泌的作用有关，其中以促胃液素的作用最强。

三、$1,25-$ 二羟维生素 D_3

$1,25-$ 二羟维生素 D_3（$1,25-$dihydroxy vitamin D_3）又称钙化醇。肠道的胆固醇在细菌的作用下转变为 7-脱氢胆固醇，经小肠吸收后，在皮肤中的 7-脱氢胆固醇经日光中紫外线照射转化成维生素 D_3，也可从动物性食品中摄取。维生素 D_3 无活性，它先在肝中羟化酶的作用下羟化成 25-羟维生素 D_3，再经肾 $1\alpha-$羟化酶作用进一步羟化成 $1,25-$二羟维生素 D_3 才具有活性。它的生理功能是促进小肠对钙、磷的吸收，以及骨钙动员和骨盐沉积双重作用。

其分泌调节主要受血钙水平影响，血钙升高时，25-羟维生素 D_3 转变为 $1,25-$二羟维生素 D_3 减少，血钙降低；血钙降低时，肾内 $1\alpha-$羟化酶活性增加，促进 $1,25-$二羟维生素 D_3 生成，使血钙升高。此外，甲状旁腺激素可促进 $1,25-$二羟维生素 D_3 生成；而 $1,25-$二羟维生素 D_3 生成增多时也可以负反馈调节减少其自身生成。

机体需要的钙主要源于食物，在胃酸提供的酸性环境下，食物中的 Ca^{2+} 在小肠上部被吸收入血，1,25-二羟维生素 D_3 促进此过程。Ca^{2+} 入血后刺激降钙素的分泌，后者促进 Ca^{2+} 在骨骼中沉积，雌激素和生长激素都可促进骨钙沉积。甲状旁腺激素则促进骨钙溶解，几种激素共同调节血中钙磷水平，维持机体钙磷代谢的平衡。

缺乏 1,25-二羟维生素 D_3 在儿童会导致佝偻病，在成人则引起骨质疏松症。故人体补钙时需同时补充维生素 D_3，才有利于钙的吸收。

第六节 肾上腺

PPT

肾上腺包括中央部的髓质和周围部的皮质两个部分，两者在发生、结构与功能上均不相同，实际上是两种内分泌腺。皮质是腺垂体的一个靶腺，髓质受交感神经节前纤维直接支配，起着交感神经节的作用。

一、肾上腺皮质

肾上腺皮质约占整个腺体的3/4。实验中选择性去除肾上腺皮质，如不及时采取补救措施，动物很快会死亡。可见，肾上腺皮质是维持生命所必需的内分泌腺。肾上腺皮质的组织结构可分为三层，按其细胞排列方式自外向内分为球状带、束状带和网状带。球状带细胞分泌盐皮质激素（mineralocorticoid），主要是醛固酮（aldosterone）。束状带细胞分泌糖皮质激素（glucocorticoid），主要是皮质醇（cortisol）。网状带细胞主要分泌糖皮质激素和少量性激素。

（一）糖皮质激素

人体糖皮质激素以皮质醇为主，有少量皮质酮。而实验动物大鼠和小鼠肾上腺皮质则主要分泌皮质酮。

1. 糖皮质激素的作用

（1）对三大营养物质代谢的影响 糖皮质激素可升高血糖，一方面促进蛋白质、脂肪、糖原分解，转变为葡萄糖；另一方面拮抗胰岛素的作用，抑制外周组织对葡萄糖的利用，抑制葡萄糖的转化，导致血糖升高。糖皮质激素使脂肪重新分布，提高四肢部位的脂肪酶活性，促进四肢脂肪分解，而腹、面、肩背部等靠近身体中轴部位的脂肪合成增加。肾上腺皮质功能亢进时可呈现脸和躯干部发胖而四肢消瘦的特殊体型，即"向心性肥胖"。糖皮质激素对肝内和肝外组织细胞蛋白质代谢作用不同，促进肝内蛋白质合成，增加血浆蛋白含量；促进肝外组织特别是肌肉组织的蛋白质分解，同时又抑制蛋白质合成。如糖皮质激素分泌过多时，抑制蛋白质合成，可减慢伤口愈合，减小瘢痕；抑制骨组织蛋白质合成，造成骨质破坏，导致骨质疏松。糖皮质激素还可抑制抗体蛋白形成，产生免疫抑制。

（2）对水盐代谢的影响 糖皮质激素与醛固酮的作用有一定交叉，具有保钠、保水和排钾作用。又可促进肾小球滤过功能，抑制血管升压素的分泌，有利于肾脏排水。

（3）对血细胞的影响 糖皮质激素可使血中红细胞、血小板和中性粒细胞的数量增加；使嗜酸性粒细胞减少；使淋巴组织萎缩，血中淋巴细胞减少，产生免疫抑制作用。

（4）对心血管系统的影响 一方面使肾上腺素和去甲肾上腺素降解减慢；另一方面，提高心肌、血管平滑肌对去甲肾上腺素的敏感性，增加心肌收缩力，升高血压。另外，它还能降低毛细血管的通透性，既可以保持血容量，又可防止血细胞逸出到血管外，产生抗过敏作用。

（5）在应激反应中的作用 环境中一切对机体有害的刺激，如麻醉、感染、失血、中毒、创伤、寒冷、恐惧等因素作用于机体时，腺垂体大量释放促肾上腺皮质激素，并使糖皮质激素分泌增加，调动各个系统，抵御上述刺激的危害，称为**应激反应**（stress reaction）。应激反应是多种激素参与的复杂过程，除糖皮质激素分泌增加外，血液中儿茶酚胺、生长激素、催乳素、血管升压素、内啡肽、胰高血糖素和醛固酮等的水平也有升高。糖皮质激素在应激反应中的作用：①稳定细胞膜和溶酶体膜，减少缓激肽、前列腺素和蛋白水解酶等的产生；②维持血糖水平，保证脑和心脏等重要器官的葡萄糖供给；③对儿茶酚胺的允许作用，加强心肌收缩力，升高血压。一定强度的应激反应可提高机体对伤害性刺激的耐受力，而强烈或持久的应激刺激引起机体过强的应激反应，可对机体造成伤害，甚至导致应激性疾病，如严重创伤、大面积烧伤、大手术等可引起应激性溃疡等。

2. 糖皮质激素分泌的调节　糖皮质激素受腺垂体促肾上腺皮质激素（adrenocorticotropic hormone，ACTH）的控制，促肾上腺皮质激素对维持肾上腺皮质的正常结构和糖皮质激素的分泌具有重要作用。促肾上腺皮质激素的分泌又受下丘脑促肾上腺皮质激素释放激素调节。当血中糖皮质激素分泌过多时，能反馈抑制促肾上腺皮质激素和促肾上腺皮质激素释放激素的分泌，促肾上腺皮质激素分泌过多时也能抑制促肾上腺皮质激素释放激素的分泌。正是由于下丘脑–腺垂体–肾上腺皮质功能轴的反馈调节，使血中糖皮质激素的含量维持在相对稳定的水平（称其为闭环调节）。但在应激情况下，中枢神经系统通过多种神经传导途径使下丘脑–腺垂体–肾上腺皮质功能轴活动加强，表现为皮质醇分泌量剧增，比正常分泌量高数倍，此时下丘脑–腺垂体–肾上腺皮质轴的负反馈调节暂时失效，称其为开环调节（图12–10）。

促肾上腺皮质激素对糖皮质激素调控的机制是促肾上腺皮质激素与肾上腺皮质束状带细胞的受体结合，激活腺苷酸环化酶，通过 cAMP 激活蛋白激酶 A，使核糖蛋白磷酸化，促进 mRNA 形成一种特殊蛋白质，后者使胆固醇得以进入线粒体，并经侧链裂解形成孕烯醇酮，进而增加皮质醇的合成。此外，促肾上腺皮质激素促进肾上腺皮质细胞 DNA、RNA 和蛋白质的合成，刺激束状带与网状带细胞的增生，有维持肾上腺皮质的正常结构的作用。临床常见长期使用糖皮质激素的患者，因糖皮质激素反馈抑制促肾上腺皮质激素的分泌而使肾上腺皮质萎缩，功能低下，在突然停用糖皮质激素的情况下，如遇应激刺激则可出现明显的肾上腺皮质功能不全的表现。因此，长期使用糖皮质激素的患者不应突然停药，而要缓慢减量、停药，以利于肾上腺皮质功能逐渐恢复。如在用药期间间断给予促肾上腺皮质激素，则可防止肾上腺皮质发生萎缩。

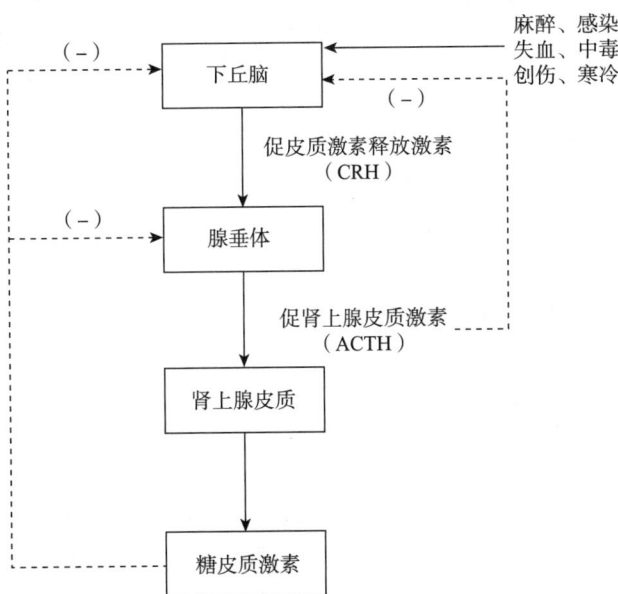

图 12–10　糖皮质激素分泌调节示意图

受视交叉上核生物钟的影响，下丘脑促肾上腺皮质激素释放激素的分泌具有昼夜节律，促肾上腺皮质激素和糖皮质激素分泌也有这种日周期节律。每日清晨觉醒前分泌达高峰，以后逐渐下降，至午夜时分泌达最低点，以后再逐渐上升。所以，临床应用此类药物时，在早晨 8：00 给药一次，其他时间不给药，这样做产生的疗效好，副作用小。

（二）肾上腺盐皮质激素

肾上腺皮质球状带分泌的盐皮质激素在人体以醛固酮为主。醛固酮的主要生物学作用是促进肾远曲小管和集合管上皮细胞重吸收 Na^+ 和分泌 K^+，具有保钠、排钾、保水作用，对水盐代谢的调节十分重要。其分泌受肾素-血管紧张素-醛固酮系统调节，血中 K^+ 增加、Na^+ 减少及应激时促肾上腺皮质激素均可促进其分泌。

（三）性激素

肾上腺皮质网状带分泌的性激素以雄激素为主，也有少量的脱氢表雄酮。少量的雄性激素对女性的性行为极为重要，若其分泌过量，可使女性男性化。

二、肾上腺髓质

肾上腺髓质位于肾上腺的中心，功能上相当于一个交感神经节后神经元，受内脏大神经节前纤维支配（属交感神经），形成交感-肾上腺髓质系统。肾上腺髓质分泌激素的细胞是嗜铬细胞，主要分泌肾上腺素和去甲肾上腺素，其比例大约为 4∶1，它们的生物学作用与交感神经系统紧密联系，作用很广泛。

一般生理状态下，肾上腺髓质激素释放少，作用小。机体遇到紧急情况时，突如其来的恐惧、惊吓、焦虑、创伤或失血等情况，交感肾上腺髓质活动增强的适应性反应，称为应急反应（emergency reaction）。在应急反应时，交感神经活动加强，肾上腺髓质分泌的激素也急剧增加，其结果出现心率加快、心肌收缩力加强、心输出量增加、血压升高、血流加快、内脏血管收缩、骨骼肌血管舒张、支气管舒张、血糖升高等反应。应急反应有助于机体在不利情况下更好地适应环境急剧变化。

实际上，应急反应和应激反应是难以截然分开的，引起应急反应的刺激也能引起应激反应，因此这两种反应往往是相互伴随的。应急反应的刺激突如其来，启动交感-肾上腺髓质系统，发挥作用快；应激反应的刺激是伤害性的，启动下丘脑-腺垂体-肾上腺皮质系统，影响面广。在应急反应中主要是肾上腺髓质细胞大量分泌儿茶酚胺类激素，以提高机体对环境变化的应变能力。在应激反应中尚伴有生长激素、胰高血糖素、催乳素、血管升压素及醛固酮等多种激素分泌增多，使机体适应能力更加完善。总之，应急反应可提高机体的应变能力，而应激反应可提高机体对伤害性刺激的耐受力，两者共同作用提高机体适应力。

第七节　胰　岛

PPT

胰岛是胰腺的内分泌部，以小岛状细胞团散在分布于外分泌部的腺泡中，其中内分泌细胞有 A（α）、B（β）、D（δ）及 PP 细胞：A 细胞占胰岛细胞总数的 25%，分泌胰高血糖素；B 细胞约占 60%，分泌胰岛素；D 细胞数量较少，分泌生长抑素；PP 细胞很少，分泌胰多肽（pancreatic polypeptide，PP）。

一、胰岛素

（一）胰岛素的作用

胰岛素（insulin）是由 A（21 个氨基酸残基）和 B（30 个氨基酸残基）两条肽链共 51 个氨基酸组成的蛋白质。我国率先在 1965 年人工合成了结晶牛胰岛素，这项工作开辟了人工合成蛋白质的时代，在生命科学发展史上产生了重大的意义和深远影响。

胰岛素的主要生物学作用是调节机体代谢和调节细胞生长。

1. 调节糖代谢　血糖维持正常水平对于机体的各种功能活动十分重要。多种激素共同参与调节血糖的稳态，而胰岛素是唯一能降低血糖的激素。当血糖升高时，胰岛 B 细胞分泌胰岛素增加，胰岛素主要通过以下途径降低血糖：加强外周组织对葡萄糖的转运和利用而增加血糖的去路；促进糖原的合成、抑制糖异生而减少血糖的来源等。

（1）促进外周组织对葡萄糖的转运和利用　外周组织细胞对葡萄糖的转运是通过葡萄糖转运体（glucose transporter，GLUT）介导的易化扩散方式完成，对胰岛素敏感的葡萄糖转运体是 GLUT4。GLUT4 广泛存在于胰岛素敏感组织（如骨骼肌、心肌、脂肪等）胞质的囊泡中，胰岛素可通过磷脂酰肌醇 - 3 - 激酶（phosphatidylinositol 3 - kinase，PI_3-K）使靶细胞内的 GLUT4 数目增加，并发生膜转位，促进靶细胞转运葡萄糖。当胰岛素刺激停止时，GLUT4 又通过内化机制返回胞质中。除了促进外周组织对葡萄糖的转运，胰岛素也能促进外周组织对葡萄糖的利用，如通过激活葡萄糖激酶、诱导糖酵解的关键酶磷酸果糖激酶和丙酮酸激酶等加速葡萄糖在细胞中的氧化，生成 ATP。

（2）促进糖原的合成、抑制糖原分解　血糖水平升高时，胰岛素可通过促进糖原合成抑制糖原分解来维持血糖水平的稳定。肝是维持血糖水平的重要调节器官，当进入肝细胞的葡萄糖增加时，在细胞内 6 - 磷酸葡萄糖转变为 1 - 磷酸葡萄糖，在糖原合成酶的催化下生成糖原。如果进入肝细胞内的葡萄糖超过其转化为肝糖原的能力时，在胰岛素的作用下，多余的葡萄糖可转化为脂肪酸，并以三酰甘油的形式被包装在低密度脂蛋白中，经血液循环转运到脂肪组织中储备。安静时，肌肉主要利用脂肪酸氧化来提供能量，胰岛素分泌增加时，葡萄糖迅速进入肌肉组织，以肌糖原形式储存备用。

（3）抑制糖异生　胰岛素能抑制糖异生途径中关键酶的活性，如葡萄糖-6-磷酸酶、果糖 1,6-二磷酸酶等。另外，胰岛素可拮抗胰高血糖素和儿茶酚胺的促进糖原分解和糖异生的作用。

2. 调节脂肪代谢　脂肪组织属于胰岛素敏感组织，是体内最大的能源储备库。胰岛素对脂肪代谢调节的基本作用是促进脂肪合成增加储备，抑制脂肪分解减少动员。

（1）促进脂肪的合成　胰岛素可通过以下几条途径提供脂肪酸和 α - 磷酸甘油等脂肪合成的原料：①活化肝细胞内乙酰辅酶 A 羧化酶、柠檬酸裂解酶、葡萄糖-6-磷酸脱氢酶、苹果酸酶，促进脂肪酸的生成，然后转运到脂肪细胞储存；②促进葡萄糖进入脂肪细胞，除了用于合成脂肪酸外，还可转化为 α - 磷酸甘油；③促进糖酵解和三羧酸循环，为脂肪酸的合成提供前体物质（柠檬酸）；④刺激脂蛋白脂酶的活性，促进乳糜微粒及循环血液中的三酰甘油水解，使释放的游离脂肪酸供脂肪组织利用，加速对循环血液中三酰甘油的清除。最终，脂肪酸与 α - 磷酸甘油形成三酰甘油，将葡萄糖的能量以脂肪的形式贮存于脂肪细胞中。

（2）抑制脂肪分解　胰岛素可抑制激素敏感性脂肪酶的活性，减少体内脂肪的分解和动员。另外，胰岛素还能通过降低细胞内 cAMP 的水平，拮抗胰高血糖素和儿茶酚胺的脂解作用。当胰岛素缺乏时，脂肪分解增强，引起血脂升高，加速脂肪酸在肝内氧化生成大量酮体，可引起酮血症和酸中毒。

3. 调节蛋白质代谢　胰岛素能促进蛋白质的合成，并抑制蛋白质的分解。胰岛素促进蛋白质的合成作用可在蛋白质合成的各个环节上：①加速氨基酸通过膜转运进入细胞内，为蛋白质的合成提供原料；②加快细胞核的复制和转录过程，增加 DNA 和 RNA 的生成；③加速核糖体的翻译过程，使蛋白质合成增加。另外，胰岛素还能抑制蛋白质的分解，减少氨基酸的氧化以及抑制肝糖异生，阻止氨基酸转化成糖。

当胰岛素缺乏时，蛋白质分解增强，肌肉释放氨基酸增加，为肝糖异生提供原料，糖异生增强，因此体内蛋白质消耗增加，导致负氮平衡，身体消瘦。

4. 促进机体的生长　胰岛素是重要的促生长因子。在临床上观察到，患高胰岛素血症及先天性胰岛增生症孕妇的胎儿体格往往较大；而患低胰岛素血症、胰腺发育不全或遗传性糖尿病孕妇的胎儿则生长迟缓。胰岛素主要是通过促进蛋白质合成和抑制蛋白质分解而参与促进生长的作用的。但是胰岛素在调节物质代谢和促进生长作用方面，二者的受体后信号转导途径有所区别。胰岛素促进生长的作用有直接作用和间接作用，前者通过胰岛素受体实现，后者则通过其他促生长因子如生长激素和胰岛素样生长因子的作用实现。胰岛素单独作用时，对生长的促进作用并不是很强，只有在与生长激素共同作用时，才能发挥明显的促生长效应。

（二）胰岛素分泌的调节

1. 血糖的调节　血糖浓度是调节胰岛素分泌的最重要因素。血糖浓度升高时可以直接刺激 B 细胞，使胰岛素的分泌增加，可达基础水平的 10～20 倍；餐后葡萄糖的大量入血，促进胰岛素分泌，胰岛素促进糖原合成，降低血糖浓度。

2. 氨基酸的作用　血液中多种氨基酸，如精氨酸、赖氨酸都有刺激胰岛素分泌的作用。氨基酸刺激胰岛素的分泌与葡萄糖的刺激有协同作用。在血糖浓度较低时，血中氨基酸浓度增加，只对胰岛素的分泌起轻微的刺激作用；但如果血糖同时升高，氨基酸的刺激作用可使血糖引起的胰岛素的分泌加倍增多。

3. 脂肪酸和酮体的作用　血液中脂肪酸和酮体大量增加时，也能促进胰岛素的分泌。

4. 胃肠道激素和胰高血糖素的作用　多种胃肠道激素（促胃液素、促胰液素、缩胆囊素和抑胃肽等）以及胰高血糖素都有刺激胰岛素分泌的作用，后者还可以通过使血糖升高而间接地促进胰岛素的分泌。生长激素、糖皮质激素和甲状腺激素等可以通过使血糖升高而间接地促进胰岛素的分泌。

5. 神经调节　胰岛 B 细胞受迷走神经和交感神经的双重支配。迷走神经兴奋时，可以与 B 细胞膜上的 M 受体结合，引起胰岛素分泌；交感神经兴奋时，可以与 B 细胞膜上的 α 受体结合，抑制胰岛素分泌。神经调节主要是维持胰岛 B 细胞对葡萄糖的敏感性。

知识拓展

胰岛素与糖尿病的治疗

胰岛素在糖尿病的治疗中有着十分重要的作用。1921 年加拿大人弗雷德里克·格兰特·班廷（Frederick Grant Banting，1891—1941）和查尔斯·赫伯特·贝斯特（Charles Herbert Best，1899—1978）发现胰岛素后，使曾被认为是绝症的糖尿病得以治疗。如今，胰岛素已广泛应用于临床上糖尿病的治疗。

最初临床上应用的胰岛素是从猪或牛的胰腺提取并纯化的动物胰岛素，当其被注射入人体后，易产生免疫反应而降低疗效。目前，动物胰岛素已被人胰岛素取代。人胰岛素并非在人体内提取的，而是借助 DNA 重组技术合成的。在实验室培养的特殊类型的大肠埃希菌内加入含有人胰岛素基因的片段，通过复制、发酵等一系列化学过程，最终合成人胰岛素。这是目前最常用的合成人胰岛素的方法，已广泛应用于临床。

二、胰高血糖素

（一）胰高血糖素的作用

人类胰高血糖素（glucagon）是由 29 个氨基酸组成的直链多肽，它的生物学作用与胰岛素相反，是一种促进分解代谢的激素，对糖原和脂肪的分解有促进作用。

胰高血糖素具有很强的促糖原分解和糖异生的作用，使血糖浓度明显升高。胰高血糖素促糖原分解作用的靶器官主要是肝，对肌肉摄取和利用葡萄糖无直接作用，也不引起肌肉组织的糖原分解。胰高血糖素与肝细胞膜上的胰高血糖素受体结合后，通过激活 Gs 蛋白-cAMP-PKA 或通过 Gq 蛋白-PLC 途径，激活肝细胞糖原磷酸化酶和糖异生有关的酶，加速糖原分解，使肝细胞内储备的糖原分解为葡萄糖，使血糖升高。胰高血糖素还能通过促进肝细胞摄取糖异生的前体物质以及促进氨基酸加速转化为葡萄糖，促进糖异生，导致肝糖原输出量增加，使血糖升高。

胰高血糖素可以激活脂肪酶，促进脂肪分解，使血中游离脂肪酸增加，同时又能加强脂肪酸氧化，使乙酰辅酶 A 酮体生成增多。乙酰辅酶 A 可抑制细胞摄取葡萄糖、氨基酸，还能抑制糖酵解，结果都导致血糖升高。

（二）胰高血糖素分泌的调节

1. 血糖的调节 血糖浓度是调节胰高血糖素分泌的重要因素。血糖浓度降低时，胰高血糖素的分泌增加；反之，血糖浓度升高时，胰高血糖素分泌减少。

2. 氨基酸的作用 氨基酸可以刺激胰高血糖素的分泌。氨基酸一方面通过胰岛素的释放使血糖浓度降低，另一方面又通过刺激胰高血糖素的释放提高血糖水平，对于防止血糖下降过低导致的低血糖有一定的生理意义。

3. 胰岛素的作用 胰岛素可以使血糖浓度降低而使胰高血糖素的分泌增加，胰岛素也可以直接作用于邻近的 A 细胞，抑制胰高血糖素的分泌。

4. 神经调节 交感神经兴奋促进胰高血糖素的分泌，迷走神经兴奋则抑制其分泌。

三、生长抑素

生长抑素主要是由下丘脑、神经系统、胃肠道以及胰腺中 D 细胞分泌。胰腺中 D 细胞分泌的生长抑素以环状的 14 肽为主。生长抑素是体内具有广泛抑制性作用的一种激素，不仅以旁分泌方式抑制胰岛其他细胞的分泌活动，参与胰岛激素分泌的调节，而且还可以抑制多种胃肠激素的分泌。

1. 对消化系统的作用 生长抑素能广泛抑制消化系统的活动，如抑制胃液和胰液的合成和分泌、胃排空和胆囊收缩以及小肠对糖和脂肪的吸收等。生长抑素的这种广泛的抑制作用可能有共同的反应途径，有可能是通过影响 cAMP 水平或 Ca^{2+} 转移而实现的。生长抑素对促胃液素、胃动素、抑胃肽、血管活性肠肽及缩胆囊素的分泌均有抑制作用。

2. 对胰岛的作用 生长抑素能抑制所有已知胰岛激素的分泌，包括胰岛素、胰高血糖素及胰多肽，并且能抑制所有刺激胰岛素及胰高血糖素分泌的反应。

3. 对垂体的作用 生长抑素对垂体的作用主要表现为对生长激素的基础分泌、促甲状腺激素的分泌及促甲状腺激素释放激素对促甲状腺激素分泌的刺激有显著的抑制作用，但对催乳素、促肾上腺皮质激素、黄体生成素及卵泡刺激素的分泌无明显影响。下丘脑分泌的生长抑素的作用仅限于垂体，对胰岛则无作用。

已知几乎所有能刺激 B 细胞分泌胰岛素的因素都能刺激胰岛以及胃肠黏膜的 D 细胞分泌生长抑素，如血糖、血中脂肪酸和氨基酸水平的升高等，促胰液素和缩胆囊素等胃肠激素也能刺激生长抑素的释放。

目前，生长抑素类似物已在临床应用，如用于治疗肢端肥大症，抑制胰岛素过度分泌，减少腹泻时胃肠消化液的分泌，在胃肠道出血时减少胃肠道的血流量等。

第八节 其他内分泌腺

PPT

一、松果体

人类的松果体在胚胎发育早期即出现，出生后松果体细胞停止增生，但体积继续增大。从少年时期起，随年龄增长，松果体开始退化并逐渐钙化，故松果体曾一度被认为是退化的无功能的器官。现代研究表明，低等动物的松果体可感受光刺激，哺乳动物的松果体有内分泌功能。松果体主要由神经胶质细胞和基质细胞组成，具有内分泌功能的是基质细胞。松果体可分泌多种激素，主要有褪黑素、精氨酸缩宫素以及抗促性腺激素等，广泛参与生物节律的形成及生殖、内分泌、神经和免疫等功能的调节。

褪黑素（melatonin）是由松果体基质细胞分泌的主要激素。褪黑素因有使两栖类动物皮肤褪色作用而得名，在哺乳动物，虽无该作用，但褪黑素的名字仍沿用至今。

褪黑素的合成和分泌与日照周期同步，并呈显著的昼低夜高的昼夜节律。实验发现，持续光照可使大鼠松果体褪黑素合成酶系活性显著降低，褪黑素的合成和分泌减少；摘除双侧眼球或切断支配松果体的交感神经后，褪黑素合成的昼夜节律消失；提示褪黑素的合成和分泌受光线和交感神经活动的调节。毁损动物的视上核后，褪黑素合成和分泌的昼夜节律也消失。一般认为，视上核是控制褪黑素合成和分泌昼夜节律的中枢。无光照刺激时，视上核发出神经冲动经颈上交感神经节的节后神经纤维至松果体，其末梢释放的去甲肾上腺素激动松果体基质细胞膜上的 β 肾上腺素能受体，通过 cAMP 提高乙酰基转移酶的活性，从而促进褪黑素的合成和分泌。在白天，由于光线对视网膜的刺激使交感神经的冲动和去甲肾上腺素的释放减少，褪黑素合成和分泌减少。

褪黑素除调节机体功能的昼夜节律外，还参与多种生理活动的调节，主要体现在对中枢神经系统和内分泌系统的影响，对免疫功能的调节及抗衰老等。如经常熬夜或跨时差旅行等，褪黑素分泌的昼夜节律发生紊乱，机体将出现明显的不适。

正常生理状态下，松果体通过褪黑素抑制中枢神经系统的多种活动。给人或动物注射褪黑素，能引起脑电变化而导致镇静和睡眠，因此临床上可用褪黑素治疗失眠。也有人认为，褪黑素的减少可减弱对中枢神经系统的抑制作用，从而引起大脑的异常放电，这与某些癫痫的发生有关。

褪黑素对内分泌系统有一定抑制作用。褪黑素能降低血清中卵泡刺激素和黄体生成素的含量。松果体肿瘤导致褪黑素分泌过多时，有时会出现青春期延迟。部分长期大量应用褪黑素者会出现性腺功能抑制，但褪黑素是否可以抑制性腺功能，尚有争议。褪黑素还可能抑制生长激素的分泌，抑制肾上腺皮质、甲状腺以及甲状旁腺的功能。

研究表明，褪黑素还具有细胞保护功能，对心肌、脑组织、肾、肠黏膜以及血管内皮细胞等损伤都发挥保护作用。此外，褪黑素还有抗炎、抗肿瘤的作用，可以提高机体免疫系统的功能，并促进肿瘤细胞凋亡。

二、胸腺

胸腺既是免疫器官，又是内分泌器官。作为免疫器官，它产生与细胞免疫有关的 T 淋巴细胞；作为内分泌器官，它能分泌多种肽类激素，如胸腺素（thymosin）、胸腺生长素（thymopoietin）和胸腺刺激素（thymulin）等。由骨髓释放到外周血液中的淋巴系干细胞迁入胸腺，成为前胸腺细胞。胸腺分泌的激素可促进前胸腺细胞分化为 T 细胞，并获得免疫活性。由此可见，胸腺激素的作用是胸腺发挥免疫功能的重要条件。

三、脂肪

瘦素（leptin）的发现，确立了脂肪组织也是内分泌组织的概念。瘦素是脂肪细胞 6 号染色体的肥胖基因表达的蛋白质激素，因能降低体重得名。瘦素主要由白色脂肪组织合成和分泌，褐色脂肪组织、胎盘、骨骼肌和胃黏膜也有少量分泌。

瘦素分泌入血后作用于瘦素受体，经 JAK-STAT 信号通路，抑制机体摄食，抑制脂肪合成，动员脂肪，促进能量的转化、释放，减少脂肪储存量，减轻体重。瘦素受体在体内分布广泛，以脑室的脉络膜、肺、肾中的密度为最高，在心脏、淋巴结、肾上腺、胸腺，骨骼肌等组织均有表达。瘦素作用于下丘脑与摄食有关的神经核团的受体，影响神经肽Y、刺鼠肽基因相关肽和前阿黑皮素的合成和释放。

　　大多数肥胖者血中瘦素水平升高。肥胖者一般在出现高瘦素水平的同时，还伴有瘦素抵抗。瘦素抵抗的发生，可能是由于瘦素从血到脑的运输障碍，或者是瘦素信号转导机制的缺陷。

　　研究表明，瘦素不仅参与体重的调节，还能影响下丘脑－垂体－性腺轴、下丘脑－垂体－甲状腺轴、下丘脑－垂体－肾上腺轴的活动，影响心血管、胰腺、免疫系统和生殖系统的功能，与肥胖症和糖尿病的发生、发展有一定关系。

　　瘦素的分泌除受机体脂肪储存量的调节外，胰岛素、肾上腺素也可刺激脂肪细胞分泌瘦素，并呈现夜高昼低的昼夜节律。

（徐静华）

书网融合……

思维导图　　　　习题

第十三章 生殖系统的解剖和功能

📘 **学习目标**

1. 通过本章学习，掌握精子的发生及其调控，卵泡的发育及其调控，雄激素、雌激素和孕激素的生理作用；熟悉月经周期及其调控，受精、着床和胎盘的主要功能；了解男、女性外生殖器的结构，妊娠的维持与分娩机制，青春期和性行为。
2. 具有掌握生殖的原理和意义，以及解释生殖相关疾病的发生原因的能力。
3. 养成科学、伦理与社会责任感兼备的综合素养，为个人健康和社会福祉贡献力量。

生殖（reproduction）是机体生长发育到一定阶段后，能产生与自己相似的个体的功能。生殖功能对于种族的繁衍、遗传信息的传递和动物的进化都起着重要作用。人类的生殖活动需要两个性别不同的个体共同参与完成。本章重点讨论男女生殖系统的结构，与生殖功能有关的两性性腺的功能及其调节机制。

第一节 生殖系统的解剖

PPT

生殖系统（reproductive system）包括男性生殖系统和女性生殖系统，两者均由内生殖器（包括生殖腺、生殖管道和附属腺）和外生殖器构成。男性生殖腺为睾丸，女性生殖腺为卵巢。男性附属性器官主要包括附睾、输精管、精囊、射精管、前列腺和阴茎等。女性附属性器官包括子宫、输卵管、阴道和外阴部等。

一、男性生殖系统

男性内生殖器由睾丸、输精管道和附属腺体组成（图13-1）。睾丸为男性生殖腺，可产生精子和分泌男性激素；输精管道（附睾、输精管、射精管）贮存和运送精子；附属腺（精囊、前列腺及尿道球腺）分泌的液体参与组成精液，且供给精子营养有利于精子活动。外生殖器包括阴囊和阴茎。阴茎具有排尿和射精的双重功能。

（一）内生殖器

1. 睾丸（testis） 为男性生殖腺，是左、右各一的椭圆形器官，位于阴囊内。性成熟期以前，发育较慢，至性成熟迅速发育增大。睾丸随着性成熟迅速生长，老年人的睾丸随着性机能的衰退而萎缩变小。睾丸表面包有一层坚韧的纤维膜，为白膜。白膜沿睾丸后缘增厚，并由此进入睾丸实质内，形成睾丸纵隔。从睾丸纵隔发出许多结缔组织小隔，将实质分隔成约200个睾丸小叶。每个小叶内含1~4条弯曲而细长的曲细精

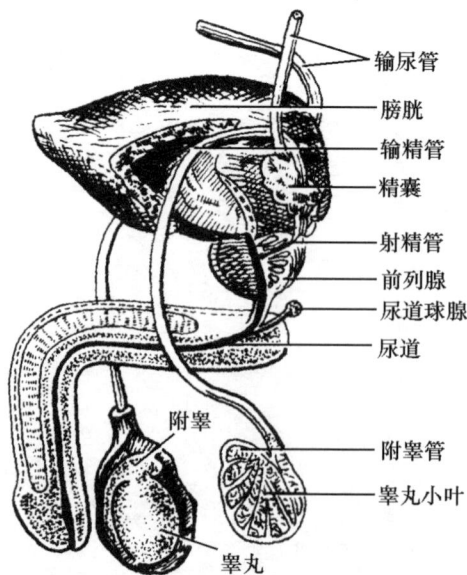

图13-1 男性生殖系统的模式图

管，其上皮能产生精子。小管之间结缔组织内的间质细胞可分泌雄激素。曲细精管逐渐向睾丸纵隔处集中，并汇成短而直的管道，称为精直小管。精直小管进入睾丸纵隔内，相互交织成睾丸网。由睾丸网发出 12~15 条睾丸输出小管进入附睾头。

2. 附睾（epididymis） 附于睾丸的上端和后缘，呈新月状。上端膨大为附睾头，中部为附睾体，下端狭细为附睾尾，并移行为输精管。附睾头由睾丸输出小管弯曲盘绕而成。输出小管最后汇合形成一条附睾管，迂回盘曲于附睾体、尾之中，其末端移行为输精管。

3. 输精管（ductus deferens）和射精管（ejaculatory duct） 输精管是附睾管的直接延续，长约 50cm，管径约 3mm，管壁厚，肌层比较发达，管腔细小。沿睾丸后缘上升入精索（此处输精管位置表浅，男性节育手术常在此处进行），经腹股沟管入盆腔，至膀胱的后面与精囊的排泄管汇合成射精管穿入前列腺，开口于尿道的前列腺部。

4. 精囊（seminal vesicle） 又称精囊腺，位于膀胱后方，输精管的外侧。是一对长椭圆形的囊状器官，表面凹凸不平，主要由迂曲的小管构成，其排泄管与输精管末端合成射精管。

5. 前列腺（prostate） 是不成对的实质性器官，由腺组织和肌组织构成，位于膀胱和尿生殖膈之间，呈栗子形，上端近前缘有尿道穿入，近后缘处有一对射精管穿入，后面较平坦，在正中线上有一纵行浅沟，称前列腺沟。前列腺的排泄管较多，开口于尿道的前列腺部。小儿前列腺很小，性成熟期腺组织生长迅速，中年以后腺组织逐渐退化，结缔组织增生、常形成老年性前列腺肥大，压迫尿道引起排尿困难。

6. 尿道球腺（bulbourethral gland） 是一对豌豆大的球形腺体，位于会阴深横肌内，腺的导管开口于尿道。

（二）外生殖器

1. 阴囊（scrotum） 为一皮肤囊袋，位于阴茎根部的下方。阴囊壁由皮肤和肉膜组成。阴囊的皮肤薄而柔软，色素沉着明显，含有大量弹性纤维，使阴囊皮肤富有伸展性。皮肤的深面为肉膜，由致密结缔组织、弹性纤维和散在平滑肌构成。平滑肌随外界温度变化呈反射性收缩与舒张，以调节阴囊内的温度。肉膜在正中线上向阴囊深部发出阴囊中隔将阴囊腔分为左、右两部，容纳两侧的睾丸和附睾（图 13-2）。

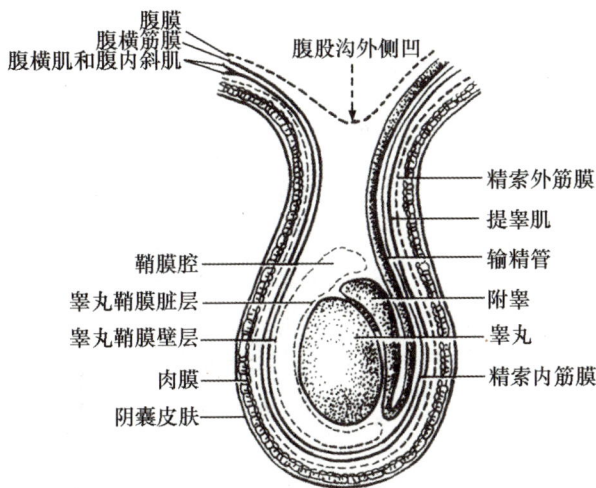

图 13-2 阴囊的结构

2. 阴茎（penis） 可分为头、体、根三部分。其中，前端的阴茎头膨大，尖端有矢状位的尿道外口，头后稍细的部分为阴茎颈。阴茎主要由 2 个阴茎海绵体和 1 个尿道海绵体构成，外面包以筋膜和皮肤。阴茎海绵体为两端尖细的圆柱体，左、右各一，位于阴茎背侧。尿道海绵体亦呈圆柱状，位于阴茎海绵体的腹侧，尿道贯穿其全长。每个海绵体外面均包有一层厚而致密的纤维膜，坚韧而富有伸展性，称白膜。海绵体由许多海绵体小梁和腔隙组成，腔隙与血管相通。当这些腔隙充血时，阴茎即变粗变硬而勃起。阴茎皮肤薄而柔软，富有伸展性，至阴茎颈处向前反折游离，形成双层皮肤的环形皱襞，包绕阴茎头，称阴茎包皮（图 13-3）。

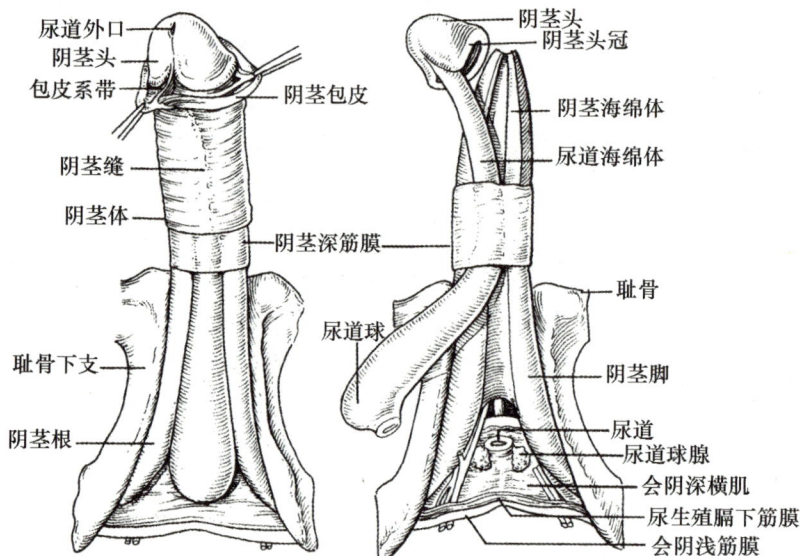

图 13 – 3   阴茎的外形与结构

二、女性生殖系统

女性内生殖器包括卵巢、输卵管、子宫及阴道（图 13 – 4）。卵巢是女性生殖腺，可产生卵子和分泌女性激素。输卵管为输送卵子的管道和卵子受精的部位。子宫是孕育胎儿的器官，可定期产生和排出月经。阴道为性交、月经排出和胎儿娩出的通道。外生殖器包括阴阜、大阴唇、小阴唇、阴蒂、前庭球、前庭大腺和阴道前庭等。

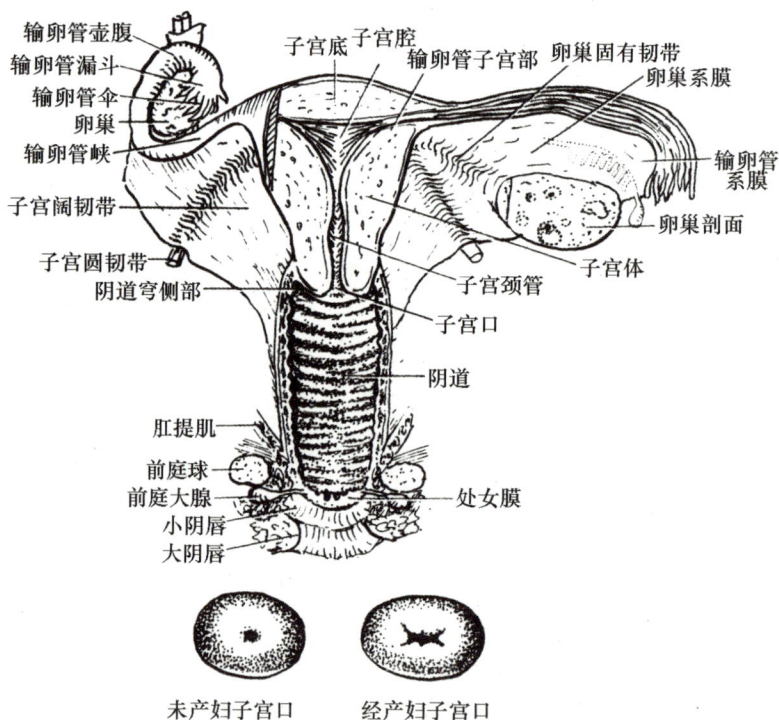

图 13 – 4   女性内生殖器（前面）

（一）内生殖器

1. 卵巢（ovary）　为成对的实质性器官，左、右各一，位于盆腔子宫两侧，由髂内、外动脉形成的夹角内，被子宫阔韧带后层的腹膜所包裹。卵巢的形态、大小随年龄而异。幼年时卵巢较小，表面光滑；性成熟期卵巢体积最大，由于排卵，其表面形成瘢痕，变得凹凸不平。成年人卵巢呈扁卵圆形，其长、宽、厚约为 4cm×2cm×1cm，重 3~4g。35~40 岁卵巢逐渐缩小，50 岁左右随月经停止而逐渐萎缩。

卵巢的表面覆盖着一层上皮。上皮深面有一薄层致密结缔组织膜，称白膜。卵巢实质由浅层的皮质和深层的髓质构成。髓质范围窄小，无卵泡，主要由结缔组织、血管、淋巴管和神经组成。皮质占卵巢大部分，以结缔组织为基质，内有大小不等、数以万计的卵泡。

2. 输卵管（uterine tube）　为一对细长而弯曲的管道，长 10~12cm，连于子宫底两侧，内端开口于子宫腔。外端游离，开口于腹膜腔。输卵管由外侧向内侧可分为输卵管漏斗、输卵管壶腹、输卵管峡、输卵管子宫部四部分。其中输卵管壶腹为卵子受精部位；输卵管峡较狭窄，输卵管结扎术常在此处进行。

输卵管管壁由黏膜、肌层和外膜三层构成。黏膜上皮为单层柱状纤毛上皮。纤毛的摆动和肌层的蠕动有助于受精卵进入子宫腔。

3. 子宫（uterus）　是供胎儿生长发育的肌性器官，宫壁厚而内腔相对较小。其形态、大小、位置和结构随年龄、妊娠和月经周期发生变化。

成人子宫呈前后略扁的倒置梨形，可分为底、体、颈三部。子宫底为输卵管子宫口以上的部分，宽而圆凸。子宫颈为下端较窄、呈圆柱状的部分，由突入阴道的子宫颈阴道部和阴道以上的子宫颈阴道上部组成，是炎症和肿瘤的多发部位。子宫底与子宫颈之间为子宫体。子宫与输卵管相接处称子宫角。子宫颈末端有平滑而隆起的周缘，其中央有子宫口与阴道相通。未产妇此口平滑呈椭圆形，经产妇为不规则的横裂状。子宫体与子宫颈的上端短而狭细的部分为子宫峡；子宫峡在非妊娠期长仅约 1cm，妊娠中期以后，子宫峡逐渐伸展、变长。妊娠末期子宫峡可延至 7~11cm，其壁逐渐变薄，产科常在此处剖宫取胎。子宫体内呈倒置三角形的腔隙称为子宫腔。

子宫位于盆腔的中央，膀胱与直肠之间，两侧有输卵管相连。成年女性子宫正常位置为轻度的前倾和前屈。维持子宫正常位置的装置主要是会阴肌和一些韧带等结构。

子宫壁由内向外可分为三层。内层为黏膜层，又称为子宫内膜，由单层柱状上皮和固有层组成，固有层中有子宫腺和螺旋动脉。子宫内膜可分为功能层和基底层，具有周期性变化。中层由强厚的平滑肌和少量的纤维组织构成。肌纤维纵横交织排列成网，其间有大量的血管。外层最薄，覆盖子宫底和子宫体的为浆膜，是腹膜的脏层，于子宫前面形成膀胱子宫陷凹，在子宫的后面形成直肠子宫陷凹。子宫峡部和子宫颈的外膜为纤维膜。

4. 阴道（vagina）　为前后略扁的肌性管状器官，平均长 7~9cm，有导入精液、排出月经和娩出胎儿的作用。

阴道位于骨盆腔中央，子宫的下方，其前方有膀胱、尿道等，后邻直肠。上端包绕子宫颈末端，下端开口于阴道前庭。

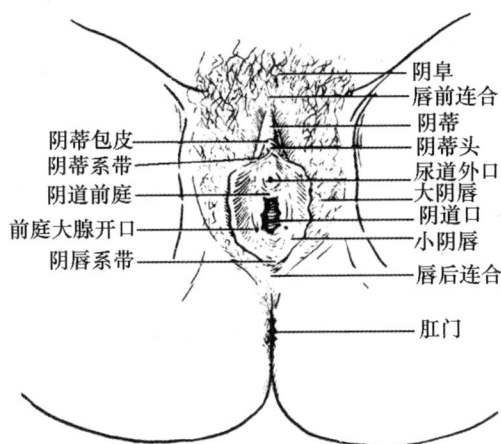

图 13-5　女性外生殖器

阴道壁由黏膜、肌层及纤维性外膜组成。黏膜表面为复层扁平上皮，但无角化层。肌层由平滑肌束交错排列而成。外膜为纤维膜，与邻近的结缔组织相连。

（二）外生殖器

1. 阴阜（monsveneris）　为耻骨联合前面隆起的外阴部分，内含较多的脂肪组织，性成熟期以后，皮肤表面生有阴毛。

2. 大阴唇（labia majora）　位于前庭球外侧部的表面，为一对纵向隆起的皮肤皱襞。前连阴阜，后连会阴；由阴阜起向下向后伸张开来，前面左、右大阴唇在阴阜联合成为前联合，后面的二端在阴唇系带下方会合成为阴唇后联合，后联合位于肛门前，但不如前联合明显。

3. 小阴唇（labia minora）　是一对薄的黏膜皱襞，在大阴唇的内侧，表面光滑无毛、湿润。色褐或粉红、鲜红、黑红。小阴唇左、右两侧的上端分叉相互联合，再分为两叶，其上方的皮褶称为阴蒂包皮，下方的皮褶称为阴蒂系带，阴蒂就在中间。小阴唇的下端在阴道口底下会合，与大阴唇后端融合，形成阴唇系带。小阴唇黏膜下有丰富的神经分布，故感觉敏锐。

4. 阴道前庭（vaginal vestibule）　是指两侧小阴唇之间的菱形裂隙。前半部有尿道外口，后半部有阴道口。阴道口有一层膜称处女膜。在小阴唇与处女膜之间的沟内，左右各有一前庭大腺导管的开口，分泌液体具有润滑阴道作用。

5. 阴蒂（clitoris）　由两个阴蒂海绵体前端在正中线靠拢形成。阴蒂海绵体相当于男性的阴茎海绵体，呈圆柱形，位于阴道前庭上方两侧大阴唇之间。其头端称阴蒂头，富有感觉神经末梢。

6. 前庭球（vestibular ball）　相当于男性的尿道海绵体，呈蹄铁形，分为较细小的中间部和较大的外侧部。中间部位于尿道外口与阴蒂之间的皮下，外侧部位于大阴唇的皮下。

7. 前庭大腺（greater vestibular gland）　位于阴道口的两侧，导管向内侧开口于阴道前庭，分泌少量液体润滑阴道。

第二节　男性生殖

男性进入青春期开始，男性特征变化最为明显，青春期后随着生殖器官发育成熟并开始具有生殖功能，同时在雄激素的作用下出现胡须、喉结和骨骼粗大等男性第二性征，青春期终止于 15～17 岁。男性的生殖功能在青春期后的整个成年时期一直处于相对稳定状态；直到老年后男性的睾丸仍可有精子生成，并具有一定生育力，但生育能力维持时间的长短则因人而异。

一、睾丸的功能

睾丸的主要功能是生成精子及合成分泌雄激素。精子生成在曲细精管进行，雄激素由睾丸的间质细胞分泌。

（一）睾丸的生精功能

1. 精子的生成过程　精子（spermatozoon）在曲细精管内生成，曲细精管上皮主要由支持细胞及镶嵌在支持细胞之间处于不同发育阶段的各级生精细胞构成。生精细胞生成精子；支持细胞有支持和营养生精细胞的作用，为生精细胞的分化和发育提供相对稳定的微环境。原始的生精细胞为精原细胞，紧贴于曲细精管的基膜上，从青春期开始，精原细胞分阶段发育形成精子。在曲细精管的管壁中，各种不同发育阶段的生精细胞是顺次排列的，由基膜至管腔，分别为精原细胞、初级精母细胞、次级精母细胞、精子细胞、分化中的精子，直至发育成为成熟的精子。

2. 精子的运输和射精　睾丸曲细精管内产生的精子释入生精小管管腔后，本身并没有运动的能力，而是靠小管外周类肌细胞的收缩和管腔液的移动转运至附睾内。在附睾液中含有某些激素、酶和特异的营养物质，它们有助于精子的成熟。精子在附睾中停留 18 小时后，即获得运动的能力，但这时精子还不能运动，因为附睾液中尚存在某种抑制其活动的因子，只有射精后，它们才真正具有自己运动的能力。正常男子每次射出精液 3～6ml。每毫升精液含 0.2 亿～4 亿个精子，少于 2000 万精子时，不易使卵子受孕。精子连同由睾丸、附睾、精囊腺、前列腺和尿道球腺分泌的液体一起组成**精液**（semen）。

（二）睾丸的内分泌功能

睾丸间质细胞分泌的雄激素（androgen）主要包括睾酮（testosterone，T）和雄烯二酮（androstenedione），卵巢、肾上腺也能合成分泌少量雄激素。另外，支持细胞也分泌抑制素（inhibin）和雌激素等参与睾丸功能调节。

1. 雄激素的合成和代谢　雄激素是类固醇激素，在间质细胞内，合成睾酮的原料胆固醇被转运到线粒体，经胆固醇侧链裂解酶作用生成孕烯醇酮，孕烯醇酮经过羟化、脱氢等过程转变为雄烯二酮，雄烯二酮再经 17-β 羟甾脱氢酶催化生成睾酮。正常成年男性血浆睾酮浓度为 19.79～24.31nmol/L，50 岁以后随年龄增加，血中睾酮的含量逐渐降低。睾酮分泌入血后，仅有 1%～2% 为游离状态的睾酮，其余约 98% 的睾酮与血浆中的性激素结合蛋白、白蛋白或皮质醇结合蛋白结合运输。睾酮经血液运输到靶组织后，以游离的形式进入靶细胞直接发挥作用，或经靶细胞内 5α-还原酶的作用转化为活性更强的双氢睾酮产生调节效应。

血液中 98% 的睾酮与血浆蛋白结合，只有 2% 是游离的。在血浆中，一部分（30%）睾酮与性激素结合蛋白结合，而另一部分（68%）与白蛋白结合，结合状态的睾酮可以转变为游离状态，只有游离的睾酮才有生物活性。雄激素的代谢主要在肝及前列腺进行，睾酮及其他雄激素在肝转化为 17-酮类固醇，在前列腺转化为双氢睾酮，最后形成水溶性的葡萄糖醛酸盐或硫酸盐随尿液排出，部分经胆汁进入肠道随粪便排出。

2. 雄激素的生理功能

（1）对胎儿性别分化的影响　性别分化（sexual differentiation）在胎儿时期完成。男性胎儿性染色体为 XY，决定着原始性腺发育为睾丸；再由睾丸所分泌的睾酮等激素决定男性内、外生殖器的形成。由于睾酮对正常男性胎儿生殖器的分化起关键作用，如果胚胎时期睾酮含量过低或雄激素受体缺乏，胚胎不能进行正常的性别分化，可能导致出现不同程度的男性假两性畸形。

（2）刺激生殖器官的发育及男性副性征的出现　青春期后随着睾酮分泌的增加，睾丸、阴茎、精囊和前列腺体积增大。睾酮还促进男性第二性征发育，刺激和维持正常的性欲。

（3）促进生精过程　睾酮与支持细胞产生的雄激素与结合蛋白结合，转运至曲细精管，直接或转变为活性更强的双氢睾酮后与生精上皮的雄激素受体结合，促进精子的生成。

（4）对骨骼生长的影响　在青春期，雄激素促进骨骼的生长及钙、磷在骨骼中的沉积，使身高迅速增加，但身高增长到一定程度又导致骨骺与长骨的融合。

（5）对代谢的影响　促进蛋白质的合成，抑制蛋白质的分解，如使肌肉、骨骼和肾脏等组织蛋白质合成增加；使血中低密度脂蛋白增加，高密度脂蛋白减少，因而成年男性患心血管疾病的危险性高于围绝经期前的女性。另外，睾酮还参与水和电解质平衡的调节。

（6）其他作用　促进红细胞的生成；作用于中枢神经系统，参与调节具有男性特征的行为活动。

二、睾丸功能的调节

睾丸的生精作用和内分泌功能均受到下丘脑-垂体的调节，而睾丸分泌的激素又能反馈调节下丘脑-垂体的分泌活动，它们在功能上互相联系，互相影响，称为下丘脑-垂体-睾丸轴（hypothalamus -pituitary-testes axis）。此外，睾丸还存在局部的旁分泌和自分泌调节。

（一）下丘脑-垂体-睾丸轴

从青春期开始，下丘脑分泌的促性腺激素释放激素（gonadotropin-releasing hormone，GnRH）经垂体门脉系统到达腺垂体，促进腺垂体分泌卵泡刺激素（follicle-stimulating hormone，FSH）和黄体生成素（luteinizing hormone，LH），卵泡刺激素与黄体生成素在睾丸通过各自的靶细胞发挥作用（图13-6）。

卵泡刺激素和黄体生成素主要通过G蛋白耦联受体途径发挥其调节效应。卵泡刺激素作用于支持细胞启动生精过程，并与睾酮一起参与精子发生的维持。黄体生成素作用于间质细胞，促进睾酮的合成和释放。

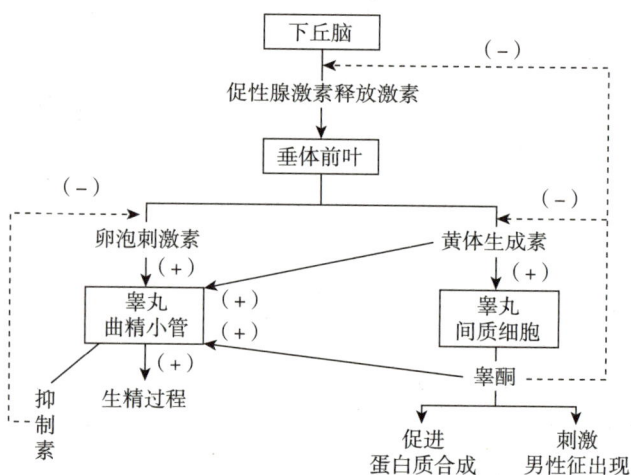

图13-6　下丘脑-垂体-睾丸轴的调节

同时，睾丸分泌的激素对下丘脑、腺垂体的功能具有反馈调节作用。当血浆中睾酮达到一定浓度后，可作用于下丘脑和垂体，抑制促性腺激素释放激素和黄体生成素的分泌，产生负反馈调节作用，使血中睾酮稳定在一定水平。卵泡刺激素能刺激支持细胞分泌抑制素，后者对腺垂体卵泡刺激素的分泌有负反馈作用。

（二）睾丸内的调节

除上述下丘脑-腺垂体-睾丸轴的功能联系外，睾丸局部可产生多种肽类、胰岛素样生长因子、表皮生长因子、成纤维细胞生长因子和转化生长因子等，这些物质可能以旁分泌或自分泌的方式，在局部调节睾丸的功能。

第三节　女性生殖

女性的一生经历胎儿期、新生儿期、儿童期、青春期、性成熟期、围绝经期和绝经后期。其中生殖功能变化最明显的是青春期和围绝经期。女性青春期以第一次月经来潮为标志，一般发生在13～14岁。此时随着生殖器官发育成熟，卵巢功能开始表现为周期性的活动，并出现乳房发育、体态丰满和骨盆变宽等女性第二性征。性成熟期的卵巢生殖功能与内分泌功能最为旺盛，并保持规律的周期性活动的特征。女性大约从40岁起卵巢功能开始衰退进入围绝经期，机体内分泌和生理功能也出现一系列变化。绝经后卵巢的生殖和内分泌功能丧失，生殖器官萎缩老化，心血管系统、脂代谢和骨代谢也发生相应的改变。

一、卵巢的功能

卵巢是女性生殖系统的主要器官，卵巢的主要功能是产生成熟卵泡和分泌雌激素和孕激素。

（一）卵巢的生殖功能

1. 卵子的生成　卵子形成过程始于胚胎期，卵原细胞迅速增殖，并陆续进入第一次减数分裂，转化为初级卵母细胞。到出生后6个月，几乎所有的卵原细胞全部转变为初级卵母细胞并长期停滞在第一次减数分裂的前期，直到青春期后随卵泡发育成熟，在排卵前黄体生成素峰的作用下重新恢复并完成第一次减数分裂；初级卵母细胞排出第一极体，成为次级卵母细胞。排卵后，次级卵母细胞紧接着开始第二次减数分裂并停滞于第二次减数分裂中期；此时如果卵子受精，卵母细胞即完成第二次减数分裂，排出第二极体成为受精卵，开始发育成新的生命。若卵子没有受精，次级卵母细胞则发生凋亡、溶解。

2. 卵泡的发育　卵泡（follicle）由卵母细胞和卵泡细胞组成。出生后，两侧卵巢中有 30 万 ~ 40 万个原始卵泡（primordial follicle），青春期减至 4 万个。自青春期起，一般每月有 15 ~ 20 个卵泡开始生长

发育，但通常只有 1 个卵泡发育成优势卵泡并成熟，排出其中的卵细胞，其余的卵泡退化为闭锁卵泡。原始卵泡是由一个初级卵母细胞和包围它的单层卵泡细胞构成。随着卵泡的发育，卵母细胞逐渐增大，卵泡细胞不断增殖，由单层变为多层的颗粒细胞（granulosa cell），出现卵泡细胞腔和卵泡液，并停留在分裂前期，直到卵泡排卵前才完成第一次成熟分裂。原始卵泡经历初级卵泡（primary follicle）、次级卵泡（secondary follicle）两个发育阶段，最后才成为成熟卵泡（图 13 - 7）。

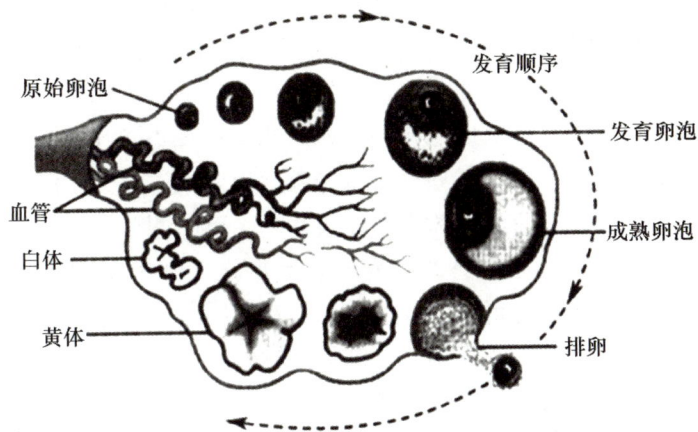

图 13 - 7　卵泡发育示意图

3. 排卵（ovulation）　是指成熟卵泡的卵泡壁破裂，卵母细胞与放射冠随同卵泡液排出卵泡的过程，一般发生在下次月经来潮前的 14 天，黄体生成素峰出现后的 12 小时。当优势卵泡发育成熟时，其分泌的大量雌激素对腺垂体的正反馈效应，形成黄体生成素峰进而触发排卵。

4. 黄体的形成与退化　排卵后，残余的卵泡壁内陷，血管破裂，血液进入腔内凝固，形成血体。血液被吸收后，大量新生血管长入，血体转变为一个血管丰富的内分泌细胞团，外观呈黄色，故称为**黄体**（corpus luteum）。黄体的主要功能是分泌孕激素，同时也分泌雌激素。如排出的卵子得以受精，则黄体在滋养层细胞分泌的人绒毛膜促性腺激素（human chorionic gonadotropin，hCG）的作用下继续发育增大，转变为妊娠黄体（corpus luteum of pregnancy），为胚胎着床及着床后胚胎的发育提供性激素支持，直到胎盘形成后替代黄体的作用。若卵子没有受精，黄体在 2 周后开始退化，最后由被称为白体（corpus albicans）的瘢痕组织取代。

（二）卵巢的内分泌功能

卵巢可以合成并分泌雌激素、孕激素和少量雄激素。雌激素有 3 种：雌二醇（estradiol）、雌酮（estrone）和雌三醇（estriol），均属于类固醇激素。其中雌二醇的分泌量最大，活性最强；雌酮的生物活性仅为雌二醇的 10%；雌三醇的活性最低。孕激素主要为黄体酮（progesterone）。另外，卵巢的颗粒细胞也能分泌抑制素。

1. 雌激素和孕激素的合成和代谢　卵巢类固醇激素的合成主要以血中胆固醇为原料，由卵泡膜细胞及颗粒细胞共同完成。按照雌激素合成的"双重细胞学说"，首先是卵泡膜细胞在黄体生成素作用下合成孕激素，再由孕激素转化为雄激素，雄激素扩散进入颗粒细胞。在芳香化酶作用下转变为雌激素，进入血液循环或卵泡液中。由于卵泡刺激素作用于发育到一定阶段的卵泡颗粒细胞，诱导其芳香化酶的表达，因此只有发育接近成熟的优势卵泡才能合成分泌大量雌激素。性激素分子结构的一些基团被替代后得到的人工合成的激素类似物可应用于临床疾病的治疗或避孕药物。

在月经周期中，血中雌激素和孕激素呈周期性波动。雌激素浓度随卵泡的发育而增加，在排卵前一周左右，卵泡分泌的雌激素明显增多，血中的含量迅速上升，至排卵前一天达顶峰，随后立即下降，而

在黄体期的雌激素再次升高。所以，在月经周期中，雌激素浓度形成两次高峰，但黄体期的雌激素高峰较卵泡期低。血中孕激素浓度在卵泡期一直很低，排卵后随着黄体的形成和发育，在排卵后 5~10 天出现高峰，随后降低。

卵巢分泌的雌激素主要与血浆中的雌激素结合蛋白或白蛋白结合运输至靶器官。孕激素主要与白蛋白结合，少量可与血中皮质醇结合蛋白结合运输。雌、孕激素主要在肝脏降解为雌三醇和孕二醇（pregnanediol），其代谢产物以葡萄糖醛酸盐或硫酸盐的形式，分别经尿液或经胆汁随粪便排出。

2. 雌激素的作用　与其他类固醇激素一样，雌激素和孕激素主要通过经典的基因组途径发挥其相应的调节作用。近年的研究也发现，雌、孕激素还具有快速的非基因组效应。一般情况下，雌、孕激素对于女性生殖器官的结构和功能的调节具有协同互补和拮抗双重作用。在月经周期中，卵巢首先分泌雌激素，雌激素促进某些靶器官孕激素受体表达，为孕激素发挥其生物效应奠定了基础。相反，孕激素又可对一些靶器官的雌激素受体表达产生负向调节效应，从而降低这些器官对雌激素的反应性。

（1）对生殖器官的作用　①促进子宫发育，子宫内膜增生。雌激素主要是促进子宫内膜上皮、腺体及螺旋小动脉增生，使内膜具有对胚胎的接受性；使排卵期宫颈口松弛，子宫颈分泌大量清亮、稀薄的黏液，有利于精子通过。②促进输卵管黏膜上皮中纤毛细胞的增生，增强纤毛向子宫方向的摆动及输卵管蠕动，有利于将受精卵运送至子宫。③与卵泡刺激素协同使卵泡颗粒细胞的卵泡刺激素受体表达增加，使芳香化酶活性升高，促进卵泡发育。④促进阴道上皮的增生和角化，使阴道分泌物呈酸性，增强其对损伤及感染的抵抗力。⑤促进外生殖器的发育。⑥刺激性欲。

（2）对乳腺和副性征的作用　刺激乳腺导管和腺泡生长发育，促进脂肪组织在乳腺的聚集，形成女性乳房特有的外部形态。促进其他女性第二性征如全身脂肪和毛发的分布、女性体态等的出现。

（3）对骨骼生长发育的影响　刺激成骨细胞的活动，促进骨中钙、磷的沉积。因此，进入绝经期后，由于雌激素水平的降低，导致绝经后妇女发生骨质疏松、骨折的危险性升高。

（4）对中枢神经系统的影响　雌激素能诱导某些神经元生长，促进突触形成。雌激素的缺乏可能与阿尔茨海默病的发生有一定的关系。

（5）对心血管系统的影响　雌激素能使血中高密度脂蛋白含量增加，低密度脂蛋白含量减少；促进胆固醇的代谢和转运，降低血中胆固醇的浓度，防止动脉硬化。因此绝经期后，妇女心血管疾病发病率显著升高。

3. 孕激素的作用　孕激素主要作用于子宫内膜和子宫肌，适应孕卵着床和维持妊娠。由于黄体酮受体含量受雌激素调节，所以黄体酮的绝大部分作用都必须在雌激素作用的基础上才能发挥。

（1）对生殖器官的作用　①抑制子宫内膜细胞的增殖，促使子宫内膜上皮由增生期向分泌期转化，为受精卵着床和胚胎发育提供良好条件；②使子宫平滑肌兴奋性降低，抑制子宫收缩，防止妊娠期胚胎的排出，促进基质细胞增殖并且发生蜕膜化；③使宫颈黏液分泌减少且变稠，不利精子通过；④促进输卵管上皮的分泌，为着床前受精卵及卵裂球提供营养，促进受精卵向子宫腔运动；抑制阴道上皮增生和角化。

（2）对乳腺的作用　在雌激素作用的基础上，孕激素进一步促进乳腺小叶及腺泡发育，腺泡细胞增生，为分娩后泌乳做好准备。

（3）产热作用　孕激素可增强能量代谢，也可作用于下丘脑体温调节中枢，使体温调定点水平上移或影响散热过程，因而排卵后基础体温升高 0.2~0.5℃，并在黄体期一直维持在这一水平。临床上可将基础体温的双相变化作为判断卵巢排卵功能的手段之一。

二、卵巢功能的调节

卵巢功能也受下丘脑和垂体调节，三者具有密切的功能联系，形成下丘脑-腺垂体-卵巢轴。下丘脑正中隆起释放的促性腺激素释放激素呈脉冲式分泌，通过三磷酸肌醇和二酰甘油调节腺垂体卵泡刺激素和黄体生成素的分泌，并在月经周期中呈现周期性变化。卵泡刺激素是卵泡生长发育的始动激素，颗粒细胞和内分泌细胞均有卵泡刺激素受体。卵泡刺激素可促进这些细胞的有丝分裂，使细胞数目增加，促使卵泡发育成熟，同时也能增加颗粒细胞芳香化酶活性，促进雌激素的生成和分泌。卵泡刺激素还能使颗粒细胞上表达黄体生成素受体，与黄体生成素结合后可使颗粒细胞的形态及激素分泌能力向黄体细胞转化，形成黄体。排卵前黄体生成素分泌峰能诱发成熟卵泡排卵，排卵后黄体生成素又可维持黄体细胞持续分泌黄体酮。

下丘脑及腺垂体均存在雌、孕激素的受体。雌、孕激素可反馈性地调节下丘脑和垂体激素的分泌。雌激素对下丘脑和垂体的激素分泌既有负反馈作用又有正反馈作用，其作用性质与血浆中雌激素的浓度有关。小剂量的雌激素抑制下丘脑促性腺激素释放激素的释放；在排卵前一天左右，由于卵泡产生大量雌激素，血中雌激素水平达到顶峰，可促进促性腺激素释放激素的释放，引起排卵前卵泡刺激素和黄体生成素释放，以血中黄体生成素浓度增加最明显，形成黄体生成素峰（图13-8）。雌激素这种促进黄体生成素大量分泌的作用，称为雌激素的正反馈效应，而孕激素则抑制上述正反馈作用。在月经周期的大部分时间内，卵巢甾体激素可反馈抑制促性腺激素的分泌。故当卵巢切除或卵巢功能低下及绝经后，体内性激素水平下降，而卵泡刺激素和黄体生成素水平则明显升高。

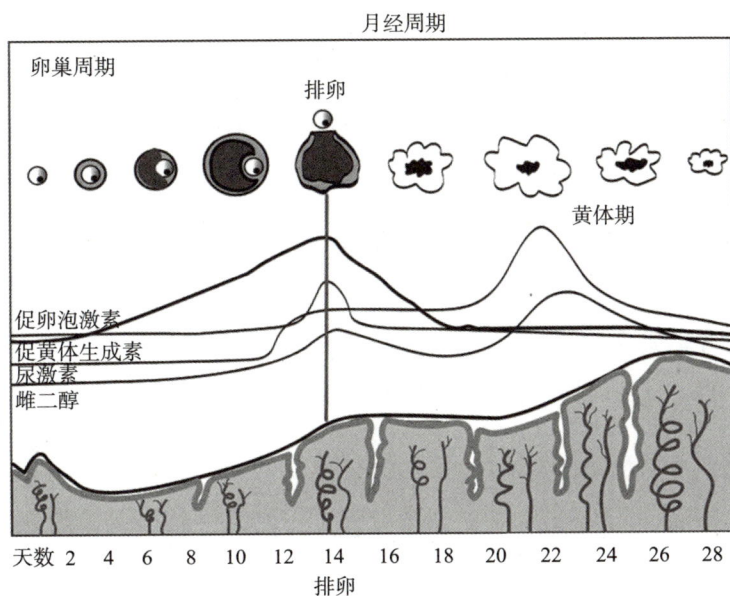

图13-8　月经周期中激素含量变化示意图

三、月经和月经周期

女性在生育年龄，卵巢中卵泡的生长发育、排卵与黄体形成呈周期性变化，称为**卵巢周期**（ovarian cycle），其最明显的变化是子宫内膜呈现周期性的剥落、出血，即**月经**（menstruation），所以卵巢周期又称**月经周期**（menstrual cycle），为两次月经第一天之间的间隔时间，其长度因人而异，平均约28天，其中月经持续时间正常为3~5天。

（一）月经周期的分期

由于月经周期中卵巢分泌的雌、孕激素的波动，导致子宫内膜的形态和功能发生周期性变化，据此可将其分为增生期（proliferative phase）、分泌期（secretory phase）及月经期（menstrual period）三个时期。

1. 增生期　又称为卵泡期（follicular phase），一般为月经周期的第1~14天。此期内由于卵泡生长，分泌的雌激素逐渐增加；在雌激素的作用下，月经期损伤的子宫内膜修复、生长，子宫腺体和间质中螺旋小动脉增生。

2. 分泌期　又称黄体期（luteal phase），一般为月经周期的第 15～28 天。在黄体分泌的大量孕激素作用下，子宫内膜进一步发育，内膜腺体更为弯曲，分泌大量黏液，有利于囊胚的存活及附着于子宫内膜。此期的黄体细胞也分泌雌激素，雌激素除协同孕激素促进子宫内膜发育外，对于子宫内膜的"胚胎种植窗"的形成也起重要作用。

3. 月经期　一般为月经周期的第 1～4 天，与增生期的早期重叠。如果排卵后卵子未受精，则黄体萎缩退化，导致血中雌、孕激素水平明显降低，子宫螺旋小动脉痉挛性收缩，内膜靠宫腔面 2/3 的功能层组织发生缺血、变性、坏死剥脱，血管破裂出血。坏死的内膜组织连同血液一起排出即月经，同时子宫平滑肌收缩有助于月经血从子宫腔排出，但也可引起痛经。

除子宫内膜的变化外，阴道黏膜、宫颈黏液、输卵管及乳房受月经周期中雌、孕激素的影响也发生相应的周期性变化，临床上也可根据此特点判断卵巢功能。

（二）月经周期的调节

1. 下丘脑-腺垂体-卵巢轴　该轴的作用在青春期开始后，下丘脑的一些神经内分泌细胞合成并脉冲式释放的促性腺激素释放激素经垂体门脉系统运输到达腺垂体，与腺垂体的促性腺激素细胞上受体结合，引起腺垂体释放卵泡刺激素和黄体生成素。卵泡刺激素促进雄激素转化为雌激素，也促进颗粒细胞合成抑制素和激活素（activin）。黄体生成素促进孕激素与雄激素的合成。另一方面，卵巢分泌的雌激素、孕激素、抑制素和激活素对下丘脑及腺垂体激素分泌存在反馈调节。其中，雌、孕激素对下丘脑及腺垂体反馈调节，除排卵前的短时间正反馈效应外，主要表现为负反馈调节。另外，抑制素和激活素作用于腺垂体，抑制或促进促性腺激素的合成与分泌。

一些人工合成的雌、孕激素类的女性避孕药，作用于下丘脑、腺垂体或卵巢，通过抑制促性腺激素的合成与分泌达到抑制卵泡发育成熟、阻碍排卵的目的。

2. 月经周期中的内分泌调节

（1）卵泡期　由于前一月经周期的卵巢黄体萎缩，体内孕激素及雌激素水平下降，解除了对下丘脑及腺垂体的抑制效应。下丘脑促性腺激素释放激素的释放，促使腺垂体的卵泡刺激素及黄体生成素分泌。在卵泡刺激素和黄体生成素作用下，卵泡发育并分泌雌激素，雌激素进一步促进子宫内膜增生。此后，由于卵巢颗粒细胞产生的雌激素和抑制素对下丘脑及腺垂体的负反馈作用，腺垂体分泌卵泡刺激素有所减少。

（2）排卵　月经周期中期，随着优势卵泡发育成熟，分泌雌激素进一步增加，此时血中高浓度的雌激素对下丘脑及腺垂体的正反馈作用，触发下丘脑促性腺激素释放激素释放增加，使腺垂体分泌卵泡刺激素和黄体生成素达到峰值，尤以黄体生成素峰更为明显。黄体生成素峰在排卵前一天出现，是排卵的必要条件。

（3）黄体期　排卵后卵泡刺激素和黄体生成素分泌有所减少，但是黄体期一定水平的促性腺激素，特别是黄体生成素，能促进黄体的形成和维持，并分泌雌、孕激素，形成雌、孕激素的第二个高峰。此后，由于雌、孕激素及抑制素对下丘脑、腺垂体产生的负反馈作用，使卵泡刺激素和黄体生成素分泌进一步减少。在黄体期末，下次月经前 48 小时，卵泡刺激素和黄体生成素明显降低，黄体开始萎缩，雌激素及孕激素分泌随之下降，子宫内膜得不到性激素的支持，发生坏死、脱落，月经来潮。

由于体内性激素水平的下降解除了其对下丘脑及腺垂体的抑制，下丘脑促性腺激素释放激素释放又开始增加，进而促使腺垂体分泌卵泡刺激素及少量黄体生成素，又有部分卵泡进入促性腺激素依赖的生长，并逐步发育成熟分泌雌激素，使子宫内膜修复增生，进入下一个月经周期。月经周期中下丘脑－腺垂体-卵巢轴的功能还受到其他一些内分泌激素，如催乳素、甲状腺激素和胰岛素等的调节，这些激素的分泌异常也可导致月经周期的紊乱。

四、妊娠、分娩和泌乳

（一）妊娠

妊娠（pregnancy）是指在母体内胚胎的形成及胎儿的生长发育过程。包括受精、着床、妊娠的维持、胎儿的生长发育及分娩。卵子受精是妊娠的开始，胎儿及其附属物从母体排出是妊娠的终止。妊娠全过程平均约 38 周，是一个非常复杂、变化极为协调的生理过程。

1. 受精（fertilization）　指精、卵识别，精子穿入卵细胞及两者融合的过程。一般于排卵后的 6 ~ 7 天在输卵管的壶腹部完成。

受精包括一系列复杂的生物学过程，卵子发育成熟和精子获能是受精的必要条件。从卵巢排出的卵子停止于第二次成熟分裂的中期，只有这一时期的卵子才能受精。在人类和大多数哺乳动物，精子进入阴道后必须在女性生殖道停留一段时间才能获得穿过透明带使卵子受精的能力，即**获能**（capacitation）。获能包括精子离开雄性生殖道后至受精前所发生的一切形态及功能的变化。获能的本质是暴露精子表面与卵子识别的部位；解除对顶体反应的抑制；增强精子膜的流动性，便于精卵结合；获能的最后阶段是精子发生**顶体反应**（reaction of acrosome），释放出顶体中贮存的顶体酶。

受精包括以下几个环节：①精子通过头部的摆动穿过卵子周围的放射冠到达透明带；②精子表面的细胞膜受体与透明带蛋白相互作用，诱发顶体反应；③顶体酶作用于透明带，再加上精子本身的机械运动，使精子穿过透明带；④精子头部暴露的顶体后膜与卵子膜发生融合，精子头部的核物质随即进入卵子；⑤精子进入卵子后，触发卵子内的皮质反应，使透明带变硬阻止多精受精；⑥卵子激活，迅速恢复和完成第二次减数分裂，细胞核的染色体随即解聚形成雌原核；进入卵子内的精子核也解聚形成雄原核；⑦雌、雄原核融合形成一个新的细胞即合子（zygote），受精过程完成。

2. 着床（implantation）　指胚泡通过与子宫内膜的相互作用侵入子宫内膜的过程，是发育到囊胚期的胚胎与具有对胚胎有接受性的子宫内膜相互作用的结果。受精卵在输卵管内发育至桑椹胚，在输卵管的蠕动和输卵管管腔上皮纤毛摆动的作用下逐渐向子宫运行，于受精后第 3 天到达宫腔。胚胎在宫腔一般停留 3 天，在此期间从子宫内膜的分泌物中获得营养，进一步发育至囊胚期胚胎。与此同时，由于黄体分泌的大量孕激素及一定量雌激素的协同作用，使子宫内膜发生形态及功能的

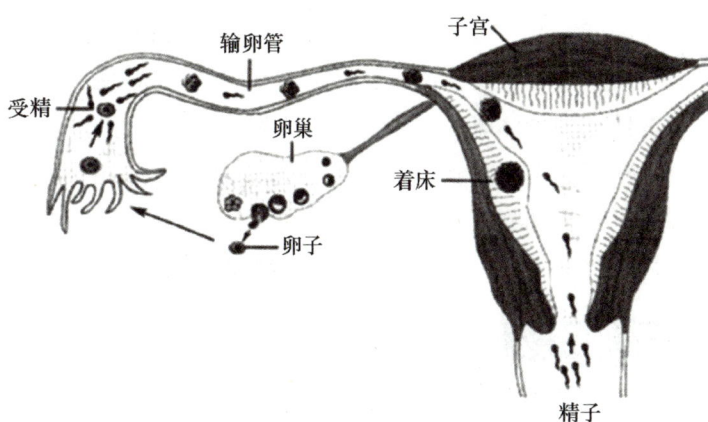

图 13-9　排卵、受精与着床示意图

变化而具备对胚胎的接受性。子宫内膜接受胚胎仅限于称为"胚胎种植窗"有限的时间。该窗口仅持续 3 ~ 4 天，一般在月经周期的第 20 ~ 23 天。因此，实施试管婴儿技术时应注意胚胎移植的最佳时间。

着床过程包括以下三个环节：①囊胚定位并附着在子宫特定部位的内膜细胞；②囊胚穿过子宫上皮的基底膜进入内膜基质层；③囊胚最后植入。囊胚穿过上皮基底膜后，滋养层细胞分泌的蛋白酶分解基质成分，同时分泌多种旁分泌调节因子，促进着床部位所在区域的基质细胞发生蜕膜化。蜕膜细胞内富含糖原及脂质，一方面为植入早期的胚胎提供营养，另一方面，致密蜕膜区的形成又在胚胎周围建立起

机械及免疫学屏障，防止胚泡过度侵入和母体免疫系统对胚胎的排斥。

3. 妊娠的维持　着床一旦发生，来自囊胚的滋养层细胞和母体的蜕膜细胞迅速增生形成胎盘。胎盘是妊娠期重要的器官，具有以下多种功能。①物质交换功能：胎儿发育所需要的各种营养物质及代谢物都通过胎盘与母体的血液循环之间交换完成；②储存大量营养物质：如蛋白质、多肽、糖原和铁等，供胎儿在母体提供的营养不足时或分娩过程的需要；③内分泌功能：胎盘是一个临时性的内分泌器官，它能分泌促性腺激素释放激素、人绒毛膜促性腺激素、人绒毛膜促生长素、生长抑素、神经肽Y以及类固醇激素等。这些激素对维持妊娠和促进胎儿生长发育有着重要作用。

胎盘分泌的激素中，由胎盘绒毛组织的合体滋养层细胞分泌的人绒毛膜促性腺激素是最重要的糖蛋白激素，人绒毛膜促性腺激素与黄体生成素在结构及功能上有很大的相似性。人绒毛膜促性腺激素的分泌开始于胚泡形成早期，在排卵后8~9天就能从母体血中检测到人绒毛膜促性腺激素，以后逐渐增多，于妊娠8~10周达到峰值后下降。因此，临床上常采用检测女性血中或尿中人绒毛膜促性腺激素水平作为诊断早孕的指标。人绒毛膜促性腺激素的作用是防止妊娠早期黄体的退化，使之发育为妊娠黄体，继续分泌大量的雌、孕激素。因此，人绒毛膜促性腺激素可用于妊娠的维持，防止早期流产。

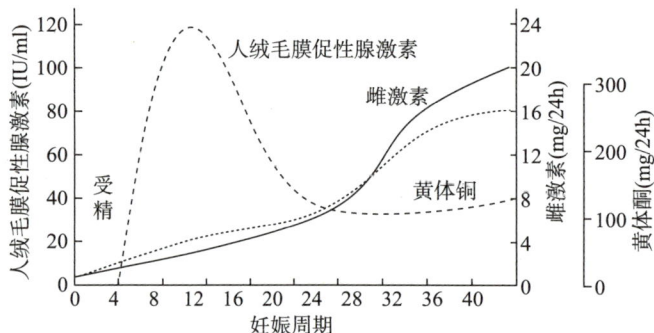

图 13-10　妊娠期人绒毛膜促性腺激素、雌激素和黄体酮分泌的变化

整个妊娠期，母体孕激素和雌激素都保持很高水平，这也是维持妊娠的必要条件。妊娠头2个月，雌、孕激素由妊娠黄体产生；妊娠第8周后，胎盘开始合成雌激素（主要是雌三醇）和孕激素，并逐渐代替黄体成为母体雌、孕激素的主要来源。由于胎盘缺乏合成激素所需的原料胆固醇以及雌激素生成的一些关键酶，因此，雌、孕激素的合成需要母体-胎盘-胎儿单位共同完成。妊娠期分泌的雌激素进一步促进子宫、乳腺的发育，使骨盆韧带、关节松弛，利于胎儿的娩出。孕激素促进子宫内膜蜕膜化；抑制子宫平滑肌收缩，防止流产；与雌激素协同进一步促进乳腺发育，为泌乳做好准备。

拓展阅读

羊膜穿刺术

1952年，加拿大遗传学家Douglas Bevis发现，羊水中含有胎儿脱落的细胞，这些细胞可用于检测胎儿的染色体异常。这一发现开启了现代产前遗传学检测的序幕。1966年，美国医学家H. L. Nadler进一步完善了羊膜穿刺技术，使其成为检测唐氏综合征（Down syndrome）及其他遗传疾病的标准方法。

羊膜穿刺术（amniocentesis）的原理是，在孕15~20周期间，通过超声引导，医生用细针穿刺孕妇腹壁，抽取少量羊水进行分析。这一技术不仅可以检测胎儿的性别、染色体异常和神经管缺陷（如脊柱裂），还为高危孕妇提供了精准的遗传咨询。

尽管羊膜穿刺术存在小概率流产风险（0.1%~0.3%），但其准确率较高，被广泛应用于临床。该技术的发展奠定了现代产前诊断的基础，并促进了更安全、无创的新技术（如无创产前基因检测）的出现。如今，羊膜穿刺术仍是评估高风险妊娠的重要手段，它的出现使胎儿出生前的遗传疾病筛查成为可能，帮助无数家庭做出科学、理性的生育决策。

（二）分娩

分娩（parturition）指胎儿及其附属物从母体子宫经阴道排出体外的过程。一般发生在妊娠的 40 周左右。

分娩发动的机制尚不清楚。妊娠末期胎盘雌激素分泌增加，胎儿下丘脑-腺垂体-肾上腺轴的作用，胎儿生长到一定程度对子宫的牵张刺激，子宫局部和胎膜释放的前列腺素以及垂体分泌的缩宫素等，都可能参与了分娩过程的发动。分娩的过程分三个阶段，属于正反馈调节。首先是起源于子宫底部的收缩逐渐向下扩布，胎儿被推向宫颈，使宫颈扩大变薄，时间可长达数小时。然后，胎儿对子宫颈的刺激反射性地引起子宫收缩，同时神经垂体释放的缩宫素也使子宫收缩不断增强直到胎儿经阴道娩出。在胎儿娩出后约 10 分钟，胎盘与子宫分离后被排出体外。

在此过程中，胎盘产生的一种松弛素（relaxin）使女性的骨盆韧带松弛，子宫颈松软，有利于胎儿娩出。

（三）泌乳

妊娠期内，在孕激素、催乳素及胎盘缩宫素的作用下，乳房小叶的腺泡进一步发育，为泌乳做好准备。另外，在妊娠晚期，乳房组织中的淋巴细胞增多，分泌的 IgA 被乳腺上皮细胞摄取转运至乳汁，因而初乳中含有大量的免疫球蛋白。由于妊娠期高浓度的雌、孕激素阻碍乳汁的合成、分泌，所以泌乳的发动开始于分娩后，属于反射活动。催乳素在哺乳期一直维持较高水平，抑制下丘脑促性腺激素释放激素的释放，另外，高浓度催乳素也可能直接抑制卵巢的功能，导致哺乳期闭经和停止排卵，具有一定的避孕作用，但不能完全避免哺乳期妊娠。

（郭永健）

书网融合……

思维导图　　　习题

参考文献

［1］周华，杨向群. 人体解剖生理学［M］.8 版. 北京：人民卫生出版社，2022.

［2］向秋玲. 生理学［M］.4 版. 北京：高等教育出版社，2022.

［3］王庭槐. 生理学［M］.9 版. 北京：人民卫生出版社，2018.

［4］何叶成，郝玲. 生理学［M］. 北京：中国医药科技出版社，2023.

［5］朱宁伟，李宏伟. 人体解剖生理学［M］. 北京：中国医药科技出版社，2024.

［6］付升旗，游言文. 系统解剖学［M］.2 版. 北京：中国医药科技出版社，2023.

［7］叶本兰，明海霞. 生理学［M］.2 版. 北京：中国医药科技出版社，2023.

［8］朱大诚，卢娜. 人体解剖生理学［M］. 北京：高等教育出版社，2024.

［9］Osilla EV. Physiology，Temperature Regulation［M］. Treasure Island（FL）：StatPearls Publishing，2024.